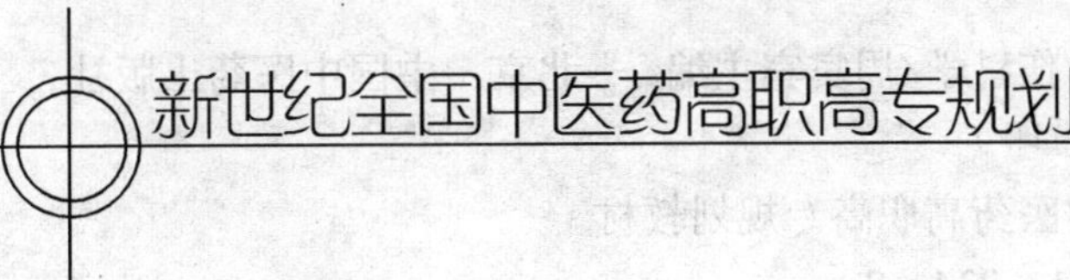

中西医结合骨伤科学

（供中西医结合专业用）

主　编　周宾宾（广西中医学院）
副主编　褚立希（上海中医药大学）
　　　　王　琦（云南中医学院）
主　审　王和鸣（福建中医学院）

中国中医药出版社
·北　京·

图书在版编目（CIP）数据

中西医结合骨伤科学/周宾宾主编．—北京：中国中医药出版社，2006.8 (2016. 2 重印)

新世纪全国中医药高职高专规划教材

ISBN 7 - 80231 - 034 - 2

Ⅰ. 中… Ⅱ. 周… Ⅲ. 骨损伤 - 中西医结合疗法 - 高等学校：技术学校 - 教材 Ⅳ. R683. 05

中国版本图书馆 CIP 数据核字（2006）第 061253 号

中国中医药出版社出版
北京市朝阳区北三环东路 28 号易亨大厦 16 层
邮政编码：100013
传真：64405750
北京时代华都印刷有限公司
各地新华书店经销
*
开本 787×1092 1/16 印张 28.25 字数 527 千字
2006 年 8 月第 1 版 2016 年 2 月第 4 次印刷
书 号 ISBN 7 -80231 - 034 -2
*
定价：34. 00 元
网址 www. cptcm. com

如有质量问题请与本社出版部调换

社长热线 010 64405720
读者服务部电话 010 64065415 010 84042153
书店网址 csln · net/qksd/

全国高等中医药教材建设
专家指导委员会

前 言

随着我国经济和社会的迅速发展，人民生活水平的普遍提高，对中医药的需求也不断增长，社会需要更多的实用技术型中医药人才。因此，适应社会需求的中医药高职高专教育在全国蓬勃开展，并呈不断扩大之势，专业的划分也越来越细。但到目前为止，还没有一套真正适应中医药高职高专教育的系列教材。因此，全国各开展中医药高职高专教育的院校对组织编写中医药高职高专规划教材的呼声愈来愈强烈。规划教材是推动中医药高职高专教育发展的重要因素和保证教学质量的基础已成为大家的共识。

"新世纪全国中医药高职高专规划教材"正是在上述背景下，依据国务院《关于大力推进职业教育改革与发展的决定》要求："积极推进课程和教材改革，开发和编写反映新知识、新技术、新工艺和新方法，具有职业教育特色的课程和教材"，在国家中医药管理局的规划指导下，采用了"政府指导、学会主办、院校联办、出版社协办"的运作机制，由全国中医药高等教育学会组织、全国开展中医药高职高专教育的院校联合编写、中国中医药出版社出版的中医药高职高专系列第一套国家级规划教材。

本系列教材立足改革，更新观念，以教育部《全国高职高专指导性专业目录》以及目前全国中医药高职高专教育的实际情况为依据，注重体现中医药高职高专教育的特色。

在对全国开展中医药高职高专教育的院校进行大量细致的调研工作的基础上，国家中医药管理局科教司委托全国高等中医药教材建设研究会于2004年6月在北京召开了"全国中医药高职高专教育与教材建设研讨会"，该会议确定了"新世纪全国中医药高职高专规划教材"所涉及的中医、西医两个基础以及10个专业共计100门课程的教材目录。会后全国各有关院校积极踊跃地参与了主编、副主编、编委申报、推荐工作。最后由国家中医药管理局组织全国高等中医药教材建设专家指导委员会确定了10个专业共90门课程教材的主编。并在教材的组织编写过程中引入了竞争机制，实行主编负责制，以保证教材的质量。

本系列教材编写实施“精品战略”，从教材规划到教材编写、专家审稿、编辑加工、出版，都有计划、有步骤地实施，层层把关，步步强化，使“精品意识”、“质量意识”始终贯穿全过程。每种教材的教学大纲、编写大纲、样稿、全稿都经专家指导委员会审定，都经历了编写启动会、审稿会、定稿会的反复论证，不断完善，重点提高内在质量。并根据中医药高职高专教育的特点，在理论与实践、继承与创新等方面进行了重点论证；在写作方法上，大胆创新，使教材内容更为科学化、合理化，更便于实际教学，注重学生实际工作能力的培养，充分体现职业教育的特色，为学生知识、能力、素质协调发展创造条件。

在出版方面，出版社严格树立“精品意识”、“质量意识”，从编辑加工、版面设计、装帧等各个环节都精心组织、严格把关，力争出版高水平的精品教材，使中医药高职高专教材的出版质量上一个新台阶。

在“新世纪全国中医药高职高专规划教材”的组织编写工作中，始终得到了国家中医药管理局的具体精心指导，并得到全国各开展中医药高职高专教育院校的大力支持，各门教材主编、副主编以及所有参编人员均为保证教材的质量付出了辛勤的努力，在此一并表示诚挚的谢意！同时，我们要对全国高等中医药教材建设专家指导委员会的所有专家对本套教材的关心和指导表示衷心的感谢！

由于“新世纪全国中医药高职高专规划教材”是我国第一套针对中医药高职高专教育的系统全面的规划教材，涉及面较广，是一项全新的、复杂的系统工程，有相当一部分课程是创新和探索，因此难免有不足甚至错漏之处，敬请各教学单位、各位教学人员在使用中发现问题，及时提出宝贵意见，以便重印或再版时予以修改，使教材质量不断提高，并真正地促进我国中医药高职高专教育的持续发展。

全国中医药高等教育学会

全国高等中医药教材建设研究会

2006 年 4 月

新世纪全国中医药高职高专规划教材

《中西医结合骨伤科学》编委会

主　　编　周宾宾（广西中医学院）
副 主 编　褚立希（上海中医药大学）
　　　　　　王　琦（云南中医学院）
编　　委　（以姓氏笔画为序）
　　　　　　王小民（渭南职业技术学院）
　　　　　　米　琨（广西中医学院）
　　　　　　张　晶（三峡大学第二临床医学院）
　　　　　　陈久毅（贵阳中医学院）
　　　　　　陈得生（香港中文大学中医学院）
　　　　　　黄俊卿（河南中医学院）
　　　　　　戴会群（四川中医药高等专科学校）
学术秘书　黄俊卿（河南中医学院）
　　　　　　米　琨（广西中医学院）
主　　审　王和鸣（福建中医学院）

编写说明

中西医结合骨伤科学是运用中医学和西医学理论研究诊治骨与关节、软组织损伤及骨疾病的一门学科。本教材是根据教育部《关于"十五"期间普通高等教育教材建设与改革的意见》的精神，为适应我国中医药高职高专教育发展的需要，全面推进素质教育，培养21世纪高素质应用型人才而编写的。

学习本课程的目的是使学生在系统学习中西医学各门基础课程的基础上，了解和掌握中西医骨伤科学的基本知识和常见的防治方法，使学生既掌握中医骨伤科的诊疗技术，又具备现代的骨科诊治技能，为今后参加中西医骨伤科临床工作打下扎实的基础。

本教材立足于临床工作实际，以西医病名为纲，融会中西医内容，注重临床思维的训练和临床技能的培养，以"必需"、"够用"为原则，突出"实用性"，为学生知识、能力、素质协调发展创造条件。

本教材编写分工：第1~5章由王小民、米琨、张晶执笔，第6章由陈久毅、王琦执笔，第7章由褚立希执笔，第8章由周宾宾、戴会群、陈得生执笔，第9、10章由黄俊卿、周宾宾执笔，附方索引由张晶汇编。插图由苏曲之负责整理、汇编。

本书由中国中西医结合学会常务理事、中华中医药学会骨伤分会副主任委员、福建中医学院王和鸣教授主审。王和鸣教授对本书进行了认真审校，付出辛勤劳动，谨在此表示真诚的谢意。

新世纪的科学技术日新月异，本教材不可避免地存在着一些不足之处，因此，殷切希望广大师生在使用过程中发现问题，提出宝贵意见，以便再版时修订提高。

编委会

2006年6月

目 录

第一章

骨伤科学发展简史及中西医结合骨伤科学学科的形成

中西医结合骨伤科学是运用中医学和西医学理论研究诊治骨与关节、软组织及骨疾病的一门临床医学学科，是中西医结合临床医学的一个分支。

骨伤科学历史悠久，它是我国劳动人民在长期与各种骨伤疾病作斗争的过程中创造和发展起来，并逐渐形成的一门独立学科。早在170万年前已经有了“元谋猿人”，70万年前已经有了“北京猿人”。“北京猿人”已能制造粗糙的石器工具和原始骨器，并且已学会用火。20万年前“河套人”时期，石器有了进步，并已发明人工取火，在烘火取暖和烧烤食物时，人们发现热物贴身可解除某些病痛，热熨法和灸法由此产生。在抗击猛兽和对付自然灾难的过程中，难免会造成损伤，原始人在损伤疼痛、肿胀处抚摸、按压，发现症状减轻，因而产生了理伤按摩法；利用自然界的动、植物以及矿物粉外敷、包扎伤口，逐渐发现了某些止血、止痛、消肿等作用的外用药。在庆祝丰收或祝福的过程中，发现原始的舞蹈可以舒筋壮骨，从而产生了导引法。从偶然到必然，经过长期积累，逐渐产生了原始的骨伤科医药知识和最初的治疗方法。

夏代，已发明了酿酒。酒是最早的麻醉剂和兴奋剂，可以通血脉，行药势，也可以止痛，这对处理创伤疾病具有重要意义。商代的伊尹创制了汤液，这是医学发展史上的一次飞跃，标志着复合方剂的诞生，大大提高了药物疗效，对创伤实行内治具有积极的作用，对创伤内治是一个突破性的进展。

商代，我国已经发明了金属，手工业生产已经采用了金属工具。从殷墟出土文物看，不仅有刀、针、斧、矢等青铜器，更发现了炼铜遗址和铜范。青铜器的广泛使用，促进了医疗工具的发展和改进，青铜刀代替砭石、骨针，这是我国针术的萌芽，也是骨伤科应用原始医疗工具的开始。商代后期，我国汉字发展基本成熟，从甲骨卜辞和器物铭文的文字中，可以看出当时已用器官位置定病名，其中骨伤科方面有疾手、疾肘、疾胫、疾止、疾骨等。

周代，《周礼·天官》把医生分为食医、疾医、疡医、兽医四类。其中疡医就是外科和骨伤科医生，其职责是“掌肿疡、溃疡、金疡、折疡之祝药，劀杀之齐”。金疡即指刀、戈、剑、戟等金属所致的开放性创伤。折疡即指因跌打、堕坠所致的骨断筋伤。疡医已能运用“祝”、“劀”、“杀”等疗法来治疗外伤疾病。《礼记·月令》载：“命理瞻伤，察创，视折，审断，决狱讼必端平。”汉·蔡邕注：“皮曰伤，肉曰创，骨曰折，骨肉皆绝曰断。”可见在当时，骨伤科已正式初步定名，损伤已分为伤、创、折、断四类，同时采用瞻、察、视、审四种诊断方法，这既是法医学起源的记述，又反映了当时骨伤科的水平，开创了骨伤病诊断之源。

春秋战国至秦汉时代（公元前475年～公元221年），我国从奴隶社会进入封建社会，政治、经济、文化都有显著的进步，学术思想十分活跃，出现了“诸子蜂起，百家争鸣”的局面，医学也得到发展，骨伤理论初步形成。长沙马王堆三号墓发掘的医学帛书，表明了当时骨伤科技术的进步，《足臂十一脉灸经》记载了“折骨绝筋”（即闭合性骨折），《阴阳脉死候》记载了“折骨列肤”（即开放性骨折）；《五十二病方》中有“诸伤”、“胻伤”、“骨疽”、“骨瘤”等骨伤病症，还载有治伤方17首，治胻方2首，治痈疽方22首；《帛画导引图》绘有导引练功图像，并载有治疗骨折疾患的文字注释。齐国大夫高疆云“三折肱，知为良医”，说明当时已认识到肱骨再次骨折不易愈合。《内经》是我国现存最早的一部医学著作，它较全面系统地阐述了人体解剖、生理、病因、病理、诊断、治疗等基础理论，并对某些骨病如痹、疽、腰痛等立专篇进行论述。《神农本草经》记载了许多治疗折、跌、筋伤的药物如王不留行、续断、泽兰等。西汉初期名医淳于意留下的“诊籍”记录了两例完整的骨伤科病案，一例为堕马致伤，一例为举重致伤，病例中不但有主诉、病史，还记载了治疗经过。汉代著名外伤科医家华佗使用麻醉药——麻沸散为病人施行剖腹术和刮骨剔除术，还创立了五禽戏，将体育疗法应用于临床。东汉末年杰出医学家张仲景在《伤寒杂病论》中记载的攻下逐瘀方药如大承气汤、大黄䗪虫丸等，至今仍被骨伤科医家所推崇。书中还记载了牵臂法人工呼吸、胸外心脏按摩等创伤复苏术。

魏晋至隋唐五代（公元221～960年），随着经济、文化的不断发展，医疗经验逐渐丰富，医学理论日益提高，医学发展愈趋于专科化。骨伤科在诊断和治疗技术方面都有显著的进步和提高，并成为一门独立的临床学科。晋代葛洪著《肘后救卒方》记载了颞颌关节的口腔内整复方法，这是世界上最早的颞颌关节脱位整复方法，至今还在沿用；介绍了使用竹夹板固定骨折，指出固定后患肢勿令转动，以避免骨折重新移位，夹缚松紧要适宜。他还论述了对开放创口早期处理的重要性，采用桑白皮线做缝合线，并首创烧灼止血法和口对口吹气法抢救猝死病人的复苏术。南北朝龚庆宣著《刘涓子鬼遗方》（483 年）是我国现存最早的外伤科专著，对金创和痈疽的诊治有较详尽的论述，收载的治疗金创跌仆方有 34 首之多。隋朝的巢元方著《诸病源候论》详细论述了复杂性骨折的处理，书中记载了用丝线结扎血管，还提出了对破碎的关节和折断的骨骼在受伤后可立即用线缝合，这是关于骨折内固定的最早记载。唐朝孙思邈著《备急千金要方》记载了颞颌关节脱位手法整复后用热敷、蜡疗法恢复关节功能等方法。陈藏器在《本草拾遗·赤铜屑》中写到："赤铜屑主折伤，能焊人骨，及六畜有损者，细研酒服直入骨损处。六畜死后，取骨视之，尤有铜屑，可验。"此后，铜类药物在接骨药处方中广泛采用，成为接骨方剂中不可缺少的药物。王焘著《外台秘要》（752 年成书）指出，"损伤有两种，一在外损，二在内损"，最早将伤科疾病分为外损与内损两大类。蔺道人著《仙授理伤续断秘方》（841～846 年）是我国现存最早的一部伤科专著，分述骨折、脱位、内伤三大类证型；总结了一套诊疗骨折、脱位的手法，如"相度损处，拔伸，用力收入骨，捺正"等；提出了正确复位、夹板固定、内外用药和功能锻炼四大治疗原则；对筋骨并重、动静结合的理论也做了进一步阐述；对于难以手法复位的闭合性或开放性骨折，主张采用手术整复："凡伤损重者大概要拔伸，捺正，或取开捺正"，"凡皮破骨出差爻，拔伸不如，撙捺相近，争一二分，用快刀割些捺入骨"；首次记载了髋关节脱位，并将其分为前脱位与后脱位两种类型，采用手牵足蹬法治疗髋关节后脱位；利用杠杆原理采用"椅背复位法"治肩关节脱位；还介绍了杉树皮夹板固定法；对内伤症，采用"七步"治疗法；提出了伤损按早、中、晚三期分别采取的治疗方案；所载方 50 首，药 139 味，包括了内服及煎法、填疮和敷贴等外用方剂，体现了骨伤科内外兼治的整体观。

宋元时代（公元 960～1368 年）由于学术争鸣活跃，加快了医学发展，也促进了骨伤科的繁荣与进步。王怀隐等编著《太平圣惠方》（992 年），专列"折伤门"、"金疮门"，倡导柳木夹板固定骨折。张杲在《医说》中记载了切除死骨治疗开放性胫腓骨骨折并发骨髓炎的成功案例。《夷坚志》记载了在颌部施行类似同种异体植骨术的病例。《小儿卫生总微论方》记载了小儿先天并指的截骨术。法医学家宋慈著《洗冤集录》是我国第一部法医专著，其中记载了不少检查外伤的方法。元朝太医院设十三科，其中已包括"正骨科"。危亦林著《世医得效方》（1337 年）不仅继承了前人治疗骨伤病的经验，而且对骨折、脱位的整复手法及固定技术有所创新；主张在骨折与脱位整复前"先用麻药与服，使之不痛，方可下手"；麻药用量按病人年龄体质及出血情况而定，再根据病人麻醉程度增减用量。危亦林是世界上采用悬吊复位法治疗脊柱骨折的第一人，并科学地指出髋关节是杵臼关节。该书又把踝关节骨折脱位分为内翻、外翻两型，并按不同类型施用不同复位手法。

明清时代（公元1368～1911年）在总结前人成就的基础上，骨伤科理论得到进一步充实提高，正骨手法和固定方法都有较大改进和发展。明朝太医院设十三科，其中设“金镞”和“接骨”两个专科，隆庆五年（1571年）改名为外科和正骨科（名正体科）。朱棣等编著的《普济方·折伤门》中共收骨伤科方1256首，专列总论强调手法整复的重要性，并介绍用“伸舒揣捏”整复前臂双骨折和胫腓骨折；对伸直型桡骨远端骨折创用了“将掌向上，医用手撙损动处，将掌曲向外捺令平正”的整复手法，并采用超腕关节固定；用按压复位、抱膝圈固定治疗髌骨骨折等；还提出了鉴别髋关节后脱位与前脱位的诊断方法，即“粘膝不能开”和“不粘膝”。薛己所著《正体类要》在序文中提出“肢体损于外，则气血伤于内，营卫有所不贯，脏腑由之不和”的论点，阐明和强调了骨伤科疾病局部与整体的辩证关系。王肯堂《证治准绳》对骨折有较精辟的论述，如对肱骨外科颈骨折向前成角畸形，用手巾悬吊腕部置于胸前，若向后成角畸形，则应置于胸后，对外展型骨折的复位注意内收；对髋骨损伤分脱位、骨折两类，骨折又分为无移位与分离移位两种，分离者主张复位后用竹箍扎好置膝于半屈伸位，髋关节前脱位采用将伤肢在牵引下内收的方法进行复位。《金疮秘传禁方》记载了用骨擦音作为诊断骨折的方法；对开放性骨折，主张切除穿出皮肤已污染的骨折端，以防感染。清代吴谦编著的《医宗金鉴·正骨心法要旨》（1749年）既有理论又重实践，图文并茂；在骨折的治疗方面，总结了“摸、接、端、提、按、摩、推、拿”八种正骨手法，并运用手法治疗腰腿痛等伤筋疾患，使用攀索叠砖法整复胸腰椎骨折脱位，并主张于腰背骨折处垫枕，保持脊柱过伸位以维持复位效果；在固定方面，主张“以形制器”，提出用竹帘、杉篱、腰柱、通木、抱膝等各种外固定器材。钱秀昌所著《伤科补要》中有杨木接骨的记载，这是利用人工假体代替骨块植入体内治疗骨缺损的一种尝试。沈金鳌著《杂病源流犀烛》发展了骨伤科气血病机学说，对内伤的病因病机、辨证论治有所阐发。赵廷海著《救伤秘旨》收录了少林学派的治伤经验。顾世澄著《疡医大全》对跌打损伤及一些骨关节疾病有进一步论述。赵竹泉著《伤科大成》系统论述了各种损伤证治，并附有很多治验的病案。

但是，1840年鸦片战争以后，中国沦为半封建半殖民地，随着帝国主义文化侵略，骨伤科学受到极大的摧残。在旧中国的几十年时间内，骨伤科著作甚少，极其丰富的骨伤科学术经验散存在老一辈的中医名家手中和民间，缺乏整理和提高。

新中国成立后，随着政治经济与文化科学的变革，骨伤科也从分散的个体开业形式向集中的医院形式过渡。20世纪50年代开始，全国各省、市、县相继成立了中医院，中医院多设立有骨伤科，不少地区还建立了专业的骨伤科医院。中医学院（校）也陆续建立并开设骨伤科学课程，编写了骨伤科教材，培养出大批骨伤科专业人才。全国各地著名老中医的骨伤医疗技术也得到系统的整理、继承和提高，并撰成专著，讲授传播。如《正骨疗法》《平乐郭氏正骨法》《魏指薪治伤手法与导引》《伤科诊疗》《中医正骨经验概述》《正骨学》《刘寿山正骨经验》《林如高正骨经验》等。

1958 年，先后成立了“中国中医研究院骨伤科研究所”、“天津市中西医结合治疗骨折研究所”和“中华全国中西医结合骨伤科委员会”。此后不少省市也纷纷成立骨伤科研究机构。同年我国著名骨科学家方先之、尚天裕等虚心学习著名中医苏绍三的正骨经验，同时博采国内各地中医骨科之长，正确运用解剖、生理、病理、力学知识及现代科技手段，总结出新的正骨八大手法（手摸心会、拔伸牵引、旋转回绕、屈伸收展、成角折顶、端挤提按、夹挤分骨、摇摆触碰），提出了治疗骨折的原则（动静结合，筋骨并重，内外兼治，医患合作）。这种中西医结合治疗骨折的方法，操作简便，治疗经济，效果卓越，很快在国内推广。

1962 年，方先之主持召开了医学史上具有十分重要意义的第一次中西医结合骨科学术座谈会，总结了新中国成立以来中西医结合所取得的重大成果，肯定中西医结合丰富了现代医学内容，并分析了中西医结合在骨折、脱位、软组织损伤及骨病治疗方面的经验，对骨折愈合机制、血肿作用、重要疗效进行了深入的探讨。

1963 年，中国外科学术代表团参加了在意大利罗马举行的第 20 届世界外科学术会议，方先之在会上宣读了“中西医结合治疗前臂双骨折”的论文，引起了国际骨科学术界的广泛重视。

1964 年，国家科委组织全国中西医骨科专家，对天津医院用中西医结合方法治疗 5400 余例骨折的病例进行鉴定，确认了这种骨折新疗法与西医传统疗法的疗程相比可缩短 1/2，功能恢复好，建议在国内外推广。

1966 年，天津医院骨科专家们总结了我国数千年来治疗骨伤的历史经验，同时吸取西医治疗骨折的优点，根据自己的临床工作经验体会，撰写了《中西医结合治疗骨折》一书，并先后翻译成多国文字向各国传播。该书的问世，标志中西医结合骨伤科事业的成功，为今后的发展奠定了基础。

进入 20 世纪 70 年代，中西医结合骨伤科疗法得到迅速普及和提高，不仅在骨折治疗领域里研究深入，而且中西医结合疗法对开放性骨折、陈旧性骨折、慢性骨髓炎、关节炎也取得了一定突破。骨折整复器械和固定器械也有很大改进和提高，如“骨折复位固定器”、“抓髌器”、“尺骨鹰嘴骨折固定器”、“单侧多功能外固定器”等。骨科在中西医结合原则的指导下，取中、西医之长，补彼此之短，骨折的治疗范围不断扩大。目前，人体90%以上的骨折可以采用新疗法治疗；骨折愈合时间也较过去缩短了1/3，全部疗程缩短了1/2；绝大多数骨折功能恢复满意；病人痛苦少，医疗费用省，骨折病很少发生；骨折不愈合率由过去平均5% ~7%降低到0.04%。同时，全国各地中西医骨科学者应用组织学、放射性核素标记、X线放射学、电子显微技术、生物力学等方法，在骨伤科基础领域内，对民间正骨经验及中药促进骨折愈合和治疗风湿性关节病、骨肿瘤、骨髓炎等进行深入研究探索，取得了丰硕的成果。80年代各中医院校相继成立骨伤专业、骨伤系，不少院校还培养了骨伤专业的硕士、博士研究生。各地对颈椎病、腰椎间盘突出症等慢性疾病，广泛地采用手法、牵引、中药离子导入和中药内服、外敷等综合疗法，效果较好。90年代以来，在中药治疗骨坏死、骨质疏松的理论和临床研究方面取得了一定进展。随着科学技术日新月异地变化，高新科学技术不断向骨伤科渗透和引进，中西医结合骨伤科迎来了飞速发展的科学的春天，必将更加卓越地为人民健康事业做出更大的贡献。

第二章　创伤的病因病理

第一节　创伤的病因

一、外因

指引起人体创伤的各种外界致病因素。骨伤科创伤的外因主要包括外力伤害和六淫邪毒伤害。

（一）外力伤害

1. 直接暴力　指因打击、碰撞、火器等暴力作用于人体，引起作用部位损伤。其特点是：受伤部位在受力点，局部软组织损伤较重，暴力大小不等，引起结果不同。如强大暴力作用，除造成局部软组织损伤外，往往易引起骨折，甚至造成内脏损伤。

2. 间接暴力　指因坠落、跌倒、扭转等暴力作用于人体，通过传导、杠杆、旋转等作用力，在远离接触部位造成损伤。其特点是：创伤发生在远离作用点之外，受伤部位损伤较轻，损伤形式特殊；若为骨折，一般多为斜形、螺旋形或压缩性骨折；若为双骨骨折，部位多不在同一平面。

3. 肌肉收缩力　或称“肌拉力”，即指肌肉突然剧烈收缩产生的拉力。其特点是：除肌肉本身（包括肌纤维及附属的韧带）拉断外，往往造成骨折和脱位，一般移位较多。如股四头肌剧烈收缩可造成髌骨骨折。

4. 积累性劳损力　指长期、重复、轻微的直接暴力、间接暴力或肌肉收缩力，集中作用于人体某一处而逐渐形成损伤。其特点是：明显不同于前三种暴力所致的创伤，是一种慢性创伤。如单一姿势长期弯腰工作可造成慢性腰肌劳损，长时间的步行可引起跖骨疲劳性骨折。

（二）六淫邪毒伤害

六淫侵袭或邪毒感染一般不构成创伤发生的必要条件，但在创伤的发生、发展过程也起到一定作用。如睡觉时颈部姿势不当，又感受风寒湿邪，常可致落枕。开放性创伤可因邪毒从伤口入侵，引起局部或全身感染。

二、内因

是指引起创伤的人体自身一些因素。一般包括生理因素和病理因素两个方面。

（一）生理性因素

1. 年龄 创伤的发生与人的年龄有一定关系。不同的年龄段，即使暴力作用相同，损伤的部位和发生率也明显不一样。这与不同年龄段筋骨关节的发育和结构不同有关。如同样是跌倒时臀部着地，老年人多见股骨颈骨折或转子部骨折，而青少年则很少发生骨折。

2. 体质 体质的强弱与创伤的发生有着密切关系。体质强者，筋骨坚强，抗暴力能力也强，一般不易发生创伤，即使发生了创伤，一般较轻；相反，体质弱者，抗暴力能力弱，多易发生创伤，且创伤较重。

3. 局部解剖结构 创伤的发生与局部解剖结构关系密切。如暴力作用于骨骼时，骨折一般多发生在解剖薄弱点处，如骨密质与骨松质交界处、骨段的弯曲变形处。如锁骨骨折一般多见发生在两个弯曲弧的交界（锁骨中1/3处）。

（二）病理因素

创伤的病因与组织的病变有密切关系。运动系统某部分已发生病变，在遭受轻微外力时即可发生创伤。骨骼病变如骨髓炎、骨结核、骨肿瘤等可导致骨质破坏、先天性脆骨病、骨质疏松症等，极易发生病理性骨折。

另外，创伤与职业工种也有一定关系。如经常低头工作或操作的人易患颈椎病；长期弯腰及负重的人易患慢性腰部损伤；长期接触生产性振动的人易患振动病等。

总之，创伤的病因是比较复杂的，常常是内外因素综合的结果。不同的外因，可以引起不同的损伤；同一外因，在内因的影响下，也可引起不同的损伤。只有正确理解创伤的外因与内因的辩证关系，认识创伤的发生与发展规律，才能采取相应的防治措施，降低创伤的发病率。

第二节　创伤的病理

一、西医学对创伤病理的认识

创伤的病理变化包括局部变化和全身变化两个方面。局部病理变化过程，除了创伤直接引起的组织破坏和功能障碍，主要是创伤性炎症和组织修复过程。伤后的全身反应则是机体对各种刺激的防御、代偿或应激效应。轻度创伤主要引起局部反应；较重的创伤除引起局部反应外，还导致出现全身反应；创伤愈重，其全身反应亦愈显著，且易引起并发症。

（一）局部反应

即伤后发生的创伤性炎症，无论创伤轻重，伤后数小时局部即发生炎症反应。

创伤的炎症反应其基本病理过程与一般炎症相同。局部的小血管先发生短暂的收缩，继而转变成扩张和充血。同时毛细血管壁的通透性增高，渗出液中含有纤维蛋白原和白细胞等，纤维蛋白原转变为纤维蛋白，可充填裂隙和作为细胞增生的网架；肥大细胞通过释放某些炎症介质，参与创伤早期炎症；中性粒细胞通过其化学趋化、渗出、吞噬，清除入侵的细菌及坏死组织碎片；单核细胞变为巨噬细胞吞噬损伤组织中的坏死组织、异物颗粒，引起生物清创作用。因此，创伤炎症有利于创伤修复。伤后因某种原因（如缺血、休克、大量肾上腺皮质激素）使局部反应抑制，则会延迟愈合。但局部反应急剧或广泛，又可对机体产生不利后果。如渗出过多使局部组织内压升高造成局部血液循环障碍，渗出过多使血容量减少而导致休克。在诊治中应针对这些情况作相应的处理。

（二）全身性反应

1. 体温的变化　伤后常有发热，为一部分炎性介质（如肿瘤坏死因子、白介素等）作用于体温中枢的效应。并发感染时体温明显增高；并发深度休克时体温反应受抑制；体温中枢受累严重可发生高热或体温过低。

2. 神经内分泌系统的变化　创伤刺激、失血、失液、精神紧张等，通过下丘脑－垂体轴和交感神经－肾上腺髓质轴的应激反应，前者促肾上腺皮质激素、抗利尿激素、生长素等释放增多，后者使儿茶酚胺释放增多。此外，低血容量时肾血流量降低，激发肾素－血管紧张素分泌，后者直接刺激肾上腺皮质使醛固酮释出增多。

以上神经应激活动对调节和维持重要脏器功能有重要作用。如肾上腺素、去甲肾上腺素等释出增多，不仅使心律加快和心肌收缩力增强，而且使皮肤、肌肉、腹内脏器等血流减少，以保证心、脑、肺血流灌注；儿茶酚胺可使肾血流量降低，抗利尿激素可使肾小管回收水分增多，故尿量减少；醛固酮又可使肾回收钠增多，对维持血流量有利。然而，伤后机体维持有效循环的代偿机能具有一定限度，如创伤严重、失血过多或救治不及时，就可发生休克和器官功能衰竭。

3. 代谢的变化 伤后机体蛋白质、糖原、脂肪、水和电解质及维生素代谢变化与神经内分泌活动密切相关。较严重的创伤后，机体的静息能量消耗增加，引起糖原、蛋白质、脂肪分解代谢亢进，一方面为伤后机体提供能量，并提供氨基酸重新组成创伤修复所需的蛋白质，另一方面又可导致机体消瘦、体重降低等，故需对机体提供相应的营养支持。

4. 免疫反应的变化 创伤后机体多项免疫功能降低，如创伤后血清免疫球蛋白和补体值降低，这可能是由于蛋白质合成障碍，分解代谢加速，大量血浆渗至间隙腔的结果。严重创伤和休克还可抑制体液和细胞免疫，抑制巨噬细胞和中性粒细胞的吞噬作用。因此，创伤后的免疫功能降低，与并发感染或脓毒血症密切相关，提示伤后加强防治感染措施的重要性。

（三）创伤修复

机体遭受创伤后所造成的组织损伤或缺损，常形成伤口或创面，如不愈合，不仅影响功能，还将成为重要的感染途径。因此，组织修复在创伤中具有非常重要的意义。组织修复的基本方式是伤后增生的细胞和细胞间质再生增殖，充填、连接或替代损伤后的缺损组织。理想的修复是组织缺损完全由原来性质的细胞来修复，恢复原有的结构和功能，称为完全修复。但由于人体各种组织细胞固有的再生增殖能力不同，使各种组织创伤后修复情况差别较大。因此，创伤后多见的修复方式是不完全修复，即组织损伤不能由原来性质的细胞修复，而是由其他性质细胞（常是成纤维细胞）增生替代来完成。

组织修复的基本过程大致可分为三个既相互区分又相互联系的阶段：①局部炎症反应阶段：在创伤后立即发生，常可持续3～5天。主要是血管和细胞反应，免疫应答，血液凝固和纤维蛋白溶解，目的在于清除损伤和坏死组织，为组织再生和修复打基础。②细胞增殖分化和肉芽组织生成阶段：局部炎症开始不久，即可有新生细胞出现。成纤维细胞、内皮细胞等增殖、分化、迁移，分别合成、分泌组织基质（主要为胶质）和生成新生血管，最后共同构成肉芽组织。浅表的损伤一般通过上皮细胞的增殖、迁移，可覆盖创面而修复。但大多数软组织损伤则需要通过肉芽组织生成的形式来完成。③组织塑形阶段：经过细胞增殖和基质沉积，伤处组织可达到初步修复，但新生组织和纤维组织在数量和质量方面并不一定能达到结构和功能的要求，故需进一步改构和重建。主要包括胶原纤维交联增加、强度增加；多余的胶原纤维被胶原蛋白酶降解；过度丰富的毛细血管网消退和伤口的粘蛋白及水分减少等。

骨折愈合过程与上述大致相同，主要经历局部血管反应及血肿形成、骨折断端骨组织坏死和吸收、细胞增殖和骨痂形成及改建和重塑几个阶段。一般情况下，骨折愈合是机体最完善的组织愈合之一，正确的骨折处理措施可促进其愈合。神经组织修复则非常复杂。脑和脊髓的神经细胞破坏后不能再生，多由胶质细胞及其纤维填补，形成胶质瘢痕。周围神经纤维损伤或断裂后，如与之相连的神经元胞体仍存活，就会有再生与修复的过程，神经纤维损伤后不久即可看到从近端轴突长出新的神经纤维，还可发出许多分支，这一现象被称为终末再生。

二、中医学对创伤病理的认识

人体是由脏腑、经络、皮肉、筋骨、气血与津液等共同组成的一个整体。人体生命活动主要是脏腑功能的反应，脏腑功能的活动基础是气血、津液。脏腑各有不同的生理功能，通过经络联系全身的皮肉筋骨等组织，构成复杂的生命活动，他们之间保持着相对平衡，不论在生理活动和病理变化上都不可分割。较轻的创伤以局部病变为主，较重的创伤则除局部病变外，可导致脏腑、经络、气血的功能紊乱，引起全身反应。正如《正体类要·序》曰："肢体损于外，则气血伤于内，荣卫有所不贯，脏腑由之不和。"

（一）创伤与筋骨的关系

筋为肝之外合，主要功能为连接关节、肌肉，主司关节运动。骨属奇恒之府，为肾之外合，内藏精髓，起着支持人体与保护内脏的作用。一般包括伤筋与伤骨两大部分。

1. 伤筋　筋居外表，凡跌打损伤，筋首当其冲，无论是直接暴力、间接暴力、肌肉收缩力或积累性劳损力，均可引起筋的挫伤、扭伤、裂伤、劳损，甚至断裂、错位等。筋伤多影响肢体活动，筋急则为拘，筋弛则为萎弱不用。

2. 伤骨　包括骨折和脱位。外来暴力作用于人体，引起骨的连续性和完整性中断破坏，形成骨折；外力使关节失去正常的解剖结构，则形成关节脱位。骨与关节的创伤，必伴有周围筋的创伤。筋骨创伤的局部病理变化，除包括受累筋骨的直接损伤外，尚有血瘀气滞等变化。

（二）创伤与气血的关系

气血与损伤的关系极为密切，当人体受到外力损伤后，常可导致气血运行紊乱而产生一系列病变。

1. 伤气 由于负重用力过度，或举重呼吸失调，或跌仆闪挫，撞击胸部等，以致人体气机运行失常。包括气滞、气闭、气虚、气脱等。

（1）气滞 气机阻滞，运行不畅。其特点为外无肿形，自觉疼痛范围较广且无明显固定痛点。多见于胸胁创伤。

（2）气闭 气机壅塞不通，多为严重创伤而导致气血错乱，气为血壅，气闭不宣。其特点是出现一时性晕厥、昏迷、烦躁妄动或昏睡等。常见于严重创伤。

（3）气虚 是指元气虚损，全身或某些脏腑功能减退的病理状态。多表现为疲倦乏力，语气低微，呼吸气短，食纳欠佳，自汗，脉细软无力等。常见于慢性创伤病人、严重创伤的恢复期、体质虚弱和老年患者。

（4）气脱 是指正气衰竭，气不内守而外脱，是气虚最严重的表现。表现为突然昏迷，或醒后又昏迷，目闭口开，面色苍白，呼吸浅促，四肢厥冷，二便失禁，脉微弱等证。多见于开放性创伤失血过多、头部外伤等严重创伤。

2. 伤血 常有血瘀、血虚和血热。这三种情况和伤气又互为因果关系。

（1）血瘀 血流不畅或为离经之血停滞。特点是局部青紫肿胀疼痛，痛如针刺，痛有定处。全身表现为面色晦暗，皮肤青紫，舌暗或有瘀斑，脉细涩。在伤科，气滞血瘀多并见同存，伤气者，多兼有血瘀；伤血者，必阻碍气机通畅。

（2）血虚 多由损伤出血量多，或瘀血不去，新血不生，或慢性劳损与急性创伤后期，耗损过度所致。表现为创伤修复延迟，头晕眼花，面色萎黄或苍白，视物模糊，手足发麻，唇舌淡苔薄白，脉细无力。血虚之极便为血脱，多因突然大量出血或长期反复出血所致，病情危急，相当于失血性休克。

（3）血热 损伤后积瘀化热或肝火炽盛，血分有热，均可引起血热。表现有发热、口渴、心烦、舌红绛、脉数等症状，严重者可出现高热神昏。

3. 气血两伤 气与血，无论在生理功能还是病理变化方面，关系十分密切。气病可影响到血，而血病亦可伤及气。在伤科，气血两伤常常并见，如气滞血瘀、气血两虚、气随血脱等。

（三）创伤与津液的关系

气血、津液共同源于水谷之精气，三者共同组成人体生命活动的基本物质，在生理方面和病理方面相互影响，关系密切。伤科中津液病理主要表现为津液不足和水液停聚两方面。

1. 津液不足　创伤出血，津液随之损耗；创伤积瘀生热或热毒感染，热伤津液；重伤久病，耗伤津液等，均可引起津液不足。表现为口渴咽燥，小便短少，大便干结，舌红少津，脉细数等。

2. 水液停聚　创伤后气滞、气不行津，或创伤后脏腑气机失调，三焦气化不利，均可使水液停聚，表现为创伤后局部或全身水肿等症。

（四）创伤与经络的关系

经络是运行气血、联络脏腑支节、沟通上下内外的通道，病理上亦是疾病传播的通道。经络的病理改变主要有两个方面：一是脏腑损伤可以累及经络，经络损伤又可内传脏腑而出现症状；二是经络运行阻滞，出现相应部位的证候。如足太阳膀胱经受伤，可引起下肢感觉与运动障碍；脊柱骨折脱位表现出截瘫者，乃督脉受损所致。

（五）创伤与脏腑的关系

脏腑是生化气血、通调经络、濡养筋骨皮肉、主持人体生命活动的主要器官。暴力作用可直接导致脏腑创伤。另一方面人体筋骨创伤同样可引起脏腑功能紊乱。

1. 创伤与肝肾

（1）肝藏血，主筋　筋肉与肝有密切关系，肝血充盈才能使筋得到充分的濡养，以维持正常活动；肝血不足，则筋的功能异常。凡跌打损伤，有恶血留内者皆归于肝。

（2）肾主骨生髓　肾藏精，精生髓，髓养骨。骨的生长、发育、修复，均需依赖肾脏精气的滋养和推动。小儿骨软无力及某些骨骼的发育畸形，是肾精不足所致。腰为肾之府，肾虚者易致腰部扭闪和劳损，出现腰痛等。

筋骨相连，在骨折时必有筋伤。筋骨创伤的修复，可加重肝肾负担，致肝血肾精不足；而肝血肾精不足又影响筋骨创伤的修复。故筋骨创伤的延迟愈合或不愈合，多责之于肝肾，所以在创伤的治疗中应调补肝肾。

2. 创伤与脾胃　脾胃运化水谷精微，为气血津液生化之源，有“后天之本”之称。脾胃对气血的生成起着主要作用。脾主肌肉四肢，脾健运则体实，四肢坚强有力，既不易受伤，伤后恢复亦快；脾虚则四肢痿软不用。

3. 创伤与心肺　心主血，肺主气，心肺调和，则气血循环输布正常，才能发挥濡养作用，筋骨疾患也容易痊愈。

第三章 诊断方法

第一节 辨证诊断方法

骨伤科的辨证诊断方法，主要包括问、望、闻、切、触、量六个方面。

一、问诊

问诊在诊断中占有重要地位，通过详细询问病史，往往在体检前就有一个比较清晰的概念，从而在鉴别诊断方面有一定的思考，并在体检时可以抓住主要矛盾，做到心中有数。

骨伤科除按诊断学的一般原则和注意事项进行问诊外，还应注重以下几个方面：

（一）主诉

就是患者提供的前来就诊的主要症状及发病时间。伤科主诉主要包括疼痛、畸形、功能障碍、麻木、瘫痪及持续时间等。

（二）发病过程

应详细询问发病的情况、变化的急缓、受伤过程、受伤原因、受伤时的姿势、受伤部位及受伤时间。

1. 发病经过 伤后有无昏厥，昏厥持续时间以及醒后有无再昏迷，当时有无处理，如何处理，效果如何，目前情况如何，是减轻还是加重。

2. 受伤原因 因何受伤，受伤暴力的性质、方向、强度和着力的部位。

3. 受伤时的姿势 受伤时的姿势对判断损伤发生的部位很有帮助。如伤时正在弯腰，则可能损伤腰部；伤时在高空作业，忽然坠地，足跟着地，则损伤可发生在足跟、脊柱或头部；坐位着地，则可能损伤坐骨、耻骨、尾骨或脊柱。

4. 受伤部位　应询问损伤部位有无疼痛、肿胀，肢体的功能活动如何，以及活动时对伤处所产生的影响等。若为开放伤要询问创口情况及出血量。

5. 受伤时间　要问清受伤日期和时间，判断损伤性质是急性损伤还是慢性损伤。

（三）局部情况

1. 疼痛　应详问疼痛出现的时间、部位、性质、程度；是剧痛、酸痛还是麻木；是持续痛还是间歇痛；范围是逐渐扩大还是缩小；部位是固定不变还是游走不定；有无放射，向何处放射；用止痛药是否有效；疼痛与各种诱因及体位是否有关，如负重、转动体位是否加重；与气候变化有无关系等。

2. 肿胀　询问肿胀出现的时间。先有肿后有痛多见于感染性疾患；先有痛后有肿多见于创伤性疾病。若为增生性肿物，是先有肿物还是先有疼痛，肿物增长速度如何。损伤性肿痛与天气变化有关，阴雨天加重，多见于寒湿痹阻经络。

3. 肢体功能情况　应询问功能障碍发生的时间。一般急性创伤如骨折或脱位，伤后立即出现功能障碍；慢性软组织损伤一般是在伤后一段时间后才出现障碍症状。

4. 畸形　应询问畸形出现的时间及其变化过程。

5. 创口　应询问创口出现的时间、污染情况、处理经过、出血情况及是否用过破伤风抗毒素血清等。

（四）其他情况

1. 一般情况　包括姓名、性别、年龄、婚否、民族、住址等。

2. 既往史　主要询问既往患过的疾病可能与本次伤病有关的内容，应记录主要诊断、治疗及有无合并症或后遗症。

3. 个人史　应询问患者从事的职业或工种的年限、劳动条件、环境、常处的体位、个人特殊嗜好及有无药物过敏史等。妇女应询问月经、妊娠、哺乳史等。

4. 家族史　应询问家族中有无遗传病史、传染病史。

二、望诊

望诊是骨伤科诊治过程中不可缺少的环节，主要包括望全身、望局部及望舌三个方面。

（一）望全身

1. 望神色 通过观察患者的神情、面色、形体、语言、气息等变化来判断疾病情况。若精神爽朗、面色红润，表示正气未伤，病情轻；若精神萎靡，面色晦暗，则表示正气已伤，病情较重；若伤后出现神志昏迷、谵语、面色苍白、目暗睛迷、四肢厥逆、汗出如油，多为危重证候。

2. 望形态 骨折、关节脱位及严重伤筋常出现形态改变。如颞颌关节脱位时，患者用手托住下颌；锁骨骨折时，多用健手扶住患侧前臂，身体也向患侧倾斜；下肢骨折时，多不能直立行走；腰部扭伤后，身体多向患侧侧屈，且用手支撑腰部。

（二）望局部

1. 望畸形 明显骨折或脱位后，一般均有畸形形成。某些特殊畸形对临床诊断有重要意义。如桡骨远端骨折伸直型常有“餐叉”畸形，肩关节前脱位常有“方肩”畸形。临床常见的畸形有短缩、增长、旋转、成角、凸起及凹陷等，诊断时一定要注意观察。

2. 望肿胀、瘀斑 人体损伤，多伤及气血，以致气血凝滞瘀积不散，滞于肌表，出现肿胀、瘀斑。通常情况下，瘀斑、肿胀明显者，多见于新伤；肿胀及色泽变化不明显者，多见于陈伤。

3. 望创口 若为开放性创伤，存在创口，应注意创口大小、深浅，创缘是否整齐，创面污染程度及创面的色泽情况。若为感染性创口，应注意脓液的气味、稀稠及引流情况。

4. 望肢体功能 凡肢体发生损伤，多存在功能障碍。观察功能障碍程度，有利于了解损伤的轻重、性质和部位等情况。观察内容主要包括上肢能否上举，下肢能否行走，以及关节能否屈伸旋转等。

（三）望舌

人体气血的盛衰、津液的盈亏、病情的进退、病邪的性质、病位的深浅及伤后机体的变化，常常反映于舌，故望舌也是伤科诊断的重要部分。

1. 望舌质 正常舌质为淡红色。如舌色淡白，为气血或阳气不足而伴寒象；舌色红绛为热证或阴虚；舌色青紫，为气血不畅，瘀血凝聚或病久；舌色青紫而滑润，为阴寒血凝。

2. 望舌苔 正常舌苔为薄白苔。若舌苔薄白而润滑，为一般外伤或轻度外感；舌苔少或无苔为脾胃虚弱；舌苔厚白而腻为湿浊郁滞中焦；苔黄薄而干为热邪伤阴；黄腻者为湿热郁滞；老黄为实热积聚。舌苔由薄变厚示病情加重，相反为病情减退；由白变灰或由灰变黑是病情恶化之象。

三、闻诊

包括听声音和嗅气味两个方面。伤科闻诊除注意病人的语言、呼吸、咳嗽及呕吐物、二便和其他排泄物、分泌物外，应重点注意以下内容：

（一）闻骨擦音

无嵌插的完全性骨折，当检查肢体时，因两断端互相摩擦可发出一种响声或检查者手下有摩擦感，称骨擦音（感）。它是骨折的主要体征之一。通过闻骨擦音（感），不仅可以明确诊断，也可以用于判断治疗效果。但应注意，医者不能主动去寻找，以免加重病情和增加病人痛苦。

（二）闻骨的传导音

也是诊断骨折的一个标志，多用于长管状骨的检查。方法为：在骨近端置听诊器，远端用手或叩诊锤叩击骨突处，若能听到清脆而响亮的共鸣音，则示无骨折；相反，若听到声音低沉、破裂感或声音消失，则示有骨折存在。应注意双侧肢体对比。

（三）闻入臼声

关节脱位复位时，常能听到“咯噔”一声，称入臼声，表明复位成功，但应结合活动功能是否随之改善来判断。某些较小关节的错缝或半脱位复位成功不一定有响声。

（四）闻筋的响声

1. 关节摩擦音　检查者一手放在关节上，另一手移动关节远端肢体，可听到关节摩擦音或有摩擦感。柔和音多见于慢性或亚急性关节疾患；粗糙音多见于骨关节炎；若关节运动到某一角度时，出现尖细弹响声音，多见于关节内有移位软骨式游离体。

2. 关节弹响声　半月板损伤或关节内有游离体时，在作屈伸旋转活动时，可听到较清脆的弹响声。

3. 肌腱摩擦音　狭窄性腱鞘炎在作伸屈手指检查时可听到弹响声，系肌腱通过肥厚之腱鞘所引起，临床上习惯叫弹响指。肌腱周围炎在检查时常听到像双手捻干燥的头发发出的声音，叫捻发音。常见于前臂的伸肌群、大腿的股四头肌和小腿的跟腱部。

（五）闻啼哭声

主要用于检查小儿患者。因小儿不能准确说出伤部情况，只能靠听取患儿哭声大小变化来辨别受伤之部位及损伤的程度。检查时，当摸及到某处，小儿啼哭或哭声加剧，往往可作定位诊断。

（六）闻皮下气肿的摩擦音

创伤发生后发现大片皮下组织有不相称的弥漫性肿胀时，应检查有无皮下气肿。检查时，把手指分开呈扇形，轻轻揉按患部可有一种特殊的捻发音或捻发感。最常见的是肋骨骨折后断端刺破胸膜和肺脏，空气渗入组织形成皮下气肿；开放性创伤合并气性坏疽时或在手术创口周围缝合裂伤时如有空气残留在切口中，亦可出现皮下气肿。

四、切诊

主要指切脉，可以反映气血、虚实、寒热等变化。损伤常见脉象及主证如下：

（一）浮脉

轻轻应指即得，重按反觉脉搏的搏动力量稍减而不空，举之泛泛而有余。多见于新伤瘀肿、疼痛剧烈或兼有表证。大出血及慢性劳损患者出现此脉，示正气不足虚象。

（二）沉脉

轻按不得，重按始得。多见于内伤气血、腰脊损伤疼痛。

（三）迟脉

脉搏缓慢，每息脉来不足四至。多见于伤筋挛缩、瘀血凝滞等证。若迟而无力，常见于损伤后气血不足，复感寒邪。

（四）数脉

每息脉来超过五至。伤科一般多见于损伤积瘀化热或热毒炽盛之时。

（五）滑脉

往来流利，如盘走珠，应指圆滑。一般多见于胸部挫伤血实气壅之时及妊娠期。

（六）涩脉

指脉形不流利，细而迟，往来艰涩，如轻刀刮竹。多见于损伤血亏津少不能濡润经络、气滞血瘀之证。

（七）弦脉

脉形端直以长，如按琴弦。伤科多见于胸部损伤及各种损伤剧烈疼痛，也常见于体有肝胆疾患、高血压、动脉硬化的患者。外感寒盛之腰痛，一般脉弦而有力称紧脉。

（八）濡脉

浮而细软，脉气无力以动，与弦脉相对。多见于劳伤气血不足，气血两虚，久病虚弱之时。

（九）细脉

脉细如线，应指显然。损伤久病卧床体虚者多见，并见于虚脱或休克患者。

（十）洪脉

脉形如波涛汹涌，来盛去衰，浮大有力。多见于损伤邪热内壅，热邪炽盛，或血瘀化热之证。

（十一）芤脉

浮大中空，为失血之脉。多见于损伤大出血患者。

（十二）结、代脉

为间歇脉之统称。结脉，脉来至数缓慢，而时一止，止无定数；代脉，脉来动而中止，不能自还，良久复动，止有定数。多见于损伤疼痛剧烈，脉气不衔接时。

伤科脉法纲要，可归纳为以下五点：

1. 血瘀气滞多属实证，脉应洪大坚实，若出现虚细迟涩则为恶为逆。
2. 亡血过多属虚证，脉应虚细涩为顺，若洪大坚强而实为恶。
3. 在重伤痛极时，脉多弦紧，偶有结代脉，系疼痛而引起的暂时脉象，并非恶候。

4. 六脉模糊不清，证虽轻而预后恶。

5. 外证虽重，而脉来缓和有神者，预后良好。

五、触诊（摸诊）

是通过医生双手触摸，按压损伤的局部或全身的一种检查方法，可以鉴别损伤的轻重、深浅和性质。

（一）主要内容

1. 摸压痛 根据压痛的部位、范围、程度可鉴别损伤的性质。若为直接压痛，提示局部可能有骨折或有筋伤；若为间接压痛（纵轴叩击），提示有骨折；若骨折部为环形压痛，一般多见于长骨干完全骨折。

2. 摸畸形 骨折及脱位后一般有畸形出现。通过触摸畸形，可以判断骨折及脱位的性质、移位方向等变化。

3. 摸肤温 触摸局部皮肤温度变化，可以辨别疾病是热证还是寒证，并能了解肢体血运情况。若为新伤或局部瘀热和感染，多出现热肿；若为寒性疾患，一般多是冷肿；若肢体血运有障碍，远端多冰冷、麻木，动脉搏动减弱或消失。

4. 摸异常活动 骨折和韧带断裂时，在肢体没有关节处出现类似关节的活动，或关节原来不能活动的方向出现了活动，称为异常活动。通过触摸异常活动，不仅可以诊断疾病，而且也可以判断治疗情况，但不应主动寻找异常活动，以免加重损伤，增加患者痛苦。

5. 摸弹性固定 弹性固定是关节脱位的特征之一，触摸中发现关节保持特殊位置，牵拉中有弹性感。

6. 摸肿块 若触摸到肿块，应注意肿块部位、解剖层次、性质、大小、形态、硬度、边界是否清楚，推之是否可以移动等方面。

（二）常用手法

1. 触摸法 用拇指或拇、食、中三指置于伤处，稍加按压之力，细细触摸。通过手的感觉了解损伤局部情况。触摸时应先由远端开始逐渐移向伤处，用力大小应视部位而别。

2. 挤压法 用手掌或手指挤压患处上下、左右、前后。根据力的传导作用来诊断骨折是否存在。如诊查肋骨骨折时，可用双手掌对压胸骨和胸椎；检查骨盆骨折时，用双手对挤两侧髂骨翼。此法也可用于骨折与挫伤的鉴别诊断。

3. 叩击法 用掌根或拳头施以冲击力，利用对肢体远端纵向叩击所产生的冲击力，来检查骨折是否存在和判断愈合情况的一种方法。如检查胫腓骨、股骨，可叩击足跟部；检查四肢骨折是否愈合，可在四肢远端纵向叩击。

4. 旋转屈伸法　旋转、屈伸关节活动，以观察疼痛部位、关节活动范围及响声等情况，用以诊断。检查时，主动活动与被动活动应进行对比，以此作为测量关节活动能力的依据。

5. 摇晃法　一手握住伤处，另一手握伤肢远端，作轻轻的摇摆晃动，结合问诊与望诊，根据疼痛性质、异常活动、摩擦音的有无，判断是否有骨与关节损伤。

运用摸诊检查，临床上非常重视对比，并注意“望、比、摸”的结合应用，才能正确分析通过摸诊所获资料的临床意义。应用四诊时也应是如此。

六、量诊

通过用带尺等测量患肢的长短和粗细，并与健侧对比分析，能使诊断既清楚又具体，从而正确地指导治疗。

（一）测量常用方法

1. 肢体长短测量法

（1）上肢长度　从肩峰至桡骨茎突处（或中指尖）（图 3－1）。上臂长度为肩峰至肱骨外上髁；前臂长度为肱骨外上髁至桡骨茎突。

（2）下肢长度　髂前上棘至内踝下缘，或脐至内踝下缘（图 3－1）。大腿长度为髂前上棘至膝关节内缘；小腿长度为膝关节内缘至内踝。

2. 肢体周径测量法　两肢体取相应的同一水平测量，测量肿胀时取最肿处，测量肌萎缩时取肌腹部。如下肢常在髌上 10～15cm 处测量大腿周径，在小腿最粗处测量小腿周径等（图 3－1）。通过肢体周径的测量，可了解其肿胀程度及有无肌肉萎缩等。

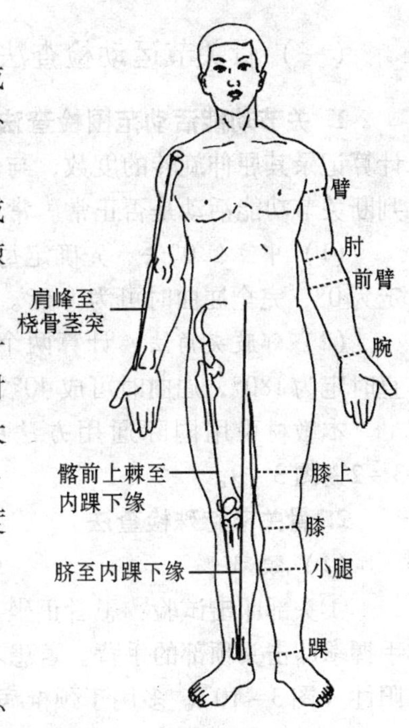

图 3－1　肢体长度测量

（二）临床意义

1. 长于健侧　为脱位的标志，多见于肩、髋关节向前或向下脱位，也见于骨折牵引过度等。

2. 短于健侧　伤在肢体，多系有短缩畸形之骨折；伤在关节，则因脱位而引起，如髋关节、肘关节向后脱位。

3. 粗于健侧 有畸形而量之显著增粗，多见于骨折、脱位；无畸形而量之较粗者，多为筋伤。

4. 细于健侧 多为陈伤误治而成肌肉萎缩，或神经疾患而致肢体瘫痪。

（三）注意事项

1. 量诊前应注意有无先天畸形和陈旧性损伤，注意与新伤鉴别。
2. 患肢与健肢须放在完全对称的位置上。
3. 定位要准确，可在起止点做标记，带尺要拉紧。

第二节　检查方法

一、理学检查

（一）骨关节运动检查法

1. 关节功能活动范围检查法 用量角器测量关节活动的范围，并通过角度计算记录其屈伸旋转的度数，与健侧进行对比或与正常人相应的关节作比较，来判断关节功能活动是否正常。常用的记录方法有两种：

（1）中立位0°法　先确定每一关节的中立位为0°，例如肘关节完全伸直时定为0°，完全屈曲时可为140°。

（2）邻肢夹角法　计算两个相邻肢段所构成的夹角。例如，肘关节完全伸直时定为180°，屈曲时可成40°，则关节活动范围为180°－40°＝140°。

本教材采用国际通用方法中立位0°法。全身各关节正常活动范围如图3－2～图3－9。

2. 骨关节特殊检查法

（1）颈部

①头部叩击试验：患者正坐，医生以一手平置于患者头顶，掌心朝下，另一手握拳叩击头顶部的手背。若患者感觉颈部疼痛，或疼痛向上肢放射，则为试验阳性（图3－10）。多用于颈椎病或颈部损伤的检查。

②椎间孔挤压试验：将患者的头转向患侧并略屈，检查者左手掌垫于患者头顶，右手轻叩击之。当出现肢体放射性疼痛或麻木感时，即为阳性（图3－11），提示有神经性损害，常见于神经根型颈椎病。

③臂丛神经牵拉试验：患者端坐，医生一手握住患者病侧手腕，另一手放在患者病侧头部，双手向相反方向推拉（图 3 - 12）。若患者感到疼痛并向上肢放射，即为阳性。用于颈椎病的检查。但应注意，除颈椎病根性压迫外，臂丛损伤、前斜角肌综合征者亦可为阳性。

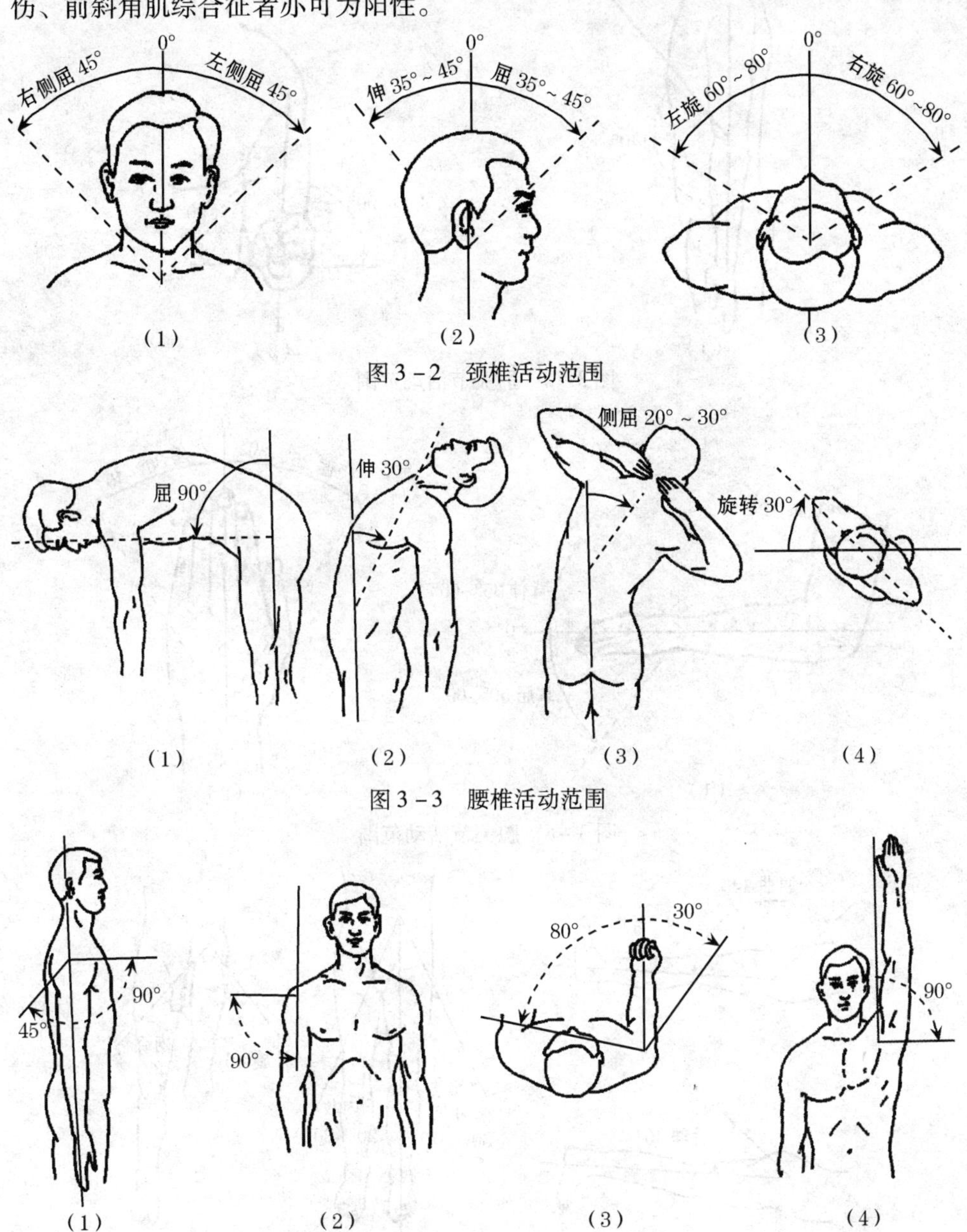

图 3 - 2　颈椎活动范围

图 3 - 3　腰椎活动范围

图 3 - 4　肩关节活动范围

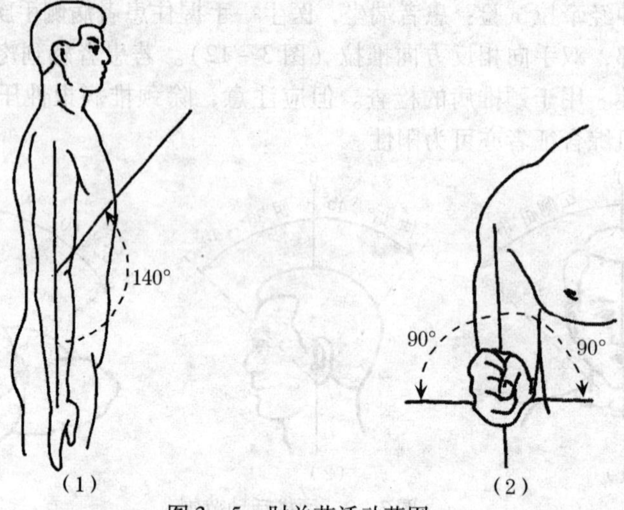

（1）　（2）

图 3－5　肘关节活动范围

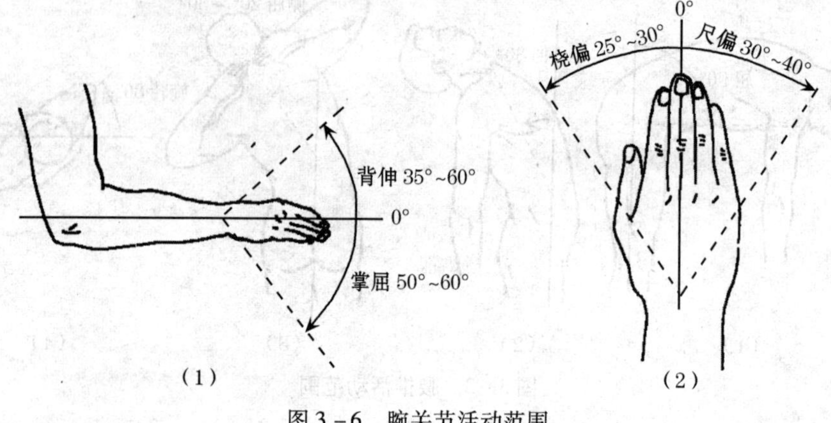

（1）　（2）

图 3－6　腕关节活动范围

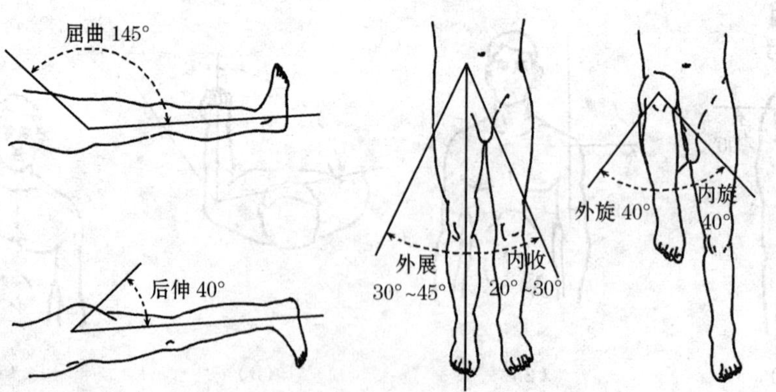

图 3－7　髋关节活动范围

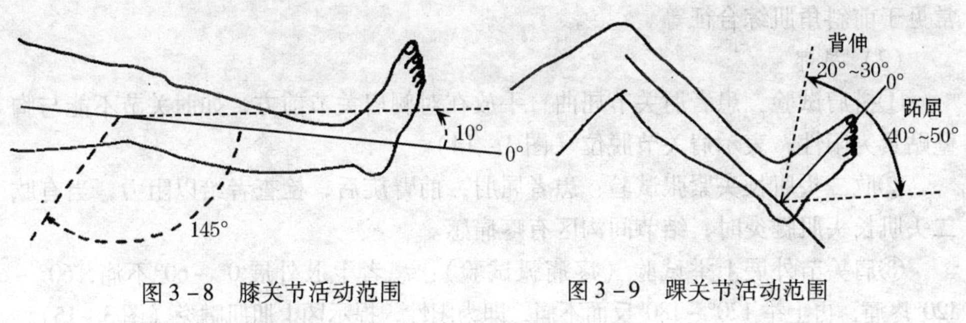

图3-8 膝关节活动范围　　图3-9 踝关节活动范围

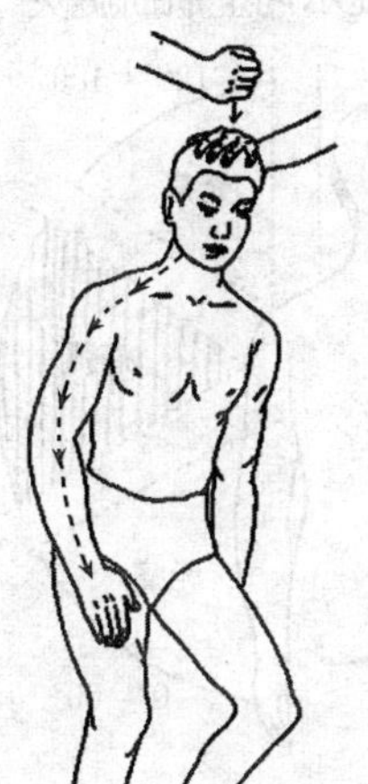

图3-10 头部叩击试验

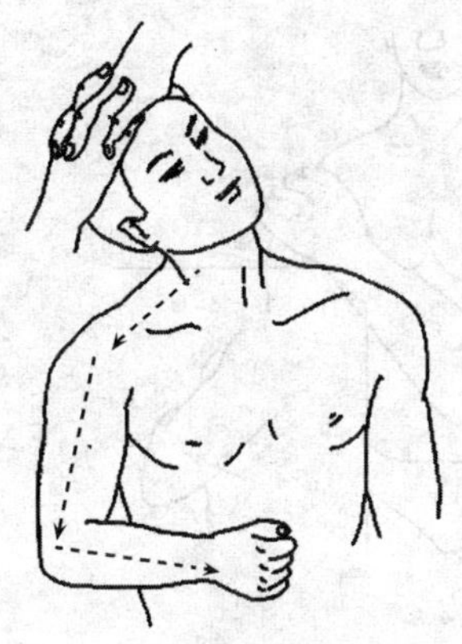

图3-11 椎间孔挤压试验

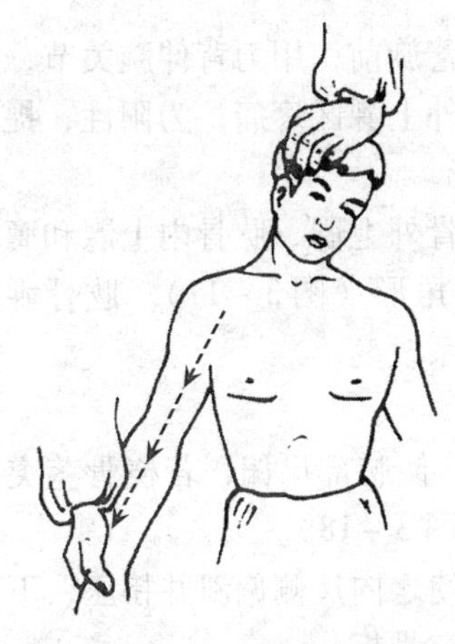

图3-12 臂丛牵拉试验

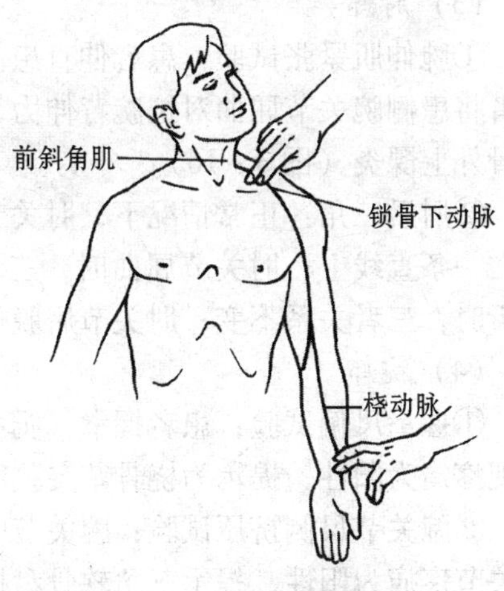

图3-13 深呼吸试验

④深呼吸试验：患者坐位，上肢垂于身旁，昂首转向患侧使前斜角肌紧张，此时检查桡动脉，动脉搏动减弱或消失，则为阳性，表示血管受压（图3-13），

常见于前斜角肌综合征等。

（2）肩部

①搭肩试验：患者肘关节屈曲，手放在对侧肩关节前方，如肘关节不能与胸壁贴紧为阳性，表示肩关节脱位（图3－14）。

②肱二头肌长头紧张试验：患者屈肘，前臂旋后，检查者给以阻力，当有肱二头肌长头肌腱炎时，结节间沟区有疼痛感。

③肩关节外展上举试验（疼痛弧试验）：患者上肢外展0°～60°不痛，60°～120°疼痛，再上举120°～180°反而不痛，即为阳性，提示冈上肌肌腱炎（图3－15）。

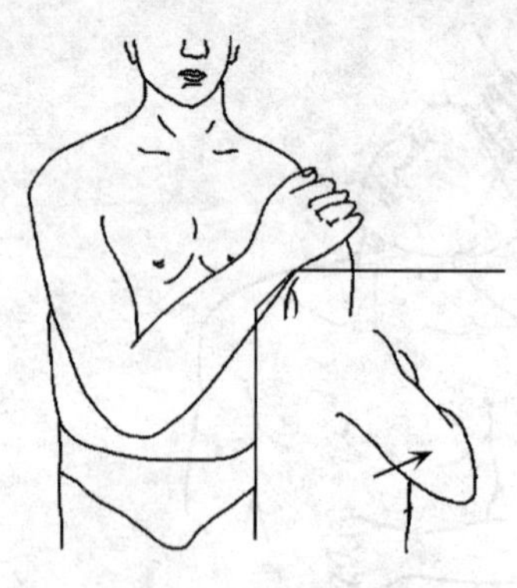

图3－14 搭肩试验

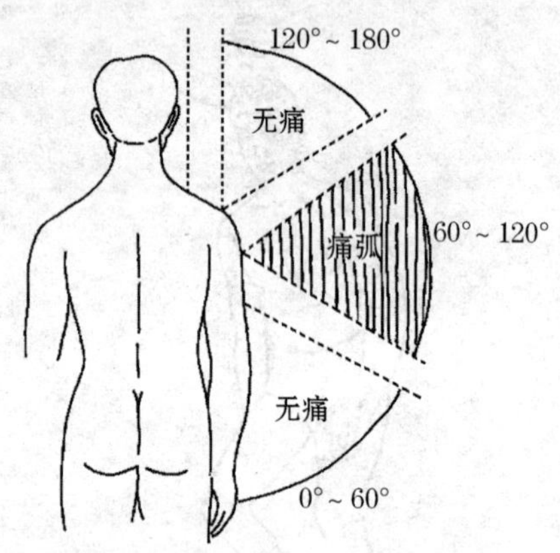

图3－15 肩关节外展上举试验

（3）肘部

①腕伸肌紧张试验：患者伸直患侧肘关节，前臂旋前，用力背伸腕关节，检查者将患侧腕关节屈曲对抗腕背伸力，若患者肱骨外上髁区疼痛，为阳性，提示肱骨外上髁炎（图3－16）。

②肘后三角：正常情况下，肘关节伸直时，肱骨外上髁、肱骨内上髁和鹰嘴突在一条直线上；肘关节屈曲时，三者成一等腰三角形（图3－17）。肱骨髁上骨折时，三者关系不变；肘关节后脱位时，三者关系改变。

（4）腕部

①握拳尺偏试验：患者握拳（拇指埋于拳内），使腕部尺偏，若桡骨茎突处出现疼痛为阳性，提示为桡骨茎突狭窄性腱鞘炎（图3－18）。

②腕关节尺侧挤压试验：腕关节中立位，被动使之向尺侧偏斜并挤压，下尺桡关节疼痛为阳性，提示三角软骨盘损伤或尺骨茎突骨折。

（5）腰背部

①托马斯征：患者仰卧，大腿伸直，则腰部前凸；屈曲健侧髋关节，迫使脊柱代偿性前凸消失，则患侧大腿被迫抬起，不能接触床面（图3－19）。常提示

腰椎或髋关节疾病等。

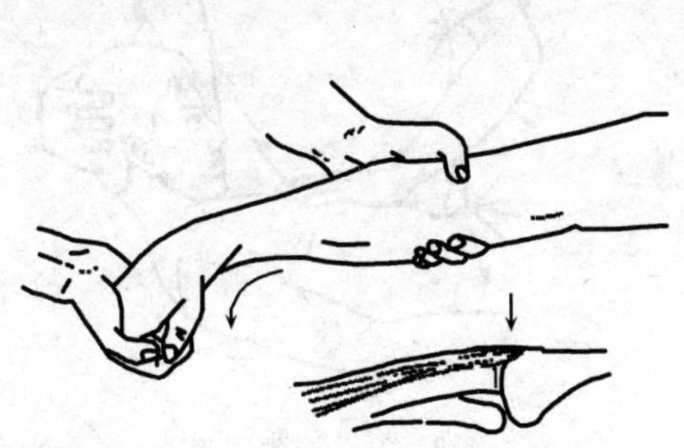

图3-16　腕伸肌紧张试验

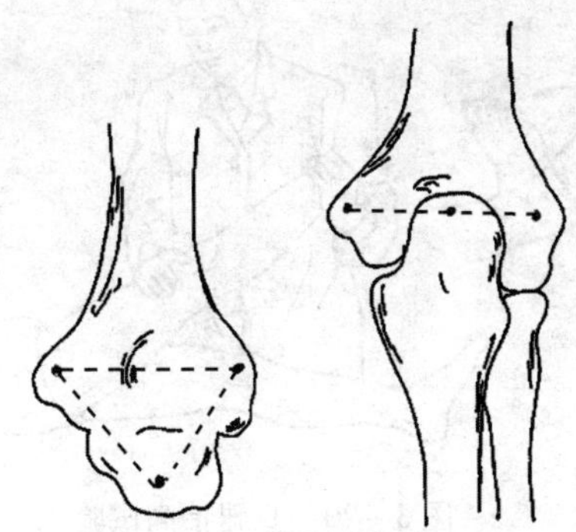

图3-17　正常的肘后三角

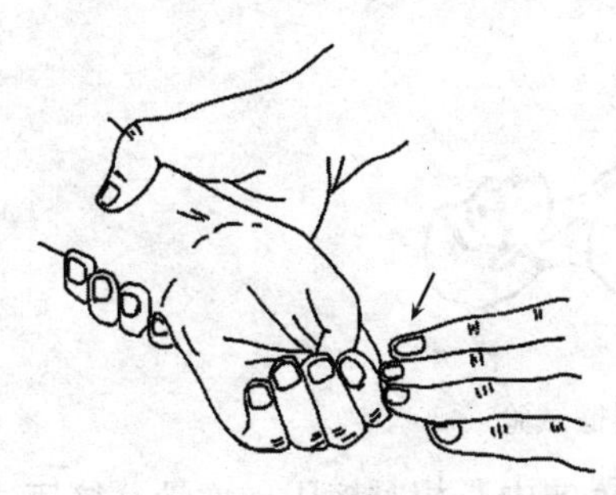

图3-18　握拳尺偏试验

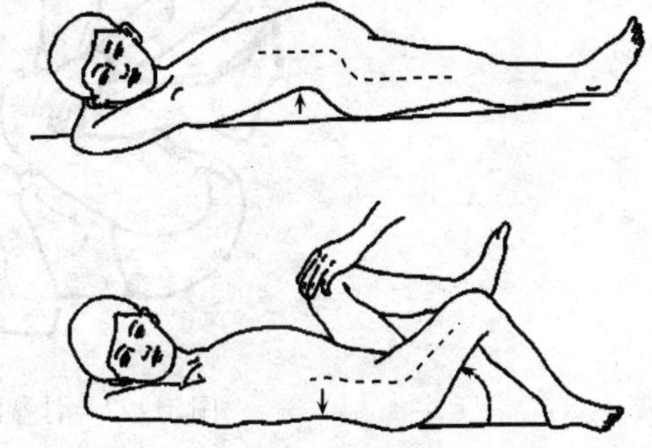

图3-19　托马斯征

②直腿抬高试验：患者仰卧，膝关节伸直，下肢被动抬起，正常时可抬高80°~90°（图3-20）。如不能抬高到上述范围，并且沿坐骨神经有放射性疼痛者为阳性，记录其角度，于30°~70°出现阳性者才有意义，常提示为腰椎间盘突出症。

③拾物试验：让站立位的患者从地面拾起一件东西，如患者拾物时必须屈曲双髋，而腰部挺直，则为阳性，见于腰椎结核。

④屈颈试验：患者仰卧，检查者一手按其胸前，一手按其枕后，屈其颈部（图3-21）。若出现腰部及患肢后侧放射性疼痛则为阳性，提示坐骨神经受压。

⑤骨盆回旋摇摆试验：患者仰卧，极度屈髋屈膝。检查者一手扶膝，一手托臀，使其臀部离开床面，腰部极度屈曲，摇摆膝部（图3-22）。腰痛者为阳性，多见于腰部软组织劳损或腰骶部病变。

（6）骨盆部

①骨盆挤压及分离试验：患者仰卧位，检查者双手将两侧髂棘用力向外下方

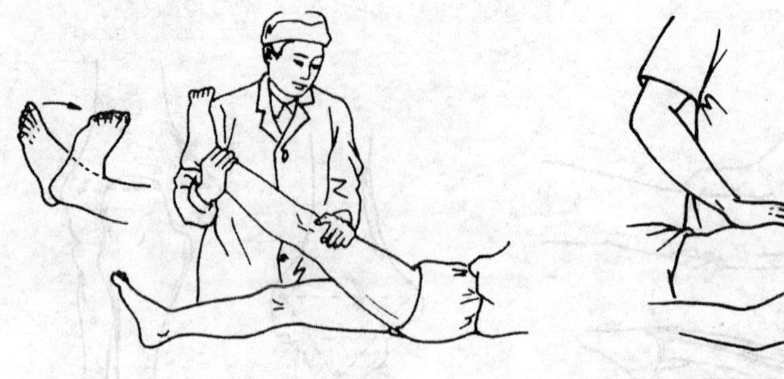

图 3－20　直腿抬高试验

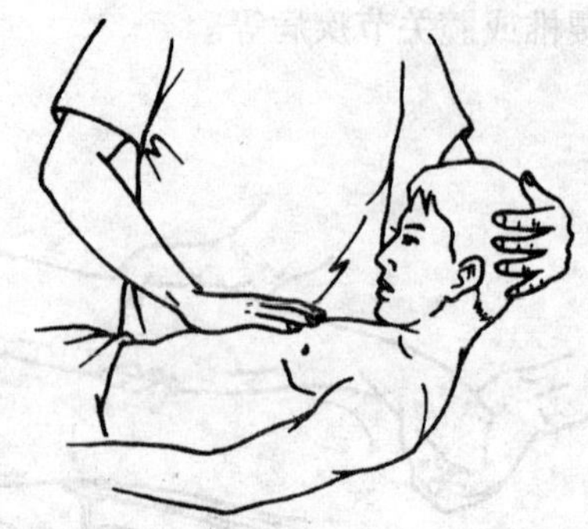

图 3－21　屈颈试验

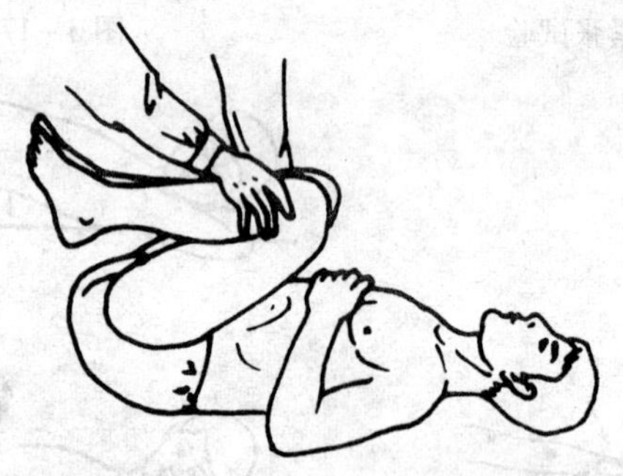

图 3－22　骨盆回旋摇摆试验

挤压，称骨盆分离试验；反之，双手将两髂骨翼向中心相对挤压，称骨盆挤压试验（图 3－23）。疼痛者为阳性，多见于骨盆环骨折。

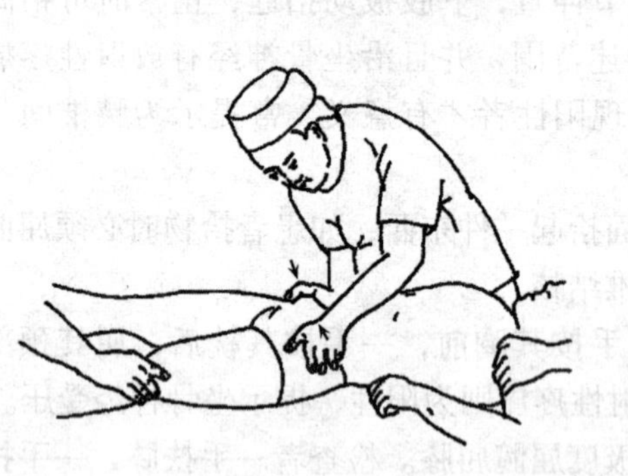

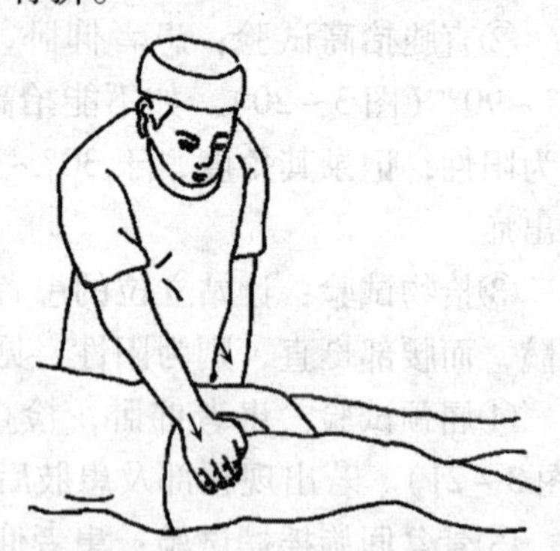

图 3－23　骨盆挤压及分离试验

②“4”字试验：患者仰卧，患肢屈髋屈膝，并外展外旋，外踝置对侧大腿上，两腿相交成“4”字，检查者一手固定骨盆，另一手于膝内侧向下压（图

3－24）。若骶髂关节痛为阳性，多提示骶髂关节存在病变。

（7）髋部

①髋关节承重试验：裸露臀部，两下肢交替持重和抬高，注意骨盆的动作（图3－25）。抬腿侧骨盆不上升反下降，为阳性。轻度只能看出上身摇摆。阳性者提示：持重侧不稳定，臀中肌、臀小肌麻痹和松弛，见于小儿麻痹后遗症或高度髋内翻；骨盆与股骨之间的支持性不稳，见于先天性髋脱位、股骨颈骨折。

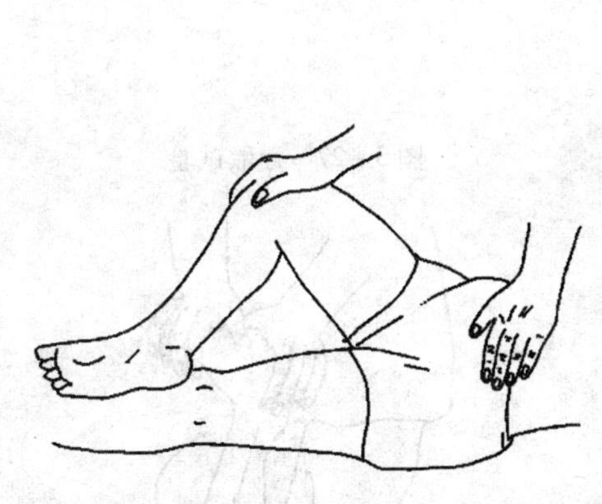

图3－24 “4”字试验

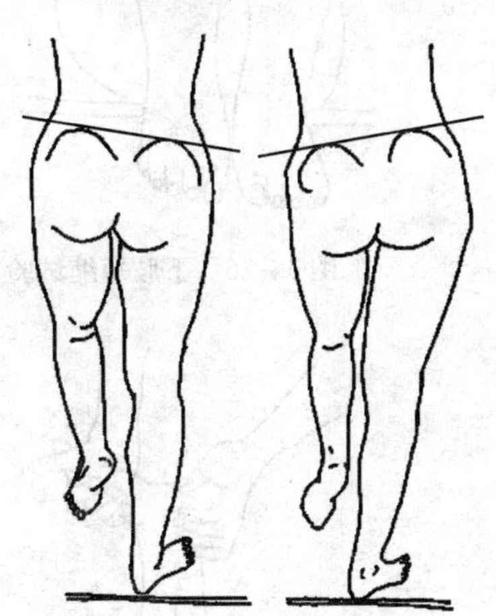

图3－25 髋关节承重试验

②下肢短缩试验：患者仰卧，屈髋屈膝，两足平行置于床面，比较两膝高度，不等高为阳性，提示较低一侧股骨或胫骨短缩，或髋关节后脱位（图3－26）。

③望远镜试验：患者仰卧，检查者一手握膝，一手固定骨盆，上下推动股骨干，若感觉有抽动和音响即为阳性，提示小儿先天性髋关节脱位。

（8）膝部

①浮髌试验：患者仰卧，伸膝，放松股四头肌，检查者一手虎口对着髌上囊，压迫膝部，将膝内液体压入髌骨下，一手轻压髌骨后快速松开（图3－27）。可觉察到髌骨浮起为阳性，说明关节内有积液。

②研磨试验：患者俯卧于检查台上，膝关节屈曲90°，检查者一腿屈曲压于患者大腿上，双手握住患者足跟沿其小腿纵轴提起小腿，做内外旋转，以排除外侧副韧带损伤，然后挤压膝关节，并做小腿内外旋转，如诱发出膝关节内外侧疼痛，则表明内外侧半月板损伤（图3－28）。

③抽屉试验：患者仰卧，屈膝90°，足平放于床上，检查者坐于患者足背上，以稳定其足，双手握住患者小腿上端做前后推拉动作（图3－29）。正常时前后可有少许活动，如前拉活动度加大，表明前十字韧带损伤；后推活动度加

大，表明后十字韧带损伤。

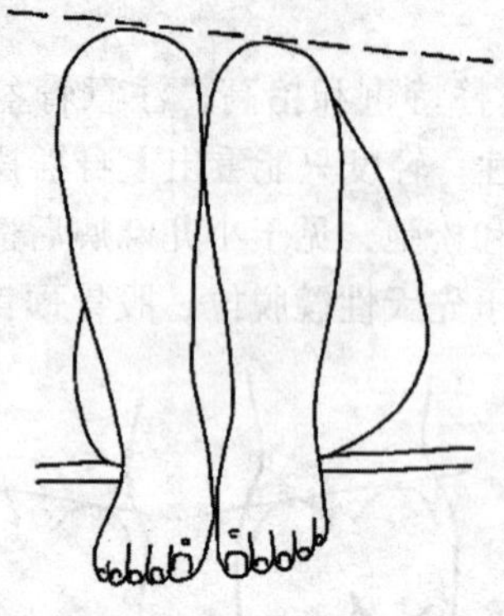

图3－26　下肢短缩试验

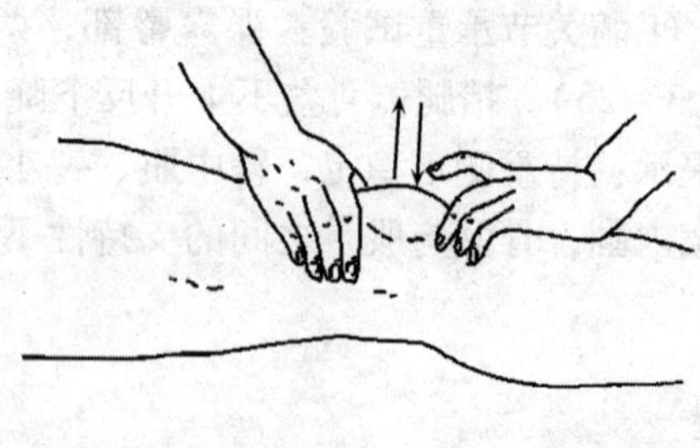

图3－27　浮髌试验

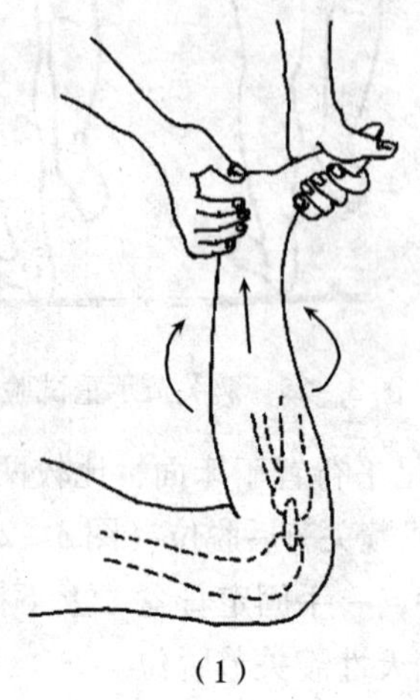

（1）　（2）

图3－28　研磨试验

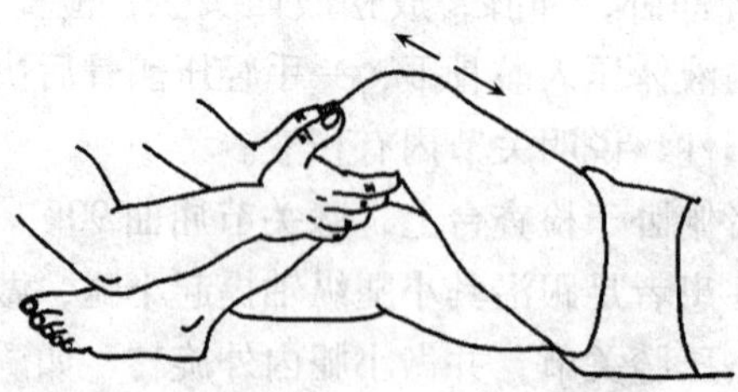

图3－29　抽屉试验

（9）足踝部

①前足横向挤压试验：检查者双手自患者前足两侧挤压前足，引起疼痛提示

跖骨骨折、跖间肌损伤。

②腓肠肌试验：患者仰卧，检查者一手捏起腓肠肌腹，如有足屈曲，为正常；反之，则提示跟腱断裂。

（二）肌肉检查法

1. 肌容积　检查肌肉容积，观察其肢体外形有无萎缩、肥大等变化，用皮尺按部位与健侧对比测量，判断肌肉营养状况。造成肌萎缩的原因常有下运动神经元损伤、肌病、废用性肌萎缩等。

2. 肌张力　肢体在静止状态时，其肌肉保持一定的紧张度称肌张力。检查时，在肢体静止时触摸肌肉的张力状况，感觉其硬度；也可让患者肢体放松，做肢体被动运动，测量阻力。肌肉松软，被动运动时阻力减低或消失，关节松弛、活动度变大，为肌张力减低；肌肉紧张、硬度增加，被动运动时阻力变大，为肌张力增强。上运动神经元损伤常引起肢体肌张力增强，下运动神经元损伤常引起肢体肌张力减低。

3. 肌力　指肌肉主动收缩的力量。检查时，让病人主动活动肢体，并给予拮抗力，以测试其肌肉主动运动的力量。手部肌力测定可用握力器。

肌力的测定标准分为六级：

0 级　肌肉完全瘫痪，无收缩。

Ⅰ级　肌肉有收缩，但不能带动关节的活动。

Ⅱ级　肌肉收缩能带动肢体水平方向的活动，但不能对抗地心吸引力。

Ⅲ级　肌肉收缩能带动肢体对抗地心引力，但不能对抗阻力。

Ⅳ级　能对抗阻力，但比正常弱。

Ⅴ级　正常肌力。

（三）神经检查法

骨伤科疾病常伴有神经的损伤，神经系统检查对伤病诊断、治疗及疗效观察等具有重要意义。

1. 感觉检查

（1）*方法*

①触觉：患者闭目，医者以棉絮轻轻触其皮肤，如有触觉异常，在感觉记录图上标明其范围。

②痛觉：可用针尖轻刺皮肤从无感觉区向正常区检查，检查要有系统，自上而下，注意双侧对比，应掌握刺激强度。

③温度觉：以盛有40℃～50℃温水和5℃～10℃冷水的两个试管，分别贴于

患者皮肤上，询问患者感觉。

以上三种为浅感觉检查法。

④位置觉：患者闭目，检查者将患者末节指（趾）关节作被动伸或屈活动，并询问其所处位置。

⑤震动觉：将音叉震动后放于患者骨突部，询问患者有无震动及震动持续时间。

⑥实体感：嘱被检查者闭目，用手触摸分辨物体的大小、形状、硬度。

⑦两点分辨感：用圆规的两个尖端触及身体不同的部位，测定患者分辨两点间距离的能力。两点分辨觉的正常值：手指掌面1.1mm，手背3.15mm，手掌6.7mm，前臂和小腿40.5mm，面颊11.2mm，上臂和大腿67.7mm。

④~⑦为深感觉检查法。

（2）临床意义

①周围神经损害：深、浅感觉均受累，其范围与某一周围神经感觉分布区相一致。

②神经丛的损害：该丛分布区的深、浅感觉均受累。

③神经根的损害：深、浅感觉的受累范围与脊髓神经节段分布区相一致，并伴有该部位的疼痛，称“根性疼痛”。

④脊髓横断性损害：被损害水平及其以下深、浅感觉均受累，损害水平以上皮肤感觉可有一段过敏带。

⑤脊髓半横断损害：损害水平及其以下有对侧皮肤痛、温觉障碍，同侧的深感觉和运动障碍，称为Brown-Sequard综合征。

2. 反射检查

（1）浅反射　是刺激体表感受器所引出的反射。其消失表明由体表感受器至中枢的反射弧中断。骨伤科常用浅反射如下：

①腹壁反射：患者仰卧，放松腹部肌肉，用钝器分别划腹壁两侧上、中、下部，可引出该划部的腹壁收缩。上腹壁反射：胸7~8；中腹壁反射：胸9~10；下腹壁反射：胸11~12。

②提睾反射（腰1~2）：患者仰卧，大腿外旋，用钝器划患者大腿内侧皮肤，可引起提睾肌收缩，睾丸上提。

③肛门反射（骶3~5）：用钝器划肛周皮肤，可引起肛门外括约肌收缩。

（2）深反射　腱反射和骨膜反射是利用刺激肌腱、骨膜和关节内的本体感觉器所引出的反射。骨伤科常用深反射如下：

①肱二头肌反射（肌皮神经，颈5~6）：让患者前臂呈旋前半屈曲位，医者将拇指置于肱二头肌腱部，用叩诊锤叩击拇指，可引起肘关节屈曲运动。

②肱三头肌反射（桡神经，颈6～7）：让患者前臂呈旋前半屈曲位，医者以手握住前臂，用叩诊锤轻叩肱三头肌腱，可引起肘关节伸展运动。

③桡骨膜反射（桡神经，颈7～8）：让患者肘关节半屈，同时前臂旋前，叩击桡骨茎突上方，可引起前臂的屈曲和旋前动作。

④尺骨膜反射（正中神经，颈8～胸1）：让患者肘关节半屈，同时前臂半旋前，用叩诊锤叩击尺骨茎突上方，可引起前臂旋前。

⑤膝腱反射（股神经，腰2～4）：患者半卧位，双膝半屈曲，医者用手托住腘窝，让患者肌肉放松，轻叩髌韧带，可引出伸膝活动。

⑥跟腱反射（胫神经，骶1～2）：患者仰卧，膝关节半屈曲，小腿外旋位，医者一手握患者前足，使踝关节轻度背伸，叩跟腱可引起踝关节跖屈。

(3) 病理反射

①霍夫曼征（Hoffmann 征）：嘱患者腕关节背伸，医者一手握患者手掌，另一手食指夹住患者中指，并用拇指轻弹患者中指指甲，引出患者其他手指掌屈反射，为阳性。

②巴彬斯基征（Babinski 征）：用钝器由后向前轻划患者足底外侧，可引出拇趾背伸，其余四趾扇形分开，为阳性。

③夏洛克征（Chaddock 征）：用钝器从患者外踝沿足背外侧向前划，可出现与 Babinski 征相同现象。

④奥本罕姆征（Oppenheim 征）：用拇、食指沿胫骨前缘由上向下推捏时，可出现与 Babinski 征相同现象。

⑤戈登征（Gardon 征）：用力捏压患者腓肠肌，可出现与 Babinski 征相同现象。

⑥髌阵挛：患者仰卧，膝关节伸直，医者拇、食两指抵住髌骨上极，用力向下快速推动数次，然后放松，引出髌骨连续交替的上下移动，即为阳性反应。

⑦踝阵挛：医者一手托住患者腘窝，一手握足，用力使踝关节突然背屈，然后放松，可引出踝关节连续的交替的伸屈运动，即为阳性反应。

(4) 反射检查的临床意义

①检查反射时一定要双侧对比，出现对称性的反射增强或减弱，未必都有神经损害的表现。但是，反射不呈对称性，则是神经损害的有力指征。

②浅反射的减弱或消失表示反射弧的抑制或中断。反射弧未中断时，如上运动神经元损害，可因浅反射的皮层反射通路受损，也表现为浅反射减弱或消失。

③深反射的减弱或消失表示反射弧的抑制或中断。反射弧未中断时，如上运动神经元损害，可因中枢的抑制缺失而反射增强，亦可因中枢广泛性深度抑制而反射消失（如深昏迷、深睡、麻醉或服用大量镇静剂等）。

④病理反射的出现表示上运动神经元的损害，但2岁以下的正常小儿也可引出。

二、影像学检查

（一）X线检查

X线检查是骨伤科临床首选的检查手段之一，可以用来探查骨与关节有无实质性病变，证实或检验临床初诊的正确与否，明确病变的性质、部位、大小、范围、程度以及与周围组织的关系，为诊断和治疗提供参考；同时还可以判定骨龄，推断骨骼生长及发育状态，并观察某些营养及代谢病对骨质有无影响，程度如何；还可观察病变的情况，为骨折、脱位的整复、牵引、固定及其他治疗措施提供依据，判断治疗效果。

投照X线片位置正确，能够及时获得正确的诊断，防止误诊及漏诊，同时也避免经济损失和减少患者的痛苦，除确定检查部位外，还应选择准确的投照体位。通常的投照体位有常规摄影位置和特殊摄影位置两种。常规摄影位置有正位、侧位、斜位；特殊摄影位置有轴位、斜位、开口位、双侧对比X线检查、脊椎运动X线检查、断层摄影检查等。

1. 常规X线摄影

（1）X线透视　包括荧光透视和X线电视透视两种，适用于火器伤的检查，异物的寻找、定位和摘除；外伤性骨折、脱位的整复和复查；某些结构复杂部位的轻度骨折、脱位，先需要经过透视选择适当的投照位置，然后再摄片，才能利于诊断。

（2）平片摄影　适用于骨关节所有部位，常规为正、侧、斜位片，特殊部位如跟骨应加拍轴位片。

2. 特殊X线摄影　是指在普通X线摄片的基础上，通过某些特殊装置或特殊摄影技术，使骨、关节及其周围的软组织能显示出一般摄影所不能显示的征象。

（1）体层摄影　又称断层或分层摄影，可以显示出小的病灶，能正确地确定病变的深度，从而达到诊断的目的。头颅、脊柱、胸廓、骨盆、四肢等各部位均可应用。一般用于骨关节结核、骨髓炎、骨肿瘤等骨疾病的诊断。

（2）立体摄影　主要应用于结构复杂或体积较厚部位的检查，如头颅、胸部、骨盆、脊柱等处。对判断上述部位异物或钙斑等的具体位置及其与邻近组织的相互关系，最为适用。

（二）骨关节的造影检查

将气体（空气、氧气、二氧化碳）及有机碘剂注入检查部位，来观察关节、软骨、关节内软组织和关节病变。常用的造影部位有肩关节、膝关节、腕关节及髋关节等。但注意有化脓性关节炎、关节内骨折者及疑有静脉破裂者应禁忌。若用碘剂做造影，应先做过敏试验。

（三）CT 检查

CT（computed tomography）即电子计算机放射线断层扫描的简称，是当前比较先进的一种诊断疾病的设备。最早用于颅脑疾病的检查，现已用于全身各部位的检查。在骨伤科，常作为重要的诊断手段之一加以运用。主要用于：

1. 骨疾病的诊断　CT 能从横断面了解脊柱、骨盆、四肢骨关节的病变，不受骨重叠或肠内容物遮盖所干扰。由于 CT 具有较高的密度分辨率，故对脊椎小关节突、椎管侧隐窝、骨盆、长骨骨髓腔等处的微小改变，特别是对诸如后纵韧带钙化、椎板增厚、小关节突肥大、椎间盘突出等病所引起的椎管狭窄，有较高的分辨力，是理想的检查方法。

2. 肿瘤的诊断　无论对骨的原发性肿瘤或继发性肿瘤、良性肿瘤或恶性肿瘤，CT 的检出率和分辨力都很高，尤其是对恶性肿瘤的早期，其检出率极高。

（四）MRI 检查

MRI（magnetic resonance imaging）即磁共振成像术简称，是继 CT 后放射学领域中的又一重大成就。它是利用人体组织磁性特征，运用磁共振原理测定各组织中运动质子的密度，进行空间定位以获得运动中原子核分布图像的一种检查方法。MRI 成像具有参数多，软组织分辨率高，可随意取得横断面、冠状面、矢状面断层图像，且无辐射损害等优点，目前已用于除消化道及肺周边部分以外全身各部位的检查。

在骨伤科，MRI 检查对诊断软组织损伤、脊柱病变效果较好。它能很好地显示肌肉和脂肪组织结构，能清晰地显现肌肉肌腱的断裂、血肿、肿胀以及血管吻合后通过情况，并能显示病变部位、形态和范围等。对四肢关节软组织损伤疾病的诊断亦较精确。对脊柱能从三维结构观察到椎管内外的结构有无改变，如椎管矢径大小、硬膜囊形态、黄韧带厚度、后纵韧带改变、硬膜外脂肪消失、脱出椎间盘轮廓、椎体后缘的骨质增生以及局部有无炎症或肿瘤等；可以早期发现脊髓组织本身的病理及生化改变，这是目前其他检查诊断技术尚不能取代的。

（五）放射性核素骨扫描

放射性核素骨显像（bone scanning）主要是将能被骨骼和关节浓聚的放射性核素或标记化合物注入人体内，由扫描仪或γ照像仪探测，使骨骼和关节在体外显影成像的一种诊断技术。它在骨与关节疾病的早期诊断上具有重要价值，其优点在于发现骨关节病变的敏感性能，在X线检查或酶试验出现异常前就能早期显示病变存在。其骨关节显影的假阴性率比较低。它能显示骨关节的形态，又能反映出局部骨关节的代谢和血供状况，确定病变部位。对于各种骨肿瘤，尤其是骨转移瘤，有早期诊断价值。

（六）超声波检查

高于2000Hz的声波称为超声。超声在介质中传播，遇到不同声抗的界面，能发生放射折回。超声仪可将这种声的机械能转变为电能，再将这种电信号处理放大，在荧光屏上显示出来。超声波检查是一种无损伤的检查法，可以用于各科各种疾病的检查。在骨伤科，可用于椎管肿块、黄韧带肥厚、腰椎间盘突出症等疾病的检查，从正中纵切面、左右斜切面，能清晰地显示出椎管和周围组织的关系；也可用于四肢骨和软组织肿瘤、脓肿、损伤的检查诊断。

三、其他检查法

（一）肌电图

肌电图检查法是一种电生理学检查法。它是用特制的皮肤电极或针电极，将肌肉的动作电位引出，通过肌电仪放大、储存、计算等程序的处理，对动作电位的时限、波幅、波形和频率等参数进行分析，结合被检查者主动放松、小力收缩及最大力收缩三个时相的表现，可协助判断神经肌肉的功能状态。对下运动神经元疾病及肌源性疾病的诊断价值较大，并可作为评定肌肉功能的指标，对治疗学亦有一定的参考价值。临床上肌电图常用于以下几个方面：

1. 区分神经源性肌萎缩、肌源性肌萎缩及其他原因所致的肌萎缩；还可鉴别脊髓前角细胞和周围神经病变。

2. 诊断周围神经损伤。可诊断周围神经损伤程度及确定神经受损的位置。

3. 诊断神经根压迫性疾病。确定颈椎病、椎间盘突出症和椎管内肿瘤等压迫神经根的个数，并根据出现异常肌电位肌肉的神经节段判断神经根受压的位置。

4. 矫形手术的肌肉选择。在行肌腱移位时，可根据肌电位的性质及数量来判定肌肉的生理功能，以作移位肌肉选择的依据。

（二）骨密度测定

通过γ射线照射被检查部位骨骼，根据计数器接受透过光子的量，经电子计算机处理计算被扫描骨骼的矿物质含量，从而测定被检骨骼的骨密度值。目前用于临床的有：X线骨密度分析法、单光子吸收法、双光子吸收法、双能X线骨密度分析法、定量CT检查技术、中子活化法、康普顿散射法等。在骨伤科主要用于诊断骨质疏松症以及评估骨质密度。其具有高敏感性和高特异性等优点，并可量化诊断指标。

（三）关节镜检查

是指使用关节内镜对关节内部进行检查的一种诊疗方法。目前已用于膝关节、踝关节、肩关节、髋关节的检查及治疗，随着器械的改进，正逐步地用于其他关节检查及治疗。

关节镜的用途，除可直视关节腔内部结构的损伤和病变外，并可把镜下所见的情况拍照，或拍摄成电视片、录像带等，也可用专用的活检钳采取组织标本送活检。此外，尚可进行某些治疗，如关节腔冲洗、电灼、切断粘连、松解滑膜皱襞、搔刮关节软骨面、摘除关节内游离体、切除损伤的半月板和修复前交叉韧带等。但也存在关节软骨损伤、关节血肿、皮下水肿及感染等并发症，因此在临床应用中应注意。

（四）关节穿刺检查

主要指在无菌技术下，通过穿刺针直达关节内，吸出关节内容物以协助诊断及治疗的方法。

关节液检查分肉眼观察和细胞学检查两种情况。肉眼仔细观察穿刺液的性质、粘度和外观。如为血性，示关节严重损伤；若含脂肪滴，示关节内骨折；若为脓性，示化脓性关节炎；若含败絮样物质，示关节冷脓肿。细胞学检查，通过对关节液的染色、抗凝处理后，用显微镜观察，进行定性诊断。同时，通过对关节液的细菌培养或药敏试验，也可用于指导选药治疗。

（五）组织学检查

通过穿刺活体组织或切取部分活体组织，制成病理切片，用高倍显微镜观察组织形态、结构变化，来确定肿瘤性质的一种方法。在骨伤科主要用于骨肿瘤诊断，但必须结合临床表现及影像学其他检查，因取材不当或切片不佳可造成误诊。

第四章 治疗方法

中西医结合治疗骨伤科疾病，应从整体观念出发，以辨证论治为基础，正确贯彻动静结合（固定与活动统一）、筋骨并重（骨与软组织并重）、内外兼治（局部与整体兼顾）、医患合作（医疗措施与患者的主观能动性密切配合）的治疗原则。因此，在中西医结合骨伤科的治疗中，既重视整体的内治法，又重视局部的外治法。主要治疗方法有药物、手法、手术、固定、功能锻炼等，临床上应根据患者的具体病情进行针对性地选用，必要时需采用综合疗法。

第一节 药物治疗

药物治疗是中医骨伤科的重要疗法之一，是在对损伤作出正确诊断以后，运用中医学的理论选择方药，内、外应用来治疗骨伤科疾病的一种重要方法。中医学认为人体是一个统一的整体，其正常生命活动依赖于气血、营卫、脏腑、经络等维持。若机体遭受损伤，则其正常活动必然受到影响，产生功能紊乱，并出现一系列的病理改变和临床表现。《正体类要》述："肢体损于外，则气血伤于内，营卫有所不贯，脏腑由之不和。"这说明了机体的外伤可导致内在气血、营卫、脏腑功能的失调。因此，治疗损伤必须从机体的整体观念出发，才能取得良好的效果。

在骨伤科方面，药物治疗具有促进肿胀消退、疼痛缓解、软组织修复、骨折愈合和功能恢复的作用。实践证明，在整体观点、运动观点、辨证观点的指导下，合理地使用内服和外用中药治疗骨折、脱位、筋伤、内伤和骨病都取得了卓越的疗效。

一、内治法

内治法是通过内服药物以达到全身治疗的方法。根据损伤"专从血论"、

“恶血必归于肝”、“肝主筋、肾主骨”以及“客者除之、劳者温之、结者散之、留者攻之、燥者濡之”等骨伤科的基本理论，临床应用常常归纳为下、消、清、开、和、续、补、舒等内治方法。

骨伤科常用内治法根据疾病分类不同，又可分为骨伤内治法与骨病内治法。

（一）骨伤内治法

人体一旦遭受损伤，则经脉受损，气机失调，血不循经溢于脉外，离经之血瘀滞于肌肤腠理。“不通则痛”，无论气滞还是血瘀，都能引起疼痛，因此必须疏通内部气血。唐容川《血证论》、钱秀昌《伤科补要》均以“损伤之症，专从血论”为辨证施治的基础。根据损伤的发展过程，一般分初、中、后三期。初期一般在伤后1~2周内，由于气滞血瘀，以活血化瘀、消肿止痛为主，即采用“下法”或“消法”；若瘀血积久不消，郁而化热，或邪毒入侵，或迫血妄行，可用“清法”清热解毒；气闭昏厥或瘀血攻心，则用“开法”醒脑开窍。中期一般在损伤后3~6周，此时虽然损伤症状改善，肿胀瘀阻渐趋消退，疼痛逐步减轻，但瘀阻去而未尽，疼痛减而未止，仍应以活血化瘀、和营生新、接骨续筋为主，故以“和”、“续”两法为基础。后期为损伤7周以后，此时瘀肿已消，但筋骨尚未坚实，功能尚未恢复，应以坚骨壮筋，补养气血，补益肝肾，调补脾胃为主；而筋肌拘挛，风寒湿痹，关节屈伸不利者则应温经散寒，舒筋活络，故后期多施“补”、“舒”两法。三期分治方法是以调和疏通气血、生新续损、强筋壮骨为主要目的。临证时，必须结合患者体质及损伤情况辨证施治。

1. 初期治法　骨伤科的早期治疗必须活血化瘀与理气止痛兼顾，调阴与和阳并重。常用方法有攻下逐瘀法、行气消瘀法、清热凉血法、开窍活血法等。

（1）*攻下逐瘀法*　本法适用于损伤早期蓄瘀，大便不通，腹胀拒按，苔黄，脉洪大而数的体实患者。临床多应用于胸、腰、腹部损伤蓄瘀而致阳明腑实证，常用方剂有大成汤、桃核承气汤、鸡鸣散加减等。

攻下逐瘀法属下法，常用苦寒泻下药以攻逐瘀血，通泄大便，排除积滞。其药效峻猛，对年老体弱、气血虚衰、妇女妊娠、经期及产后失血过多者，应当禁用或慎用该法。

（2）*行气消瘀法*　为伤科内治法中最常用的一种治疗方法。适用于损伤早期气滞血瘀，局部肿痛，无里实热证，或有某种禁忌而不能猛攻急下者。常用的方剂有以消瘀活血为主的桃红四物汤、活血四物汤、复元活血汤或活血止痛汤；以行气为主的柴胡疏肝散、复元通气散、金铃子散；活血行气并重的血府逐瘀汤、活血疏肝汤、膈下逐瘀汤、顺气活血汤等方。临证可根据损伤的不同，或重于活血化瘀，或重于行气止痛，或活血行气并重。

行气消瘀法属于消法，以行气药为主，配伍活血化瘀药组成，具有行气消瘀作用。行气消瘀方剂一般并不峻猛，如需逐瘀通下，可与攻下药配合。

（3）清热凉血法　本法包括清热解毒与凉血止血两法。适用于跌仆损伤后热毒蕴结于内，引起血液错经妄行，或创伤感染，邪毒侵袭，火毒内攻等证。常用的清热解毒方剂有五味消毒饮、龙胆泻肝汤、普济消毒饮；凉血止血方剂有四生丸、小蓟饮子、十灰散、犀角地黄汤等。

清热凉血法属清法，药性寒凉，需量人虚实而用，凡身体壮实之人，患实热之证可予以清热凉血。若身体素虚，脏腑虚寒，饮食素少，肠胃虚滑，或妇女分娩后有热证者，均慎用，应用本法应注意防止寒凉太过。在治疗一般出血不多的疾病时，常与消瘀和营之药同用。如出血太多时须辅以补气摄血之法，以防气随血脱，可选独参汤、当归补血汤。必要时须结合输血、补液等疗法。

（4）开窍活血法　本法是用辛香开窍、活血化瘀、镇心安神的药物，以治疗跌仆损伤后气血逆乱、气滞血瘀、瘀血攻心、神昏窍闭等危重症的一种救急方法。适用于头部损伤或跌打重症神志昏迷者。神志昏迷可分为闭证和脱证两种，闭证是实证，治宜开窍活血、镇心安神；脱证是虚证，是伤后元阳衰微、浮阳外脱的表现，治宜固脱，忌用开窍。头部损伤等重证，若在晕厥期，主要表现为不省人事，常用方剂有黎洞丸、夺命丹、苏合香丸、苏气汤等。复苏期表现眩晕嗜睡、胸闷恶心，则须熄风宁神并化瘀祛浊，方用复苏汤、羚角钩藤汤。恢复期表现心神不宁、眩晕头痛，宜养心安神、平肝熄风，用镇肝熄风汤合吴茱萸汤加减。若热毒蕴结筋骨而致神昏谵语、高热抽搐者，宜用紫雪丹合清营凉血之剂。

开窍药走窜性强，易引起流产、早产，孕妇慎用。

2. 中期治法　损伤诸症经过初期治疗，肿胀消退，疼痛减轻，但瘀肿虽消而未尽，断骨虽连而未坚，故损伤中期宜和营生新、接骨续损。其治疗以和法为基础，即活血化瘀的同时加补益气血药物，如当归、熟地黄、黄芪、何首乌、鹿角胶等；或加强壮筋骨药物，如续断、补骨脂、骨碎补、煅狗骨、煅自然铜等。结合内伤气血、外伤筋骨的特点，具体分为和营止痛法、接骨续筋法，从而达到祛瘀生新、接骨续筋的目的。

（1）和营止痛法　适用于损伤后，虽经消下等法治疗，但仍气滞瘀凝，肿痛尚未尽除，而继续运用攻下之法又恐伤正气。常用方剂有和营止痛汤、橘术四物汤、定痛和血汤、和营通气散等。

（2）接骨续筋法　本法是在和法的基础上发展起来的。适用于损伤中期，筋骨已连接但未坚实者。瘀血不去则新血不生，新血不生则骨不能合，筋不能续，所以使用接骨续筋药，佐活血祛瘀之药，以活血化瘀、接骨续筋。常用的方剂有续骨活血汤、新伤续断汤、接骨丹、接骨紫金丹等。

3. 后期治法　损伤日久，正气必虚。根据《素问》"损者益之"、"虚则补之"的治则，补法可以分为补气养血、补养脾胃、补益肝肾。此外，由于损伤日久，瘀血凝结，筋肌粘连挛缩，复感风寒湿邪，关节酸痛、屈伸不利者颇为多见，故后期治疗除补养法外，舒筋活络法也较为常用。

(1) 补气养血法　使用补养气血药物，使气血旺盛以濡养筋骨的治疗方法。用于外伤筋骨、内伤气血以及长期卧床，出现气血亏损、筋骨萎弱，创口经久不愈，损伤肿胀不消等证候的病人。临床应用本法时常根据气虚、血虚或气血两虚的不同而采用补气为主、补血为主或气血双补的方法。气虚为主者用四君子汤；血虚为主者用四物汤；气血双补者用八珍汤或十全大补汤。对损伤大出血而引起血脱者，往往气随血脱，属于创伤性失血性休克，临床上必须及时输液、输血。

(2) 补益肝肾法　又称强壮筋骨法，用于骨折、脱位、筋伤的后期，年老体虚、筋骨萎弱、肢体关节屈伸不利、骨折迟缓愈合、骨质疏松等肝肾亏虚者，通过补益肝肾，可加速骨折愈合，增强机体抗病能力，利于损伤的修复。肝为肾之子，《难经》云"虚则补其母"，故肝虚者也应注意补肾，养肝常兼补肾阴，以滋水涵木。常用的方剂有壮筋养血汤、生血补髓汤；肾阴虚用六味地黄汤或左归丸；肾阳虚用金匮肾气丸或右归丸；筋骨萎软、疲乏衰弱者用健步虎潜丸、壮筋续骨丹等。

(3) 补养脾胃法　适用于损伤后期，因耗伤正气，气血亏损，脏腑功能失调，或长期卧床缺少活动，而导致脾胃气虚，运化失职，饮食不消，四肢疲乏无力，肌肉萎缩者。本法通过助生化之源而加速损伤筋骨的修复，为损伤后期常用之调理方法。常用方剂有补中益气汤、参苓白术散、归脾汤等。

(4) 舒筋活络法　适用于损伤后期，气血运行不畅，瘀血未尽，腠理空虚，复感外邪，以致风寒湿邪入络，遇气候变化则局部症状加重的陈伤旧疾的治疗。主要使用活血药与祛风通络药，以宣通气血，祛风除湿，舒筋通络。如陈伤旧患寒湿入络者用小活络丹、大活络丹；损伤血虚兼风寒侵袭者，用疏风养血汤；肢节痹痛者，用蠲痹汤；腰痹痛者，用独活寄生汤。祛风寒湿药，药性多辛燥，易损伤阴血，故阴虚者慎用，或配合养血滋阴药同用。

以上治法，在临床应用时都有一定的规律。例如：治疗骨折，在施行手法复位、小夹板外固定等方法外治的同时，内服药物初期以消瘀活血、理气止痛为主，中期以接骨续筋为主，后期以补气养血、强筋壮骨为主。如骨折气血损伤较轻，瘀肿、疼痛不严重者，往往在初期就用接骨续筋法，配合活血化瘀之药。扭挫伤筋的治疗，初期也宜消瘀活血、利水退肿，中期则用和营续筋法，后期以舒筋活络法为主。创伤的治疗，在使用止血法之后，亦应根据证候而运用上述各法。如失血过多者，开始即用补气摄血法急固其气，防止虚脱，血止之后则应用

"补而行之"的治疗原则。对上述的分期治疗原则，必须灵活变通，对特殊病例尤需仔细辨证，正确施治，不可拘泥规则或机械分期。

内治药物的剂型，分为汤剂、丸剂、散剂、药酒四种。近代剂型改良，片剂、颗粒剂、口服液应用也较普遍。一般仓促受伤者，多用散剂或丸剂，如夺命丹、跌打丸等；如受伤而气闭昏厥者，急用芳香开窍之品，如苏合香丸、黎洞丸调服（或鼻饲）抢救。治疗严重内伤或外伤出现全身症状者，以及某些损伤的初期，一般服汤剂或汤丸剂兼用。宿伤而兼风寒湿者，多选用药酒，如虎骨木瓜酒、三蛇酒等。此外，患者无出血，损伤处无红肿热痛者，可用黄酒少许以助药力，通常加入汤剂煎服，或用温酒冲服丸散。

（二）骨病内治法

骨病的发生可能与损伤有关，但其病理变化、临床表现与损伤并不相同，故治疗有其特殊性。《素问·至真要大论》说："寒者热之，热者寒之，客者除之，劳者温之，结者散之。"骨病的用药基本遵循上述原则。如骨痈疽多属热证，"热者寒之"，宜用清热解毒法；骨痨多属寒证，"寒者热之"，宜用温阳驱寒法；痹证因风寒湿邪侵袭，"客者除之"，故以祛邪通络为主；骨软骨病者气血凝滞，"结者散之"，宜用祛痰散结法。

1. 清热解毒法　适用于骨痈疽，热毒蕴结于筋骨或内攻营血诸证。骨痈疽早期可用五味消毒饮、黄连解毒汤或仙方活命饮合五神汤加减。如热毒重者加黄连、黄柏、生山栀，有损伤史者加桃仁、红花；热毒在血分的实证，疮疡兼见高热烦躁、口渴不多饮、舌绛、脉数者，可加用生地黄、赤芍、牡丹皮等药；热毒内陷或有走黄重急之征象，症见神昏谵语或昏沉不语者，当加用清心开窍之药，如安宫牛黄丸、紫雪丹等。本法是用寒凉的药物使内蕴之热毒清泄，因血喜温而恶寒，寒则气血凝滞不行，故不宜寒凉太过。

2. 温阳驱寒法　适用于阴寒内盛之骨痨或附骨疽。本法是用温阳通络的药物，使阴寒凝滞之邪得以驱散。流痰初起，患处漫肿酸痛，不红不热，形体恶寒，口不作渴，小便清利，苔白，脉迟等内有虚寒现象者，可选用阳和汤加减。阳和汤以熟地黄大补气血为君，鹿角胶生精补髓、养血助阳、强壮筋骨为辅，麻黄、生姜、肉桂宣通气血，使上述两药补而不滞，主治一切阴疽。

3. 祛痰散结法　适用于骨病见无名肿块，痰浊留滞于肌肉或经隧之内者。骨病癥瘕积聚均为痰滞交阻、气血凝留所致。此外，外感六淫或内伤情志，以及体质虚弱等，亦能使气机阻滞，液聚成痰。本法在临床运用时要针对不同病因，与下法、消法、和法等配合使用，才能达到化痰、消肿、软坚之目的。常用方剂有二陈汤、温胆汤、苓桂术甘汤等。

4. 祛邪通络法　适用于风寒湿邪侵袭而引起的各种痹证。祛风、散寒、除湿及宣通经络为治疗痹证的基本原则，但由于各种痹证感邪偏盛及病理特点不同，辨证时还应灵活变通。常用方剂有蠲痹汤、独活寄生汤、三痹汤等。

二、外治法

损伤外治法是指对损伤局部进行治疗的方法，在伤科治疗中占有重要地位。骨伤科外治方法较多，内容丰富，临床外用药物大致可分为敷贴药、搽擦药、熏洗湿敷药与热熨药等类型。因局部用药，药力可直达病所，取效迅速，疗效确切。

（一）敷贴药

外用药应用最多的剂型是药膏、膏药和药散三种。使用时将药物制剂直接敷贴在损伤局部，使药力发挥作用，可收到较好疗效。

1. 药膏（又称敷药或软膏）

（1）药膏的配制　将药碾成细末，然后选加饴糖、蜜、油、水、鲜草药汁、酒、醋或医用凡士林等，调匀如厚糊状，涂敷伤处。近代骨伤科医家的药膏用饴糖较多，主要是取其硬结后固定、保护伤处的作用。饴糖与药物的比例为3∶1，也有用饴糖与米醋之比为8∶2调拌。对于有创面的创伤，用药物与油类熬炼或拌匀制成的油膏，其性质柔软，有滋润创面的作用。

（2）药膏的种类

①消瘀退肿止痛类：适用于骨折、筋伤初期肿胀疼痛剧烈者，可选用消瘀止痛药膏、定痛膏、双柏膏、消肿散、散瘀膏等药膏外敷。

②舒筋活血类：适用于扭挫伤筋，肿痛逐步减退之中期患者。可选用三色敷药、舒筋活络药膏、活血散等药膏外敷。

③接骨续筋类：适用于骨折整复后，位置趋好、肿痛消退之中期患者。可选用外敷接骨散、接骨续筋药膏、驳骨散等。

④温经通络类：适用于损伤日久，复感风寒湿邪者。发作时肿痛加剧，可用温经通络药膏外敷；或在舒筋活络类药膏内酌加温散风寒、利湿的药物外敷。

⑤清热解毒类：适用于伤后感染邪毒，局部红、肿、热、痛者。可选用金黄膏、四黄膏。

⑥生肌拔毒长肉类：适用于局部红肿已消，但创口尚未愈合者。可选用橡皮膏、生肌玉红膏、红油膏等。

（3）药膏临床应用注意事项

①药膏在临床应用时，摊在棉垫或纱布上，大小根据敷贴范围而定，摊妥后

还可以在敷药上加叠一张极薄的棉纸，然后敷于患处。棉纸极薄，药力可渗透，不影响药物疗效的发挥，又可减少对皮肤的刺激，也便于换药。摊涂时敷料四周应留边，以防药膏烊化沾污衣服。

②药膏的换药时间，根据伤情的变化、肿胀的消退程度及天气的冷热来决定，一般2~4天换一次，古人的经验是“春三、夏二、秋三、冬四”。凡用水、酒、鲜药汁调敷药时，需随调随用勤换，一般每天换药一次。生肌拔毒类药物也应根据创面情况而勤换药，以免脓水浸淫皮肤。

③药膏一般随调随用，凡用饴糖调敷的药膏，室温高容易发酵，梅雨季节易发霉，故一般主张一次不要调制太多，或将饴糖煮过后再调制。寒冬气温低时可酌加开水稀释，以便于调制拌匀。

④少数患者对敷药及药膏过敏而产生接触性皮炎，皮肤奇痒及有丘疹、水泡出现时，注意及时停药，外用青黛膏或六一散，严重者可同时给予抗过敏治疗。

2. 膏药 古称薄帖，是中医学外用药物的一种特有剂型。南北朝时期的《肘后备急方》中就有膏药制法的记载，后世广泛地应用于各科的治疗上，骨伤科临床应用更为普遍。

(1) 膏药的配制 将药物碾成细末配以香油、黄丹或蜂蜡等基质炼制而成。

①熬膏药肉：将药物浸于植物油中，主要用香油（芝麻油），加热熬炼后，再加入铅（又称黄丹或东丹，其主要成分为四氧化三铅，也有的用主要成分为一氧化铅的密陀僧来制）。经过“下丹收膏”制成的一种富有黏性、烊化后能固定于伤处的成药，称为膏药。膏药要求老嫩合度，达到“贴之即粘，揭之易落”的标准。膏药熬成后浸入水中，再藏于地窖阴暗处以“去火毒”，可减少对皮肤的刺激，防止诱发接触性皮炎。

②摊膏药：将已熬好经“去火毒”的膏药置于小锅中用文火加热烊化，然后将膏药摊在皮纸或布上备用，摊时应注意四面留边。

③掺药法：膏药内药料掺和方法有三种，第一种是熬膏药前将药料浸油，使有效成分溶于油中；第二种是将小部分具有挥发性又不耐高温的药物如乳香、没药、樟脑、冰片、丁香、肉桂等先研成细末，在摊膏药时将膏药肉在小锅中烊化后加入，搅拌均匀，使之融合于膏中；第三种是将贵重的芳香开窍药物，或特殊需要增加的药物，临贴时加在膏药上。

(2) 膏药的种类 膏药按功用可分为：

①治损伤与寒湿类：适用于损伤者，有坚骨壮筋膏；适用于风湿者，有狗皮膏、伤湿止痛膏等；适用于损伤与风湿兼证者，有万灵膏、损伤风湿膏等；适用于陈伤气血凝滞、筋粘连者，有化坚膏。

②提腐拔毒生肌类：适用于创伤而有创面溃疡者，有太乙膏、陀僧膏等。一

般常在创面另加药散，如九一丹、生肌散等。

(3) 膏药临床使用注意事项

①膏药由较多的药物组成，适用于多种疾患。一般较多应用于筋伤、骨折的后期，新伤初期有明显肿胀者不宜使用。

②对含有丹类药物的膏药，由于含四氧化三铅或一氧化铅，X线不能穿透，所以作检查时应取下。

3. 药散 又称药粉、掺药。药散的配制是将药物碾成极细的粉末，收贮瓶内备用。用时可将药散直接掺于伤口处，或置于膏药上，将膏药烘热后贴患处。按其功用可分六类：

(1) 止血收口类　适用于一般创伤出血撒敷用，常用的有桃花散、花蕊石散、金枪铁散、如圣金刀散、云南白药等。近年来研制出来的不少止血粉，都具有收敛止血的作用，一般创伤出血掺上止血粉加压包扎，即能止血。对较大动脉、静脉血管损伤的出血往往用其他止血措施。

(2) 祛腐拔毒类　适用于创面腐脓未尽，腐肉未去，窦道形成或肉芽过长的患者。常用红升丹、白降丹。红升丹药性峻猛，系朱砂、雄黄、水银、火硝、白矾练制而成，临床常加入熟石膏使用。白降丹专主腐蚀，只可暂用而不可久用，因其纯粹成分是氧化汞。常用的九一丹即指熟石膏与红升丹之比为9∶1，七三丹两者之比为7∶3。红升丹过敏的患者，可用不含红升丹的祛腐拔毒药，如黑虎丹等。

(3) 生肌长肉类　适用于脓水稀少、新肉难长的疮面。常用的有生肌八宝丹等，也可与祛腐拔毒类散剂掺和在一起应用，具有促进新肉生长、疮面收敛、创口迅速愈合的作用。

(4) 温经散寒类　适用于损伤后期，气血凝滞疼痛或局部寒湿侵袭患者。常用的有丁桂散、桂麝散等，具有温经活血、散寒逐风的作用，故可作为一切阴证的消散掺药。

(5) 散血止痛类　适用于损伤后局部瘀血结聚肿痛者。常用的有四生散、消毒定痛散等，具有活血止痛的作用。四生散对皮肤刺激性较大，使用时要注意皮肤药疹的发生。

(6) 取嚏通经类　适用于坠堕、不省人事、气塞不通者。常用的有通关散等，吹鼻中取嚏，使患者苏醒。

(二) 搽擦药

《素问·血气形志》曰："经络不通，病生于不仁，治之以按摩醪药。"醪药即配合按摩而涂搽的药酒，搽擦药可直接涂搽于伤处，或在施行理筋手法时配合推擦等手法使用，或在热敷熏洗后进行自我按摩时涂搽。

1. 酒剂 又称为外用药酒或外用伤药水，是用药与白酒、醋浸制而成，一般酒醋之比为 8：2，也有单用酒浸者。近年来还有用乙醇溶液浸泡加工炼制的酒剂。常用的有活血酒、伤筋药水、息伤乐酊、正骨水等，具有活血止痛、舒筋活络、追风祛寒的作用。

2. 油膏与油剂 用香油把药物熬煎去渣后制成油剂，或加黄蜡或白蜡收膏炼制而成油膏，具有温经通络、消散瘀血的作用。适用于关节筋络寒湿冷痛等证，也可配合手法及练功前后作局部搽擦，常用的有跌打万花油、活络油膏、伤油膏等。

（三）熏洗湿敷药

1. 热敷熏洗 古称"淋拓"、"淋渫"、"淋洗"或"淋浴"，是将药物置于锅或盆中加水煮沸后熏洗患处的一种方法。先用热气熏蒸患处，待水温稍减后用药水浸洗患处。冬季气温低，可在患处加盖棉垫，以保持热度持久，每日 2 次，每次 15 ~30 分钟，每剂药可熏洗数次。药水因蒸发而减少时，可酌加适量水再煮沸熏洗。该法具有舒松关节筋络、疏导腠理、流通气血、活血止痛的作用。适用于关节强直拘挛、酸痛麻木或损伤兼夹风湿者。多用于四肢关节的损伤，腰背部也可熏洗。新伤瘀血积聚者用海桐皮汤、舒筋活血洗方；陈伤风湿冷痛、瘀血已初步消散者用八仙逍遥汤、上肢损伤洗方、下肢损伤洗方。

2. 湿敷洗涤 古称"溻渍"、"洗伤"等，现临床上把药制成水溶液，供创伤伤口湿敷洗涤用。常用的有金银花煎水、野菊花煎水、2% ~20% 黄柏溶液，以及蒲公英等鲜药煎汁。

（四）热熨药

热熨法是一种热疗方法。本法选用温经祛寒、行气活血止痛的药物，加热后用布包裹，热熨患处，借助其热力作用于局部，适用于不易外洗的腰脊躯体之新伤、陈伤。主要的剂型有下列几种：

1. 坎离砂 又称风寒砂。用铁砂加热后与醋水煎成药汁搅拌制成，临用时加醋少许拌匀置布袋中，数分钟内会自然发热，热熨患处，适用于陈伤兼有风湿证者。现工艺革新，采用还原铁粉加上活性炭及中药，制成各种热敷袋，用手轻轻摩擦，即能自然发热，使用更为方便。

2. 熨药 俗称"腾药"。将药置于布袋中，扎好袋口放在蒸锅中蒸汽加热后熨患处，适用于各种风寒湿肿痛证，能舒筋活络，消瘀退肿。常用的有正骨熨药等。

3. 其他　如用粗盐、黄沙、米糠、麸皮、吴茱萸等炒热后装入布袋中热熨患处。民间还采用葱姜豉盐炒热，布包罨脐上治风寒。这些方法简便有效，适用于各种风寒湿型筋骨痹痛、腹胀痛及尿潴留等症。

（五）中药离子导入

通过直流电疗机将药物离子引入人体局部的一种方法。此法由于兼有直流电的电疗和药物的双重作用，目前已经在临床上广泛应用，对骨关节的慢性损伤性疾病疗效较好。

第二节　手　法

手法是医者用手施行各种术式，直接作用于患者体表的特定部位，以进行诊断和治疗疾病的一种技术操作。手法在骨伤科治疗中占有重要地位，是骨伤科的手法、固定、药物、练功四大治疗方法之一。《医宗金鉴·正骨心法要旨》说："夫手法者，谓以两手安置所伤之筋骨，使仍复于旧也。"该书还首次把"摸、接、端、提、按、摩、推、拿"归纳为正骨八法，并详细阐述了手法的适应证、作用及其操作要领。

一、手法的作用

（一）整复移位

手法可使移位的组织回复到正常的位置，如骨折、脱位、肌腱滑脱的整复，以及椎间盘突出的还纳。

（二）消肿止痛

损伤后脉络破裂，积蓄成瘀，或积于筋肉之间，或蓄于关节骨缝之中，肌肉筋脉为肿为痛，施行手法可行气活血，消除瘀滞，以达到消肿止痛的目的。

（三）舒筋活络

筋骨肌肉损伤和病变，可导致局部气血凝滞，产生筋膜粘连硬结，关节活动受限。运用恰当的手法，可以消散瘀结，剥离粘连，舒筋活络，使关节功能得到恢复。

（四）保健强身

施行保健手法可行气血、健脾胃、强肝肾、坚筋骨，对内可调节脏腑功能，具有保健强身的作用。

二、施行手法的注意事项

1. 施行手法之前，医者对病情要有充分了解，根据病史、受伤机制和X线检查结果等作出明确诊断，选择有效的手法。

2. 施行手法要有目的和计划，如选用何种手法及如何进行，患者的体位如何，助手如何配合，是否需要麻醉等。

3. 施行手法操作时，医生的态度要从容，工作认真，操作熟练敏捷，以消除患者的紧张心情，尽量减少患者的痛苦，争取病人的信赖与合作。

4. 严格掌握手法的适应证和禁忌证。对急性传染病、恶性肿瘤、骨关节结核、骨髓炎、血友病等患者应该禁用或慎用。

三、正骨手法

（一）触摸

通过手法仔细触摸，辨明骨折是否有移位，移位的方向及程度，脱位是全脱位、半脱位、前脱位还是后脱位，有无侧方移位等，做到心中有数。

（二）拔伸

是正骨手法中最重要的步骤，用于克服肌肉拮抗力，矫正患肢的重叠移位，恢复肢体的长度。开始拔伸时，肢体先保持在原来的位置，沿肢体的纵轴，由远近骨折段作对抗牵引（图4－1）。然后，再按照整复步骤改变肢体的方向，持续牵引。牵引力的大小以患者肌肉强度为依据，要轻重适宜，持续稳妥。对肌群丰厚的患肢，如股骨干骨折应结合骨牵引。

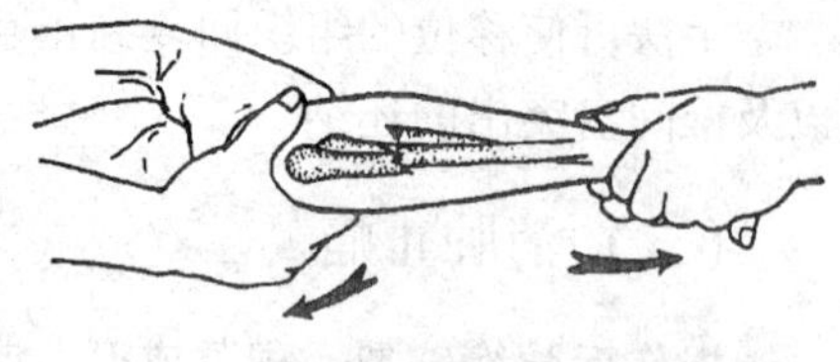

图4－1 拔伸牵引

（三）旋转

主要矫正骨折断端的旋转畸形（图4－2）。单轴关节（只能屈伸的关节），只有将远骨折段连同与之形成一个整体的关节远端肢体共同旋向骨折近端所指的方向，畸形才能矫正，也才能较省力地克服重叠移位。因此，肢体有旋转畸形时，可由术者手握其远段，在拔伸下围绕肢体纵轴向左或向右旋转，以恢复肢体的正常生理轴线。

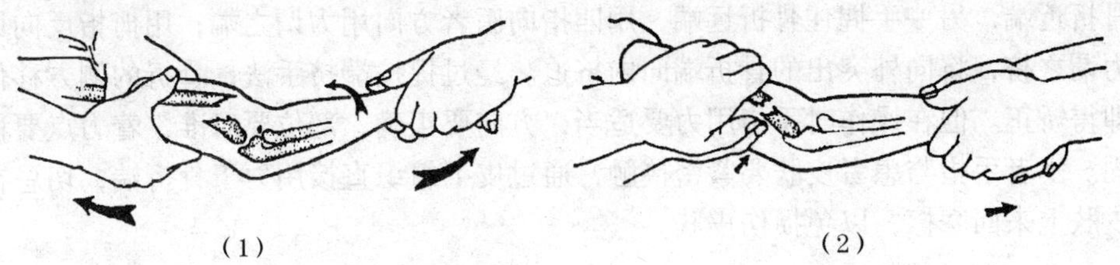

（1）　　（2）

图4－2　旋转

（四）屈伸

术者一手固定关节的近段，另一手握住远段沿关节的冠轴摆动肢体，以整复骨折脱位（图4－3）。如伸直型的肱骨髁上骨折，须在牵引下屈曲，屈曲型则须伸直。伸直型股骨髁上骨折可以在胫骨结节处穿针，在膝关节屈曲位牵引；反之，屈曲型股骨髁上骨折则需要在股骨髁上处穿针，将膝关节处于半屈曲位牵引，骨折才能复位。

骨折端常见的四种移位（重叠、旋转、成角、侧方移位）经常是同时存在的，在拔伸牵引下，一般首先矫正旋转及成角移位，即按骨折的部位、类型，明确骨折断端附着肌肉牵拉方向，利用其生理作用，将骨折远端旋转、屈伸，置于一定位置，远近骨折端才能轴线相对，重叠移位也能较省力地矫正。

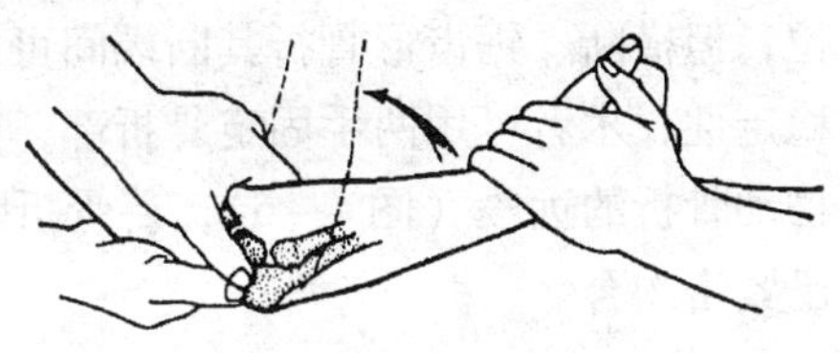

图4－3　屈伸

（五）提按

重叠、旋转及成角畸形矫正后，侧方移位就成为骨折的主要畸形。对于侧方移位，医者借助掌、指分别置于骨折断端的前后或左右，用力夹挤，迫其就位。侧方移位可分为前后侧移位和内外侧移位。前后侧（即上下侧或掌背侧）移位用提按手法（图4－4）。操作时，医者两手拇指按突出的骨折一端向下，两手四指提下陷的骨折另一端向上。

（六）端挤

内外侧（即左右侧）移位用端挤手法（图4-5）。操作时，医者一手固定骨折近端，另一手握住骨折远端，用四指向医者方向用力谓之端；用拇指反向用力谓之挤，将向外突出的骨折端向内挤迫。经过提按端挤手法，骨折的侧方移位即得矫正。但在操作时手指用力要适当，方向要正确，部位要对准，着力点要稳固。术者手指与患者皮肤要紧密接触，通过皮下组织直接用力于骨折端，切忌在皮肤上来回摩擦，以免损伤皮肤。

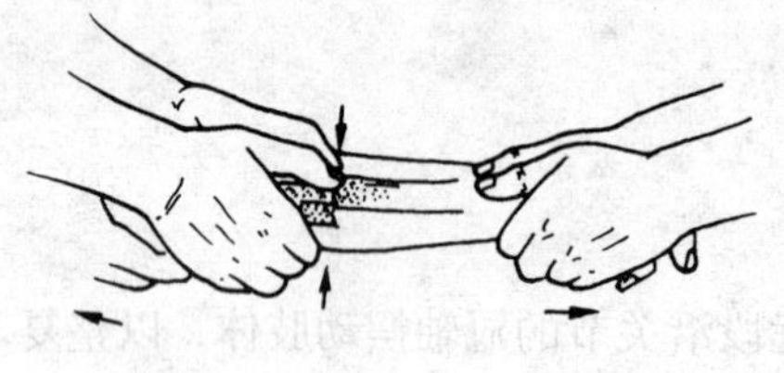

图4-4 提按

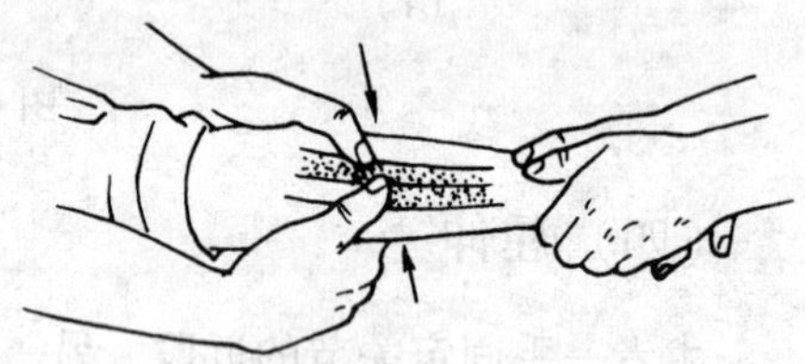

图4-5 端挤

（七）摇摆

摇摆手法用于横断、锯齿形骨折。经过上述整骨手法，一般骨折基本可以复位，但横断、锯齿形骨折其断端间可能仍有间隙。为了使骨折端紧密接触，增加稳定性，术者可用两手固定骨折部，由助手在维持牵引下轻轻地左右或前后方向摆动骨折的远段（图4-6），待骨折断端的骨擦音逐渐变小或消失，则骨折断端已紧密吻合。

（八）触碰

又称叩击手法，用于须使骨折部紧密嵌插者。横形骨折发生于干骺端时，骨折整复夹板固定后，可用一手固定骨折部的夹板，另一手轻轻叩击骨折的远端（图4-7），使骨折断端紧密嵌插，复位更加稳定。

（九）分骨

用于矫正两骨并列部位的骨折，如尺桡骨双骨折，胫腓骨、掌骨与跖骨骨折等，骨折段因受骨间膜或骨间肌的牵拉而呈相互靠拢的侧方移位，整复骨折时，可用两手拇指及食、中、无名三指由骨折部的掌背侧对向夹挤两骨间隙（图4-8），使骨间膜紧张，靠拢的骨折端分开，远近骨折段相对稳定，并使双骨折就像单骨折一样一起复位。

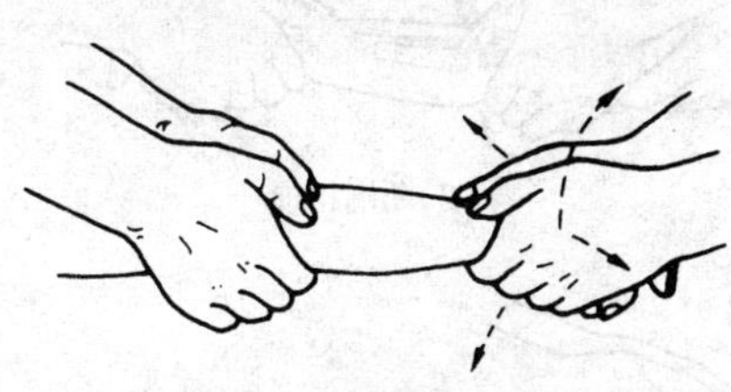

图4－6　摇摆

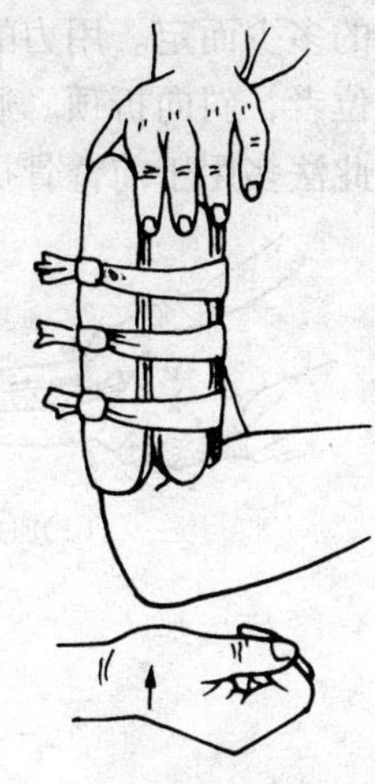

图4－7　触碰

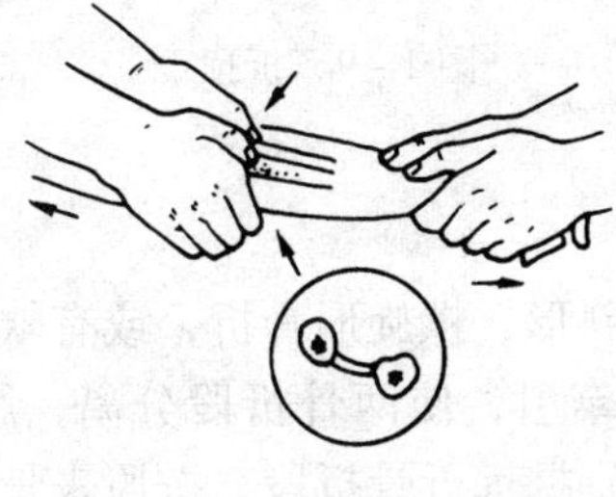

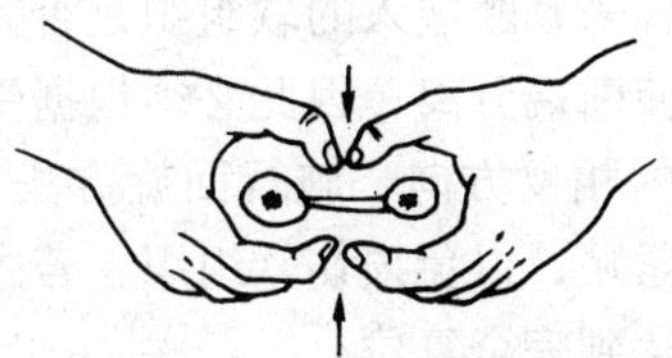

图4－8　夹挤分骨

（十）折顶

横断或锯齿形骨折，如患者肌肉发达，单靠牵引力量不能完全矫正重叠移位时，可用折顶法（图4－9）。术者两手拇指抵于突出的骨折一端，其他四指重叠环抱于下陷的骨折另一端，在牵引下两拇指用力向下挤压突出的骨折端，加大成角，依靠拇指的感觉，估计骨折的远近端骨皮质已经相顶时，而后骤然反折。反折时环抱于骨折另一端的四指将下陷的骨折端猛力向上提起，而拇指仍然用力将突出的骨折端继续下压，这样较容易矫正重叠移位畸形。用力大小，依原来重叠移位的多少而定。用力的方向可正可斜，单纯前后移位者，正位折顶；同时有侧方移位者，斜向折顶。通过这一手法不但可以解决重叠移位，也可以矫正侧方移位。此法多用于前臂骨折。

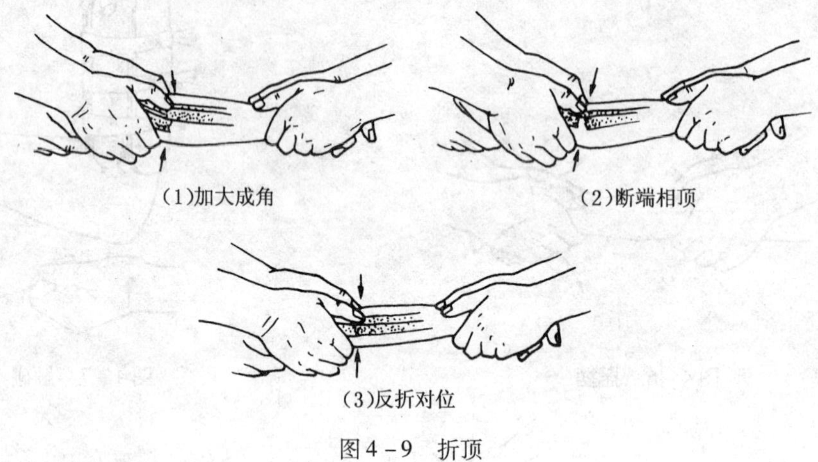

(1)加大成角　(2)断端相顶

(3)反折对位

图4-9　折顶

（十一）回旋

多用于矫正背向移位的斜形、螺旋形骨折，或有软组织嵌入的骨折。有软组织嵌入的横断骨折，须加重牵引，使两骨折段分离，解脱嵌入骨折断端的软组织，而后放松牵引。术者分别握远近骨折段，按原来骨折移位方向逆向回转，使断端相对，从断端的骨擦音来判断嵌入的软组织是否完全解脱。背向移位的斜面骨折，虽用大力牵引也难使断端分离，因此必须根据受伤的力学原理，判断背向移位的途径，以骨折移位的相反方向，施行回旋方法（图4-10）。操作时，必须谨慎，两骨折段须相互紧贴，以免损伤软组织，若感到回旋时有阻力，应改变方向，使背向移位的骨折达到完全复位。

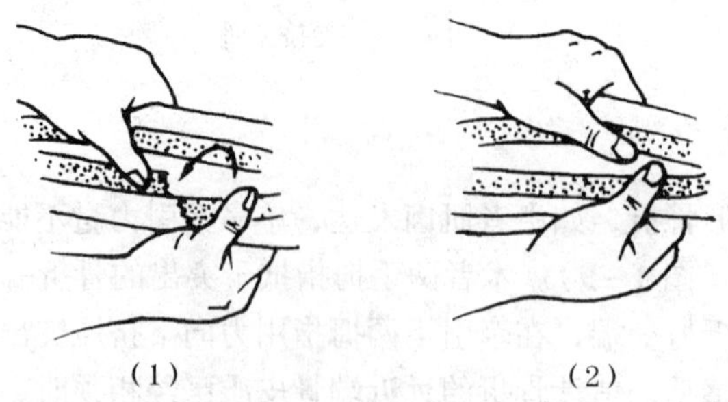

(1)　(2)

图4-10　回旋

（十二）蹬顶

通常一个人操作，常用于肩、肘关节脱位以及髋关节前脱位。以肩关节为例，患者仰卧床上，术者立于患侧，双手握住伤肢腕部，将患肢伸直并外展；术者脱去鞋子，用足底蹬于患者腋下（左侧脱位用左足，右侧脱位用右足），足蹬手拉，缓慢用力拔伸牵引，然后在牵引的基础上，使患肢外旋、内收，同时足跟轻轻用力向外顶住肱骨头，即可复位（图4－11）。

（十三）杠杆

本法是利用杠杆为支撑点，力量较大，多用于难以整复的肩关节脱位或陈旧性脱位。采用长1m、直径为4～5cm的圆木棒，中间部位以棉垫裹好，置于患侧腋窝，两助手上抬，术者双手握住腕部，并外展40°向下牵引，解除肌肉痉挛，使肱骨头摆脱盂下的阻挡，容易复位（图4－12）。整复陈旧性关节脱位，外展角度需增大，各方面活动范围亦加大，以松解肩部粘连。本法因支点与牵引力量较大，活动范围亦大，如有骨质疏松和其他并发症应慎用，并注意勿损伤神经血管。椅背复位法、梯子复位法等均属杠杆法。

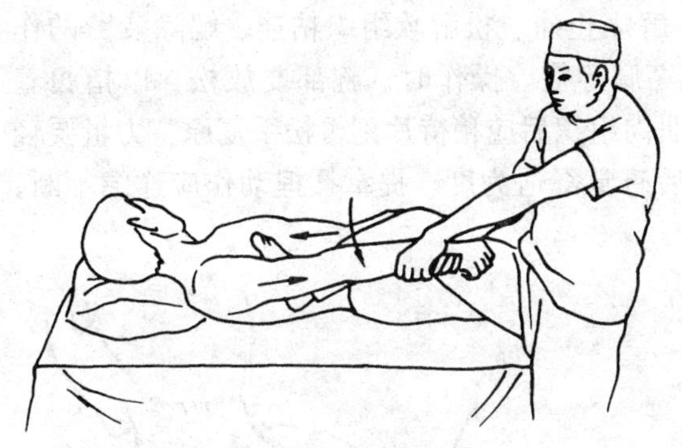

图4－11　手牵足蹬法

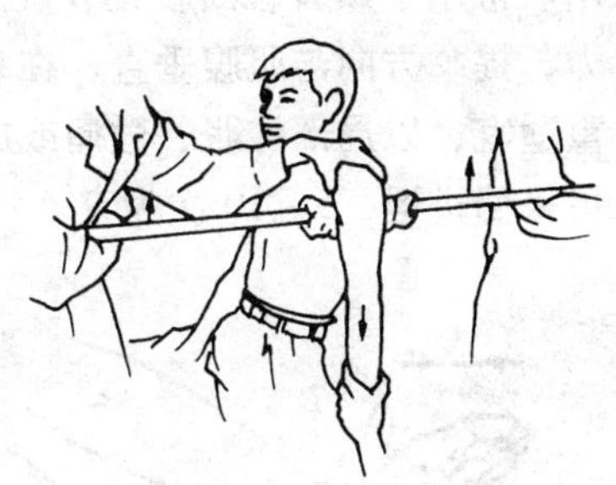

图4－12　杠杆上骱法

（十四）理顺

手法整复成功后，同时施以轻柔的理筋手法理顺筋络，以达到解剖对位。

四、理筋手法

俗称按摩推拿疗法。理筋手法在筋伤疾病的治疗中运用十分广泛。筋伤早期，恰当地运用手法，能收到舒筋活络、宣通气血、解除肌肉痉挛、消肿止痛的良好效果。筋伤后期，手法是治疗筋伤的重点。手法具有调和气血，疏通经络，剥离粘连的作用，是损伤后期功能恢复治疗中不可缺少的环节，能取得药物治疗不易达到的效果。

我们将各种手法进行分门别类，确定其施术机制，将诸多理筋手法归纳为20种基本手法，并阐明其定义、作用机理、应用范围、具体操作和注意事项。基本手法临床上可以单独使用，同时也是套路手法的基本组成部分，贯穿于各部位手法之中。

（一）推法

是指用手指、手掌或其他部位着力于人体一定部位或穴位上，作前后、上下、左右的直线或弧线推进，称为推法（图4－13）。具有疏通经络、消瘀散结、活血止痛、缓解痉挛的作用。常用于风湿痹痛、筋肉拘急疼痛、软组织损伤等症。操作时，手法用力要稳，推进速度要缓慢，并要保持一定压力作用于深部组织。一般操作5～10遍即可。

（二）拿法

是指用拇指与其他各指相对，钳形用力，将肌肉或韧带一紧一松拿捏的一种手法（图4－14）。具有疏通经络、解痉止痛、松解软组织粘连、解除疲劳的作用。常用于颈肩、四肢关节及肌肉疼痛等症。操作时，腕部要放松，以指腹着力，提拿方向与肌腹垂直，在拿起肌肉组织后应稍待片刻再松手复原，力量要轻重适宜，以局部酸胀、微痛或放松后感觉舒适为度。提拿揉捏动作应连绵不断，可来回进退，5～10次为宜。

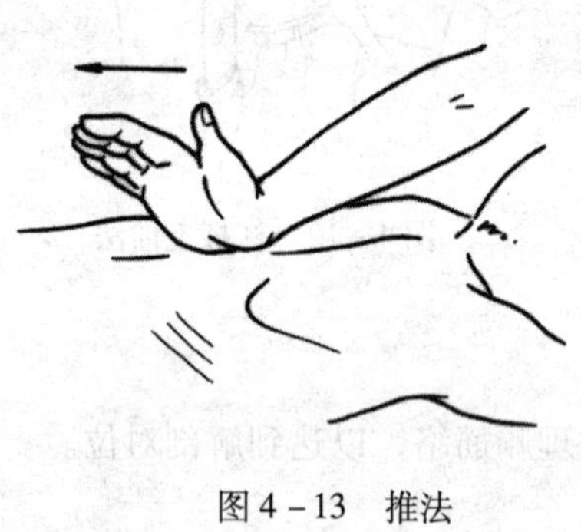

图4－13　推法

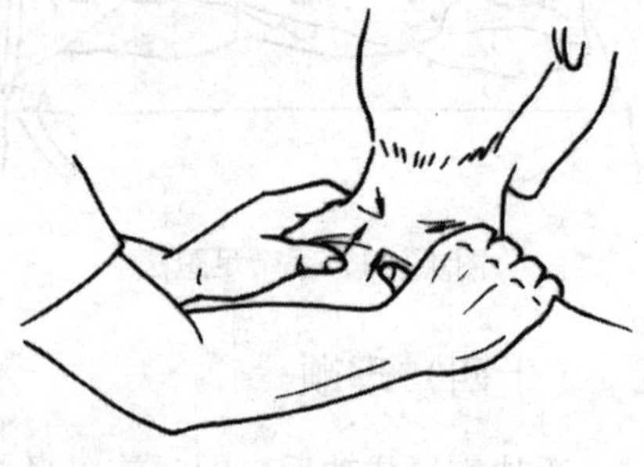

图4－14　拿法

（三）按法

用手指、手掌、肘尖或足部着力在体表某一部位，逐步用力向下压按的一种手法（图 4－15）。具有疏通经脉、解除筋脉拘紧、调整小关节紊乱的作用，临床应用较为广泛。操作时要求按压方向要垂直，用力由轻到重、稳而持续，使刺激充分达到组织的深部。按压到一定程度时可作小幅度的缓缓揉动，从而达到刚中有柔、柔中带刚。

（四）摩法

用手指或手掌附在体表的一定部位，作环形而有节奏抚摸的一种手法（图 4－16）。这是理筋手法中最轻柔的一种，作用力温和而浅在，仅达皮肤及皮下，具有活血散瘀、消肿止痛的作用。适用于各部位的软组织损伤。手法操作时，肘关节微屈，腕部放松，指掌自然轻放在体表的一定部位上，然后作缓和协调的环旋抚摸，顺时针或逆时针方向均可，频率为每分钟 100 次左右。

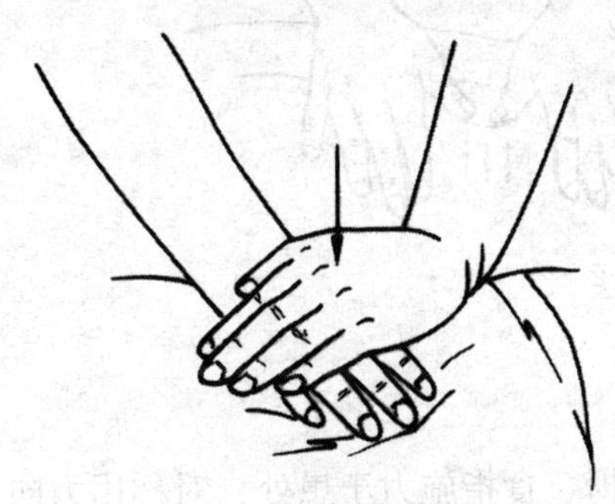

图 4－15　按法

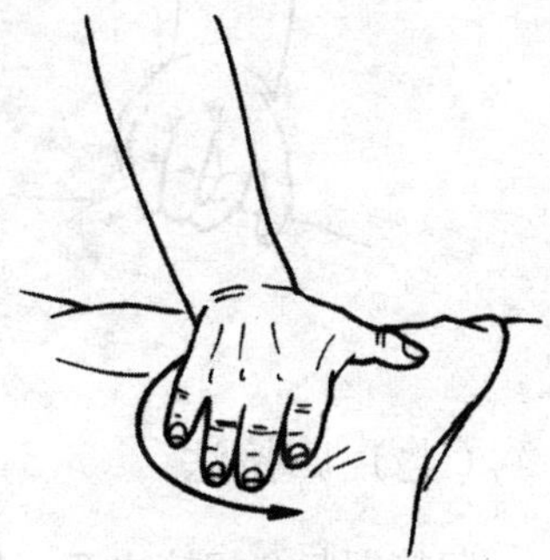

图 4－16　摩法

（五）捋顺法

以手掌着力于肢体，作上下方向来回运动，从肢体远端推向近端称为捋法，反之称为顺法（图 4－17）。二者常综合应用。本法能捋顺筋脉，缓解软组织痉挛。常用于治疗四肢的软组织损伤、痉挛痹痛以及强手法后的辅助治疗。

（六）弹拨法

弹是用拇指和食指指腹相对提捏肌肉或肌腱，再迅速放开使其弹回的一种方法；拨是以指端置于肌肉、肌腱等组织一侧，作与其走行垂直方向的滑动（图 4－18）。二者可单独使用，也可综合应用。具有舒筋活血、畅通气血、解除软组织粘连等作用。常用于浅表部位的肌肉、肌腱损伤、粘连和肥厚增粗等症。操作时，力量应由轻渐重，动作要有柔和感和弹性感，操作数次即可。

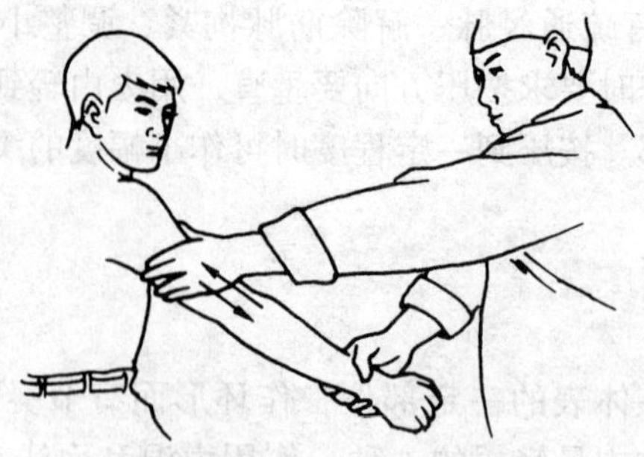

图 4－17 捋顺法

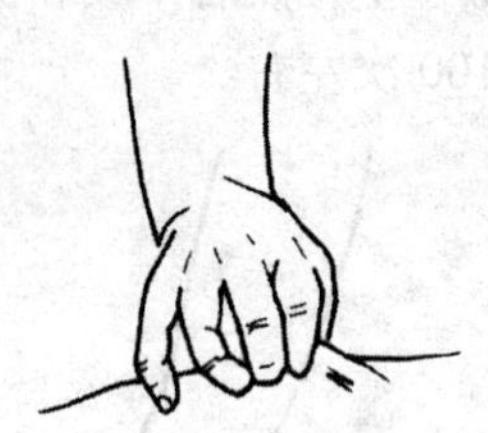

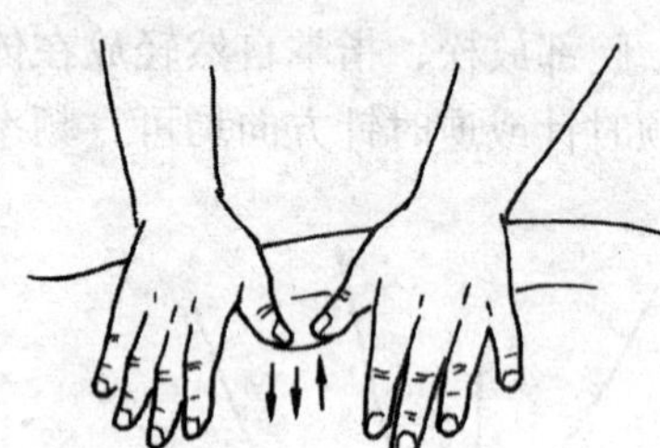

图 4－18 弹拨法

（七）归挤法

归挤即归合相挤之意，是以双手掌或双侧拇、食指施力于患处，对称用力向中间挤合的一种手法（图 4－19）。具有消散筋结，舒筋止痛，调节掌、踝等诸关节紊乱的作用。

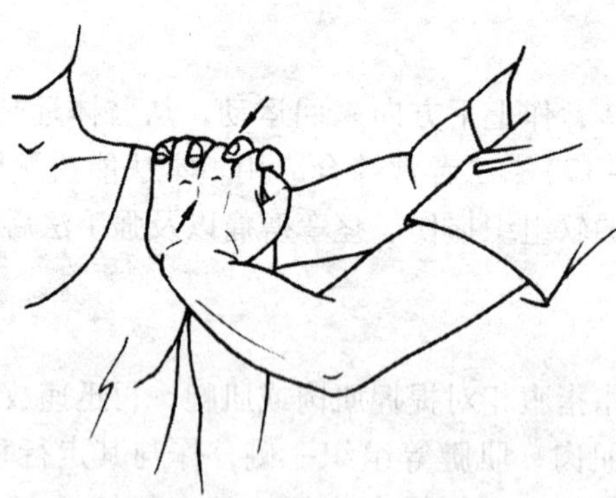

图 4－19 归挤法

（八）㨰法

用手背部在体表一定部位连续往返滚动的一种手法（图4－20）。具有促进血液循环、舒筋通络、解痉止痛、消除肌肉疲劳的作用。本手法临床应用十分广泛，肌肉组织丰满的部位尤为适宜。操作时，要以腕的灵活摆动带动掌指关节部的运动。滚动时腕关节要放松，滚动速度一般以每分钟60～100次为宜。要保持持续不断的压力作用于治疗部位上，着力点必须紧贴皮肤，切忌来回摩擦而造成皮肤损伤。

（九）戳法

戳即戳按之意，是用手指或手掌在损伤部位快速按压的一种手法（图4－21）。它与按法不同，按法是固定不动向下按压，戳法是在向下按压的同时有轻微的滑动。具有疏通经络与调整小关节错位的作用。常用于各种关节的紊乱症，以及关节周围肌肉起止点的损伤。应用戳法时，部位要准确，运用适宜的力量按到一定深度时，再作小幅度滑动。

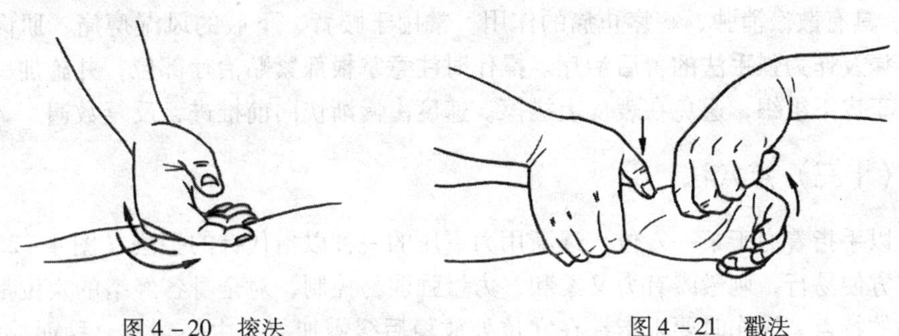

图4－20　㨰法　　　　图4－21　戳法

（十）揉捻法

用大鱼际、掌根或指面于一定部位或某一穴位，做轻柔和缓的回旋运动，称为揉捻法（图4－22）。其作用力可达皮下组织，也可深达肌层，具有解痉镇痛、松解软组织粘连的作用。多用于疼痛局部、软组织粘连性疾病或在强手法后应用。操作时，指或掌应紧贴皮肤不移，使皮下组织随指或掌的揉动而滑动，频率为每分钟50～100次。

（十一）搓法

以双手掌置于肢体两侧面，相对用力作方向相反的来回快速搓揉；或以拇指尺侧面及食指桡侧面在患部搓动，称为搓法（图4－23）。具有疏通经络、行气活血、放松肌肉的作用。用于治疗软组织损伤、肌肉拘紧痹痛或在强手法之后应用。

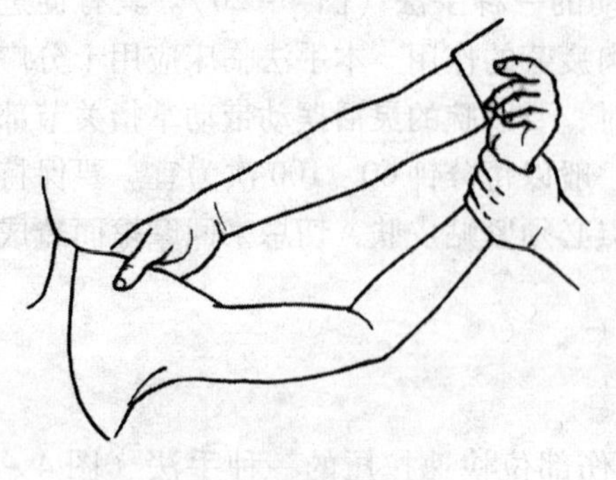

图 4－22　揉捻法

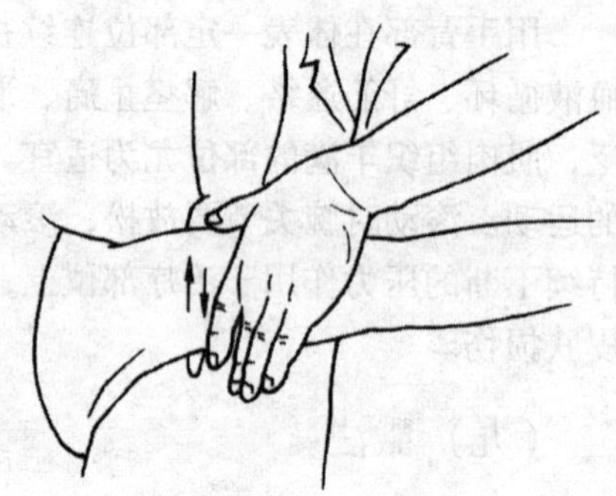

图 4－23　搓法

（十二）散法

以掌根部着力于体表，腕部作快速的左右摆动推进动作，称为散法（图 4－24）。具有散瘀消肿、解痉止痛的作用。常用于腰背、下肢的风湿痹痛，肌肉拘紧疼痛及作为强手法的善后治疗。操作时注意掌根部紧贴治疗部位，并施加一定压力于皮下组织，避免在表皮上搓擦。速度由慢渐快向前推进，反复数遍。

（十三）点穴法

以手指着力于某一穴位，逐渐用力下压的一种以指代针的手法（图 4－25）。具有方便易行，刺激既有力又柔和，力量强弱易控制，对全身各经络的穴位都可应用的特点。操作时要求指端在穴位处放稳后缓慢加力，由轻到重，稳而持续，使刺激充分达到机体组织的深部。选穴方法一般是选取阿是穴或循经取穴。

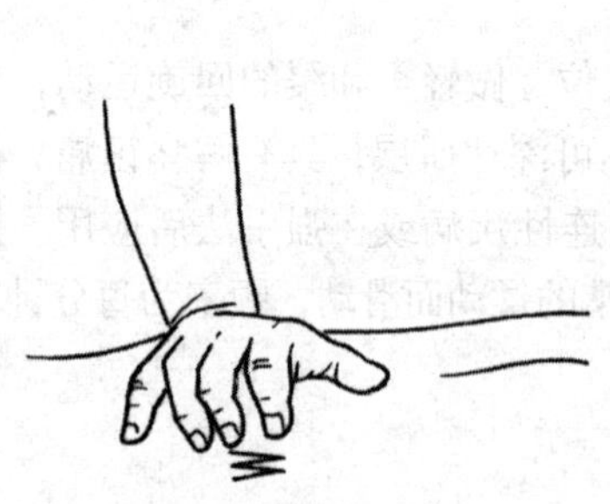

图 4－24　散法

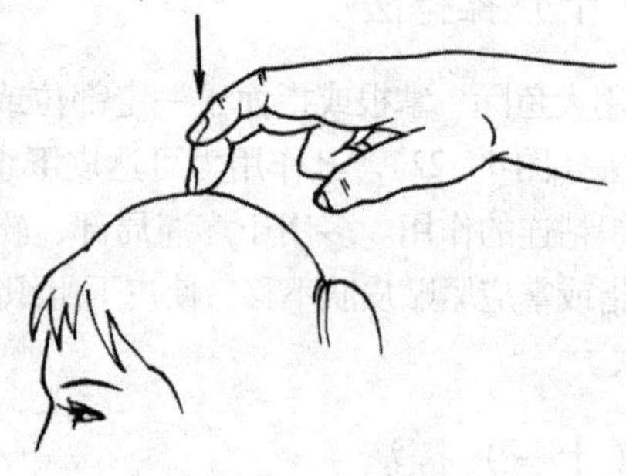

图 4－25　点穴法

（十四）击打法

以手掌或小鱼际进行击打（图 4－26）。具有镇痉止痛作用。操作时双手交替进行，随起随落，轻松自然，使手法刚中有柔，避免生敲硬打。根据治疗部位的不同，可分别选用空拳击法、掌击法、拍打法、扇打法、劈法等。

（十五）振法

指以振动力作用于损伤部位，使该部位产生振颤感而治疗疾病的一种手法（图 4－27）。具有行气活血、祛瘀镇痛的作用。常用于治疗胸胁部轻度扭挫伤。操作时要求医者以一手掌平放于治疗部位上，另一手握空拳叩击该掌背侧，使病人局部有振动的感觉，叩击节奏要轻快自然。

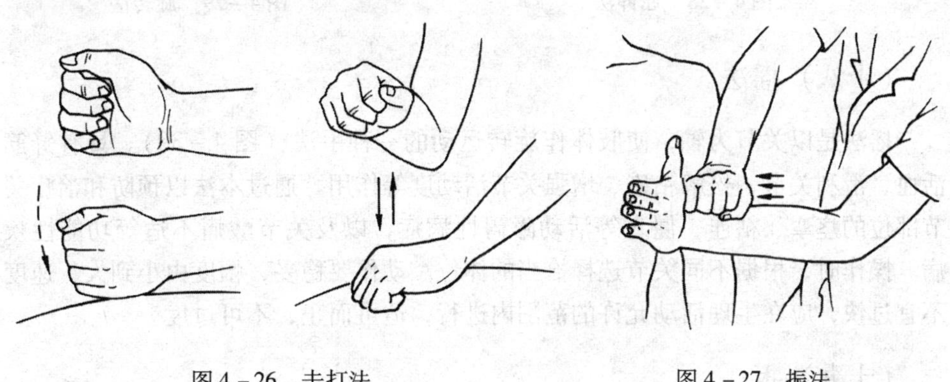

图 4－26　击打法　　　　图 4－27　振法

（十六）屈伸法

对活动受限制的关节帮助其伸展或屈曲的一种被动手法（图 4－28）。具有松解关节粘连、解除软组织的痉挛或关节内组织的嵌顿及滑利关节的作用。适用于各部位关节功能受限、僵直、疼痛等。手法操作前，应首先了解关节的正常功能活动度，要在关节正常活动范围内运用屈伸法。对于功能受限的关节，要充分估计其可增大的幅度，然后用缓慢、均衡、持续的力量，徐徐加大其可能的活动范围，决不可使用暴力或蛮劲，以避免加重对组织的损伤，甚至导致骨折、脱位的发生。

（十七）旋转法

双手向相反方向用力，被动旋转躯体的一种手法（图 4－29）。本法可纠正小关节的微细错位，滑利关节，解除粘连。多用于颈椎及胸腰椎的病症，如脊柱小关节紊乱症、腰椎间盘脱出症、急性腰损伤、棘突炎等，尤其对于因颈腰椎小关节紊乱所致的颈肩腰腿痛有良好的治疗效果。手法操作要求稳妥正确，用力巧妙，因势利导，切勿用力过猛或超出生理活动范围。

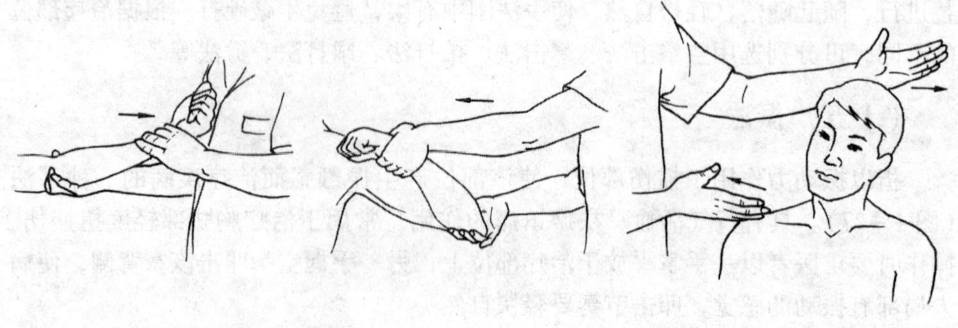

图 4－28　屈伸法　　图 4－29　旋转法

（十八）摇法

摇法是以关节为轴，使肢体作旋转运动的一种手法（图 4－30）。具有舒筋活血、滑利关节、松解粘连、增强关节活动度等作用。通过本法以预防和治疗关节部位的痉挛、粘连、僵直等活动障碍性病症，以及关节酸痛不适等功能性疾病。操作时，根据不同关节选择恰当的体位。动作要稳妥，幅度由小到大，速度不宜过快，应在生理活动允许的范围内进行，适可而止，不可过度。

（十九）扳法

是用双手向同一方向或相反方向用力，使关节得以伸展的一种被动活动关节的手法（图 4－31）。具有解除粘连、纠正关节错位、滑利关节的作用。常用以治疗关节功能活动受限、颈肩腰腿痛等病，对脊柱侧弯、生理弧度改变等也有整复作用。应用本手法，要求稳妥准确，决不可进行超出关节生理活动度的强拉硬扳，以防造成不应有的损伤。

（二十）抖法

用双手或单手握住患肢远端，轻轻用力作小幅度的上下连续颤动，使关节有舒松感，这种手法称为抖法（图 4－32）。具有疏通经络、滑利关节的作用。常用于四肢肌肉和关节的损伤、粘连或功能障碍性疾病。操作时，医者握住患肢末端，用腕力使患肢随着抖动似波浪样起伏。要求用力均匀有力而持续，节奏由慢至快，抖动幅度要小，并配合拔伸的力量，使抖动的力量达到远端关节。

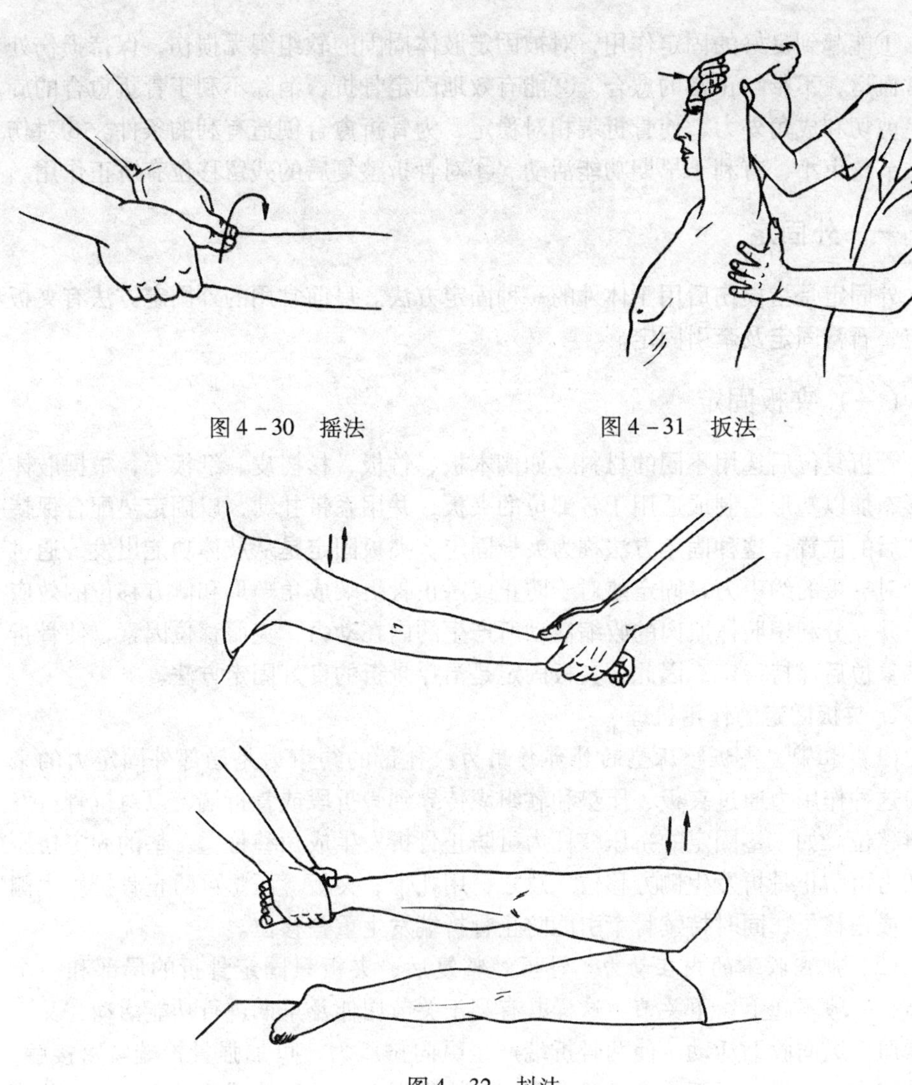

图4-30　摇法

图4-31　扳法

图4-32　抖法

第三节　固　定

为了维持损伤整复后的良好位置，防止骨折、脱位再移位，保证损伤组织正常愈合，在复位后必须予以固定。固定是治疗损伤的一项重要措施。目前常用的固定方法，有外固定与内固定两大类。外固定有夹板、石膏、绷带、牵引、支架等；内固定有钢板、螺丝钉、髓内针、钢丝等。良好的固定方法应达到以下标准：①能起到良好的固定作用，对被固定肢体周围的软组织无损伤，保持损伤处正常血运，不影响正常的愈合。②能有效地固定骨折，消除不利于骨折愈合的旋转、剪切和成角外力，使骨折端相对稳定，为骨折愈合创造有利的条件。③对伤肢关节约束小，有利于早期功能活动。④对骨折整复后的残留移位有矫正作用。

一、外固定

外固定是指损伤后用于体外的一种固定方法。目前常用的外固定方法有夹板固定、石膏固定及牵引固定。

（一）夹板固定

骨折复位后选用不同的材料，如柳木板、竹板、杉树皮、纸板等，根据肢体的形态加以塑形，制成适用于各部位的夹板，并用系带扎缚，以固定垫配合保持复位后的位置，这种固定方法称为夹板固定。夹板固定是从肢体功能出发，通过扎带对夹板的约束力，固定垫对于防止或矫正骨折端成角畸形和侧方移位的效应力，并充分利用肢体肌肉的收缩活动所产生的内在动力，克服移位因素，使骨折断端复位后保持稳定。因此，夹板固定是治疗骨折的良好固定方法。

1. 夹板固定的作用机理

（1）*扎带、夹板、压垫的外部作用力*　扎带的约束力是局部外固定力的来源，这种作用力通过夹板、压垫和软组织传导到骨折段或骨折端，以对抗骨折发生再移位。如三垫固定的挤压杠杆力可防止骨折发生成角移位。二垫的固定挤压剪切力可防止骨折发生侧方移位。总之，用扎带、夹板、压垫可防止骨折发生侧方、成角移位，同时持续骨牵引能防止骨折端发生重叠移位。

（2）*肌肉收缩的内在动力*　骨折经整复后，夹板只固定骨折的局部和一个关节，一般不超上、下关节，这样既有利于关节屈伸及早期进行功能活动，又不妨碍肌肉纵向收缩活动，使两骨折端产生纵向挤压力，可加强骨折端紧密接触，增加稳定性。另一方面，由于肌肉收缩时体积膨大，肢体的周径随之增大，肢体的膨胀力可对压垫、夹板产生一定的挤压作用力，与此同时，骨折端亦承受由夹板、压垫产生的同样大小的反作用力，从而也可加强骨折断端的稳定性，并起到矫正骨折端残余移位的作用。当肌肉舒展放松时，肢体周径恢复原状，夹板也恢复到原来的松紧度。因此，按照骨折的不同类型和移位情况，在相应的位置放置恰当压力垫，并保持扎带适当的松紧度，可把肌肉收缩不利因素转化为对骨折愈合有利的因素。但肌肉收缩活动必须在医护人员的指导下进行，否则可引起骨折再移位。为此，必须根据骨折类型、部位、病程的不同阶段和患者不同年龄等进行不同方式的练功活动。

肢体骨折后的移位，与暴力作用的方向、肌肉牵拉和远端肢体的重力等因素有关。即使骨折复位后，这种移位倾向仍然存在，因此，应将肢体置于逆损伤机制方向的位置，以防止骨折再移位。

2. 夹板固定的适应证和禁忌证

（1）适应证

①四肢闭合性骨折（包括关节内及近关节内经手法整复成功者）。股骨干骨折因肌肉发达、收缩力大，需配合持续牵引。

②四肢开放性骨折，创面小或经处理伤口闭合者。

③陈旧性四肢骨折运用手法整复者。

（2）禁忌证

①较严重的开放骨折。

②难以整复的关节内骨折。

③难以固定的髌骨、股骨颈、骨盆等骨折。

④肿胀严重伴有水泡者。

⑤伤肢远端脉搏微弱，末梢血循环较差，或伴有动脉、静脉损伤者。

3. 夹板的材料与制作要求　夹板的材料应具备以下性能：

（1）可塑性，能根据肢体各部的形态塑形，以适应肢体生理弧度的要求。

（2）韧性，具有足够的支持力而不变形，不易折断。

（3）弹性，能适应肌肉收缩和舒张时所产生的肢体内部的压力变化，发挥其持续固定复位作用。

（4）夹板必须具有一定程度的吸附性和通透性，以利肢体表面散热，不致发生皮炎和毛囊炎。

（5）质地宜轻，过重则增加肢体的重量，增加骨折端的剪力和影响肢体练功活动。

（6）能被 X 线穿透，有利于及时检查。

常用的夹板材料有杉树皮、柳木板、竹板、厚纸板、胶合板、金属铝板、塑料板等。夹板应按损伤的部位和类型，锯成长宽适宜的形状，并将四角边缘刨光打圆。需要塑形者，用热水浸泡后再用火烘烤，弯成各种所需要的形状，内粘毡垫，外套以绷带或具有一定弹性的针织布料。

夹板长度应视骨折的部位不同而异，分不超关节固定和超关节固定两种，前者适用于骨干骨折，夹板的长度等于或接近骨折段肢体的长度，以不妨碍关节活动为度；超关节固定适用于关节内或近关节处骨折，其夹板通常超出关节处 2～3cm，以能捆住扎带为度。夹板固定一般为 4～5 块，总宽度相当于所需要固定肢体周径的 4/5 或 5/6 左右。每块夹板间要有一定的间隙。夹板不宜过厚或过薄，一般来说，竹板为1.5~2.5mm，木板为3~4mm，纸板为1~2mm，在夹板内面衬以0.5cm厚毡垫或棉花，如夹板增长时，其厚度也应相应增加。

4. 固定垫 又称压垫，一般安放在夹板与皮肤之间。利用固定垫所产生的压力或杠杆力，作用于骨折部，以维持骨折断端在复位后的良好位置。固定垫必须质地柔软，并具一定的韧性和弹性，能维持一定的形态，有一定的支持力，能吸水，可散热，对皮肤无刺激。可选用毛头纸、棉花、棉毡等材料制作（内放金属纱网等）。固定垫的形态、厚薄、大小应根据骨折的部位、类型、移位情况而定。其形状必须与肢体外形相吻合，以维持压力平衡。压垫安放的位置必须准确，否则会起相反作用，使骨折端发生再移位。

(1) 固定垫种类 常用的固定垫有以下几种（图4-33）。

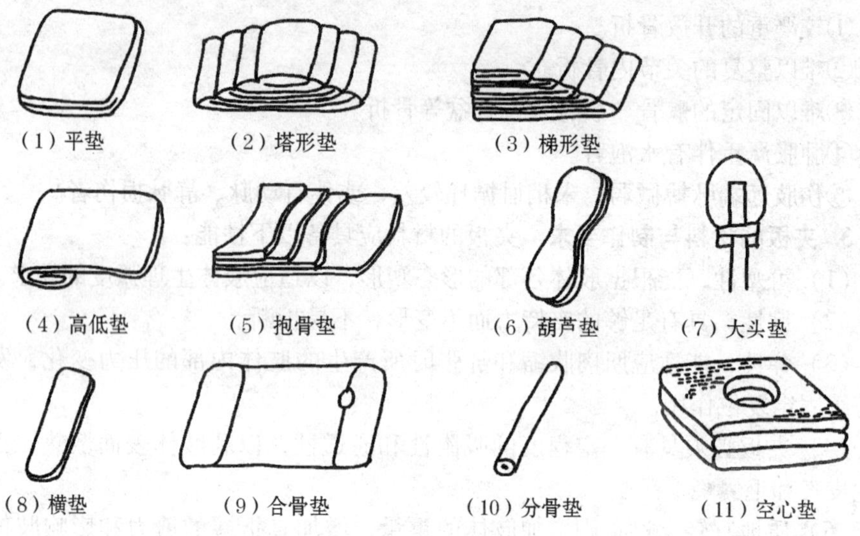

图4-33 固定垫种类

①平垫：适用于肢体平坦部位，多用于骨干骨折。呈方形或长方形，其宽度可稍宽于该侧夹板，以扩大与肢体的接触面；其长度根据部位而定，一般4~8cm；其厚度根据局部软组织厚薄而定，约为1.5~4cm。

②塔形垫：适用于肢体关节凹陷处，如肘、踝关节。做成中间厚、两边薄，状如塔形的固定垫。

③梯形垫：一边厚，一边薄，形似阶梯状。多用于肢体有斜坡处，如肘后、踝关节等。

④高低垫：为一边厚、一边薄的固定垫。用于锁骨骨折或复位后固定不稳的尺桡骨骨折。

⑤抱骨垫：呈半月状，适用于髌骨及尺骨鹰嘴骨折。最好用绒毡剪成。

⑥葫芦垫：厚薄一致，两头大、中间小，形如葫芦状。适用于桡骨头骨折或脱位。

⑦横垫：为长条形厚薄一致的固定垫，长6~7cm，宽1.5~2cm，厚约0.3cm。适用于桡骨下端骨折。

⑧合骨垫：呈中间薄、两边厚的固定垫，适用于桡尺远侧关节分离。

⑨分骨垫：用一根铅丝为中心，外用棉花或纱布卷成（不宜过紧），其直径为1~1.5cm，长6~8cm。适用于尺桡骨骨折、掌骨骨折、跖骨骨折等。

⑩大头垫：用棉花或棉毡包扎于夹板的一头，呈蘑菇状。适用于肱骨外科颈骨折。

（2）固定垫使用方法　使用固定垫时，应根据骨折的类型、移位情况，在适当的位置放置固定垫。常用的固定垫放置法有：一垫固定法、两垫固定法及三垫固定法（图4-34）。

①一垫固定法：主要压迫骨折部位，多用于肱骨内上髁骨折、外髁骨折，桡骨头骨折及脱位等。

②二垫固定法：用于有侧方移位的骨折。骨折复位后，将两垫分别置于两骨端原有移位的一侧，以骨折线为界，两垫不能超过骨折端，以防止骨折再发生侧方移位。

③三垫固定法：用于有成角畸形的骨折。骨折复位后，一垫置于骨折成角突出部位，另两垫分别置于靠近骨干两端的对侧。三垫形成杠杆力，以防止骨折再发生成角移位。

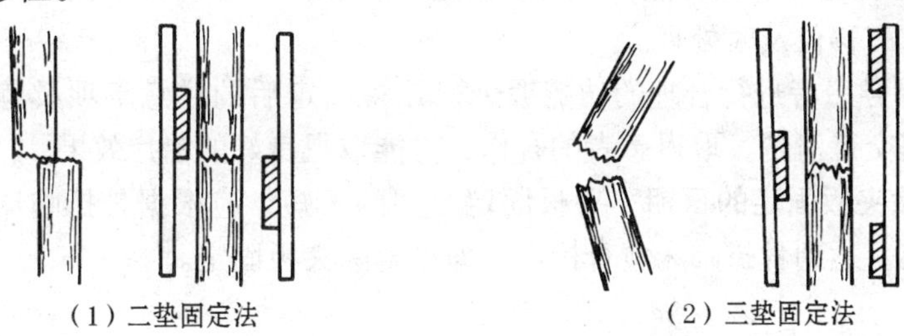

（1）二垫固定法　　（2）三垫固定法

图4-34　固定垫放置法

5. 扎带　扎带的约束力是夹板外固定力的来源，扎带的松紧度要适宜。过松则固定力不够，过紧则引起肢体肿胀，压伤皮肤，重者可发生肢体缺血坏死。临床常用宽1~2cm布带，将夹板安置妥后，依次捆扎中间、远端、近端，缠绕两周后打活结于夹板的前侧或外侧，便于松紧。捆扎后要求能提起扎带在夹板上下移动1cm，即扎带的拉力为800g左右，此松紧度较为适宜。

6. 夹板固定的操作步骤　各部位及不同类型骨折，其固定方法亦不一样。

现以长骨干骨折局部小夹板固定为例，说明其操作步骤。根据骨折的部位、类型及患者肢体情况，选择合适的夹板（经过塑形后），并将所需用的固定材料准备齐全，整复完毕后，在助手维持牵引下，如需外敷药者将药膏摊平敷好，再将所需的压垫安放于适当的位置，用胶布贴牢。将棉垫或棉纸包裹于伤处，勿使其有皱褶，将夹板置于外层，排列均匀，板间距以 1～1.5cm 为宜。板的两端勿超过棉垫，骨折线最好位于夹板之中央，由助手扶持板，术者依次捆扎系带，两端扎带距板端 1～1.5cm 为宜，以防止滑脱。固定完毕后，如需附长板加固，可置于小夹板的外层，以绷带包缠，如需持续牵引，按牵引方法处理。

7. 夹板固定后注意事项

（1）抬高患肢，以利肿胀消退。

（2）密切观察伤肢的血运情况，特别是固定后 3～4 天内更应注意观察肢端皮肤颜色、温度、感觉及肿胀程度。如发现肢端肿胀、疼痛、温度下降、颜色紫暗、麻木、伸屈活动障碍并伴剧痛，应及时处理，以避免发生缺血坏死。

（3）注意询问骨骼突出处有无灼痛感，如患者持续疼痛，则应解除夹板进行检查，以防止发生压迫性溃疡。

（4）注意经常调节扎带的松紧度，一般在 4 日内，因复位继发性损伤，局部损伤性炎症反应，夹板固定后静脉回流受阻，组织间隙内压有上升的趋势，可适当放松扎带。以后组织间隙内压下降，血循环改善，扎带松弛时应及时调整扎带的松紧度，保持 1cm 的正常移动度。

（5）定期进行 X 线检查，了解骨折是否再发生移位，特别是 2 周以内要经常检查。如有移位及时处理。

（6）指导患者进行合理的功能锻炼，并将固定后的注意事项及练功方法向患者和家属交待清楚，取得患者的合作，方能取得良好的治疗效果。

8. 解除夹板固定的日期 夹板固定时间的长短，应根据骨折临床愈合的具体情况而定。达到骨折临床愈合标准，即可解除夹板固定。

（二）石膏固定

医用石膏系脱水硫酸钙，是由天然结晶石膏煅制而成。将天然石膏捣碎，碾成细末，加热至 100℃～200℃，使其失去水分，即成白色粉状，变为熟石膏。使用时石膏粉吸水后又变成结晶石膏而凝固，凝固的时间随温度和石膏的纯度而异，在 40℃～42℃的温水中，约 10 分钟即凝固，石膏中加少许盐可缩短凝固时间。石膏凝固后体积膨胀 1/500，故使用石膏管型不宜过紧。石膏干燥一般需要 6～24 小时。

1. 石膏绷带的用法 使用时将石膏绷带卷平放在 30℃～40℃温水桶内，待气泡出净后取出，以手握其两端，挤去多余水分，即可使用（图4-35）。石膏不可在水中浸泡过久，或从水中取出后放置时间过长，因耽搁时间过长，石膏很快硬固，如勉强使用，各层石膏绷带将不能互相凝固成为一个整体，因而影响固定效果。

2. 石膏绷带内的衬垫 为了保护骨隆突部的皮肤和其他软组织不受压致伤，包扎石膏前必须先放好衬垫。常用的衬垫有棉纸、棉垫、棉花等。根据衬垫的多少，可分为有衬垫石膏和无衬垫石膏。有衬垫石膏衬垫较多，即将整个肢体先用棉花或棉纸自上而下全部包好，然后外面包石膏绷带。有垫石膏，患者较为舒适，但固定效果略差，多用在手术后作固定用。无垫石膏，也需在骨突处放置衬垫（图4-36），其他部位不放。无垫石膏固定效果较好，石膏绷带直接与皮肤接触，比较服贴切实，但骨折后因肢体肿胀，容易影响血液循环或压伤皮肤。

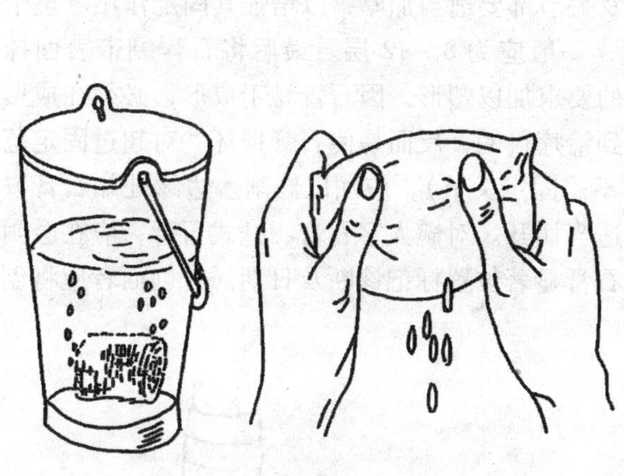

图4-35　石膏绷带的浸泡与挤水

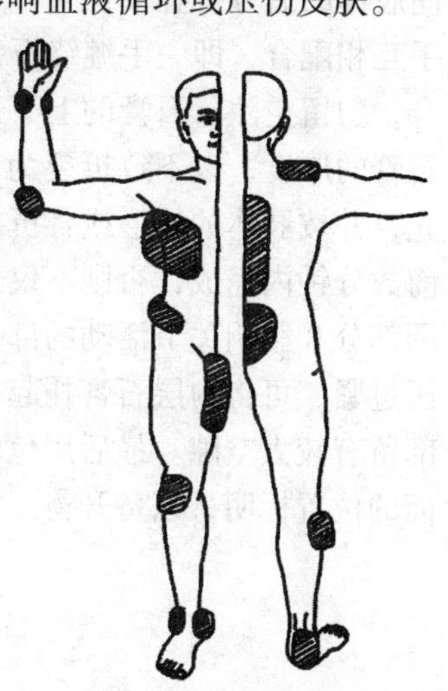

图4-36　衬垫放置部位

3. 石膏绷带的操作步骤

（1）*体位*　将患肢置于功能位（或特殊要求体位）。如患者无法持久维持这一体位，则需有相应的器具，如牵引架、石膏床等，或有专人扶持。

（2）*保护骨隆突部位*　放上棉花或棉纸。

（3）*制作石膏条*　在包扎石膏绷带时，先做石膏条，放在肢体一定的部位，加强石膏绷带某些部分的强度。其方法是在桌面上或平板上，按所需要的长度和宽度，往返折叠6~8层（图4-37），每层石膏绷带间必须抹平，切勿形成皱褶。也可不用石膏条，在包扎过程中，可在石膏容易折断处或需加强部，按肢体的纵轴方向，往返折叠数层，以加强石膏的坚固性。

（4）*石膏托的应用*　将石膏托置于需要固定的部位，在关节处为避免石膏皱褶，可将其横向剪开一半或1/3，呈重叠状，而后迅速用手掌将石膏托抹平，使其紧贴皮肤。对单纯石膏托固定者，按体形加以塑形。此时，内层先用石膏绷带包扎，外层则用干纱布绷带包扎。包扎时一般先在肢体近端缠绕两层，然后再一圈压一圈地依序达肢体的远端。在关节弯曲部勿包过紧，必要时应横向将绷带剪开适当宽度，以防边缘处的条索状绷带造成压迫。对需双石膏托固定者，依前法再做一石膏托，置于前者相对的部位。纱布绷带缠绕于二者之外。

（5）*包扎石膏的基本方法* 环绕包扎时，一般由肢体的近端向远端缠绕，且以滚动方式进行，切不可拉紧绷带，以免造成肢体血液循环障碍。在缠绕的过程中，必须保持石膏绷带的平整，切勿形成皱褶，尤其在第一、二层更应注意。由于肢体的上下粗细不等，当需向上或向下移动绷带时，要提起绷带的松弛部并向肢体的后方折叠（图4－38）；不可翻转绷带。操作要迅速、敏捷、准确，两手互相配合，即一手缠绕石膏绷带，另一手朝相反方向抹平。使每层石膏紧密贴合，勿留空隙。石膏的上下边缘及关节部要适当加厚，以增强其固定作用。整个石膏的厚度，以不致折裂为原则，一般应为8～12层。最后将石膏绷带表面抹光，并按肢体的外形或骨折复位的要求加以塑形。因石膏易于成形，必须在成形前数分钟内完成，否则不仅达不到治疗目的，反而易使石膏损坏。对超过固定范围部分和影响关节活动的部分（不需固定关节），应加以修削。边缘处如石膏嵌压过紧，可将内层石膏托起，并适当切开。对髋人字石膏、蛙式石膏，应在会阴部留有较大空隙。最后用色笔在石膏显著位置标记诊断及日期。有创面者应将创面的位置标明，以备开窗。

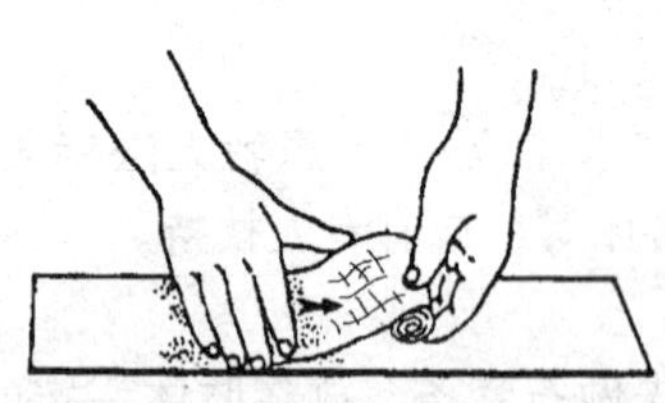

图4－37 石膏条的制作

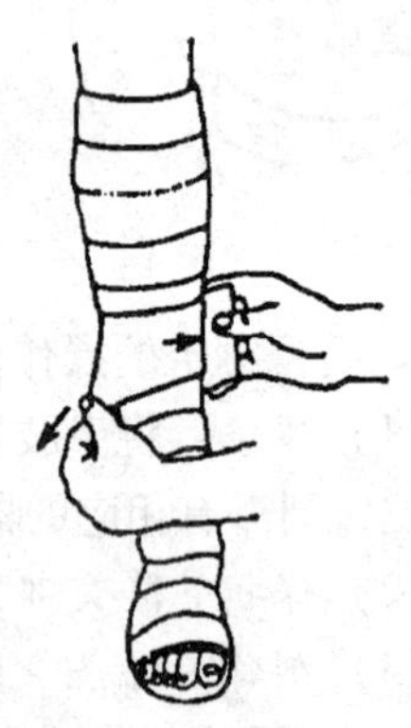

图4－38 包扎石膏绷带的方法

4. 石膏固定后注意事项

（1）石膏定型后，可待其自然干燥变硬，亦可用电吹风或其他办法烘干加速硬化。

（2）在石膏未干以前最好不要搬动病人，以免石膏折断或变形，可用手托起石膏，忌用手指捏压。

（3）抬高患肢，注意有无受压症状，随时观察指（趾）血运、皮肤颜色、温度、肿胀、感觉及运动情况。如果有变化，立即将管型石膏纵行切开。

（4）手术后及有伤口患者，如发现石膏被血或脓液浸透，应及时处理。

（5）注意冷暖，寒冷季节注意外露肢体保温；炎热季节，对包扎大型石膏病人，要注意通风，以防止中暑。

（6）注意保持石膏清洁，勿使尿、便等浸湿污染。翻身或改变体位时，应保护石膏原形，避免折裂变形。

（7）如因肿胀消退或肌肉萎缩致使石膏松动者，应立即更换石膏。

（8）患者未下床前，须帮助其翻身，并指导患者作石膏内的肌肉收缩活动，情况允许时，鼓励下床活动。

（9）注意畸形矫正。骨折或因畸形作截骨术的患者，X 线复查发现骨折或截骨处对位尚好，但有成角畸形时，可在成角畸形部位的凹面横行切断石膏的周径2/3，以石膏凸面为支点，将肢体的远侧段向凸面方向反折，即可纠正成角畸形。然后用木块或石膏绷带条填塞石膏之裂隙，再以石膏绷带固定。

（三）牵引疗法

牵引疗法是通过牵引装置，利用悬垂之重量为牵引力，身体重量为反牵引力，以缓解肌肉紧张和强烈收缩，整复骨折、脱位，预防和矫正软组织挛缩，以及对某些疾病进行术前组织松解和术后制动的一种治疗方法。多用于四肢和脊柱。有皮牵引、骨牵引及布托牵引等，临床根据患者的年龄、体质、骨折的部位和类型、肌肉发达的程度和软组织损伤情况的不同分别选用。牵引重量依缩短移位程度和患者体质而定，应随时调整，牵引力太重，易使骨折端发生分离，造成骨折迟缓愈合和不愈合；牵引力不足，则达不到复位固定的目的。

1. 皮肤牵引　凡牵引力通过对皮肤的牵拉使作用力最终达到患处，并使其复位、固定与休息的技术，称皮肤牵引。此法对患肢基本无损伤，痛苦少，无穿针感染之危险。由于皮肤本身所承受力量有限，同时皮肤对胶布粘着不持久，故其适用范围有一定的局限性。

（1）适应证与禁忌证

①适应证：骨折需要持续牵引疗法，但又不需要强力牵引或不适于骨骼牵引、布带牵引的病例。如小儿股骨干骨折、小儿轻度关节挛缩症、老年股骨转子间骨折及肱骨髁上骨折因肿胀严重或有水泡不能即刻复位者。

②禁忌证：皮肤对胶布过敏者；皮肤有损伤或炎症者；肢体有血循环障碍

者，如静脉曲张、慢性溃疡、血管硬化及栓塞等；骨折严重错位需要重力牵引方能矫正畸形者。

（2）牵引方法

①按肢体粗细和长度，将胶布剪成相应宽度（一般与扩张板宽度相一致），并撕成长条，其长度应根据骨折平面而定，即骨折线以下肢体长度与扩张板长度两倍之和。

②将扩张板粘于胶布中央，但应稍偏内侧 2～3cm，并在扩张板中央处将胶布钻孔，穿入牵引绳，于板之内侧面打结，防止牵引绳滑脱。

③防止胶布粘卷，术者将胶布两端按三等分或两等分撕成叉状，其长度为一侧胶布全长的 1/3～1/2。

④在助手协助下，骨突处放置纱布，术者先持胶布较长的一端平整地贴于大腿或小腿外侧，并使扩张板与足底保持两横指的距离，然后将胶布的另一端贴于内侧，注意两端长度相一致，以保证扩张板处于水平位置（图 4－39）。

⑤用绷带缠绕，将胶布平整地固定于肢体上，勿过紧以防影响血液循环。

⑥将肢体置于牵引架上，根据骨折对位要求调整滑车的位置及牵引方向。

⑦腘窝及跟腱处应垫棉垫，切勿悬空。

⑧牵引重量根据骨折类型、移位程度及肌肉发达情况而定，小儿宜轻，成人宜重，但不能超过 5kg。

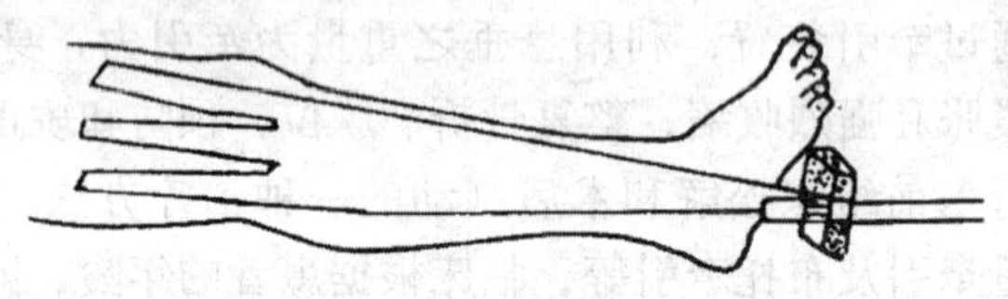

图 4－39　正确贴法

（3）注意事项　须及时注意检查牵引重量是否合适，太轻不起作用，过重则胶布易滑脱或引起皮肤水泡；注意有无皮炎发生，特别是小儿皮肤柔嫩，对胶布反应较大，若有不良反应，应及时停止牵引；注意胶布和绷带是否脱落，滑脱者应及时更换；特别注意检查患肢血运及足趾（指）活动情况。

2. 骨牵引　骨牵引又称为直接牵引，系利用骨圆针或牵引钳穿过骨质，使牵引力直接通过骨骼而抵达损伤部位起到复位、固定与休息的作用。其可以承受较大的牵引重量，阻力较小，从而有效地克服肌肉紧张，纠正骨折重叠或关节脱位造成的畸形；而且牵引后便于检查患肢，牵引重量可随意根据需要增加，不致引起皮肤发生水泡、压迫性坏死或循环障碍。牵引后配合夹板固定，在保持骨折端不移位的情况下，可以早期进行患肢功能锻炼，防止关节僵直、肌肉萎缩，以促进骨折愈合。但骨圆针直接通过皮肤穿入骨质，有针眼感染、神经和血管及儿童骨骺损伤的危险。

(1) 适应证　①成人肌力较强部位的骨折。②不稳定性骨折、开放性骨折。③骨盆骨折、髋臼骨折及髋关节中心脱位。④学龄儿童股骨不稳定性骨折。⑤颈椎骨折与脱位。⑥皮肤牵引无法实施的短小管状骨骨折，如掌骨、指（趾）骨骨折。⑦人工股骨头置换等手术的手术前准备。⑧关节挛缩畸形者。⑨其他需要牵引治疗而又不适于皮肤牵引者。

(2) 禁忌证　①牵引处有炎症或开放创伤污染严重者。②牵引局部骨骼有病变及严重骨质疏松者。③牵引局部需要切开复位者。

(3) 操作方法

①颅骨牵引：适用于颈椎骨折脱位。患者仰卧，头下枕一沙袋，剃光头发，用肥皂及清水洗净，擦干，用甲紫在头顶正中划一前后矢状线，分头顶为左右两半，再以两侧外耳孔为标记，经头顶划一额状线，两线在头顶相交为中点。张开颅骨牵引弓两臂，使两臂的钉齿落于距中点两侧等距离的额状线上，该处即为颅骨钻孔部位；另一种方法是由两侧眉弓外缘向颅顶划两条平行的矢状线，两线与上述额状线相交的左右两点，即为钻孔的位置。以甲紫标记，常规消毒，铺无菌巾，局部麻醉后，用手术刀在两点处各作一长约1cm小横切口，深达骨膜，止血，用带安全隔板的钻头在颅骨表面斜向内侧约45°角，以手摇钻钻穿颅骨外板（成人约4mm，儿童为3mm），注意防止穿过颅骨内板伤及脑组织。然后将牵引弓两钉齿插入骨孔内，拧紧牵引弓螺丝钮，使牵引弓钉齿固定牢固，缝合切口并用酒精纱布覆盖伤口。牵引弓系牵引绳并通过滑车，抬高床头进行牵引（图4-40）。牵引重量一般第1、2颈椎用4kg，以后每下一椎体增加1kg。复位后其维持牵引重量一般为3~4kg。为了防止牵引弓滑脱，于牵引后第1、2天内，每天将牵引弓的螺丝加紧一圈。

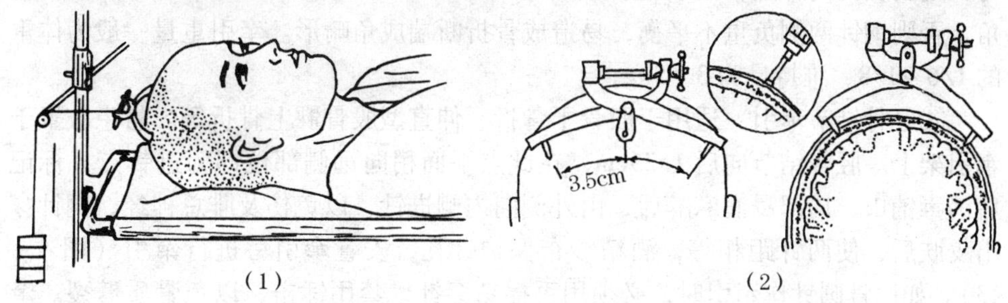

图4-40　颅骨牵引示意图

②尺骨鹰嘴牵引：适用于难以复位或肿胀严重的肱骨髁上骨折和肱骨髁间骨折，移位严重的肱骨干斜形骨折或开放性骨折。患者仰卧位，屈肘90°，前臂中

立位，常规皮肤消毒、铺巾，在尺骨鹰嘴下2cm，尺骨嵴旁一横指处，即为穿针部位，甲紫标记，局麻后，将克氏针自内向外刺入直达骨骼，注意避开尺神经，然后转动手摇钻，将克氏针垂直钻入并穿出对侧皮肤，使外露克氏针两侧相等，以酒精纱布覆盖针眼处，安装牵引弓进行牵引（图4－41）。儿童患者可用大号巾钳代替克氏针直接牵引。牵引重量一般为2～4kg。

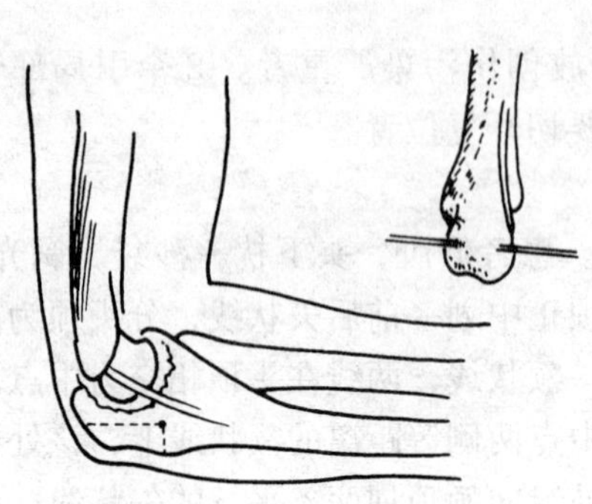
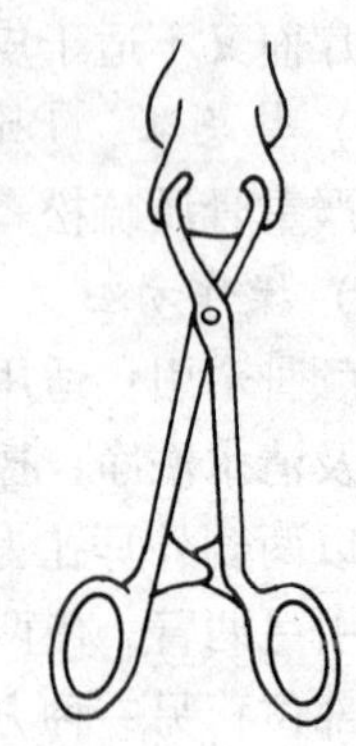

图4－41　尺骨鹰嘴牵引

③股骨髁上牵引：适用于股骨干骨折、股骨转子间骨折、髋关节脱位、骶髂关节脱位、骨盆骨折向上移位、髋关节手术前需要松解粘连者。患者仰卧位，伤肢置于牵引架上，使膝关节屈曲40°，常规消毒铺巾，局部麻醉后，在内收肌结节上2cm处标记穿针部位，此点适在股骨下端前后之中点。向上拉紧皮肤，以克氏针穿入皮肤，直达骨质，掌握骨钻进针方向，徐徐转动手摇钻，当穿过对侧骨皮质时，同样向上拉紧皮肤，以手指压迫针眼处周围皮肤，穿出钢针，使两侧钢针外露相等，酒精纱布覆盖针孔，安装牵引弓，进行牵引（图4－42）。穿针时一定要从内向外进针，以免损伤神经和血管。穿针的方向应与股骨纵轴成直角，否则钢针两侧负重不平衡，易造成骨折断端成角畸形。牵引重量一般为体重的1/6～1/8，维持量为3～5kg。

④胫骨结节牵引：适用于股骨干骨折、伸直型股骨髁上骨折等。将患肢置于牵引架上。胫骨结节向后1.25cm，在此点平面稍向远侧部位即为进针点，标记后消毒铺巾，局部浸润麻醉后，由外侧向内侧进针，以免伤及腓总神经，钢针穿出皮肤后，使两针距相等，酒精纱布保护针孔，安置牵引弓进行牵引（图4－43）。如用骨圆针作牵引时，必须用手摇钻穿针，禁用锤击，以免骨质劈裂。牵引重量为7～8kg，维持量3.5kg。

⑤跟骨牵引：适用于胫骨髁部骨折、胫腓骨不稳定性骨折、踝部粉碎性骨折、跟骨骨折向后上移位、膝关节屈曲挛缩畸形等。将伤肢置于牵引架上，小腿远端垫一沙袋使足跟抬高，助手一手握住前足，一手握住小腿下段，维持踝关节

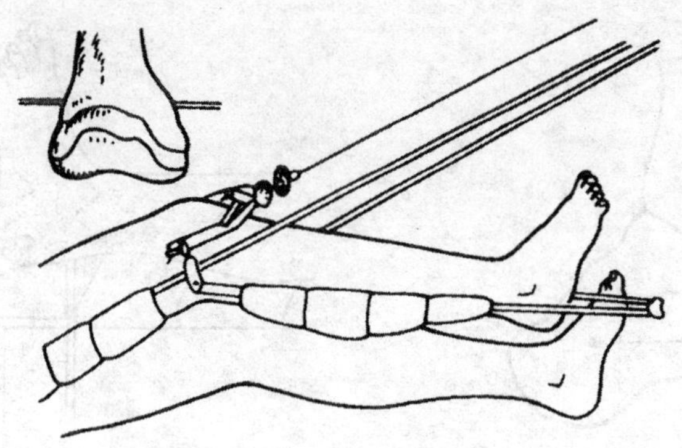

图4-42　股骨髁上牵引

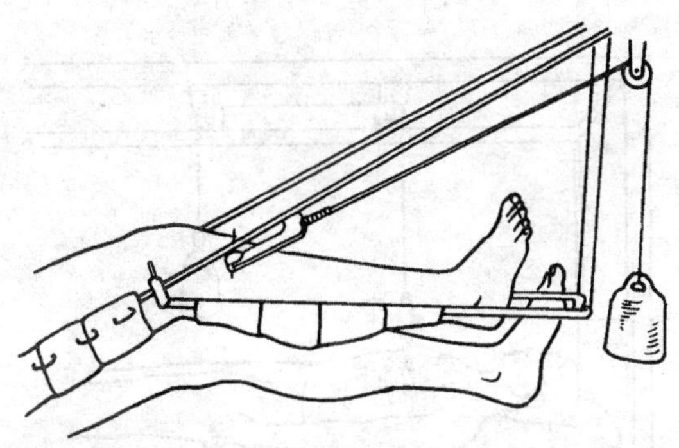

图4-43　胫骨结节牵引

中立位。内踝尖与足跟后下缘连线的中点为穿针部位；或者内踝顶点下3cm处，再向后划3cm长的垂线，其终点即是穿针处。以甲紫标记，常规消毒铺巾，局部麻醉后，以手摇钻将骨圆针自内侧钻入，直达骨质。注意穿针的方向，胫腓骨骨折时，针与踝关节面呈15°，即进针处低，出针处高，有利于恢复胫骨的正常生理弧度。在此角度上旋转手摇钻，骨圆针缓慢贯通骨质，并穿出皮肤外，酒精纱布覆盖针孔，安装牵引弓，进行牵引（图4-44）。跟骨牵引成人最好用骨圆针，骨圆针较克氏针稳妥，不易拉豁骨质。牵引重量为3~5kg。

⑥肋骨牵引：适用于多根多段肋骨骨折造成浮动胸壁，出现反常呼吸时。患者仰卧位，常规消毒铺巾，选择浮动胸壁中央的一根肋骨，局部浸润麻醉后，用无菌巾钳将肋骨夹住，钳子一端系牵引绳，进行滑动牵引（图4-45）。牵引重量一般为2~3kg。

3. 布托牵引　系用厚布或皮革按局部体形制成各种兜托，托住患部，再用牵引绳通过滑轮连接兜托和重量砝码进行牵引。常用的有以下几种：

（1）颌枕带牵引　适用于无截瘫的颈椎骨折脱位、颈椎间盘突出症及颈椎

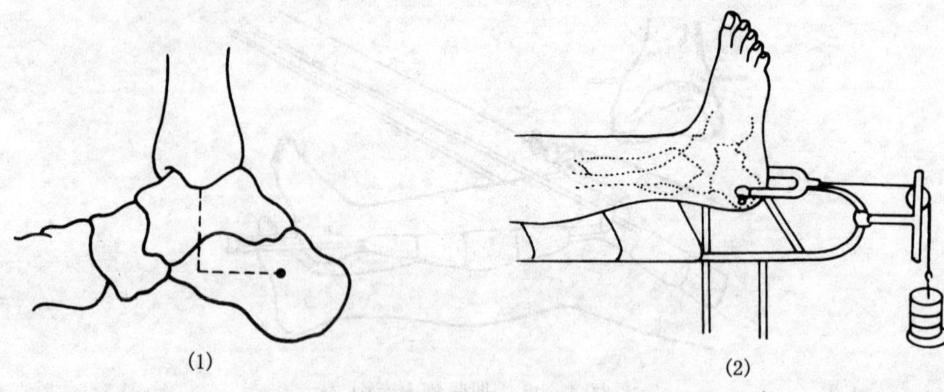

图 4－44　跟骨牵引

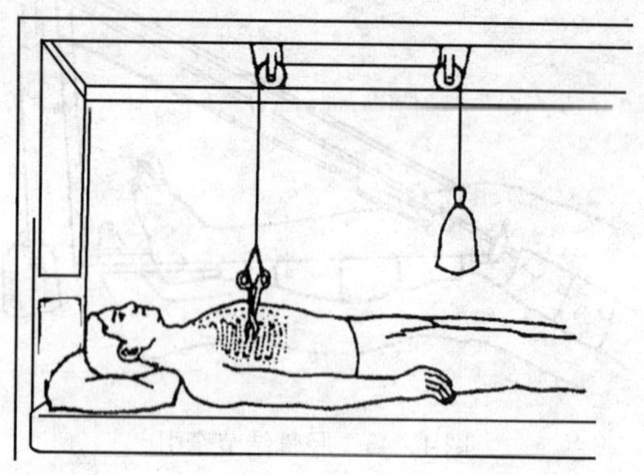

图 4－45　肋骨牵引

病等。目前使用的颌枕带一般为工厂加工成品，分为大、中、小号。也可自制，用两条布带按适当角度缝在一起，长端托住下颌，短端牵引枕后，两带之间再以横带固定，以防牵引带滑脱，布带两端以金属横梁撑开提起，并系牵引绳通过滑轮连接重量砝码，进行牵引（图 4－46）。牵引重量为 3～5kg。此法简便易行，便于更换，不需特别装置。但牵引重量不宜过大，否则影响张口进食，压迫产生溃疡，甚至滑脱至下颌部压迫颈部血管及气管，引起缺血窒息。

（2）骨盆悬吊牵引　适用于耻骨联合分离、骨盆环骨折分离、髂骨翼骨折向外移位、骶髂关节分离等。布兜以长方形厚布制成，其两端各穿一木棍。患者仰卧位，用布兜托住骨盆，以牵引绳分别系住横棍之两端，通过滑轮进行牵引（图 4－47）。牵引重量以能使臀部稍离开床面即可。一般一侧牵引重量为 3～5kg。

（3）骨盆牵引带牵引　适用于腰椎间盘突出症、神经根受压、腰椎小关节

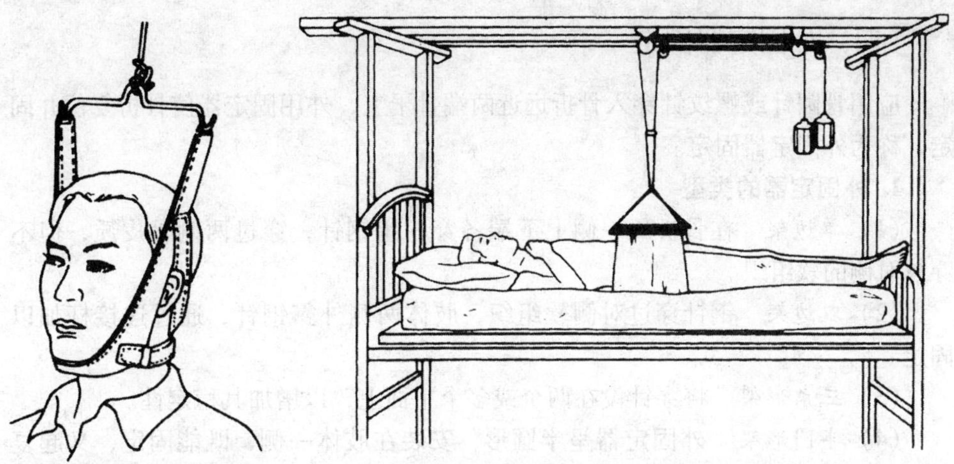

图4－46　颌枕带牵引　　　　图4－47　骨盆悬吊牵引

紊乱症。用两条牵引带，一条骨盆带固定骨盆，另一条固定胸部，并系缚在床头上，再以两根牵引绳分别系于骨盆牵引带两侧扣眼，通过床尾滑轮进行牵引（图4－48）。一般牵引重量为5～15kg。

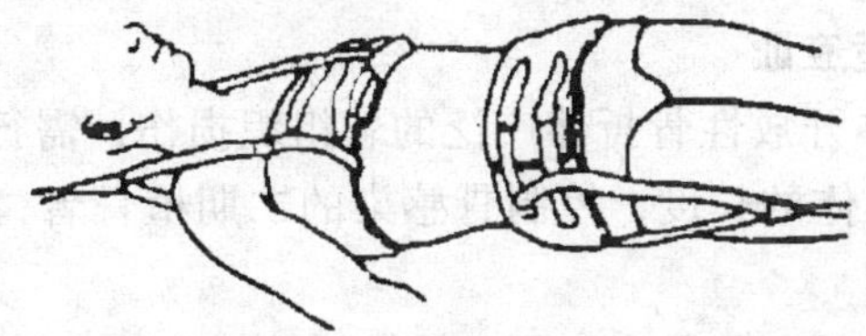

图4－48　骨盆牵引带牵引

4. 牵引后注意事项

（1）牵引装置安置完毕后将牵引针两端多余部分剪去，并套上小瓶，以防止针尖的损害。

（2）注意牵引针两侧有无阻挡，如有阻挡应及时调整，以免减低牵引力。

（3）经常检查针眼处有无感染，为防止感染，隔日向针孔处滴75%酒精2～3滴。如感染明显又无法控制，应将其拔出，并根据病情采用其他牵引方法。

（4）注意牵引针有无滑动或将皮肤拉豁。此种情况多见于克氏针，应及时调整牵引弓或重新更换。

（5）注意肢体有无溃疡。

（6）鼓励患者及时练习肌肉运动和进行指（趾）功能锻炼。

（7）每天测量肢体长度，与健侧比较。

（8）及时进行X线透视或摄片，以便及时了解骨折对位情况。

（四）外固定器固定

应用骨圆针或螺纹针穿入骨折远近两端骨干上，外用固定器使骨折复位并固定，称为外固定器固定。

1. 外固定器的类型

（1）单边架　在骨折的一侧上下端各穿一组钢针，穿过两侧骨皮质，但不穿越对侧的软组织。

（2）双边架　钢针穿过对侧软组织，肢体两侧外露钢针，通过连接杆加以固定。

（3）三角形架　将穿针设在两个或多个平面上，以增加其稳定性。

（4）半圆形架　外固定器呈半圆形，安装在肢体一侧，既能固定，又起复位作用。

（5）环形架　外固定器呈环形，把肢体完全环绕。

（6）梯形架　外固定器呈梯形，用于骨盆骨折。

（7）平衡固定牵引架　由一枚斯氏针穿过股骨髁上，在大腿根部套一固定圈，内外侧连接伸缩杆，治疗股骨干骨折。

2. 外固定器的适应证

（1）严重的肢体开放性骨折伴广泛的软组织损伤，需行血管、神经、皮肤修复者；或需维持肢体的长度，控制骨感染的二期植骨者，如小腿开放性骨折等。

（2）各种不稳定性新鲜骨折，如股骨、胫骨、髌骨、肱骨、尺桡骨等。

（3）软组织损伤、肿胀严重的骨折。

（4）多发性骨折以及骨折后需要多次搬动的患者。

（5）长管状骨骨折畸形愈合、延迟愈合或不愈合，手术后亦可使用外固定器。

（6）关节融合术、畸形矫正术均可用外固定器加压固定。

（7）下肢短缩需要延长者。

3. 外固定器固定的操作方法　各种固定器因结构不同，故其操作方法亦各异。现以平衡固定牵引架及单侧多功能外固定支架治疗股骨干骨折说明其操作方法。

（1）平衡固定牵引架

构造：由三部分组成。①支撑套：由 1.2mm 厚的铝合金板制成类似斜喇叭口状之圆圈，分前后两叶，同时可合拢以螺丝固定，内外侧设有固定栓，备安装牵引杆用，上缘包绕海绵，以防压伤大腿部皮肤，内侧有鸭形凹陷，嵌入耻骨联合处，加上大转子、坐骨结节三点支撑和夹板与皮肤摩擦阻力，有力地防止支撑套的旋转，达到牵引治疗股骨干骨折的目的。②牵引杆：以尼龙棒或合金铝制成。其中两条长 10 ~ 12cm、直径 1cm 的全螺纹合金铝棒，铝棒中部套一长 18 ~ 20cm、两端带有反正螺丝的伸缩调节合金铝管，以此来调节牵引杆的长短，即调节牵引力的大小。③骨圆针：以直径 3 ~4mm 的骨圆针为宜。

操作方法：在股神经和坐骨神经阻滞麻醉下，股骨下端常规皮肤消毒、铺巾，于股骨髁上穿一根骨圆针，横贯骨干，两侧外露针相等，该针的方向须与骨的横切面平行，并在股骨的轴线上，以纱布覆盖针孔处。先以手法进行牵引复位，复位满意后，根据骨折移位情况，将压垫放于适当的位置，小夹板外固定。将支撑套安装在大腿的根部，将两条牵引杆的上端安插在固定栓内，并拧紧上下螺母。支撑杆的远端固定在骨圆针上，拧紧螺母，调节中间的伸缩管，使牵引力恰好维持在骨折断端良好的对位上。牵引力一般为 4 ~6kg。

注意事项：术后抬高患肢，注意血液循环，主动练习足背伸运动及股四头肌舒缩活动；每日检查支撑套、牵引杆及夹板的松紧度；及时进行 X 线检查，如骨折端向内成角或移位，可将外侧牵引杆延长，内侧牵引杆缩短；出现前后成角或移位，可均衡延长两侧牵引杆，并以压垫来矫正；保护针孔以防感染；一般牵引固定 7 ~8 天后，扶双拐下地行走。

(2) 单侧多功能外固定支架

构造：①定位器、外套管、内套管、外固定模具等整套穿针器具。②外固定支架：包括两端夹块、能作 360°旋转的万向关节、延长调节装置等。③固定针：直径为 3 ~4mm。

操作方法：在硬膜外麻醉下，患者仰卧床上，患肢外展 20° ~30°，呈中立位。患侧大腿常规消毒铺巾，自股骨大转子顶点至股骨外髁划一连线，在电视 X 线机或手提 X 线机下确定骨折位置并作标志，在所划的连线上于骨折端的两侧各穿上两根固定针。第一穿刺点为距断端 4 ~5cm 处，将定位器连同外套管（既保护肌肉又作导向管）经切口达骨骼，拔除定位器后用锤轻叩外套管使之固定在骨表面，将内套管插入外套管内，维持套管的正确位置，经内套管用带有定位限制器的电钻钻孔，当钻头钻破一侧皮质进入髓腔内时停止钻头转动，将钻头推至对侧骨质，根据皮质的厚度确定定位限制器的位置并固定于钻头上，继续推进钻头钻孔至对侧骨质，这样不易损伤软组织。退出钻头，测出固定针进入的深度，外套管仍置原位并维持之，拔出内套管插入固定针旋入，一般以穿出对侧皮质两个螺纹为准。安装外固定器模具，根据模具的孔道在皮肤上作标记，依上法打入第二根固定针。在模具的适当位置穿入第三、四根固定针，这四根针以相互平行为准。取下外固定器的模具，拔除四根固定针的外套管，将外固定器两端夹块的锁钮放松，两端的万向关节能作360°旋转，延长器能自由伸缩、变换长度。将固定针置入两端夹块的孔道内，旋紧锁钮使之牢固夹紧，注意外固定器放置于离皮肤1cm处。手提X线机或电视X线机透视下，在牵引患肢的同时用手法或用复位钳夹紧外固定器两端的夹块，操纵骨段矫正各种移位，整复骨折直至对线对位满意后，立即将两侧万向关节的锁钮及延长调节装置的锁钮旋紧，手术完成。切口处敷酒精纱布保护，术毕即被动伸屈膝关节，以利术后膝关节的功能锻炼。

注意事项：外固定器固定术后适当给抗生素，以防止发生感染。开放性骨折要按常规治疗方法进行。针眼皮肤的护理是极其重要的，术后第二天便更换敷料，清洁皮肤，用75%酒精滴于针眼处，每天2次。下肢术后均在腘窝处垫薄枕使膝关节屈曲20°~30°左右，鼓励病人术后作股四头肌的主动舒缩运动，并且主动和被动活动骨折远近端的关节，以防止肌肉萎缩和关节僵硬。下肢骨折者在医生的指导下手术后1周左右扶双拐行走，并且随时行X线检查了解骨折端有无移位，如发生移位应立即调节外固定器予以矫正。定期摄片，检查对线对位、骨痂生长和骨折愈合情况。

当X线片显示骨折线模糊、有骨痂时，可将延长调节器的锁钮放松，并鼓励病人逐渐用患肢负重，先扶单拐而后无拐行走；骨折愈合后拆除外固定器，旋出固定针，针眼用酒精纱布及敷料覆盖，一般1周左右愈合。

二、内固定

内固定是在骨折复位后，用金属内固定物维持骨折复位的一种方法。临床有两种置入方法：一是切开后置入固定物；二是闭合复位，在X线透视下将钢针插入固定骨折。内固定是治疗骨折的方法之一，有严格的适应证，也有一定的缺点。在骨伤科随着中西医结合的发展，复位与外固定技术不断提高，大多数骨折都能得到治愈，但是有些复杂骨折及合并损伤采用非手术治疗效果不佳，仍有切开复位内固定的必要。

1. 切开复位内固定的适应证

（1）手法复位与外固定未能达到功能复位的标准，而影响肢体功能者。

（2）骨折端有肌肉、肌腱、骨膜或神经、血管等软组织嵌入，手法复位失败者，如肱骨下1/3骨折伴有神经损伤。

（3）某些血液供应较差的骨折，而闭合复位与外固定不能稳定和维持复位后的位置，应采用内固定，以利于血管长入血液供应不佳的骨折段，促进骨折愈合。如用三刃钉内固定治疗股骨颈骨折。

（4）有移位的关节内骨折，手法不能达到满意复位，估计以后必将影响关节功能者，如肱骨外髁翻转骨折、胫骨髁间隆突骨折等。

（5）撕脱性骨折，多因强大肌群牵拉而致，外固定难以维持其对位，如移位较大的髌骨骨折、尺骨鹰嘴骨折等。

（6）血管、神经复合损伤。骨折合并主要神经、血管损伤者，须探查神经、血管进行修复，并同时内固定骨折，如肱骨髁上骨折合并肱动脉损伤。

（7）开放性骨折，在6~8小时之内需要清创，如伤口污染较轻，清创又彻底，可直接采用内固定。

（8）多发骨折和多段骨折。为了预防严重并发症和便于病人早期活动，对多发骨折某些重要部位可选择内固定。多段骨折难以复位与外固定，如移位严重者应采用内固定。

（9）畸形愈合和骨不连造成功能障碍者。

（10）骨折伴有关节脱位，经闭合复位未能成功者，如孟氏骨折。

（11）肌腱和韧带完全断裂者。

2. 切开复位内固定的缺点

（1）切开复位内固定，必然切断部分血管及软组织，剥离骨膜，影响骨折部的血液供应，可导致骨折迟缓愈合或不愈合。

（2）手术中可能损伤肌腱、神经、血管，术后又能引起上述组织粘连。

（3）术后发生感染。骨折处周围软组织因暴力作用已有严重的损伤，手术增加创伤和出血，致使局部抵抗力下降，如无菌技术不严格，易发生感染，影响骨折愈合。

（4）内固定器材质量不高，可因生锈和电解作用，发生无菌性炎症。也可产生螺丝钉松动，骨折端固定不牢，造成骨折迟缓愈合或不愈合。

（5）技术条件要求较高，内固定材料和手术器械要求较严，如选择不当，可在手术过程中产生困难，或影响固定效果。

（6）手术创伤和出血，甚至发生意外。

（7）骨折愈合后，有些内固定物还须手术取出，造成二次创伤和痛苦。

3. 内固定物的材料 要求用于人体内的内固定物，必须能与人体组织相容，能抗酸抗碱，而且不起电解作用，必须是无磁性，在相当长的时间内有一定的机械强度，不老化，不因长时间使用而发生疲劳性折断等。常用的不锈钢材料，有镍钼不锈钢、钴合金钢、钛合金钢、钴铬钼合金钢等，以后两种材料较好。但必须设计合理，制作精细，否则亦会发生弯曲折断，产生骨折再移位，甚至发生迟缓愈合或不愈合。

在选择内固定材料时还须注意：同一部位使用的接骨板和螺丝钉，必须由同一种成分的合金钢制成，否则可发生电位差而形成电解腐蚀；内固定物光洁度要求很高，如表面粗糙或有损坏，也可形成微电池，而起电解腐蚀作用；内固定物不宜临时折弯，将其变形，否则将损坏钢材内部结构，发生应力微电池，在钢材内部起电解腐蚀作用。因此，手术者必须知道内固定物原材料的性能，用过的钢板、螺丝钉等不能再使用。手术过程中要保护内固定物，不要损伤表面的光洁度和内部结构等。

4. 内固定的器材和种类 根据手术部位的不同，所采用的内固定术式也不同，需准备各种内固定器材。常用的有不锈钢丝、钢板、螺丝钉、克氏针、斯氏针及各种类型髓内针、三翼钉等。还需准备手术所用的特殊器械，如手摇钻或电钻、三叉固定器、螺丝刀及固定器、持钉器、持骨器、骨撬等。

常用的内固定种类有钢丝内固定、螺丝钉内固定、钢板螺丝钉固定、髓内钉内固定等。

第四节　练　功

练功又称功能锻炼，古称导引，它是通过自身运动防治疾病、增进健康、促进肢体功能恢复的一种疗法。

临床实践证明，伤肢关节活动与全身功能锻炼对损伤部位有推动气血流通和加速祛瘀生新的作用，可改善血液与淋巴液循环，促进血肿、水肿的吸收和消散，加速骨折愈合，使关节、筋络得到濡养，防止筋肉萎缩、关节僵硬、骨质疏松，有利于功能恢复。

一、练功疗法分类

（一）按锻炼的部位分类

1. 局部锻炼 指导患者进行伤肢主动活动，使功能尽快恢复，防止组织粘连，关节僵硬，肌肉萎缩。如肩关节受伤，练习耸肩、上肢前后摆动、握拳等；下肢损伤，练习踝关节背伸、跖屈，以及股四头肌舒缩活动、膝关节伸屈活动等。

2. 全身锻炼 指导患者进行全身的功能锻炼，可使气血运行，脏腑功能尽快恢复。全身功能锻炼不但可以防病治病，而且还能弥补方药之不及，促使患者迅速恢复劳动能力。

（二）按有无辅助器械分类

1. 有器械锻炼 采用器械进行锻炼的目的，主要是加强伤肢力量，弥补徒手不足，或利用其杠杆作用，或用健侧带动患侧。如用大竹管搓滚舒筋及蹬车活动锻炼下肢各关节功能。肩关节练功可用滑车拉绳，手指关节锻炼用搓转小铁球等。

2. 无器械锻炼 不应用任何器械，依靠自身机体作练功活动，这种方法锻炼方便，随时可用，简单有效。常用的有太极拳、八段锦等。

二、练功疗法作用

练功疗法治疗骨关节以及软组织损伤，对提高疗效、减少后遗症有着重要的意义。临床经验证实，练功疗法是治疗骨折不可缺少的治疗手段。伤科各部位练功法，既有加强局部肢体关节活动的功能，又有促进全身气血运行、增强体力的功效。练功疗法对损伤的防治作用可归纳为以下几点：

（一）活血化瘀、消肿定痛

由于损伤后瘀血凝滞，络道不通而导致疼痛肿胀，局部锻炼与全身锻炼有促进血液循环、活血化瘀的作用，通则不痛，可达到消肿定痛的目的。

（二）濡养患肢关节筋络

损伤后期及肌筋劳损，局部气血不充，筋失所养，酸痛麻木。练功后可使血行通畅，化瘀生新，舒筋活络，筋络得到濡养，关节滑利，伸屈自如。

（三）促进骨折迅速愈合

功能锻炼后既能活血化瘀，又能生新；既能改善气血不通的状态，又有利于续骨。在夹板固定下功能锻炼，不仅能保持良好的对位，而且还可使骨折的轻度残余移位逐渐得到矫正，使骨折愈合与功能恢复同时并进，缩短疗程。

（四）防治筋肉萎缩

骨折或者较严重筋伤可导致肢体废用，所以对于骨折、扭伤、劳损及韧带不完全断裂，都应积极进行适当的功能锻炼，使筋伤修复快，愈合坚，功能好，减轻或防止筋肉萎缩。

（五）避免关节粘连和骨质疏松

关节粘连、僵硬强直以及骨质疏松的原因是多方面的，其主要原因是患肢长期固定和缺乏活动锻炼，所以积极、合理地进行功能锻炼，可以促使气血通畅，避免关节粘连、僵硬强直和骨质疏松，是保护关节功能的有效措施。

（六）扶正祛邪

局部损伤可致全身气血虚损、营卫不固和脏腑不和，风寒湿外邪乘虚侵袭。通过练功能扶正祛邪，调节机体功能，促使气血充盈，肝血肾精旺盛，筋骨劲强，关节滑利，有利于损伤和整个机体的全面恢复。

三、练功注意事项

（一）内容和运动强度

确定练功内容和运动强度，制定锻炼计划，首先应辨明病情，估计预后，因人而异，因病而异，根据伤病的病理特点，在医护人员指导下选择适宜于各个时期的练功方法，尤其对骨折患者更应分期、分部位对待。

（二）动作要领

正确指导患者练功，是取得良好疗效的一个关键。主要将练功的目的、意义及必要性对患者进行解释，使患者乐于接受，充分发挥其主观能动性，加强其练功的信心和耐心，从而自觉地进行积极的锻炼。

上肢练功的主要目的是恢复手的功能。凡上肢各部位损伤，均应注意手部各指间关节、指掌关节的早期练功活动，特别要保护各关节的灵活性，以防关节发生功能障碍。下肢练功的主要目的是恢复负重和行走功能，保持各关节的稳定性，在肢体的活动中，尤其需要依靠强大而有力的臀大肌、股四头肌和小腿三头肌，才能保持正常的行走。

（三）循序渐进

严格掌握循序渐进的原则，是防止加重损伤和出现偏差的重要措施。练功时动作应逐渐增加，次数由少到多，动作幅度由小到大，锻炼时间由短到长。

（四）随访

定期复查不仅可以了解患者病情和功能恢复的快慢，还可随时调整练功内容和运动量，修订锻炼计划。

（五）其他注意事项

1. 练功时应思想集中，全神贯注，动作缓而慢。
2. 练功次数，一般每日 2～3 次。

3. 练功过程中，对于骨折、筋伤患者，可配合热敷、熏洗、搽擦外用药水、理疗等方法。

4. 练功过程中，要顺应四时气候的变化，注意保暖。

四、全身各部位练功法

（一）颈项部练功法

可坐位或站立，站时双足分开与肩同宽，双手叉腰进行深呼吸并做以下动作：

1. 前屈后伸　吸气时颈部尽量前屈，使下颌接近胸骨柄上缘，呼气时颈部后伸至最大限度，反复6~8次（图4-49）。

2. 左右侧屈　吸气时头向左屈，呼气时头部还原正中位；再吸气时头向右屈，呼气时头部还原，左右交替，反复6~8次（图4-50）。

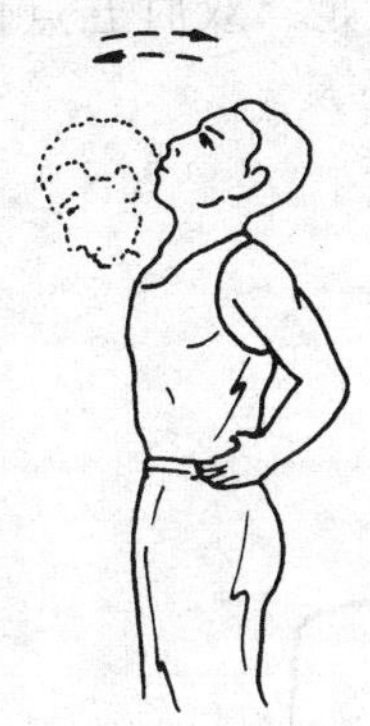

图4-49　前屈后伸

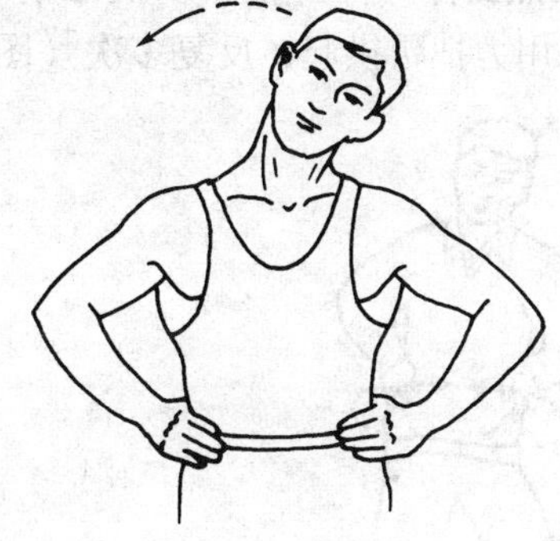

图4-50　左右侧屈

3. 左右旋转　深吸气时头向左转，呼气时头部还原正中位；再深吸气时头向右转，呼气时头部还原正中位，左右交替，反复6~8次（图4-51）。

4. 前伸后缩　吸气时头部保持正中位，呼气时头部尽量向前伸，还原时深吸气，且头部稍用劲后缩（图4-52）。注意保持身体端正，不得前后晃动，反复伸缩6~8次。

（二）腰背部练功法

1. 前屈后伸　双足分开与肩同宽站立，双下肢保持伸直，双手叉腰，腰部作前屈、后伸活动，反复6~8次，活动时应尽量放松腰肌。

2. 左右侧屈　双足分开与肩同宽站立，双上肢下垂伸直，腰部作左侧屈，左手顺左下肢外侧尽量往下，然后还原，再以同样姿势作右侧屈，反复6~8次。

3. 左右回旋　双足分开与肩同宽站立，双手叉腰，腰部作顺时针及逆时针方

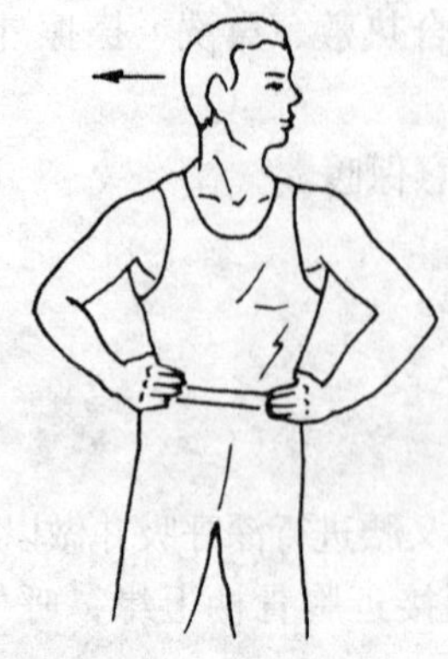

图 4－51　左右旋转

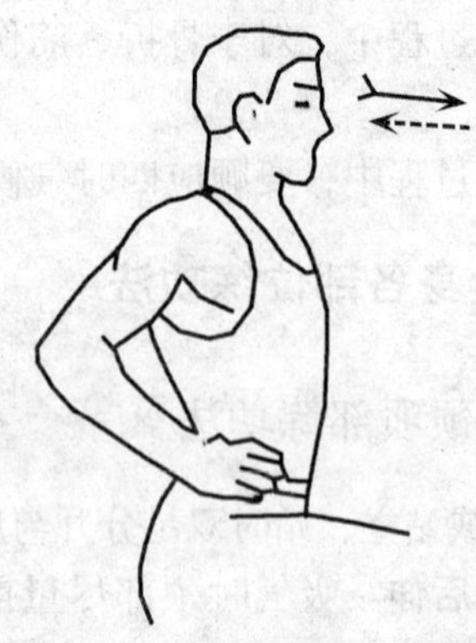

图 4－52　前伸后缩

向旋转各 1 次，然后由慢到快、由小到大地顺逆交替回旋 6～8 次（图 4－53）。

4. 五点支撑　仰卧位，双侧屈肘、屈膝，以头、双足、双肘五点作支撑，双掌托腰用力把腰拱起，反复多次（图 4－54）。

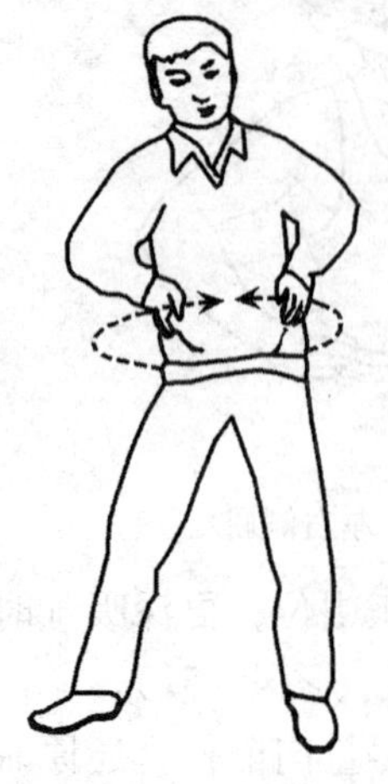

图 4－53　左右回旋

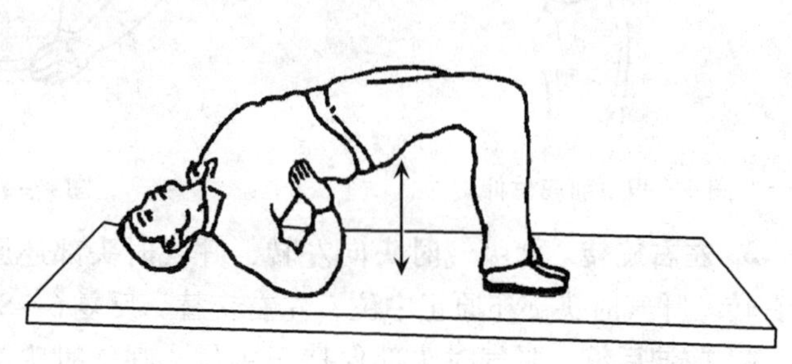

图 4－54　五点支撑

5. 飞燕点水　俯卧位，双上肢靠身旁伸直，把头、肩并带动双上肢向后上方抬起；或双下肢直腿向后上抬高；进而两个动作合并同时进行成飞燕状，反复多次（图 4－55）。

（三）肩肘部练功法

1. 前伸后屈　双足分开与肩同宽站立，双手握拳放在腰间，用力将一上肢向前上方伸直，再用力收回，左右交替，反复多次（图 4－56）。

2. 内外运旋　双足分开与肩同宽站立，双手握拳，肘关节屈曲，前臂旋后，利

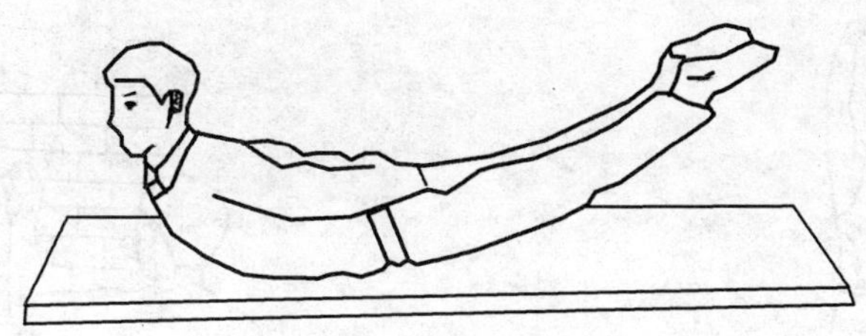

图4－55　飞燕点水

用前臂来回划半圆圈作肩关节内旋和外旋活动，两臂交替，反复多次（图4－57)。

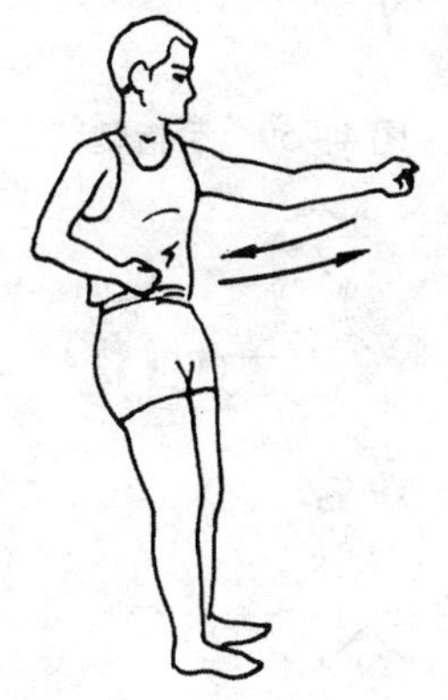

图4－56　前伸后屈

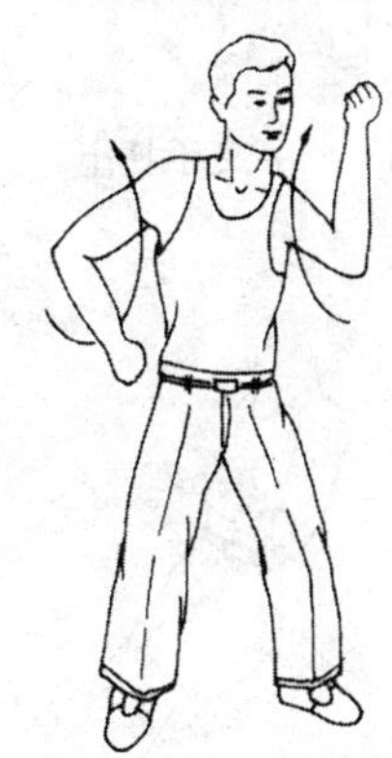

图4－57　内外运旋

3. 叉手托上　双足分开与肩同宽站立，两手手指交叉，两肘伸直，掌心向前，健肢用力帮助患臂左右摆动，同时逐渐向上举起，以患处不太疼痛为度；亦可双手手指交叉于背后，掌心向上，健肢用力帮助患臂作左右或上下摆动，以患处不太疼痛为度（图4－58)。

4. 手指爬墙　双足分开与肩同宽站立，正面及侧身向墙壁，用患侧手指沿墙徐徐向上爬行，使上肢高举到最大限度，然后再沿墙归回原处，反复多次(图4－59)。

5. 弓步云手　双下肢前后分开，成弓步站立，用健手托扶患肢前臂使身体重心先后移，双上肢屈肘，前臂靠在胸前，再使身体重心移向前，同时令患肢前臂在同水平上作顺时针或逆时针方向弧形伸出，前后交替，反复多次（图4－60)。

6. 肘部伸屈　坐位，患肘放在桌面的枕头上，手握拳，用力徐徐屈肘、伸肘，反复多次。

7. 手拉滑车　安装滑车装置，患者在滑车下，坐位或站立，两手持绳之两端，以健肢带动患肢，徐徐来回拉动绳子，反复多次（图4－61)。

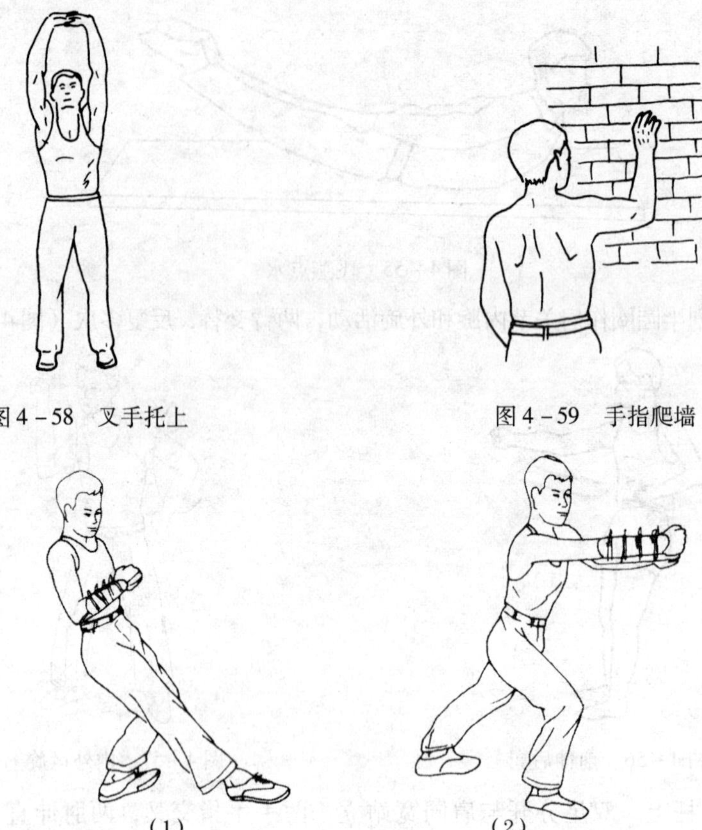

图4－58　叉手托上

图4－59　手指爬墙

（1）　（2）

图4－60　弓步云手

（四）前臂腕手部练功法

1. 前臂旋转　将上臂贴于胸侧、屈肘90°，手握棒，使前臂作旋前、旋后活动，反复多次（图4－62）。

2. 抓空握拳　将五指用力张开，再用力抓紧握拳，反复多次。

3. 背伸掌屈　用力握拳，作腕背伸、掌屈活动，反复多次。

4. 手滚圆球　手握两个圆球，手指活动，使圆球滚动或变换两球位置，反复多次。

（五）下肢练功法

1. 屈腿蹬空　仰卧，把下肢直腿徐徐举起，然后尽量屈髋屈膝背伸踝，再向前上方伸腿蹬出，反复多次（图4－63）。

2. 股肌舒缩　又称股四头肌舒缩活动。患者卧位，膝部伸直，作股四头肌

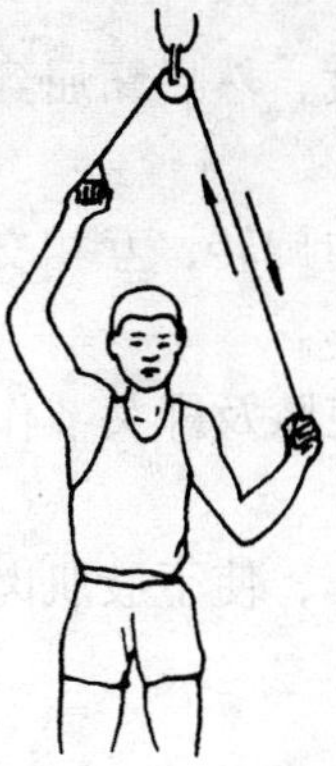

图 4－61　手拉滑车

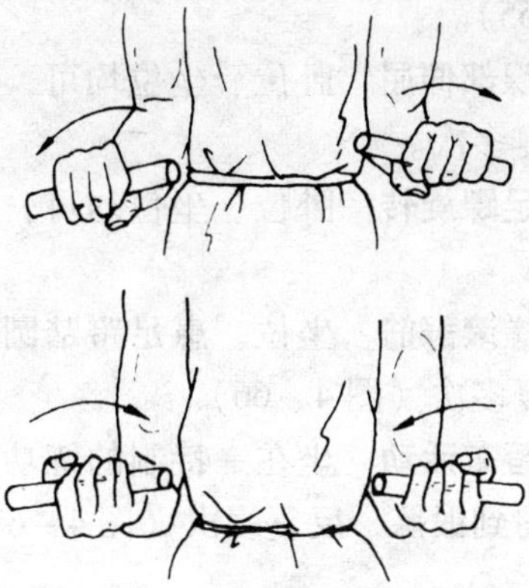

图 4－62　前臂旋转

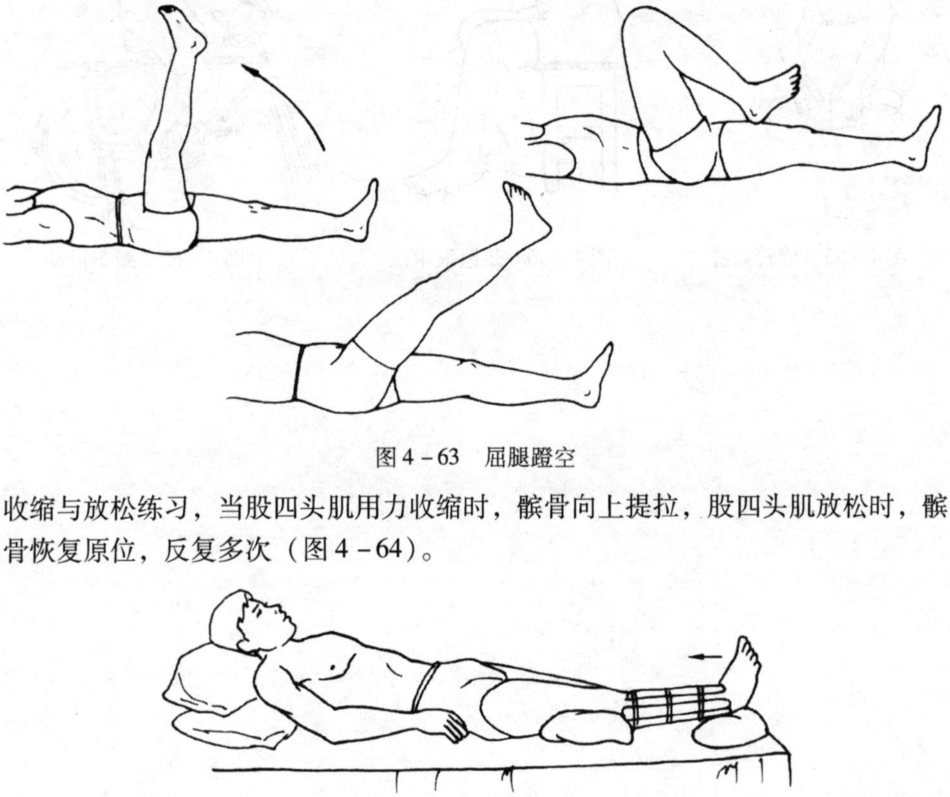

图 4－63　屈腿蹬空

收缩与放松练习，当股四头肌用力收缩时，髌骨向上提拉，股四头肌放松时，髌骨恢复原位，反复多次（图 4－64）。

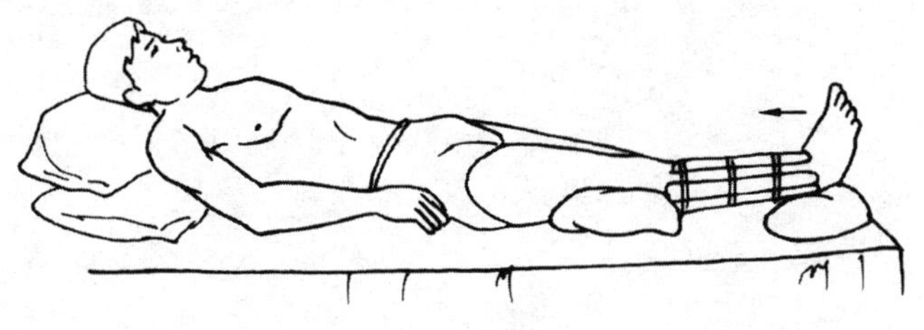

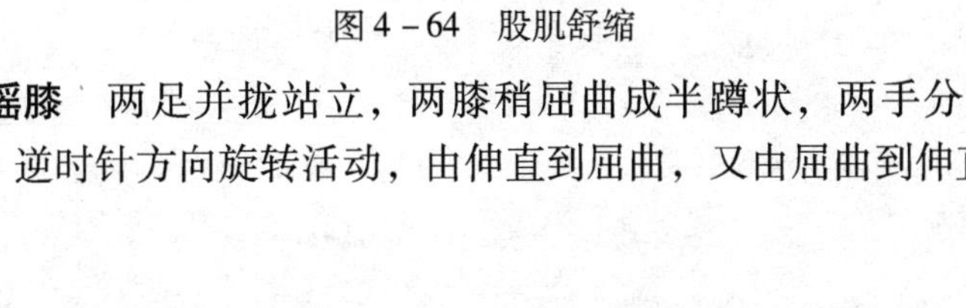

图 4－64　股肌舒缩

3. 旋转摇膝　两足并拢站立，两膝稍屈曲成半蹲状，两手分别放在膝上，膝关节作顺、逆时针方向旋转活动，由伸直到屈曲，又由屈曲到伸直，反复多次

(图 4－65)。

4. 踝部伸屈 卧位、坐位均可，足部背伸至最大限度，然后跖屈到最大限度，反复多次。

5. 足踝旋转 卧位、坐位均可，足按顺、逆时针方向旋转，互相交替，反复多次。

6. 搓滚舒筋 坐位，患足蹬踏圆棒，作前后滚动，使膝及踝关节作伸屈活动，反复多次（图 4－66)。

7. 蹬车活动 坐在一特制的练功车上，用足练习踏车，使下肢肌肉及各个关节均得到锻炼，反复多次（图 4－67)。

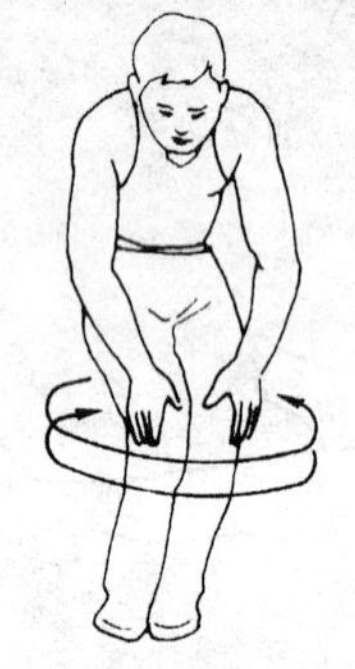

图 4－65 旋转摇膝

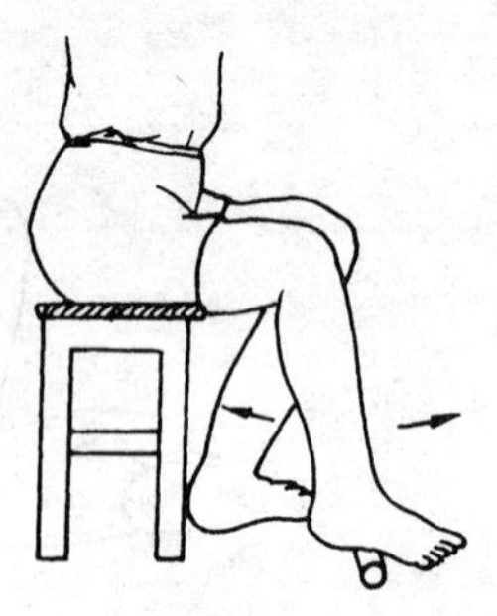

图 4－66 足蹬滚术法

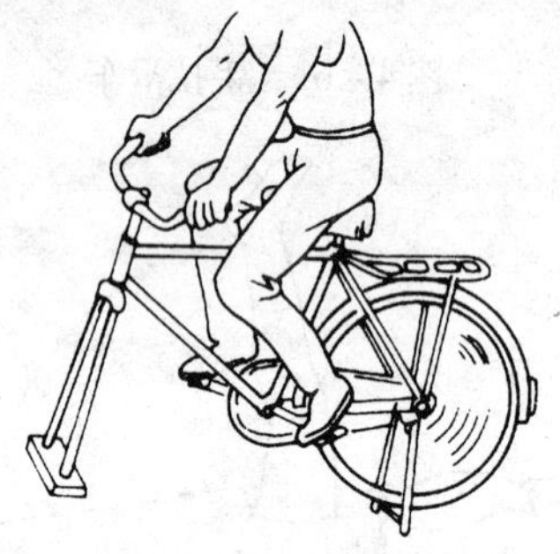

图 4－67 蹬车活动

第五章　严重损伤后的并发症

第一节　周围血管损伤

四肢血管损伤无论平时或战时都较多见，常与四肢骨折脱位和神经损伤同时发生，血管穿刺和插管造影等检查及外科手术亦都有可能损伤血管。在血管损伤中动脉损伤多于静脉，亦可见伴行的动静脉合并损伤和静脉的单独损伤。四肢血管损伤常导致致命的大出血和肢体缺血性坏死。过去，四肢血管损伤常用结扎止血法以挽救生命，截肢率高达50%以上。近30多年来，随着血管外科技术的发展、休克和多发性损伤诊疗技术的提高，使四肢血管损伤的死亡率和截肢率明显下降。血管损伤紧急处理原则：抢救生命和保存肢体。因这类伤员不宜长途转运，故要求临诊医生能够正确及时地处理。为此骨科医生必须熟悉四肢血管分布，掌握周围血管损伤的类型和病理生理、诊治方法、紧急处理技术和各种并发症及继发症的处理原则。

【病因病理】

直接暴力和间接暴力均可导致血管开放性与闭合性损伤，但开放性损伤明显多于闭合性损伤；动脉损伤多于静脉损伤。在我国，直接暴力所致血管锐性损伤与钝性损伤之比为7∶3。锐性和钝性损伤的区别在于，前者为开放性，多不合并邻近组织器官的破坏；后者为闭合性，常伴有邻近组织器官的破坏。在间接暴力所致损伤中，要注意胸部降主动脉和腹部肠系膜动脉的间接损伤，若救治不及时，常可导致伤员失血性休克和死亡。根据损伤原因和机理，血管损伤常见的病理类型有：血管壁部分或完全断裂，血管痉挛，血管内膜损伤，血管受压，创伤性动脉瘤和动静脉瘘。

1. 血管断裂

（1）完全断裂　四肢主要血管完全性断裂，多有大出血，可合并休克或肢体缺血性坏死。因血管壁平滑肌和弹力组织的作用，血管裂口收缩促使血栓形成，同时因为大出血或休克使血压下降，较易形成血栓而闭塞管腔，从而可减少出血或使出血自行停止。肢体缺血的程度取决于损伤的部位、范围、性质和程度，同时与侧支循环的建立有关。

（2）部分断裂　可有纵形、横形或斜形的部分断裂，动脉收缩使裂口拉开扩大，不能自行闭合，常发生大出血，因此有时比完全断裂出血更多。部分出血可暂时性停止，但要警惕再次发生大出血；部分可形成创伤性动脉瘤或动静脉瘘。

2. 血管痉挛　多发生于动脉，可表现为节段性或弥漫性痉挛。系血管因拉伤或受骨折端、异物（如弹头、弹片等）的压迫、寒冷或手术的刺激而引起的一种防御性表现。此时，血管呈细条索状，血流受阻，甚至血管闭塞。通常情况下痉挛可在 1 ~ 2 小时后缓解，部分可持续 24 小时以上。长时间血管痉挛常导致血栓形成，血流中断，可造成肢体远端缺血甚至肢体坏死。

3. 血管内膜损伤　血管内膜挫裂伤或内膜与中层断裂，由于损伤刺激或内膜组织卷曲而引起血管痉挛或血栓形成。还可因血管壁变薄而发生创伤性动脉瘤，动脉内血栓脱落堵塞末梢血管。

4. 血管受压　因骨折、脱位、血肿、异物、夹板、包扎或止血带止血等引起。动脉严重受压可使血流完全中断，血管壁也因此受伤，引起血栓形成而导致肢体远端缺血性坏死。

5. 创伤性动脉瘤和动静脉瘘　当动脉部分断裂加之出口狭小时，出血被局部组织张力所限而形成搏动性血肿，6 ~ 8 周后血肿机化形成包囊，囊壁内面为新生血管内膜覆盖，成为假性动脉瘤，可压迫周围组织使远端血供减少。伴行动静脉同时部分损伤，动脉血直接流向静脉则形成动静脉瘘。

【诊断】

1. 临床表现

（1）有明显的外伤史　如骨折、脱位、挫伤、火器伤或切割伤时，均应考虑是否合并血管损伤。

（2）出血、血肿、低血压和休克　肢体主要血管断裂或破裂均有较大量出血。开放性动脉出血呈鲜红色，多为喷射性或搏动性出血；如位置深，可见大量鲜血涌出。闭合性的主要动脉损伤，损伤部位肢体因内出血而显著肿胀，时间稍长者有广泛性皮下瘀血。

闭合性动脉伤或伤口小而深的开放性血管伤，在伤口被血块或肿胀的软组织堵塞时，可因内出血而形成搏动性血肿。如受伤部位有交通性血肿，可在该处听到收缩期杂音和触到震颤。如有动静脉瘘，可听到血流来回的连续性杂音。出血较多者因血容量减少，可出现低血压和休克，约40%血管损伤的患者并发失血性休克。

（3）肢体远端血供障碍 主要动脉损伤、栓塞或受压，肢体远端可出现血供障碍。应注意与健侧肢体对比。①患肢远端动脉搏动减弱或消失。②远端皮肤因缺血或血供不足表现为苍白，皮温下降。③毛细血管充盈时间延长。④远端肢体疼痛，疼痛是神经缺血的早期反应，约在缺血30分钟后出现。⑤感觉障碍，随着缺血时间延长，肢体由疼痛转入感觉减退、麻木，最后感觉可完全丧失。感觉障碍多呈手套或袜套状，与神经损伤所致感觉障碍和神经纤维分布相一致的情况不同，应注意鉴别。⑥运动障碍，肌肉对缺血很敏感，缺血时间稍长，肌力即下降以至完全消失。⑦远端无活跃性充血，指（趾）尖用粗针刺一小创口，无出血或仅少量出血随即中止，均为血供中断的表现。

静脉回流障碍主要表现在12～24小时内出现肢体严重水肿，皮肤发绀和温度下降。

2. 检查

（1）X线检查 了解有无导致血管损伤的骨折、脱位或异物等。

（2）动脉造影术 血管损伤根据外伤史和细致检查，一般可明确损伤的部位和类型等。当诊断和定位困难时，可作动脉造影。动脉造影可显示动脉多处伤、晚期动脉伤、创伤性动脉瘤或动静脉瘘等。但动脉造影可引起严重并发症，应谨慎进行。通过造影可了解血管有无断裂、狭窄、缺损或造影剂溢出等损伤的表现。

（3）其他 多普勒血流检测仪、彩色多普勒血流图像、双功能超声扫描和超声波血流探测器等检查方法，对血管损伤的诊断有一定帮助。

【治疗】

四肢血管损伤发生后，首先应及时诊断与止血、抗休克，挽救患者生命；其次是作好伤口的早期清创，正确修复损伤的血管，尽早恢复肢体血供，保全肢体，降低致残率；同时，认真处理好骨关节和神经等并发性损伤，密切观察和防治感染、继发性出血和血栓形成等并发症，最大限度地恢复肢体功能。血管损伤中动脉损伤是其主要矛盾，必须修复，大静脉则要尽量修复。

1. 急救止血

（1）常用止血法 四肢血管损伤大多可用加压包扎法止血，止血效果良好。

紧急情况下，无消毒敷料和设备时，可用指压法。使用止血带止血要注意记录时间，防止并发症。

（2）血管钳止血法和血管结扎法　在医院检查创伤时，如有明显的动脉出血，可用血管钳夹住出血的动脉，送手术室进一步处理，但要防止钳伤血管邻近的神经和正常血管。对无修复条件而需长途运送者，经初步清创后，结扎血管断端，疏松缝合皮肤，不用止血带，立即转运。

2. 休克和多发性损伤的处理　四肢血管损伤因严重出血常伴有低血压与休克而威胁着伤员的生命，故应首先止血和输血输液，补充血容量与抗休克，纠正脱水和电解质的紊乱，同时迅速处理危及生命的内脏伤和多发性损伤。

3. 血管痉挛的处理　血管痉挛的处理以预防为主，如用温热盐水湿纱布覆盖创面，减少创伤、寒冷、香烟、干燥和暴露的刺激，及时解除骨折断端与异物的压迫等。无伤口而疑有动脉痉挛者，可试用普鲁卡因阻滞神经，也可口服或肌注盐酸罂粟碱。经上述处理仍无效者，应及早探查动脉。

手术探查或开放性损伤血管已显露时，发现一段动脉或动脉吻合后痉挛，常用有效的方法是向痉挛段血管内注入等渗生理盐水以扩张血管。如血管栓塞且有血管痉挛，需切除损伤段血管作端端吻合，如有缺损则行自体静脉移植修复。

4. 清创与探查术　对于开放性血管损伤，创口清创后再进行损伤血管的清创、探查和修复。及时彻底的清创是防治感染与成功修复血管的基础及重要环节，应争取在6～8小时内尽快清创。

探查术的指征是：①肢体远端动脉搏动消失，皮温下降，皮肤苍白或发绀，感觉麻木，肌肉瘫痪，屈曲挛缩，伤口剧痛。②伤肢进行性肿胀，伴有血循环障碍。③伤口反复出血，骨折已整复，但缺血症状仍未消除。

5. 手术治疗　血管损伤一般都需要在4～6小时内手术治疗，否则易发生血栓蔓延、缺血区域扩大和远端肢体严重缺血或坏死。手术方法有血管结扎术、端端吻合术、端侧吻合术、侧面修补术和移植修补术等。

（1）手术治疗原则　①血管损伤，如伤口曾有搏动性出血与血肿、内出血伴休克、交通性血肿和患肢远端有缺血性表现等诊断明确者应立即手术。不明确者可限时动态观察，必要时早期手术探查，以确定诊断和治疗方法。②对于血肿或创伤性动脉瘤术前应钳夹血管远近断端，防止术中大出血。③应修复所有大的或主要的血管，如单纯的尺动脉或桡动脉、胫前或胫后动脉、腓动脉、颈外动脉和髂内动脉等，因条件所限可结扎。大静脉如股静脉损伤亦应该修复，尤其是有严重软组织损伤和浅静脉损伤者，应同时修复动静脉，避免因血液回流不足，肢体肿胀，血肿形成，肌肉缺血而致肢体坏死。

（2）血管结扎术的适应证和方法　①广泛而严重的肢体损伤，血管无法修复者，宜结扎血管后截肢。②全身有多处重要脏器损伤，病情危重并无法承受血管修复术者宜结扎血管。③无输血血源或血管修复条件者，迅速清创和结扎血管，转送到有条件的医院修复。④尺、桡动脉或胫前、胫后动脉等次要动脉之一断裂，另一支动脉完好并能代偿者，先试行钳夹损伤血管，如无远端血供障碍再行结扎术。⑤结扎大动脉和较大动脉时要贯穿血管壁行双重结扎法，必要时缝合血管断端，伤口有感染者应在正常组织处另行切口结扎血管，以防止滑脱引起大出血。

（3）血管部分损伤修复术　适用于血管被锐器整齐切割不超过血管周径1/2，无需清创者。不适用于火器伤与需要清创的锐器伤或挫伤。先用无创血管夹分别将受损血管两端夹住，再用肝素溶液（每100ml生理盐水加肝素10mg）冲洗血管腔，去除血凝块，切除少许不整齐边缘，根据管径大小选用3－0至7－0的聚丙烯单丝缝线和缝针作纵行或横行连续缝合，尽量不要缩小管径。

（4）血管裂口修复术　适用于伤口比较整齐清洁的锐器伤。如裂口较小，可用5－0或7－0的聚丙烯单丝缝线和缝针，间断或连续缝合裂口，缝合口应与血管长轴垂直。如裂口较大，直接缝合将导致管腔狭窄者，可取伤口附近自体小静脉一段，纵向切开制成片状，缝补在裂口上。

（5）血管端端吻合术　重要血管断裂，有条件的应尽力行端端吻合，要求吻合处无张力。如血管缺损2cm左右，游离血管上下各一段即可。如长度仍不足，可屈曲关节克服长度不足和消除张力。吻合方法是用无创动脉夹夹住血管两断端，切除血管两端多余的外膜，用肝素溶液冲洗断端血管腔去除血栓。为防止血栓形成，术中应不停地冲洗血管腔，同时保持血管组织的湿润度。

（6）血管移植术　如缺损过大不能行端端吻合或估计端端吻合时张力过大者，即用自身静脉或人造血管行移植术。取用静脉血管的长度应较缺损处长1cm，不能选用伤侧静脉，以避免影响伤侧静脉回流。

6. 血管损伤的术后处理　术后最常发生的主要问题有血容量不足、急性肾功能衰竭、伤肢血循环障碍、伤口感染和继发性出血等。

（1）密切观察患者全身情况　包括温度、呼吸、脉搏、血压、神志和血尿常规检查，尤其是有合并损伤者更应密切注意，发现异常情况，及时对症处理。积极防治急性肾功能衰竭，纠正水及电解质紊乱，补充血容量。

（2）固定　用石膏托或管形石膏固定患肢关节于半屈曲位4～5周，务必使吻合处无张力。以后逐渐伸直关节，但不可操之过急，以避免缝线裂开引起大出血或创伤性动脉瘤等。

（3）体位　保持伤肢与心脏处于同一水平面，不可过高或过低。如静脉回流不畅，可稍抬高。

（4）密切注意伤肢血循环　术后24小时内密切观察患肢脉搏、皮肤温度、颜色、感觉、肌肉活动和毛细血管充盈时间等是否正常，每小时记录一次。如患肢远端皮肤苍白、皮温骤降、脉搏减弱或消失而肿胀不明显，多为动脉栓塞或局部血肿压迫，应立即行手术探查。如患肢肿胀与发绀明显，血液回流不良，抬高患肢而不能改善者，多为静脉栓塞，应手术探查，处理同上。若患肢软组织广泛挫伤，静脉与淋巴回流受阻，患肢肿胀严重，应即行患肢两侧深筋膜纵向切开减压术，以改善患肢血供。若上述循环危象处理及时得当，血管修复术常获成功；若处理不得当，可致血管修复失败。

（5）预防感染　血管损伤修复术后感染率一般为5%。感染可引起血管栓塞，导致血管修复失败，还可引起继发性大出血而危及伤者生命，故应积极防治。具体方法是正确使用抗生素，认真处理伤口，保持引流通畅。

（6）继发性大出血　是一种严重并发症。出血原因可能是止血不良、感染、吻合处血管破裂、被修复血管裸露而受引流物压迫坏死、动脉损伤漏诊和使用抗凝药物不当等。出血时间多在术后1～2周左右，发生出血后应立即清除血肿，止血，次要动脉宜结扎，重要动脉应争取修复。伤口感染严重或肌肉广泛坏死者应截肢。因此，血管损伤术后患者床旁应常备止血器具和敷料等。

（7）抗凝药物的使用　术后每天静脉输入低分子右旋糖酐500ml，连续3～5天，以降低血液的黏稠度。3～5天后，根据情况再酌情使用抗凝药。血管修复的成功主要取决于认真、细致的操作和正确的处理，不宜术后立即使用全身抗凝剂，以免增加出血危险。

第二节　周围神经损伤

周围神经系统是12对脑神经和31对脊神经的总称，它们把全身各部分组织器官与中枢神经系统联系起来，保证各种生理活动的正常进行。本节所讨论的主要是脊神经的损伤与治疗。

周围神经损伤较常见，好发于尺神经、正中神经、桡神经、坐骨神经和腓总神经等。上肢神经损伤多于下肢，约占四肢神经损伤的60%～70%，常合并骨、关节、血管和肌肉肌腱等损伤。周围神经损伤早期处理恰当，大多可获得较好效果，神经的晚期修复也能获得一定疗效。

周围神经损伤属中医“痿证”范畴，可归于“肉痿”类，又名“肢瘫”，多因外伤引起。唐代蔺道人《仙授理伤续断秘方·乌丸子》载：“打扑伤损，骨碎筋断，瘀血不散……筋痿乏力，左瘫右痪，手足缓弱。”指出了四肢瘫痪与损伤的关系。周围神经纤维由神经元胞体发出。运动和感觉神经纤维均为有髓纤维，外有一层神经内膜。许多神经纤维组成一神经束，外有神经束膜。许多神经束集合成一支周围神经，外有神经外膜。自主神经的节后神经纤维随感觉支走行，故与感觉神经分布相同。

神经的血供较丰富，对缺血的耐受力比肌肉强。因神经的血供经邻近组织通过神经系带到达神经，故广泛游离神经系带时可致该神经缺血。神经缺血后，神经束间形成瘢痕，使神经发生功能障碍。

【病因病理】

1. 周围神经损伤原因及分类

（1）原因　一般多见于开放性与闭合性损伤，战时多为火器伤。

开放性损伤的常见原因有：①锐器伤：如玻璃与刀等利器切割伤，多见于手、腕或肘部等，损伤多为尺神经、正中神经和指神经等。②撕裂伤：由牵拉造成的局部神经边缘不整齐的断裂，或一段神经的缺损。③火器伤：如子弹或弹片伤等，多合并开放性骨折、肌肉肌腱与血管损伤。

闭合性损伤常见原因有：①牵拉伤：如肩、肘、髋关节脱位与长骨骨折引起的神经被过度牵拉所致损伤。②神经挫伤：钝性暴力打击所致，但神经纤维及其鞘膜多较完整，可自行恢复。③挤压伤：多为外固定器械、骨折断端与脱位的关节骨端压迫神经所致，损伤多发生于正中神经、尺神经和腓总神经等。④神经断裂：多见于锐利的骨折断端切割造成的神经断裂，如肱骨中、下段骨折和肱骨髁上骨折造成的桡神经或正中神经损伤。

（2）分类　①神经断裂：多见于开放性损伤造成的完全性与不完全性断裂，前者表现为感觉与运动功能完全性丧失并发肌肉神经营养不良性改变，后者为不完全性丧失。②轴索断裂：轴索断裂而鞘膜完好，但神经功能丧失，多见于挤压或牵拉损伤。当致伤因素解除后，受伤神经多在数月内完全恢复功能。③神经失用症：神经轴索和鞘膜完整，但神经传导功能障碍，可持续几小时至几个月，多因神经受压或外伤引起，一般可自行恢复。但如压迫过久，可造成永久性障碍。④神经刺激：四肢神经因不全性损伤所致烧灼样神经痛、肢体血管舒缩功能紊乱与肌肉神经营养不良性改变等，多见于正中神经和胫神经。

2. 周围神经损伤的病理过程　周围神经断裂后失去传导冲动的功能。如神经元细胞损伤坏死后不能再生，而神经纤维在一定条件下是可以再生的。周围神经断裂后远端的神经轴索和髓鞘坏死碎裂，约 2 ~ 8 周被雪旺细胞消化及被吞噬细胞吞噬，此过程称为 Waller 变性，雪旺细胞随之空虚塌陷；近端神经轴索和髓鞘只有一小段发生退变，以后由雪旺细胞增生复原。Waller 变性后临床检查可出现叩击征阳性。神经修复术之后一段时间，近端神经轴索才开始以每日1～2mm的速度经雪旺管向远端长入，再生的神经纤维数由少到多，由细到粗，有髓鞘的再生髓鞘，无髓鞘的不再生髓鞘。神经如未修复，近端再生的神经纤维在断裂处与雪旺细胞及结缔组织形成假性神经瘤。

周围神经损伤后，所支配的肌肉瘫痪，肌细胞逐渐萎缩，细胞间纤维细胞增生，运动终板变形，最后消失；其感觉神经分布区的各种感觉丧失，肌肉可出现营养不良性退变。如能及时吻合断离的神经，效果较好，但一般不能完全恢复其功能。混合神经吻合效果较单纯运动或感觉神经为差，神经缺损可行移植术，但效果远不如吻合。

【诊断】

1. 外伤史 了解损伤的时间、原因和现场情况，判断损伤的性质等。

2. 局部检查 根据损伤类型、部位和伤口的位置，可判断某一支或某一组神经损伤。伤口已愈合的病例，注意检查瘢痕硬度及其下面组织粘连的情况；有骨折者根据骨痂情况，判断神经是否受压；触诊还可扪到神经瘤或已纤维化的神经。

3. 神经损伤的症状和体征

（1）*畸形* 由于神经损伤，肌肉瘫痪而致，多发生在伤后数周或更长一段时间内。如桡神经损伤后出现的垂腕垂拇垂指畸形，尺神经损伤后出现的爪形手畸形，正中神经损伤后出现的“猿手”或“手枪手”畸形，腓总神经损伤后出现的足下垂畸形等。

（2）*感觉障碍* 周围神经损伤后它所支配的皮肤区发生感觉障碍，检查感觉减退或消失的范围可判断是何神经损伤。临床上要注意检查痛觉、触觉、温度觉和两点分辨能力的变化；其次，由于各感觉神经分布区的边界有互相重叠现象，因此受伤后短时间内感觉障碍仅表现为感觉区域略缩小，这是附近神经的替代作用，而非损伤神经的再生现象。故要注意检查各部分神经自主支配区的感觉变化，以便为神经损伤定位。深感觉为肌肉和骨关节的感觉，可检查手指或足趾的位置觉和用音叉检查骨突出部的震颤感。

（3）*运动障碍* 神经损伤后所支配的肌肉瘫痪，通过检查肌肉瘫痪的程度可判断神经损伤的程度。定期反复检查，可以了解神经再生、肢体功能恢复和预后情况等，进而调整治疗方案。用6级法来检查肌力，可了解运动障碍的程度。肌力检查要注意每块肌肉主动收缩情况，还要注意区分是否为协同肌的代偿作用，故检查肌肉功能时不能单纯以关节活动为依据。例如肱二头肌麻痹时，可用肱肌、肱桡肌、旋前圆肌和桡侧腕屈肌来屈肘；屈腕肌麻痹时，可用屈指肌和掌长肌来屈腕。

(4) 腱反射的变化　神经受伤后，有关肌腱的反射即消失。如坐骨神经损伤后跟腱反射消失；上臂肌皮神经受伤后，肱二头肌腱反射消失。

(5) 植物神经功能障碍　周围神经损伤后所支配的皮肤出现营养障碍，如无汗、干燥、灼热和发红等，晚期皮肤发凉，失去皱纹，变得平滑、少汗、干燥，毛发过多和指甲变形。

(6) 神经本身的变化　沿神经纤维走行区触诊和叩诊可了解神经本身的变化。神经不全损伤时，触诊可引起神经全段疼痛。叩击损伤神经的远端，引起该神经支配区针刺样麻痛，则表明该神经开始再生（Tinel 征），是神经轴索再生的证据。临床上常以此推测神经再生的情况，Tinel 征若停滞不前，说明神经纤维生长受阻；若远端反应敏感且越来越明显，表示神经生长良好。

4. 电生理检查

(1) 肌电图检查　肌肉收缩可引起肌肉电位的改变。神经断裂后，主动收缩肌肉的动作电位消失，2～4 周后出现去神经纤颤电位。神经再生后，去神经纤颤电位消失，而表现为主动运动电位。

(2) 诱发电位检查　目前临床上常用的检查项目有感觉神经动作电位（SNAP)、肌肉动作电位（MAP）和体感诱发电位（SEP）等，其临床意义主要为诊断神经损伤、评估神经再生和预后情况及指导神经损伤的治疗。

特别强调周围神经损伤的诊断必须进行定位和定性诊断。

【治疗】

周围神经损伤常常合并肢体损伤或继发于其后，临证时可根据肢体和神经损伤的具体情况采用手术或非手术疗法。肢体闭合性损伤合并的神经损伤，其中80%左右属于神经失用症或轴索断裂，常无需手术治疗多能自行恢复；20%属于神经断裂，需手术治疗。开放性损伤合并神经断裂，根据伤口情况，行一期神经修复或二期修复。

1. 非手术疗法　其目的是为神经和肢体功能的恢复创造条件，防止肌肉萎缩和关节僵硬等。

(1) 妥善保护患肢　避免冻伤、烫伤与压伤等。

(2) 骨折、脱位的复位　凡因骨折、脱位导致神经损伤，首先应整复骨折与脱位并加以固定，解除骨折断端和关节骨端对神经的压迫。未断裂的神经，可在 1～3 个月后恢复其功能；如神经断裂或嵌入骨折断端或关节面之间，则应尽早手术探查处理。

(3) 外固定　骨折、脱位整复后需要外固定；神经损伤合并肢体一侧肌肉瘫痪，为避免拮抗肌将关节牵拉到畸形位引起关节僵直，需用夹板与石膏等将患肢固定于功能位；神经损伤合并肢体全部肌肉瘫痪，为防治肢体重力导致的关节脱位，同样需用外固定将患肢固定于功能位，为日后肢体功能的全部恢复奠定良好的基础。如桡神经损伤引起的腕下垂，可用掌侧板将患腕固定于背伸位等。

(4) 手法治疗和功能锻炼　有针对性地进行手法治疗和功能锻炼，保持肌张力，防治肌肉萎缩、肌纤维化、关节僵硬、关节萎缩及关节畸形等。手法由肢体近端到远端，反复捏揉数遍，强度以肌肉感觉酸胀为宜，可涂搽活血酒；瘫痪较重者用弹筋法和穴位推拿法。功能锻炼着重练习患肢各关节各方向的运动，待肌力逐步恢复，可训练抗阻力活动。

(5) 药物治疗　损伤可致气滞血瘀，经络不通，筋脉失养，症见肢体瘫痪，张力减弱，感觉迟钝或消失，皮肤苍白湿冷，汗毛脱落，指甲脆裂，舌质紫暗或有瘀斑，脉弦涩。治宜活血化瘀，益气通络，用补阳还五汤加减，后期在此基础上重用补肝肾强筋骨之药，外用骨科外洗一方熏洗。西药常用维生素 B_1、B_{12} 等神经营养药。

(6) 针灸治疗　损伤中后期多用。根据证候循经取穴，配以督脉相应穴位或沿神经干取穴，或兼取两者之长，用强刺激手法或电针。①正中神经损伤：取手厥阴心包经穴，如天泉、曲泽、郄门、间使、内关、大陵、劳宫和中冲等。②桡神经损伤：取手太阴肺经穴，如中府、侠白、尺泽、列缺、鱼际和少商等。③尺神经损伤：取足少阳胆经穴和足阳明胃经穴，如阳陵泉、外丘、光明、悬钟、丘墟、足窍阴、足三里、丰隆、上巨虚、下巨虚、解溪、冲阳和内庭等。④胫神经损伤：取足太阳膀胱经穴和足太阴脾经穴，如委中、合阳、承筋、承山、阴陵泉、地机、三阴交、商丘、公孙、太白和隐白等。

2. 手术疗法　神经损伤修复的时机原则上愈早愈好。一期修复最好在 6～8 小时内进行，恢复效果好。二期手术时间最好在伤后 1～3 个月内进行，6 个月内也能获得较好效果，此后则越来越差。正中神经和尺神经伤后 6 个月修复，其有效恢复率为 56.7%；坐骨神经与桡神经损伤超过 6～13 个月后修复，则不能获得有效恢复。影响神经功能恢复的因素除时间外，还与手术操作细致与否、吻合处张力大小、损伤的神经种类与部位不同、伤者年龄大小及局部条件好坏等因素有关。

开放性损伤一期修复神经的条件有：①无菌手术中损伤的神经；②开放性指神经损伤；③整齐的锐器伤，肌腱等软组织损伤较少；④能够确定神经损伤范围，技术胜任。具备上述条件，医者应立即彻底清创，减少感染机会，修复相应的血管，吻合神经，处理骨折脱位与肌腱损伤等。

根据神经损伤的性质和范围，二期修复术有神经松解术、神经吻合术、神经转移与移植术、肌腱转移术和关节融合术等。

(1) 神经松解术　又分为神经外与内松解术。前者解除骨端压迫，松解和切除神经周围瘢痕组织。后者除对神经外围进行松解外，还须切开神经外膜，松解束间瘢痕粘连，行神经束膜切开术。

(2) 神经吻合术　找到神经断端，将近端假性神经瘤和远端瘢痕组织切除至正常组织。如两神经断端仍不能吻合，可采用游离神经法、屈曲关节法以消除或减小神经的张力和改变神经位置路径的神经移位法等使两端靠拢，如此可克服的缺陷长度为3~10cm。术后用石膏将关节固定于屈曲位，消除或减小缝合部张力。4~6周后去除石膏，逐渐伸直关节，恢复其功能。

(3) 神经移植和转移术　当神经缺损太大，用游离神经、屈曲关节和神经移位等方法不能实现无张力吻合时，应用神经移植和转移术。

(4) 肌腱转移术和关节融合术　当神经损伤严重且范围大，无法吻合或吻合后1~2年功能仍未恢复者，在上肢可采取肌腱转移术，在下肢可采取关节融合等矫形手术，以改善肢体的运动功能，使患者生活能自理。

第三节　创伤性休克

创伤性休克的发生是因为机体遭受严重创伤，导致出血与体液渗出使有效循环量锐减，激发疼痛与神经-内分泌系统反应，影响心血管功能，引起以组织器官血流灌注不足、微循环衰竭、急性氧代谢障碍和内脏损害为特征的全身反应综合征。

【病因病理】

创伤性休克与大出血、体液渗出、剧烈疼痛、恐惧、组织坏死分解产物的吸收和创伤感染等一切导致机体神经、循环、内分泌与代谢等生理功能紊乱的因素有关。

1. 创伤导致出血引起血流灌注不足　正常成人每千克体重平均存血75ml，总血量为4500~5000ml。引起休克的失血量因年龄、性别、健康状况和失血的速度不同而有所不同。一般来讲，一次突然失血量不超过总血量的15%（约750ml）时，机体通过神经体液的调节，可代偿性地维持血压于正常范围，此时如能迅速有效地止血、输液或输血等，可防止休克的发生。如失血量达到总血量的25%（约1250ml）时，由于大量失血，有效循环血量减少，微循环灌注不足，全身组织和器官的氧代谢障碍，即发生轻度休克；当失血量达到总血量的

35%（约1750ml）时，为中度休克；当失血量达到总血量的45%（约2250ml）时，为重度休克。

2. 神经内分泌功能紊乱 严重创伤和伴随发生的症状，如疼痛、恐惧、焦虑与寒冷等，都将对中枢神经产生不良刺激，正如中医学所说的“惊则气乱”、“寒则气收”。当这些刺激强烈而持续时，可扩散到皮层下中枢而影响神经内分泌功能，导致反射性血管舒缩功能紊乱，末梢循环障碍而发生休克。末梢循环障碍还可致器官严重缺血缺氧，组织细胞变性坏死，引起器官功能不全，严重者可发生多器官衰竭，使休克加重。同时内分泌改变，使血糖升高等等。

3. 严重挤压伤导致局部组织缺血和组织细胞坏死 当压力解除后，由于局部毛细血管破裂和通透性增高，可导致大量出血、血浆渗出和组织水肿，有效循环血量下降，局部组织缺血；同时由于组织水肿，影响局部血液循环，使细胞氧代谢障碍加重，加速了组织细胞坏死的进程。组织细胞坏死后，释放出大量的酸性代谢产物和钾、磷等物质，又可引起酸碱平衡和电解质的紊乱。其中某些活性物质可破坏血管的通透性和舒缩功能，使血浆大量渗入组织间隙中，造成有效循环血量进一步下降，导致休克的发生或加重休克的程度。

4. 细菌毒素作用 由于创伤继发严重感染，细菌产生大量的内、外毒素，这些毒素进入血液循环，均可引起中毒反应，并通过血管舒缩中枢或内分泌系统，直接或间接地作用于周围血管，使周围血管阻力发生改变，小动脉和毛细血管循环障碍，有效循环血量减少，动脉压下降，导致发生中毒性休克。另外，毒素还可直接损害组织与增加毛细血管的通透性，造成血浆的丢失，使创伤性休克的程度加重。

休克病理过程可分为休克代偿期、休克失代偿期（代偿衰竭期）和休克晚期（严重期）三个阶段。如休克不能及时纠正，常可产生弥漫性毛细血管内凝血（DIC）现象，使微循环衰竭更加严重。延髓生命中枢长时间缺氧，患者随时都有呼吸和心跳停止的危险；心、肺、肾脏等都可因缺血、缺氧造成严重损害而出现功能衰竭，致使休克的抢救困难，预后亦差。

【诊断】

1. 诊断要点

（1）病史 创伤性休克都有明显和较严重的外伤史，如撞击、高处坠落、机器绞伤、重物打击、挤压和火器伤等。搜集病史时还要注意出血量、疼痛、感染情况与受伤时寒冷、恐惧、疲乏及饥饿等不利因素，结合伤者年龄和平时的健康状况，估计休克发生的可能性和程度。

（2）症状和体征 休克的临床表现与其严重程度有关。①意识与表情：轻度休克，脑缺氧较轻，患者表现为兴奋、烦躁、焦虑或激动。随着休克程度的加重，脑组织缺氧更加严重，患者的表现由表情淡漠或意识模糊到神志不清与昏迷等。但也有少数患者意识丧失的程度与休克程度不一致，即休克程度重而意识丧失的程度轻，在作检查诊断时应高度警惕。②皮肤：苍白，出现斑状阴影，四肢湿冷，口唇发绀，随着休克的加重，皮肤可出现瘀紫色，表浅静脉枯萎，毛细血管充盈时间延长。③脉搏：虚细而数，按压稍重即失，脉率为100～120次/分以上。当出现心力衰竭时，脉搏变缓且微细欲绝。有时不能明显触及桡动脉的搏动，需在颈动脉或股动脉处测定。④血压：在休克代偿期，血压波动不大，随着休克加重，势必出现血压降低。血压开始降低时主要表现为收缩压降低，舒张压升高，脉压差减小，脉搏增快。而血压的变化要参照患者的基础血压而定，当血压下降超过基础血压的30%，脉压差低于30mmHg时，要考虑休克的发生。⑤呼吸：休克患者常有呼吸困难和发绀。如出现代谢性酸中毒时，呼吸急促深快；严重代谢性酸中毒时，呼吸深而慢；发生呼吸衰竭或心力衰竭时，出现严重呼吸困难。⑥尿量：是内脏血液灌注量的一个重要标志，尿量减少是休克早期的征象。若每小时尿量少于25ml，常提示肾脏血液灌注量不足，有休克存在，应留置尿管，连续观测尿量、比重、pH值、电解质和蛋白等，预测休克的程度和发展。⑦中心静脉压（CVP）：正常值是4～12cmH_2O，当出现休克与血容量不足时，中心静脉压可降低。为正确判断血容量情况和休克的程度，临床上应将血压、脉压差、脉搏和每小时尿量等数据结合起来综合分析。⑧甲皱微循环：显微装置下观察甲皱处毛细血管变化，可发现血流变慢，血色变紫，血管床模糊，严重时可出现红细胞凝集，血流不均，最后可见血管内微血栓形成。

（3）实验室检查　判断休克的程度和发展情况，可作血常规与其他检查等。①血红蛋白及红细胞压积测定：二项指标升高，常提示血液浓缩，血容量不足。动态观察这两项指标的变化，以指导补充液体的种类和数量。②尿常规、比重和酸碱度测定：可反映肾脏功能情况，必要时可进一步作二氧化碳结合力及非蛋白氮的测定。③电解质测定：可发现钾、钠及其他电解质丢失情况，由于细胞损伤累及胞膜，可出现高钾低钠血症。④血小板计数、凝血酶原时间和纤维蛋白原含量测定：如三项全部异常则说明休克可能已进入DIC阶段。⑤血儿茶酚胺和乳酸浓度测定：休克时其浓度均可升高，指标越高，预后越差。⑥血气分析：动脉血氧分压降低至30mmHg时，组织进入无氧状态。另外动脉血二氧化碳分压、静脉血气和pH值的测定，可表明组织对氧的利用情况。

（4）心电图　休克时常因心肌缺氧而导致心律失常，严重缺氧时可出现局灶性心肌梗死，常表现为QRS波异常，ST段降低和T波倒置。

（5）其他　对胸腹腔出血等，要穿刺以明确诊断，指导治疗。

2. 中医辨证分型 创伤性休克归属于脱证范畴，临床上分为气脱、血脱、亡阴、亡阳四种类型。

（1）气脱 创伤后突然神色颓变，面色苍白，口唇发绀，汗出肢冷，胸闷气憋，呼吸微弱，舌质淡，脉虚细或结代无力。

（2）血脱 头晕眼花，面色苍白，四肢厥冷，心悸，唇干，舌质淡白，脉细数无力或芤脉。

（3）亡阴 烦躁，口渴唇燥，汗少而粘，呼吸气粗，舌质红干，脉虚细数无力。

（4）亡阳 四肢厥冷，汗出如珠，呼吸微弱，舌质淡润，脉细欲绝。

【治疗】

创伤性休克救治原则是根据病情轻重，抓住主要矛盾，积极抢救生命与消除不利因素的影响，补充血容量与调整机体生理功能，防治创伤及其并发症，纠正体液电解质和酸碱度的紊乱。采取中西医结合的综合措施，可提高救治创伤性休克的成功率。

1. 积极抢救生命 其救护的步骤是：止血、包扎、妥善地固定，采用正确的搬运方法及时地转送。同时应维护伤员的呼吸道通畅，及时救治心跳与呼吸骤停及创伤昏迷等危急重症患者，积极补充与恢复血容量，防治低血容量性休克。

2. 消除病因 找出创伤性休克的原发病因，积极地进行有针对性的治疗，可确保抗休克成功。导致创伤性休克最主要的原因是活动性大出血及其并发的神经、循环、内分泌和代谢等生理功能的紊乱，故首要任务是进行有效地止血。

外出血要立即止血。对下腹部、骨盆和下肢创伤大出血及收缩压低于100mmHg者，可使用抗休克裤进行加压止血，同时可将下半身的血液驱至上半身，以增加和保证心脑的血液供应。气囊可充气至20～40mmHg，使用时间应控制在4小时内。对内出血，则需在大量输血输液的同时，积极准备手术探查止血。同时可根据创伤性出血的表现和性质，内服止血中药十灰散、云南白药及注射安络血、止血敏、止血芳酸等。

3. 处理创伤 伴开放性创伤的患者，经抗休克治疗情况稳定后，应尽快手术清创缝合，消灭创口，防治感染，争取一期愈合。对于骨折与脱位等要进行复位和适当的内外固定或牵引等，对危及生命的张力性或开放性气胸与连枷胸等应紧急地作必要的处理。

4. 补充与恢复血容量 在止血的情况下补充与恢复血容量是治疗创伤性休克的根本措施。

（1）全血 创伤失血严重者，改善贫血和组织缺氧特别重要。全血具有携氧能力，是其他任何液体所不能代替的。最好使用新鲜血，紧急时可动脉输入300～600ml，以后再逐渐补足。

（2）血浆　提高有效循环血量，维持胶体渗透压，如新鲜血浆、干冻血浆、706代血浆均可选用。

（3）右旋糖酐　可提高血浆胶体渗透压。中分子右旋糖酐（平均分子量70000）输入后12小时体内尚存40%，为较理想的血液增量剂。低分子右旋糖酐（分子量20000）排泄较快，4～6小时内就失去增量作用，它能降低血液黏稠度，减少血管内阻力而改善循环，还能吸附于红细胞和血小板表面，防止凝集。一般用量在24小时以内不超过1000ml为宜。

（4）葡萄糖和晶体液　葡萄糖能供给热量，但不能单独大量使用，在紧急情况下，可先静脉注射50%葡萄糖液60～100ml，以暂时增强心肌收缩力和提高血压。晶体溶液可供给电解质，如乳酸钠、复方氯化钠或生理盐水均可选用。

补液的速度和补液量，要根据伤员的实际情况结合测定中心静脉压进行观察比较准确。如估计失血量达到1000ml以上时，应开辟两条静脉通道同时快速输入全血和电解质；如测不到血压，应在30分钟内快速输入全血和液体3000～4000ml。以后再根据具体情况调节输液的量与速度。

经过输血输液补充血容量之后，如休克情况未能改善，则应考虑是否存在潜在的活动性出血、代谢性酸中毒、细菌感染、心肺功能不全或DIC因素，并立即予以正确处理。

5. 应用血管活性药物　血管活性药物能直接改变血管状态而影响血管阻力，从而改变血压，进而改善与恢复组织器官的血液灌注。但这类药物应在血容量补足之后，休克状态仍不见改善时使用。

（1）血管扩张剂　主要作用为解除小血管痉挛，改善组织灌注与缺氧状况，使休克好转。临床上常用的血管扩张剂有三类：第一类为α受体阻滞剂：①酚妥拉明：一般用量5mg，加入5%葡萄糖液100～250ml内，以0.3mg/min的速度作静脉滴注。②酚苄明：一般用量按0.5～1mg/kg体重，加入5%葡萄糖液或全血250～500ml中静滴，于1～2小时内滴完。第二类为β受体兴奋剂：①异丙肾上腺素：每次1mg，加入5%葡萄糖液500ml中，作缓慢静脉滴注，使心率控制在120次/分钟以下较为安全，以免引起心律失常。②多巴胺：一般用20mg，加入5%葡萄糖液250ml中静脉滴注，将滴速调整到尿量多、血压稳定为止。③美芬丁胺（恢压敏）：剂量视病情而定，静脉滴注浓度为10mg%～15mg%。第三类为胆碱能神经阻滞剂：①阿托品：每次皮下注射或静脉注射0.5mg。②山莨菪碱：每次肌注5～10mg，必要时10～30分钟一次，或静脉推注每次5～20mg。

（2）血管收缩剂　具有收缩周围血管、增加外周阻力而升高血压的作用。

如应用时间过长，则增加心脏负担，加重组织器官灌注不足与肾衰。只有在血容量已补足，血管扩张药也已使用过，各种措施效果不显著时，或在紧急情况下，一时无全血也无代用品时，为保证心脑不缺氧，可短时间与小剂量使用，以维持血压在一定水平。常用的有以下几种：①去甲肾上腺素：2～4mg 加入 5% 葡萄糖液 500ml 中静滴，速度为 15 滴/分钟，维持收缩压在 90～100mmHg 即可。②甲氧明（美速克新命）：一般每次肌注 10～20mg，静脉注射 5～10mg，或将 20mg 加入 5% 葡萄糖液 250ml 中静脉滴注。③间羟胺（阿拉明）：每次肌注 10mg，静脉滴注一般用 15～100mg 加入 5% 葡萄糖液 250～500ml 中（20～30 滴/分钟）。

6. 纠正电解质和酸碱度的紊乱 由于休克引起组织缺氧必然导致代谢性酸中毒，尤其是微循环障碍得到纠正后，积聚在微循环中的无氧代谢产物进入到全身血循环中，使酸中毒变得更为严重。而酸中毒可加重休克和阻碍其他治疗，故纠正电解质和酸碱度的紊乱是治疗休克的主要方法之一。对于严重创伤者可先静脉滴注 5% 碳酸氢钠 200ml；对于已进入休克状态者，应根据二氧化碳结合力和电解质（尤其是钾离子）的测定结果，计算选用碳酸氢钠、乳酸钠、三羟甲基氨基甲烷等碱性缓冲液的种类和数量，先用所需总量的一半，以后再根据具体情况使用。

纠正酸中毒应首选碳酸氢钠，乳酸钠与三羟甲基氨基甲烷的使用价值不及前者。严重酸中毒和有肝脏损害时不能用乳酸钠。

7. 防治并发症 心、肺、肾功能衰竭常常是休克的并发症，故在治疗创伤性休克时，应及早考虑到内脏功能衰竭的防治。

（1）心功能的维护 ①改善心率、增强心肌收缩力：使用洋地黄制剂，指征为中心静脉压高而动脉压低；或经补足血容量和液体并使用血管扩张药后休克仍不能纠正。临床上常用毛花苷 C（西地兰）0.2～0.4mg 加入 50% 葡萄糖液 20ml 内作缓慢静脉注射。②纠正心律失常：改善心肌缺氧、纠正酸碱度和电解质紊乱、保持呼吸道通畅、给氧、改善微循环、补充血容量是纠正心律失常的重要措施。

（2）肺功能的维护 ①注意呼吸道通畅，清除分泌物。②给氧：若动脉血氧分压低于 80mmHg，可通过鼻管或面罩给氧，氧流量 5～8L/min，可使肺泡内氧浓度增加到 40%。③人工辅助呼吸：进行性低氧血症，临床表现呼吸急促、发绀、意识障碍，应及时使用呼吸机进行人工辅助呼吸。④应用呼吸兴奋剂：可拉明，每次 0.25～0.5g，肌注或静注，必要时 2～3 小时重复一次；静脉注射时，在 1～2 分钟内缓慢注入或滴注。洛贝林，每次 3～10mg，肌注、静脉缓慢注入或滴注。回苏灵，每次 8mg，肌注、静脉缓慢推注或滴注。

（3）肾功能的维护　急性肾功能衰竭是创伤的严重并发症之一。肾缺血可降低肾功能和损害肾组织，创伤产生的大量肌红蛋白、血红蛋白游离和影响血管的介质及因子也会损伤肾，因此抗休克一定要积极防治肾衰。早期肾衰的特征是少尿或无尿（日尿量少于400ml），尿比重低于1.014有诊断价值，在1.010～1.012之间可以肯定诊断，血液白细胞可高达20×10^9/L左右，并出现低钙、低钠、高钾，二氧化碳结合力降低，非蛋白氮、尿素氮和肌酐增高，并有代谢紊乱和尿毒症出现。

肾功能的维护：①严重休克患者应插置导尿管，记录每小时尿量。②纠正低血容量及低血压，改善肾血流量。③若心输出量及血压正常而尿少，可使用利尿剂20%甘露醇溶液125～250ml，30分钟以内静脉滴注；呋塞米（速尿）40～100mg静脉滴注或20～40mg静脉推注（1～2分钟缓缓推入）；利尿合剂，由普鲁卡因0.5～1.5g、维生素C 1～3g、咖啡因0.25～0.75g、氨茶碱0.125～0.25g加入10%葡萄糖液500ml中滴注或加入20%甘露醇250ml中滴注。④根据伤情和二氧化碳结合力及电解质的测定结果，使用碳酸氢钠碱化尿液。⑤尽量少用使肾血管收缩的去甲肾上腺素和间羟胺等药物。若经上述处理仍不能增加排尿量，说明已发生肾实质性损害，应按肾功能衰竭处理，及早进行透析治疗。

（4）DIC的防治　不能大量地输入血浆，以避免增加血液的黏稠度；必要时可用前列腺环素改善微循环，用抗凝血质Ⅲ减少血栓。

（5）感染的防治　常规进行抗感染。有开放性创伤者应进行清创引流，已感染者有针对性地抗感染，包括脓液的细菌培养和药敏试验等。

8. 中医疗法

（1）中药　气脱宜补气固脱，急用独参汤；血脱宜补血益气固脱，用当归补血汤加减；亡阴宜益气养阴，用生脉饮加减；亡阳宜温阳固脱，用四逆汤和参附汤加减。

（2）针灸　通过针刺和艾灸行气活血，通络止痛，回阳固脱，调整阴阳，从而建立起新的平衡，达到抗休克的目的。常选用涌泉、足三里、血海、人中为主穴，内关、太冲、百会为配穴，昏迷则加十宣，呼吸困难加素髎。针刺得气后大幅度捻转，或用电针间歇性强刺激，待血压回升稳定后拔针。

艾灸选用大敦、隐白、三阴交、百会、神阙、气海、关元等穴。以悬灸为主，尽量接近皮肤而不烫为度，或在针柄上加灸。

9. 其他治疗

（1）患者平卧，保持安静，避免过多的搬动，注意保温和防暑。

（2）适当给予止痛剂，能口服者可选用七厘散、云南白药、田七末等。除颅脑、腹部、呼吸道损伤外，可考虑用强镇痛剂止痛。

（3）保持呼吸道通畅，消除口鼻咽部异物。清醒患者鼓励咳痰，以排出呼吸道分泌物。昏迷患者头应偏向一侧，并用舌钳将舌牵出口外，根据病情，置鼻咽管或气管插管吸氧，必要时行气管切开，以清除其分泌物，避免阻塞，间歇吸入氧气，保持较充分的气体交换，有利于心脏搏血能力恢复。

（4）根据具体情况，可适当使用激素和能量合剂。激素使用时间不超过48小时；能量合剂中ATP 20mg、辅酶A 100U、细胞色素C 15～30mg，加入5%～10%葡萄糖液中静脉滴入（对细胞色素C过敏者禁用）。

第六章　骨　折

第一节　概　论

骨组织遭受暴力作用引起骨组织的连续性部分或全部中断，称为骨折。骨骼本身有病变者在遭受外力时发生骨折，则称为病理性骨折。骨折的概念，古人很早就有所认识，甲骨文中已有“疾骨”、“疾胫”、“疾肘”等病名；公元前11世纪《周礼·天官》记载了“折疡”；从汉代马王堆中出土的医籍也记载了“折骨”。骨折这一病名，出自唐代王焘的《外台秘要》。

中医在防治骨折方面有悠久的历史，积累了丰富的临床经验，在骨折的复位、固定、练功活动和药物治疗四个方面均有其独特之处。

【病因病理】

（一）病因

导致骨折发生和发展的原因，分为内因和外因。

1. 外因　作用于人体的外来致伤暴力，通常可分下列四种形式：

（1）直接暴力　当外力直接作用于骨骼局部，并引起骨折者，属直接暴力。直接暴力所致骨折，其骨折发生于外来暴力直接作用的部位（图6-1），如打伤、压伤、枪伤、炸伤及撞击伤等。这类骨折多为横断或粉碎性骨折；骨折处的软组织损伤较重，常有创口或严重挫伤；骨折发生在前臂或小腿时，两骨骨折部位多在同一平面；如为开放性骨折，则因打击物由外向内穿破皮肤，伤口易污染，而引起感染。

（2）间接暴力　外力通过传导、杠杆或旋转等作用，间接地引起骨折者，属间接暴力。间接暴力所致骨折发生于远离外力作用的部位（图6-2）；多发生在骨质结构及力学较薄弱处；骨折多为斜形或螺旋形骨折；一般骨折局部软组织损伤较轻；骨折发生在前臂或小腿时，两骨骨折部位多不在同一平面；如为开放性骨折，则多因骨折断端由内向外穿破皮肤，伤口污染轻，感染率较低。

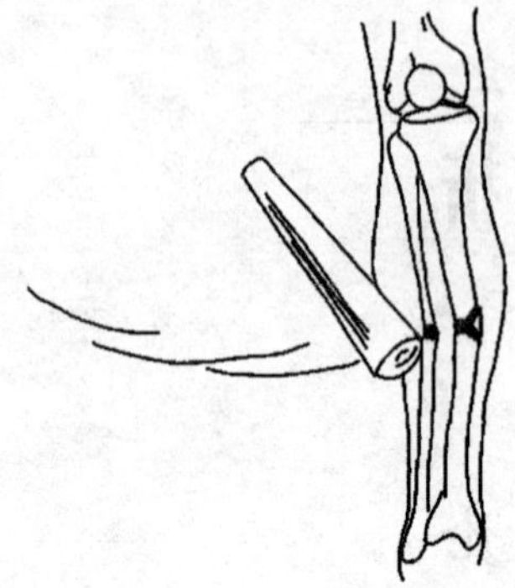

图 6－1　直接暴力所致骨折

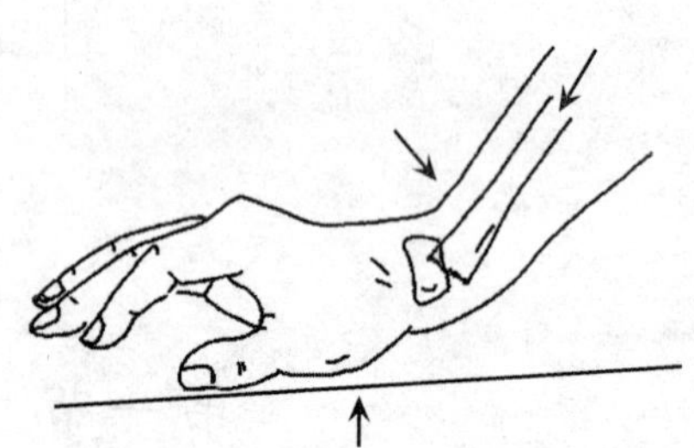

图 6－2　间接暴力所致骨折

（3）肌肉拉力　由于肌肉突然猛烈收缩和牵拉，导致其附着处骨折（图 6－3）。以撕脱骨折多见。例如股四头肌猛烈收缩所引起的髌骨骨折、肱三头肌猛烈收缩所致的尺骨鹰嘴骨折、缝匠肌猛烈收缩引起的髂前上棘骨折、股直肌猛烈收缩所致的髂前下棘骨折等。

（4）积累性劳损力　由于骨骼长期处于超限负荷，以致局部压应力增加而产生骨骼疲劳，渐而骨小梁不停地断裂（可同时伴有修复过程），以致形成骨折。如长途行军、长跑等情况，可引起第 2、3 跖骨颈骨折。此类骨折多无移位，但愈合慢。

2. 内因　指人体内部影响骨折发生和发展的因素。

（1）骨骼疾病　以上四种均系健康骨骼受各种不同暴力的作用而断裂，称外伤性骨折。骨骼有病变（如骨髓炎、骨结核、骨肿瘤等），遭受轻微外力即断裂时称病理性骨折。

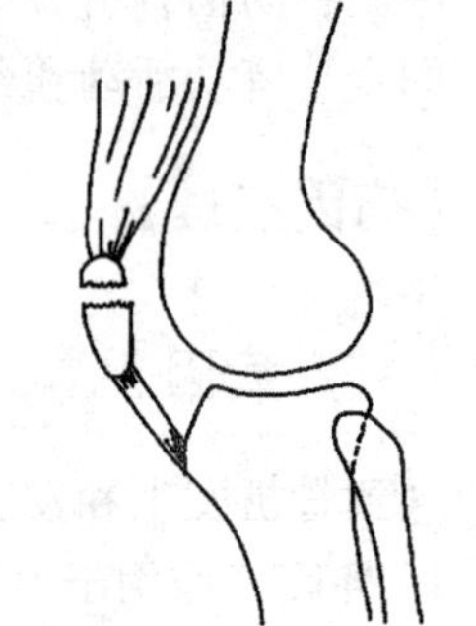

图 6－3　肌肉拉力所致骨折

（2）生理因素　骨折的发生和发展、骨折的类型、骨折的愈合情况等与患者的年龄、健康状况、解剖部位、结构等有密切关系。

（二）骨折的移位

大多数骨折均有移位，骨折移位的程度和方向，一方面与暴力的大小、作用方向及搬运情况等外在因素有关，另一方面还与肢体远侧段的重量、肌肉收缩牵拉力等内在因素有关。骨折移位方式有下列五种（图6-4），临床上常合并存在。

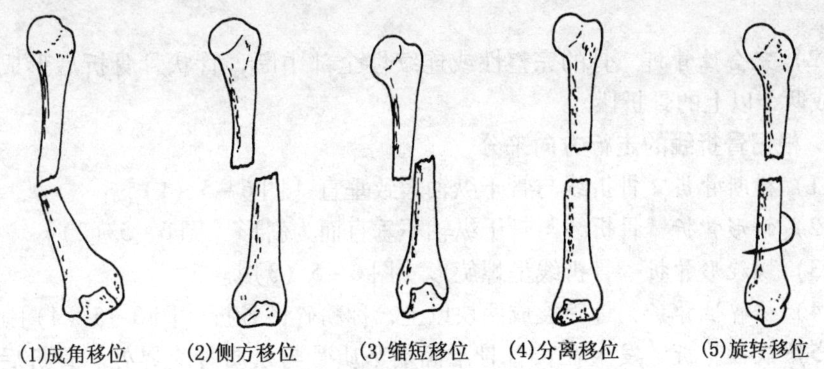

图6-4　骨折的移位

1. 成角移位　两骨折段之轴线交叉成角，以角顶的方向称为向前、向后、向内或向外成角。

2. 侧方移位　两骨折端移向侧方，四肢按骨折远段，脊柱按上段的移位方向称为向前、向后、向内或向外侧方移位。

3. 缩短移位　又称重叠移位。骨折段互相重叠或嵌插，骨的长度因而短缩。

4. 分离移位　两骨折端互相分离，且骨的长度增加。

5. 旋转移位　骨折段围绕骨之纵轴而旋转。

（三）骨折的分类

对骨折进行分类，是临床治疗的需要。根据分类的角度不同，其名称及种类各异，现将临床上常用的分类方法介绍如下：

1. 根据骨折处是否与外界相通来分

（1）闭合性骨折　骨折处皮肤或黏膜完整，不与外界相通。

（2）开放性骨折　有皮肤或黏膜破裂，骨折处与外界或脏器相通。

2. 根据骨折的损伤程度及形态来分

（1）不完全骨折　骨的完整性或连续性仅有部分中断。

①裂缝骨折：骨折处像瓷器上的裂纹，常见于颅骨、肩胛骨等处。

②青枝骨折：多发生于儿童。骨虽断裂但因儿童骨质较软韧而不易完全断裂，与青嫩的树枝被折的情况相似。

③楔形骨折：见于脊椎骨，尤以胸腰段受屈曲暴力影响而出现前方压缩、后方完整或基本完整之楔状外观。

④穿孔骨折：多见于枪伤时，弹丸仅仅穿过骨骼之一部分，而整个骨骼并未完全折断。

⑤凹陷骨折：指扁平骨，如颅骨及骨盆等，外板受力作用后呈塌陷状，而内板完整。

（2）完全性骨折　骨的完整性或连续性全部中断，管状骨骨折后形成远近两个或两个以上的骨折段。

3. 根据骨折线的走行方向来分

（1）横断骨折　骨折线与骨干纵轴大致垂直［图6－5（1）］。

（2）斜形骨折　骨折线与骨干纵轴不垂直而为斜形［图6－5（2）］。

（3）螺旋形骨折　骨折线呈螺旋形［图6－5（3）］。

（4）粉碎性骨折　骨碎裂成两块以上，称粉碎性骨折［图6－5（4）］。

（5）嵌插骨折　发生在长管骨干骺端坚质骨与松质骨交界处。骨折后，坚质骨嵌插入松质骨内［图6－5（5）］，可发生在股骨颈和肱骨外科颈等处。

（6）压缩骨折　松质骨沿其纵轴压缩而变形［图6－5（6）］，见于椎体及跟骨等处。

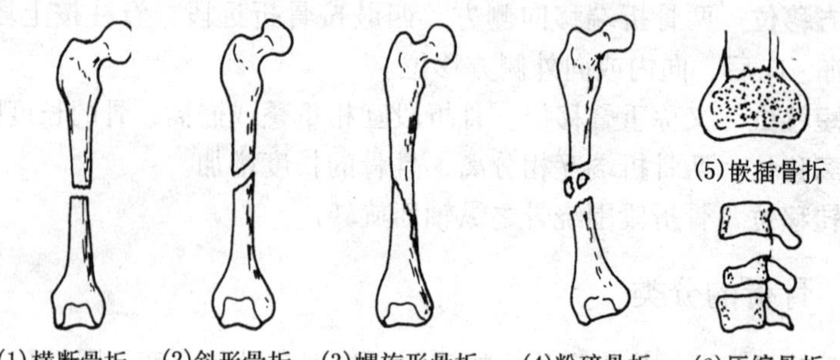

图6－5　骨折的种类

（7）骨骺分离　发生在骨骺板部位，使骨骺与骨干分离，骨骺的断面可带有数量不等的骨组织，故骨骺分离亦属骨折之一种。见于儿童和青少年。

（8）星状骨折　骨折线呈星状向四周辐射，亦可视为粉碎性骨折之一种。多见于髌骨或颅骨等扁平骨处。

（9）纵行骨折　指骨折线沿骨骼纵轴方向延伸者。

（10）“T”形、“Y”形及“V”形骨折　指股骨与肱骨下端之骨折线似“T”形、“Y”形及“V”形者。

（11）爆裂性骨折　指松质骨骨折时，其骨折块向四周移位者，多见于椎体及跟骨，前者易引起脊髓损伤。

（12）蝶形骨折　指骨盆双侧坐骨支与耻骨支同时骨折者，因其形状似蝶状而名。

4. 根据骨折整复后的稳定程度来分

（1）稳定骨折　复位后较稳定，不易发生再移位者，如裂缝骨折、青枝骨折、嵌插骨折、横断骨折等。

（2）不稳定骨折　复位后易于发生再移位者，如斜形骨折、螺旋形骨折、粉碎性骨折等。

5. 根据骨折后就诊时间来分

（1）新鲜骨折　伤后2~3周以内（小儿除外）就诊者。

（2）陈旧骨折　伤后2~3周以后就诊者。

6. 根据致伤原因不同来分

（1）外伤性骨折　骨折前，骨质结构正常，纯属外力作用而产生骨折者。

（2）病理性骨折　骨质原已有病变（如骨髓炎、骨结核、骨肿瘤等），经轻微外力作用而产生骨折者。

（3）应力性骨折　又称疲劳骨折。由于骨组织长期承受过度的压应力，逐渐引起受力最大一侧的骨膜及骨小梁断裂，并渐而扩大波及整个断面者。

【诊断】

一般骨折的诊断并无困难，尤其四肢长管骨骨干骨折，易于诊断，甚至本人也可判定。但在骨折诊断过程中，要防止只看表浅伤，不注意骨折；只看到一处伤，不注意多处伤；只注意骨折局部，而忽视全身伤情；只顾检查，不顾患者痛苦和损伤。通过询问受伤经过，详细体格检查，以及X线摄片检查，综合分析所得资料，即可得出正确诊断。

（一）病史

应了解暴力的大小、方向、性质和形式（高处跌下、车撞、打击、机器绞轧等），及其作用的部位，打击物的性质、形状，受伤现场情况，受伤姿势状态，急救或治疗史等，充分地估计伤情。

（二）临床表现

1. 全身症状　轻微骨折可无全身症状。一般骨折，由于损伤组织渗出物及血肿被吸收，常有发热，一般不超过38℃，5~7天后体温逐渐降至正常，骨折后常伴有口渴、口苦、心烦、尿赤便秘、夜寐不安、脉浮数或弦紧、舌质红、苔黄厚腻。如合并外伤性休克和内脏损伤，还有相应的表现。

2. 局部体征

（1）骨折的特征

①畸形：因暴力作用、肌肉或韧带牵拉、搬运不当等而使骨折断端移位，出现肢体形状改变，而产生畸形。

②骨擦音或骨擦感：由于骨折断端相互触碰或摩擦所产生的响声，或感觉到骨擦感。

③异常活动：骨干部完全性骨折后，在非关节的部位可出现类似关节的活动。

畸形、骨擦音和异常活动是骨折的特有体征，这三种体征只要有其中一种出现，即可初步诊断为骨折。但未见此三种体征时，也可能有骨折，如裂缝骨折、嵌插骨折等。骨折端有软组织嵌入时，可以没有骨擦音或骨擦感。异常活动及骨擦音或骨擦感这两项体征只可在检查时加以注意，不可故意摇动患肢来确定有无此体征，以免增加患者痛苦、加重局部损伤或导致严重的并发症。

（2）一般症状

①疼痛与压痛：骨折处均疼痛，在移动患肢时疼痛更剧，经复位和妥善固定后即可减轻或逐渐消失。摸诊时，骨折处出现不同程度的直接压痛和间接压痛（纵轴叩击痛、骨盆和胸廓挤压痛等），一般压痛或纵轴叩击传导痛最明显的部位即为骨折部位。

②肿胀与瘀斑：骨折时，骨髓、骨膜及周围软组织内的血管破裂出血，组织水肿，损伤部位肿胀。严重肿胀时还可出现水泡、血泡。

③功能障碍：骨折后由于肢体内部支架的断裂、疼痛以及软组织（神经、肌肉、肌腱）破坏，使肢体部分或全部活动功能丧失。一般来说，不完全骨折、嵌插骨折的功能障碍程度较轻，完全性骨折、有移位骨折的功能障碍程度较重。

以上三项可见于新鲜骨折，也可见于软组织损伤，但有些骨折仅有这些临床表现，此时必须用X线摄片检查才能确定诊断。

（三）X线检查

绝大多数骨折可通过X线片进行确诊，并成为分型及选择治疗方法的主要依据。X线摄片检查能显示临床检查难于发现的损伤和移位，如不完全骨折、体内深部骨折、脱位时伴有小骨片撕脱等。X线摄片须包括正、侧位像，有时还要加摄斜位、特殊位置或健侧相应部位的对比X线片，在肢体应包括邻近关节。应仔细研究X线片上骨折断端的形状和位置，进一步了解骨折原因、过程和性质，以便决定处理方法。有些裂缝骨折、无移位的股骨颈骨折、腕舟状骨骨折，受伤当时X线照片可能显示不出骨折线，2周后再行X线摄片检查，由于断端骨质吸收，便可见到明显裂纹。

当X线片与临床其他诊断有矛盾，尤其是临床上有肯定体征，而X线片显示阴性时，必须以临床为主，或是再作进一步检查，从而发现问题；或是加摄健侧X线片，予以对比；若临床仍不能排除骨折，应定期随诊，再行摄片加以证实或排除。

（四）断层摄片

主要用于关节骨折或椎体骨折时，以判定有无较小的骨折片及其是否侵入椎管或关节腔内，但其影像欠清晰。自CT技术普及后，当前已较少使用。

（五）CT扫描

其作用与断层摄片相似。对一般病例无需采用，主要用于以下情况：脊柱骨折、关节内骨折等。

（六）磁共振成像（MRI）

因价格较高，除非需同时判定软组织情况者，比如脊髓损伤的程度及其与椎骨骨折的关系，肩、髋及膝关节内韧带的损伤情况，以及关节囊的状态等，一般病例无需此种检查。

（七）造影

包括脊髓造影、关节内造影及血管造影等。除少数伴有其他损伤之特殊病例酌情选用外，一般较少使用。

【并发症】

骨折并发症是指由于骨折本身，在骨折愈合过程中，或是在对其处理过程中所出现的全身和（或）局部的异常现象。受暴力打击后，除发生骨折外，还可能有各种全身或局部的并发症。有些并发症可于短时间内影响生命，必须紧急处理；另一些需要与骨折同时治疗；有的则需待骨折愈合后处理。因此，必须作周密的全身检查，确定有无并发症，然后决定处理方法。

（一）早期并发症

早期并发症大多由于损伤本身所致，可出现于受伤当时，亦可迅速地或逐渐地继发于伤后。

1. 休克　与严重创伤、骨折大出血、剧烈疼痛或并发内脏损伤等因素有关。

2. 感染 对于开放性骨折，如清创不及时或不彻底，有发生化脓性感染或厌氧菌感染的可能。

3. 内脏损伤 外力导致骨折的同时可造成内脏损伤。如暴力打击胸壁下部时，除可造成肋骨骨折外，还可发生肝或（和）脾破裂，形成严重内出血和休克；肋骨骨折也可能伤及肺实质和肋间血管，引起血胸或气胸；耻骨和坐骨支发生骨折移位，易引起尿道、膀胱损伤；骶尾骨骨折还可并发直肠损伤。

4. 重要血管损伤 多因骨折端刺伤或压迫导致血管痉挛或破裂。如肱骨髁上骨折伤及肱动脉（图6-6），股骨髁上骨折伤及腘动脉，胫骨上段骨折伤及胫前或胫后动脉，造成出血或缺血性肌挛缩。重要动脉损伤后，可发生远侧疼痛、麻痹、皮肤苍白、脉搏消失或减弱，严重者可导致肢体坏死。

5. 脊髓损伤 多发生在颈段和胸、腰段脊柱骨折脱位时（图6-7），形成脊髓损伤平面以下的截瘫。

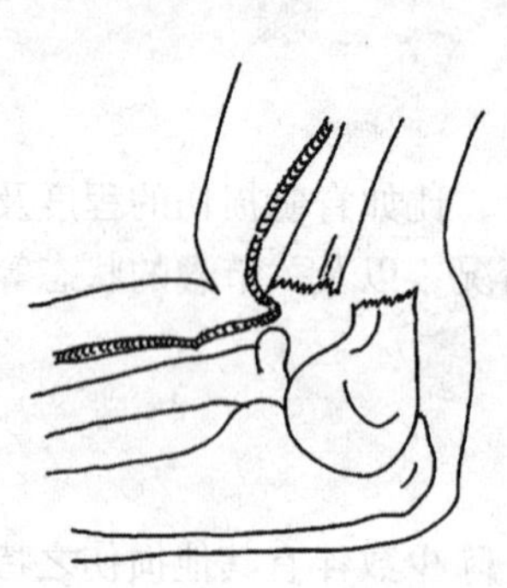
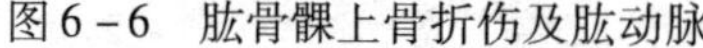

图6-6 肱骨髁上骨折伤及肱动脉

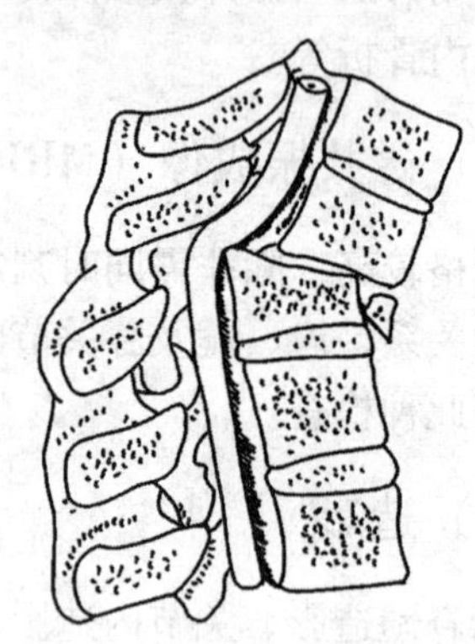

图6-7 脊柱骨折脱位伤及脊髓

6. 周围神经损伤 早期可因骨折时神经受牵拉、压迫、挫伤或刺激所致。后期可因外固定压迫、骨痂包裹或肢体畸形牵拉所致。肱骨髁上骨折可合并桡神经、正中神经损伤。腓骨小头骨折可合并腓总神经损伤。神经损伤后，其所支配的肢体范围即可发生感觉障碍、运动障碍，后期出现神经营养障碍（图6-8~图6-11）。

7. 脂肪栓塞 是少见而严重的骨折并发症，近年来随着复杂损伤增多而发病率有所增加。成人骨干骨折，髓腔内血肿张力过大，骨髓脂肪滴从破裂的静脉窦侵入血流，可形成脏器和组织的脂肪栓塞。病变以肺部为主，临床上以呼吸困难、神志障碍、皮肤和黏膜出血点及进行性低氧血症等一组症状和体征为特征。

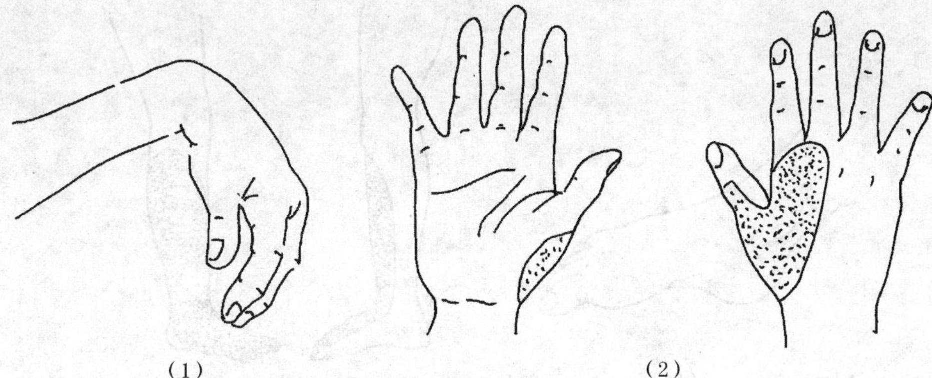

图6－8　桡神经损伤

（1）腕下垂、拇指不能外展和背伸；（2）感觉障碍区

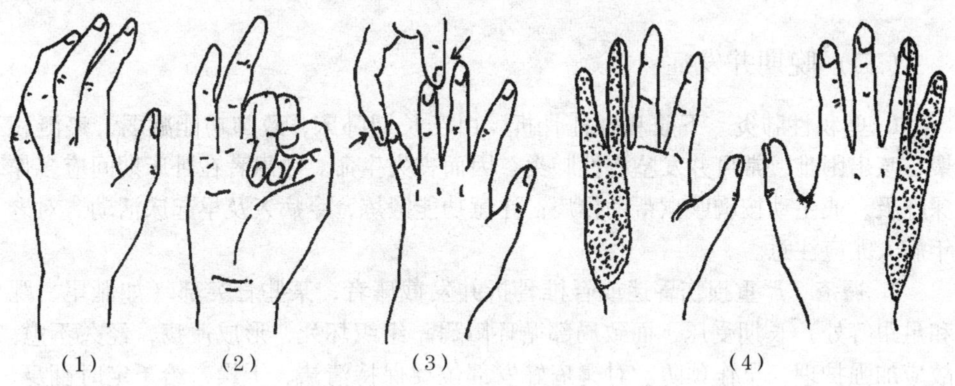

图6－9　尺神经损伤

（1）爪形手；（2）第4、5指屈曲不全；（3）第4、5指不能外展和内收；（4）感觉障碍区

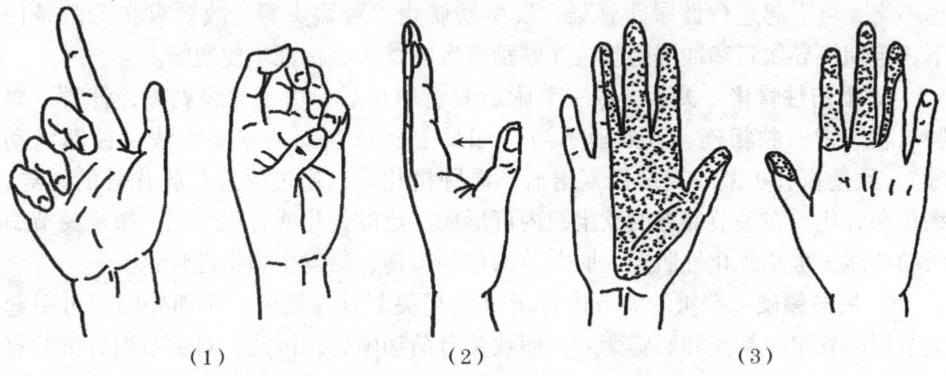

图6－10　正中神经损伤

（1）第1、2指不能屈曲，第3指屈曲不全；（2）拇指不能对掌、不能向掌侧运动；（3）感觉障碍区

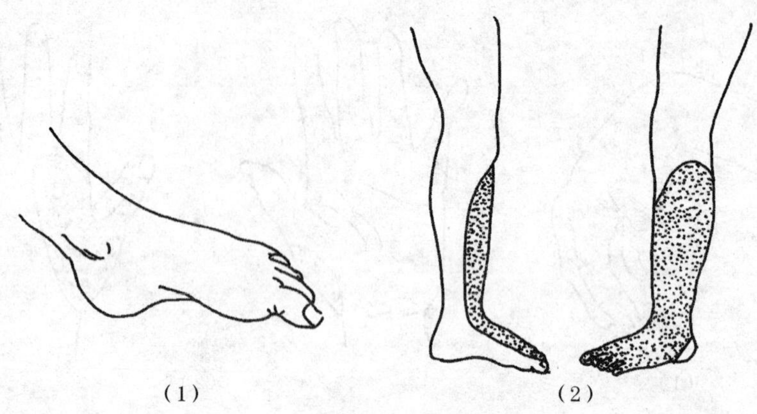

图 6－11　腓总神经损伤

（1）足下垂；（2）感觉障碍区

（二）晚期并发症

1. 坠积性肺炎　下肢和脊柱骨折，由于长期卧床，致肺功能减弱，痰涎积聚，咳出困难，常可并发坠积性肺炎，因而丧失生命。故患者在卧床期间应多作深呼吸，或主动按胸咳嗽帮助排痰；注意功能锻炼，令病人及早起床活动。对老年病人尤应注意。

2. 褥疮　严重损伤昏迷或脊椎骨折并发截瘫者，某些骨突部（如骶尾、踝和足跟等处）长期受压，而致局部循环障碍，组织坏死，形成溃疡，经久不愈。故应加强护理，早作预防。对褥疮好发部位要保持清洁、干燥，给予定时翻身、按摩，或在骨突出部位加棉垫或空气垫圈等，以减少压迫。

3. 尿路感染及结石　骨折长期卧床或合并截瘫者，长期留置导尿管，若处理不当，可引起逆行性尿路感染，发生膀胱炎、肾盂炎等。故要求在无菌条件下，定期换导尿管和冲洗膀胱，并鼓励患者多饮水，保证小便通畅。

4. 损伤性骨化　关节内或关节附近骨折脱位后，由于骨膜剥离，骨膜下血肿与软组织血肿相连。若处理不当（如反复施行粗暴的整复手法和被动活动等），致使血肿扩散或局部反复出血，血肿机化后，通过附近骨膜化骨的诱导，钙化和骨化，在关节邻近的软组织内可形成广泛的钙化或骨化组织，影响关节的活动功能，也称骨化性肌炎。肘关节部位的损伤，易发生损伤性骨化。

5. 关节僵硬　严重的关节内骨折可引起关节骨性僵硬。长期外固定可引起关节周围软组织粘连和肌腱挛缩，而致关节活动障碍。因此，对关节内骨折并有积血者，应尽量抽净。固定的范围和时间要恰到好处，并早期进行关节的练功活动。

6. 创伤性关节炎　关节内骨折整复不良或骨干骨折成角畸形愈合，以致关节面不平整或关节面负重压力状况改变，可引起关节软骨面损伤，活动时疼痛，称为创伤性关节炎。

7. 缺血性骨坏死　骨折后，骨折段的血供障碍可导致发生缺血性骨坏死。以股骨颈骨折并发股骨头坏死（图6－12）、腕舟骨腰部骨折并发近侧段坏死为多见。

8. 缺血性肌挛缩　是骨筋膜间隔区综合征产生的严重后果。上、下肢的重要动脉损伤后，血液供应不足或因绷带、小夹板、石膏包扎过紧超过一定时限，前臂或小腿的肌群因缺血而坏死，神经麻痹，肌肉坏死经过机化后，形成瘢痕组织，逐渐挛缩而形成特有的畸形如爪形手、爪形足，造成严重的残废（图6－13）。上肢多见于肱骨髁上骨折或前臂双骨折，下肢多见于股骨髁上或胫骨上端骨折。

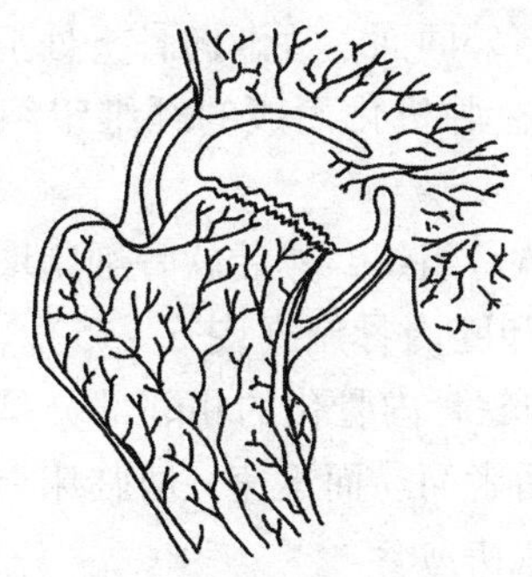
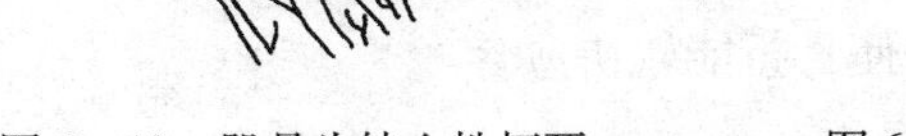

图6－12　股骨头缺血性坏死

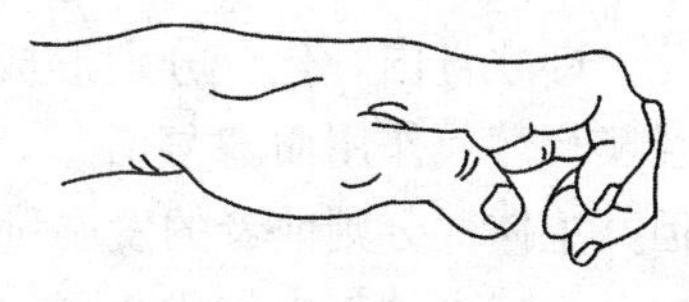

图6－13　缺血性肌挛缩典型畸形

9. 迟发性畸形　少年儿童骨骺损伤，可影响该骨关节生长发育，日后逐渐出现肢体畸形。如肱骨外髁骨折可出现肘外翻畸形。

在治疗骨折时，对这些并发症应以预防为主，如果已经出现则应及时诊断和妥善治疗。

【骨折的愈合过程】

骨折愈合的过程就是“瘀去、新生、骨合”的过程，整个过程是持续的和渐进的，一般可分为血肿机化期、原始骨痂期和骨痂改造期三个阶段。

（一）血肿机化期

骨断裂后，髓腔内、骨膜下和周围软组织出血，在骨折部形成血肿，血肿于伤后6～8小时即开始凝结成含有网状纤维素的血凝块。骨折断端因损伤及血循环中断，约有数毫米长的骨质发生坏死。随着红细胞破坏，纤维蛋白渗出，毛细血管增生，成纤维细胞、吞噬细胞、异物巨细胞侵入，血肿逐渐机化，肉芽组织再演变成纤维结缔组织，使骨折断端初步连接在一起，即形成纤维性骨痂，约在骨折后2～3周内完成。骨折断端附近骨外膜深层的成骨细胞在伤后短期内即活跃增生，约1周后即开始形成与骨干平行的骨样组织，由远离骨折处逐渐向骨折处延伸增厚。骨内膜也有同样的组织学变化，但出现较晚（图6－14）。这一时期若发现骨折对线对位不良，尚可通过再次手法整复、调整外固定或牵引方向加以矫正，内服活血祛瘀药物，以加强骨折断端局部血液循环，并清除血凝块以及代谢中的分解产物。

（二）原始骨痂期

由骨内、外膜的成骨细胞在断端内、外形成的骨样组织逐渐钙化而成新生骨，即膜内化骨。两者紧贴在断端骨皮质的内、外两面，逐渐向骨折处汇合，形成两个梭形短管，将两断端的骨密质及其间由血肿机化而成的纤维组织夹在中间，分别称为内骨痂和外骨痂（图6－15）。

断端间和髓腔内的纤维组织先逐渐转化为软骨组织，然后软骨细胞增生，钙化而骨化，即软骨内骨化，分别形成环状骨痂和腔内骨痂（图6－15）。断端坏死骨亦经爬行替代作用而“复活”。膜内化骨和软骨内骨化的相邻部分是互相交叉的，但其主体部分则前者的发展过程显然较后者简易而迅速，故临床上应防止较大的血肿，减少软骨内骨化范围，使骨折能较快愈合。

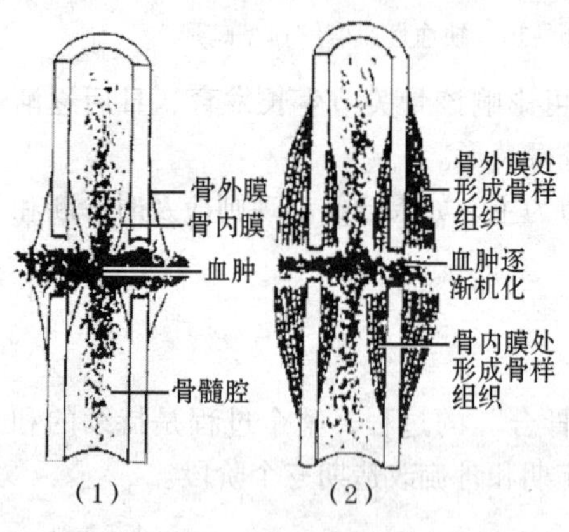

图6－14　血肿机化期

（1）骨折后血肿形成；（2）血肿逐渐机化，骨内、外膜处开始形成骨样组织

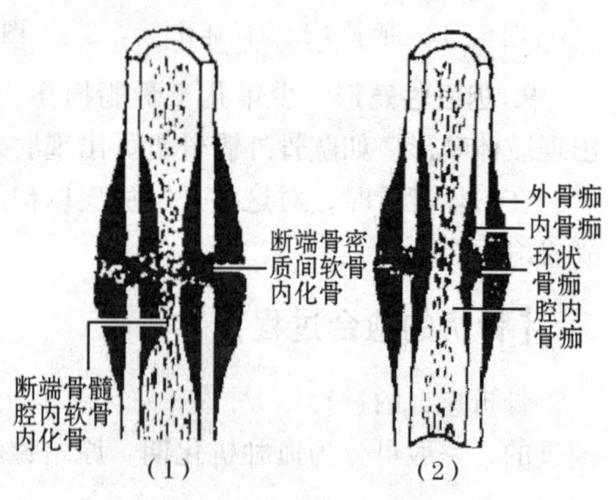

图6－15　原始骨痂期

（1）膜内化骨及软骨内化骨过程逐渐完成；（2）膜内化骨及软骨内化骨过程基本完成

当内外骨痂和中间骨痂会合后，又经过不断钙化，其强度足以抵抗肌肉的收缩、成角、剪力和旋转力时，则骨折已达临床愈合，一般约需 4 ~8 周。X 线照片显示骨折线模糊，周围有连续性骨痂，则可解除外固定，逐渐恢复日常活动。

（三）骨痂改造期

骨折部的骨痂内，新生骨小梁逐渐增加，且逐渐排列规则和致密，而骨折端无菌性坏死部分经过血管和成骨细胞、破骨细胞的侵入，进行坏死骨的清除和形成新骨的爬行替代过程，骨折部位形成骨性连接，一般需要 8 ~12 周才能完成。

原始骨痂为排列不规则的骨小梁所组成，尚欠牢固，随着肢体的活动和负重，在应力轴线上的骨痂，其骨小梁根据负重力线的需要，通过破骨细胞和成骨细胞的相互作用，进行重新排列，吸收不需要的骨痂，不足部位则生长出新的骨质，使原始骨痂逐渐被改造成永久骨痂，后者具有正常的骨结构。骨髓腔亦再沟通，恢复骨之原形（图6 –16）。成人其所需时间一般为 2 ~4 年，儿童则在 2 年以内。

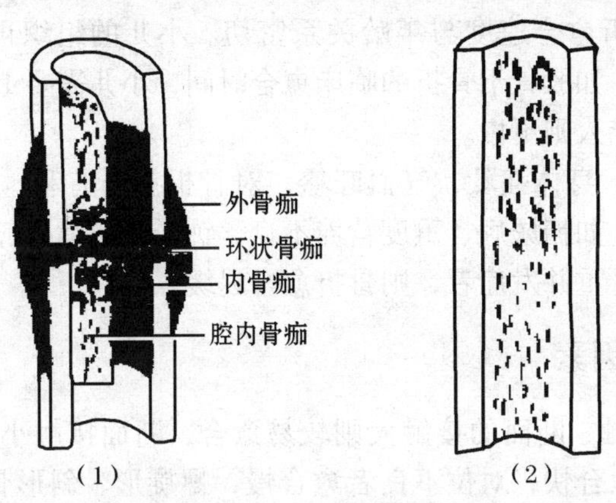

图 6 –16　骨痂改造期

（1）外骨痂、内骨痂、环状骨痂及腔内骨痂形成后之立体剖面示意图；（2）骨痂改造塑形已完成

【骨折的临床愈合标准和骨性愈合标准】

掌握骨折的临床愈合和骨性愈合标准，有利于确定骨折外固定的时间、肢体活动或负重程度、练功计划和辨证用药。

（一）临床愈合标准

1. 局部无压痛，无纵向叩击痛。
2. 局部无异常活动。
3. X 线照片显示骨折线模糊，有连续性骨痂通过骨折线。

4. 功能测定：在解除外固定情况下，上肢能平举 1kg 达 1 分钟，下肢能连续徒手步行 3 分钟，并不少于 30 步。

5. 连续观察 2 周骨折处不变形，则观察的第 1 天即为临床愈合日期。第 2、4 两项的测定必须慎重，以不发生变形或再骨折为原则。

（二）骨性愈合标准

1. 具备临床愈合标准的条件。

2. X 线照片显示骨小梁通过骨折线。

【影响骨折愈合的因素】

影响骨折愈合的因素较多，应利用对骨折愈合有利的因素而避免不利的因素。

（一）全身因素

1. 年龄 骨折愈合速度与年龄关系密切。小儿的组织再生和塑形能力强，骨折愈合速度快，如股骨干骨折的临床愈合时间，小儿需要 1 个月，成人往往需要 3 个月左右，老人则更慢。

2. 健康情况 身体强壮，气血旺盛，对骨折愈合有利；反之，慢性消耗性疾病，气血虚弱，如糖尿病、重度营养不良、钙磷代谢障碍、骨质软化症、恶性肿瘤或骨折后有严重并发症者，则骨折愈合迟缓。

（二）局部因素

1. 断面的接触 断面的接触大则较易愈合，断面接触小则较难愈合，故整复后对位良好者愈合快，对位不良者愈合慢，螺旋形、斜形骨折因断面接触大，往往较横断骨折愈合快。骨折断面接触的紧密程度也与骨折愈合速度有关，若有肌肉、肌腱、筋膜等软组织嵌入骨折断端间，或因过度牵引而断端分离，则妨碍了骨折断面的接触，导致骨痂不能会合，结果会出现骨折延期愈合或不愈合。

2. 断端的血供 血液供给充足与否，是决定骨折愈合快慢的一个重要因素。组织的再生，需要足够的血液供给，血供良好的松质骨部位骨折愈合较快，而血供不良的部位则骨折愈合速度缓慢，甚至发生延迟愈合、不愈合或缺血性骨坏死。例如，胫骨干下 1/3 的血供主要依靠由上 1/3 进入髓腔的营养血管，故下 1/3 部骨折后，远端血供较差，愈合迟缓。股骨头的血供主要来自关节囊和圆韧带的血管，故头下部骨折后，血供较差，有发生缺血性骨坏死的可能。腕舟骨的营养血管由掌侧结节处和背侧中央部进入，其腰部骨折后，近端的血供较差，故愈合迟缓（图 6－17）。一骨有数段骨折时，由于血液供应严重破坏，愈合速度也较慢。

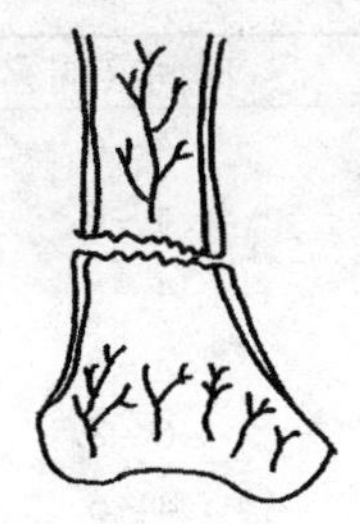
（1）胫骨干下1/3骨折

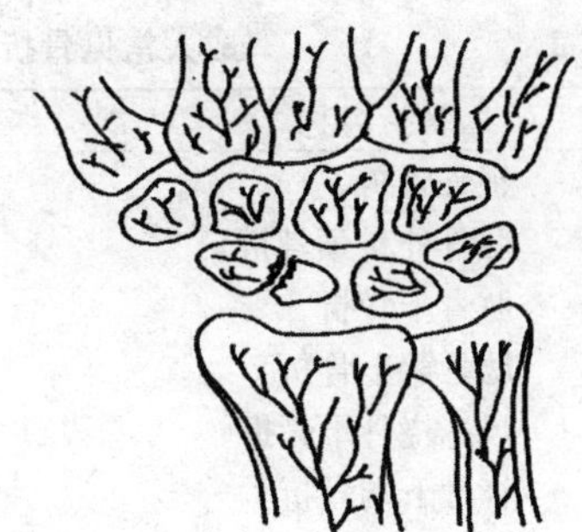
（2）腕舟骨腰部骨折

图6－17　骨折后血液供应情况

3. 损伤的程度　有大块骨缺损的骨折或软组织损伤严重、断端形成巨大血肿者，骨折的愈合速度较慢。骨痂的形成，主要来自骨外膜和骨内膜，故骨膜的完整性对骨折愈合有较大的影响，骨膜损伤严重者，愈合也较困难。

4. 感染的影响　感染引起局部长期充血、组织破坏、脓液和代谢产物堆积，均不利于骨折的修复，迟缓愈合和不愈合率大为增高。

5. 固定和运动　固定可以维持骨折端整复的位置，防止软组织再受伤和血肿再扩大，保证修复作用顺利进行。但固定太过使局部血运不佳，骨代谢减退，骨质疏松，肌肉萎缩，对愈合不利。如果能在保证骨折不再移位的条件下，进行上下关节练功，从而使患肢肌肉有一定的生理舒缩活动，局部循环通畅，则可以加速骨折愈合。

成人常见骨折临床愈合时间须根据临床愈合的标准而决定，表6－1仅供夹缚固定时参考。

【骨折的急救】

医护人员要树立全心全意为人民服务的思想，发扬不怕苦、不怕累、不怕脏的工作作风，克服困难，创造条件，运用现代医学技术和中西医结合的成就，提高骨折急救工作的质量和效率，减少伤病员痛苦、残废和死亡，提高骨折病员治愈率。

骨折急救的目的，在于用简单而有效的方法抢救生命，保护患肢，使能安全而迅速地运送至附近医院，以便获得妥善的治疗。

急救的原则是：先抢后救，先重后轻，先急后缓，先近后远。

当我们遇到重大创伤或到达出事现场，首先应判断有无危及生命的体征，并进行必要的抢救处理。其次运用创伤救护的四大技术以保护伤员的生命安全和最大限度地防止病残的发生。

表 6-1　成人常见骨折临床愈合时间参考表

骨折名称	时间（周）
锁骨骨折	4~6
肱骨外科颈骨折	4~6
肱骨干骨折	4~8
肱骨髁上骨折	3~6
尺、桡骨干骨折	6~8
桡骨下端骨折	4~6
掌、指骨骨折	3~4
股骨干骨折	8~12
股骨颈骨折	12~24
股骨转子间骨折	7~10
髌骨骨折	4~6
胫腓骨干骨折	7~10
踝部骨折	4~6
跖部骨折	4~6

（一）首先判断有无危及生命的体征

1. 神经系统　无论患者有无意识改变，对所有头颅有损伤的患者，在没有得到影像学排除前，均应假定为颈椎有损伤而加以处理。有意识改变者，应注意保持呼吸道通畅，并观察神志、瞳孔、呼吸、脉搏、血压、体温等的变化，以判断是否有颅内进行性病变。

2. 循环系统　注意心率、心律；注意有无心包填塞和张力性气胸；注意血压（心搏出量的表现），一般而言桡动脉可触及，其血压常在80mmHg以上，仅股动脉可触及，其血压常在60mmHg以上。脉搏在120次/分以上时要注意有无休克的可能。休克者应积极抗休克。心跳、呼吸停止者，要立即进行人工呼吸和心脏按压，根据需要采用心内注射药物等。

3. 呼吸系统　呼吸道是否畅通；有无连枷胸、张力性气胸、开放性气胸、血胸及血气胸。要注意维持呼吸道的通畅，包括稳定颈椎。

4. 创伤出血　有无明显的伤口出血。大出血时应直接压迫止血。勿用止血钳止血，因其既浪费时间又有可能损伤大血管；勿用止血带止血，因其使用不当可增加静脉出血，造成肢体远端缺血坏死或神经损害。

对患部要充分显露，以便于直接检查、观察和进行包扎、止血等。但气温低时则只显露局部，以免受寒和冻伤。

（二）创伤救护的四大技术

止血、包扎、固定和搬运这四项基本技术操作，对伤员生命安危和后送进一步治疗，具有极其重要的意义。

1. 止血　失血是创伤死亡最多见的原因。抢救出血的伤员，主要是及早控制出血，同时迅速补充血容量。创伤止血法有多种，可根据具体情况选用。

（1）指压法　通常是将中等或较大的动脉压在骨的浅面上以止血（图6－18）。例如，将颈总动脉压向第5颈椎横突、将肱动脉压在肱骨干上等。此法仅能用于短时间控制动脉血流，应随即继用其他止血法。

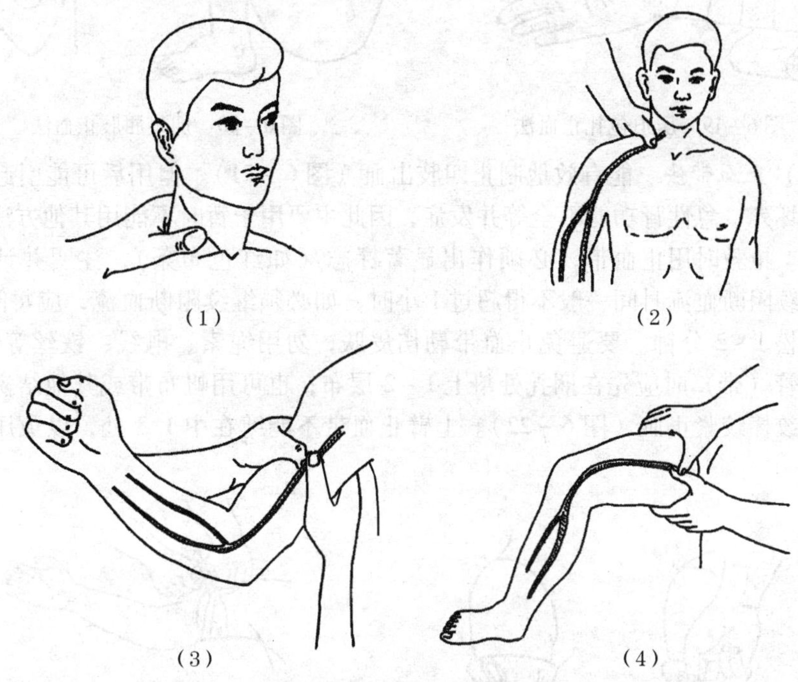

图6－18　各部位动脉压迫止血

（2）压迫包扎法　常用于一般的伤口出血，注意应将包裹伤口的敷料无菌面贴向伤口，包扎松紧要适度（图6－19）。能止住出血即可，勿阻断肢体远端的血流，造成远侧肢体缺血。

（3）加垫屈肢法　在肘、膝等关节的屈侧加垫，屈曲肢体，再用三角巾等缚紧固定，可控制关节远侧血流（图6－20）。适用于四肢出血，但已有或疑有骨关节损伤者禁用。

（4）填塞法　用于肌肉渗血、骨端渗血等。先用1～2层大的无菌纱布铺垫伤口，再用纱布条、棉花或绷带等物充填其中，外面加压包扎。此法的缺点是止血不够彻底，且增加感染机会。

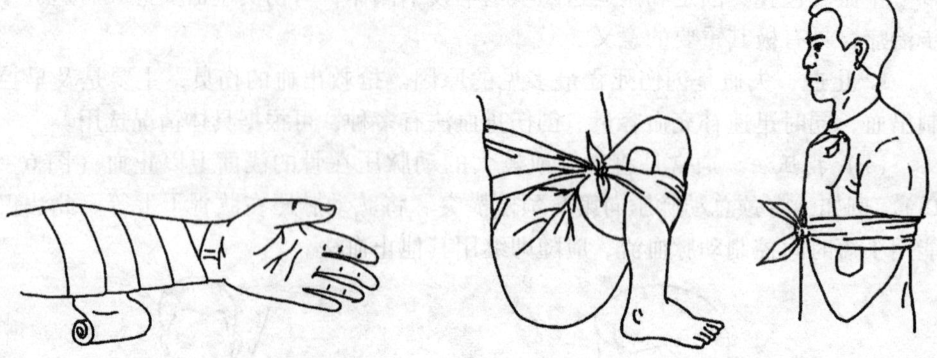

图 6－19　压迫包扎止血法　　图 6－20　加垫屈肢止血法

（5）止血带法　能有效地制止四肢出血（图 6－21）。但用后可能引起或加重肢端坏死、急性肾功能不全等并发症，因此主要用于暂时不能用其他方法控制的出血。抢救时用止血带，必须作出显著标志（如红色布条），注明并计算时间。连续阻断血流时间一般不得超过 1 小时，如必须继续阻断血流，应每间隔 1 小时放松 1～2 分钟。要避免止血带勒伤皮肤，勿用绳索、电线、铁丝等捆扎。用橡胶管（带）时应先在捆扎处垫上 1～2 层布；也可用帆布带或其他结实的布带加以绞棒绞紧止血（图 6－22）。上臂止血带不能缚在中 1/3 处，以免压伤桡神经。

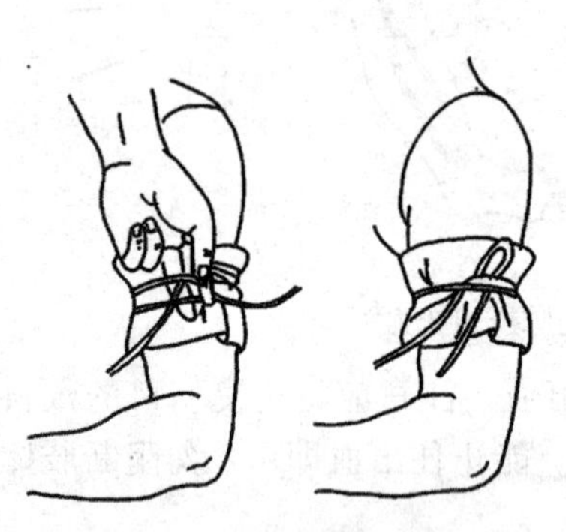

图 6－21　止血带止血法

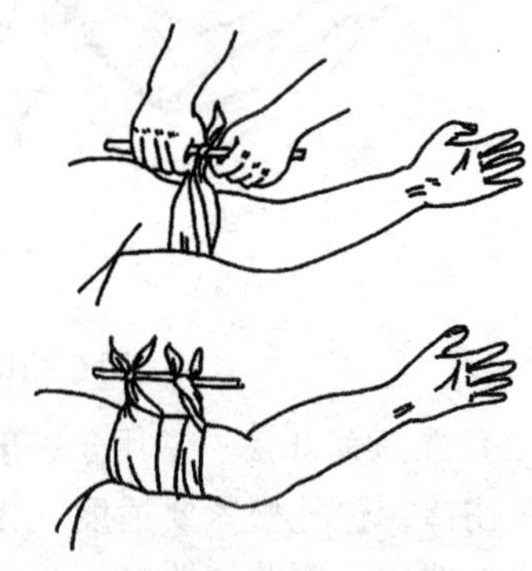

图 6－22　绞棒止血法

（6）直接止血法　即结扎血管、修复血管或吻合血管等，此法最为理想。但在急救现场常难以做到。

（7）其他　止血粉、止血散、止血纤维、明胶海绵或止血的中成药等。

2. 包扎　包扎的目的是保护伤口，减少污染，固定敷料和帮助止血。常用的材料是绷带卷和三角巾；抢救中也可将衣服、巾单等撕裁作包扎用。但无论何种包扎法，均要求包好后固定不移和松紧适度。包扎的方法有如下几种：

（1）绷带包扎法　有环形包扎（图6－23）、螺旋反折包扎（图6－24）、"8"字形包扎（图6－25）和帽式包扎（图6－26、27）等。包扎时要掌握"三点一走行"，即绷带的起点、止点、着力点（多在伤处）和走行方向顺序。

（2）三角巾包扎法　急救时用三角巾包扎优点较多，制作较为方便，操作简捷，且能适应各个部位的包扎，但不能加压，也不很牢固（图6－28～30）。

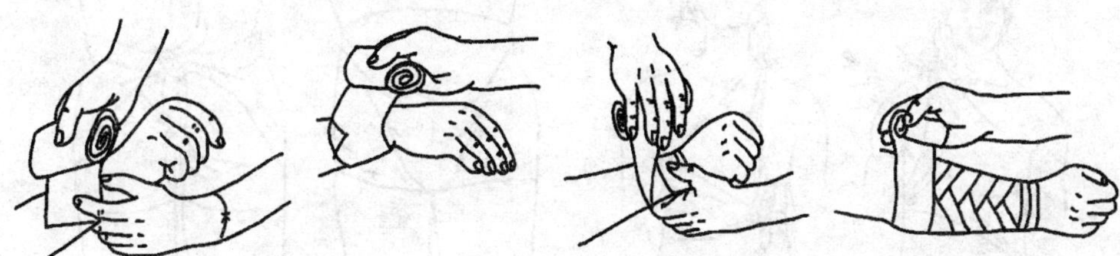

图6－23　环形包扎法　　图6－24　螺旋反折包扎法

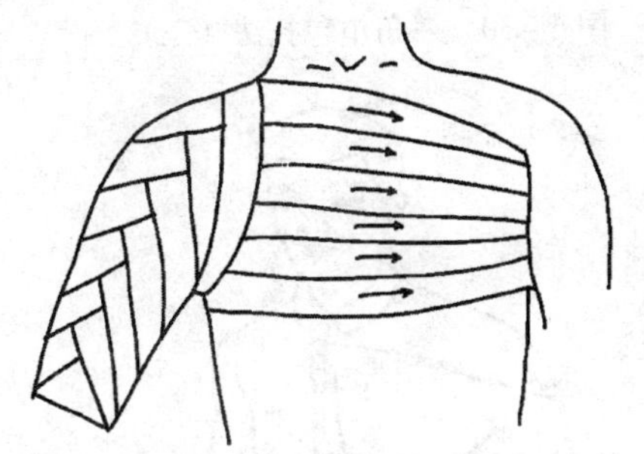

图6－25　"8"字形包扎法

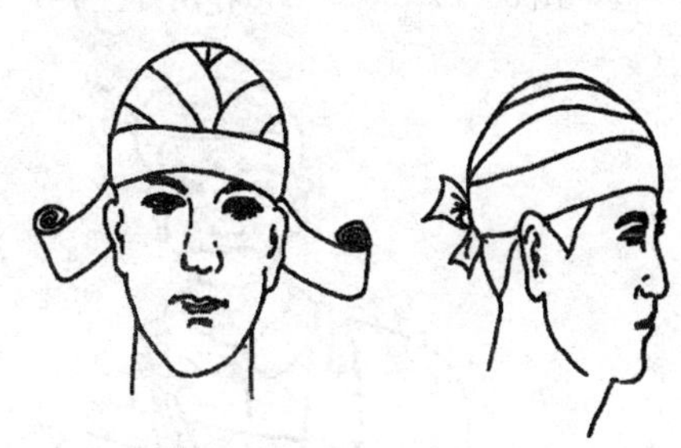

图6－26　帽式包扎法（一）

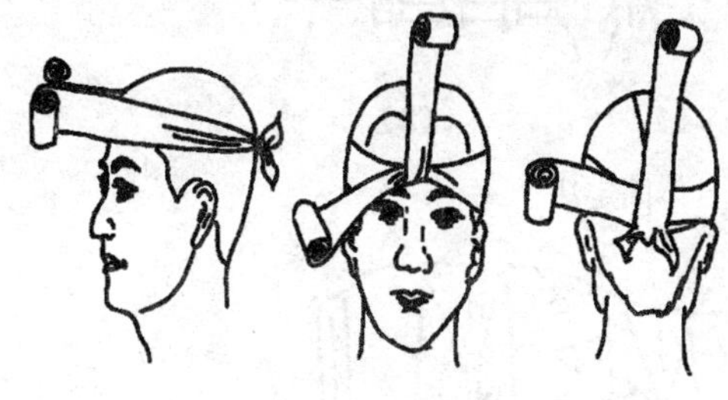

图6－27　帽式包扎法（二）

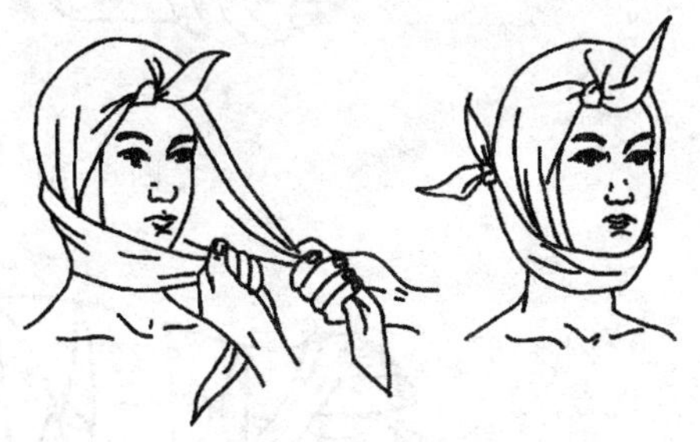

图6－28　三角巾包扎法（一）

3. 固定　骨与关节损伤现场急救必须给予适当的固定，其目的是为了避免由于肢体异常活动而进一步造成不必要的血管、神经和软组织损伤，减轻疼痛，并能帮助防治休克，便于搬动和转运。较重的软组织损伤，也应局部固定。骨与关节损伤者在行伤肢固定前宜先尽可能将伤肢牵引，使畸形得以矫正或大部分矫正，然后将伤肢置于适当的位置，固定于夹板或其他支架上。固定范围一般应包括骨折处远端和近端的两个关节，既要牢固不移，又不可过紧。如现场无固定材料，可行自体固定法。如将受伤的上肢与胸壁捆绑在一起（图 6－31），将受伤的下肢与健侧下肢捆绑在一起（图 6－32），以达到固定的目的。

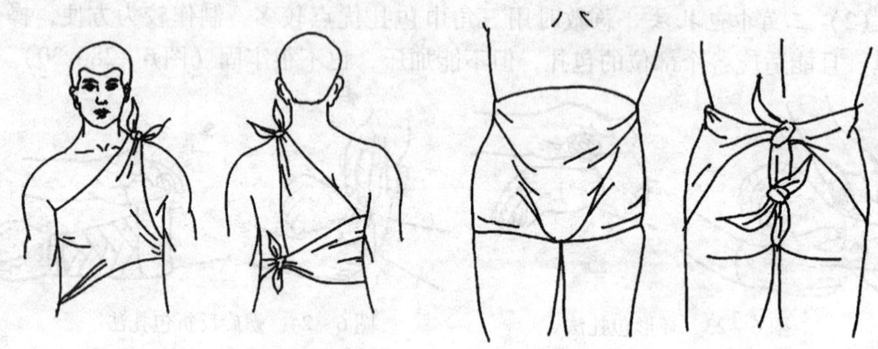

图 6－29　三角巾包扎法（二）　　图 6－30　三角巾包扎法（三）

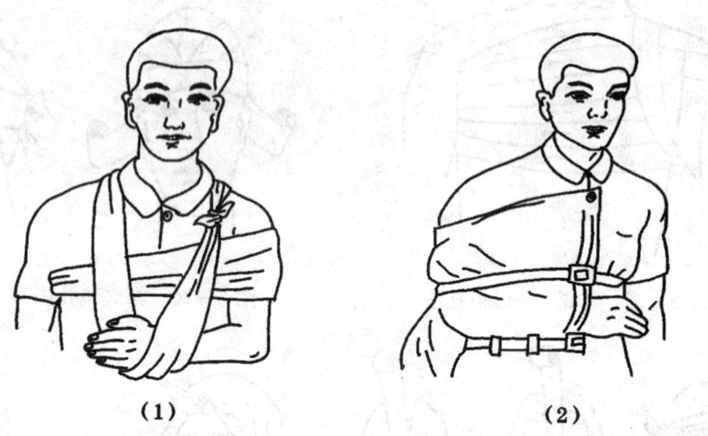

（1）　（2）

图 6－31　上肢自体固定法

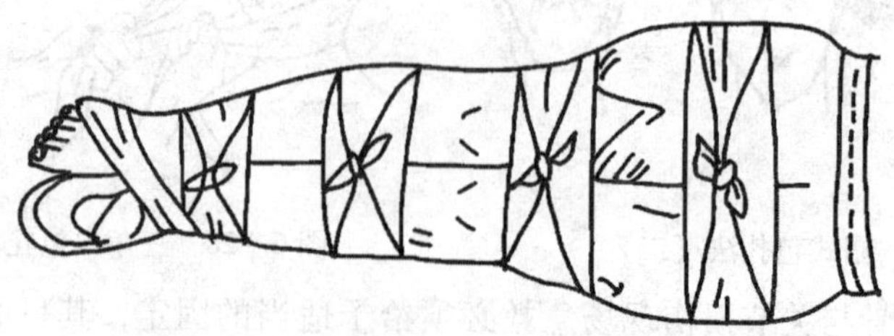

图 6－32　下肢自体固定法

4. 搬运　搬运是将伤员从受伤现场转移到安全地带或送到相应的治疗机构的过程，以使伤员得到进一步的治疗。搬运时医护人员要根据伤员的受伤部位、伤情轻重而采取不同的搬运方法。搬运时必须注意：对骨折伤员特别是脊柱损伤的伤员，搬运时要保持伤处稳定，切勿弯曲或扭动。对昏迷伤员，搬运时要保持呼吸道通畅。

【治疗】

四肢以骨骼为支架，关节为枢纽，肌肉为动力，进行活动。骨折后丧失了支架的稳定性和肌肉的动力平衡，不能保持正常的活动。因此，骨折的治疗目的在于恢复其正常的解剖关系，最大限度地恢复其功能。要求在继承中医丰富的传统理论和经验的基础上，结合现代自然科学（如生物力学和放射学等）的成就，贯彻正确的复位、良好的固定、积极的功能锻炼和内外辨证用药的四大原则。自20世纪50年代以来，我国医务工作者贯彻中西医结合的方针，广泛采用中西医结合疗法有效地治疗骨折，并总结了固定与活动统一（动静结合）、骨与软组织并重（筋骨并重）、局部与整体兼顾（内外兼治）、医疗措施与患者的主观能动性密切配合（医患合作）的四个基本观点，辨证地处理好骨折治疗中的复位、固定、练功活动、内外用药的关系，丰富和发展了中医治疗骨折的理论和方法。

（一）复位

复位是将移位的骨折段恢复正常或近乎正常的解剖关系，重建骨骼的支架作用。对有移位的骨折均应争取及早复位，在保证功能复位的基础上，力争解剖对位，尤其是涉及关节的骨折。复位的方法有两类，即闭合复位和切开复位。闭合复位又可分为手法复位和持续牵引。持续牵引既有复位作用，又有固定作用。

1. 手法复位　骨折后应用手法使骨折端重新获得相对原状的措施，称为手法复位。绝大多数骨折都可用手法复位，并可取得满意的效果。手法复位要求及早、稳妥、准确、轻巧、不增加损伤，把移位的骨折段重新对位，以恢复骨骼的支架作用。施行手法复位时，可采用综合复位，也可采用分解复位，复位时力争一次整复成功。

（1）手法复位时间　复位的时间原则上越早越好。伤后4小时以内，局部瘀肿较轻，肌肉未发生明显痉挛，最适宜手法整复。若伤后1～2天内，或更迟一些，软组织肿胀不严重，仍可手法整复。患者有休克、昏迷、内脏及中枢神经损伤时，不宜立即整复骨折，须等待全身情况稳定后，再行整复。对患肢肿胀严重者，可暂时不整复，先作临时固定，同时抬高患肢，内服外敷活血化瘀、消肿止痛中药，待肿胀消退后进行整复。儿童骨折愈合快，更应强调早期整复，不应等待肿胀全消，否则时间一久，将有新生骨产生，不但造成复位困难，而且会破坏新生骨造成骨折延迟愈合。

（2）手法复位标准

①解剖复位：骨折之畸形和移位完全纠正，恢复了骨的正常解剖关系，对位（指两骨折端的接触面）和对线（指两骨折段在纵轴上的关系）完全良好时，称为解剖复位。解剖复位是最理想的复位，它可使骨折端稳定，便于早期练功；断端接触面最大，有利于骨折较快愈合和功能顺利恢复。对所有骨折都应争取达到解剖复位。

②功能复位：骨折复位虽尽了最大努力，某种移位仍未完全纠正，但骨折在此位置愈合后，对肢体功能无明显妨碍者，称为功能复位。对不能达到解剖复位者，应力争达到功能复位。功能复位的标准不尽一样，一般认为：①对线：骨折部的旋转移位、分离移位必须完全矫正。成角移位若与关节活动方向一致，日后可在骨痂改造塑形期有一定的矫正和适应。下肢骨折，向前向后成角移位，成人不宜超过 10°，儿童不宜超过 15°。例如股骨干或胫骨干骨折，向侧方成角与关节活动方向垂直，日后不能矫正和适应，故必须完全复位。否则可引起膝、踝关节内、外两侧在负重时所受压力不均，日后继发损伤性关节炎，引起疼痛及关节畸形。上肢骨折在不同部位，要求亦不同，肱骨干骨折一定程度成角对功能影响不大；前臂双骨折若有成角畸形将影响前臂旋转功能。②对位：长骨干骨折，对位至少应达 1/3 以上，干骺端骨折对位至少应达 3/4 左右。③长度：儿童处于生长发育时期，下肢骨折缩短 2cm 以内，若无骨骺损伤，可在生长发育过程中自行矫正，成人则要求缩短移位不超过 1cm。

（3）复位前准备

①术者和助手的准备：术者和助手应先对患者的全身和局部情况有充分了解，结合病史、受伤机理、临床检查结果以及 X 线照片等作出诊断，明确骨折的部位、类型及移位方向，分析归纳后，制定复位的具体手法、步骤和防止患者发生意外的措施。

②麻醉：骨折复位应采用麻醉止痛，解除肌痉挛，便于复位操作。最好选用局部麻醉、神经阻滞麻醉或硬膜外麻醉等，对于不合作的小儿，可采用全身麻醉。但对简单骨折，完全有把握在极短时间内获得满意复位者，也可以不用麻醉。

麻醉特别是全麻前，对全身情况应有足够估计。局部麻醉是较安全实用的麻醉方法，常用于新鲜闭合性骨折的复位。局部麻醉时，无菌操作必须严格，以防骨折部感染。麻醉前必须先作皮试，若无过敏，可用 1% 普鲁卡因注射液 10 ~ 20ml，先在骨折处皮下少量注射，再将注射针逐步刺入深处，当注射针进入骨折部的血肿后，可抽出暗红色的陈旧血液，然后缓慢注入麻醉药。麻醉药注入血肿后，即可均匀地分布在骨折端周围，10 分钟后即可产生麻醉作用（图 6－33）。如骨折时间较久，估计骨折复位的时间比较长或软组织痉挛较严重时，可用神经阻滞麻醉，上肢用臂丛神经阻滞麻醉，下肢用坐骨神经阻滞麻醉与股神经阻滞麻醉，亦可使用腰麻或硬膜外麻醉。

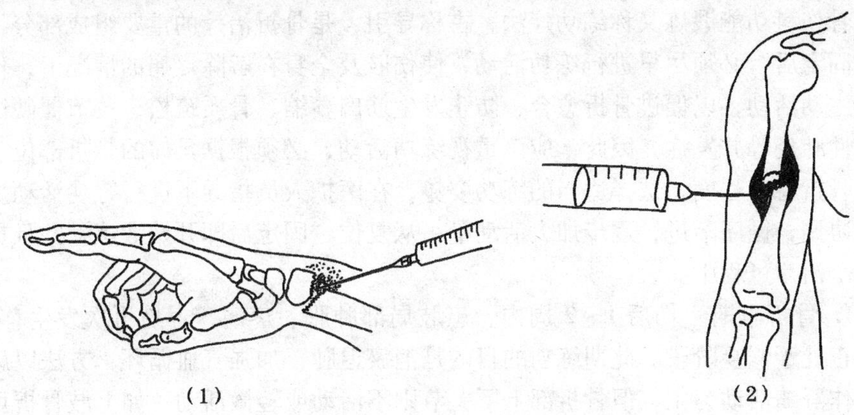

图 6－33　闭合性骨折的局部麻醉

③肌松弛位：待麻醉完成后，将患肢各关节置于肌松弛的位置。四肢各部位都有彼此拮抗的肌及肌群，在复位时先将患肢各关节放在适当的位置，使肢体的屈伸两组拮抗肌群处于相对松弛的状态，以减少肌群对骨折段的拉力，有利于复位。这种位置称肌松弛位。

（4）复位基本手法　骨折复位必须掌握以“子求母”即以远端对近端的复位原则。于复位时移动骨折远端（子骨）去凑合骨折近端（母骨）为顺，反之为逆，逆则难于达到复位的目的。但也有个别部位骨折例外，如尺骨鹰嘴骨折是以近端对远端复位的。

常用的复位基本手法有：手摸心会、拔伸牵引、旋转屈伸、端挤提按、摇摆触碰、夹挤分骨、折顶回旋、推拿按摩等手法。

2. 切开复位　是运用手术方法切开骨折部的软组织，暴露骨折段，在直视下将骨折复位。随着中西医结合的深入发展，切开复位也成为一种重要的复位方法。例如开放性骨折、多段骨折以及一些难以整复固定的关节内骨折、治疗和护理不便的多发骨折、陈旧性骨折畸形愈合等，仍须采用切开复位。

（二）固定

固定是治疗骨折的一种重要手段，复位后，固定起到主导作用和决定性作用。固定的目的在于维持骨折整复后的位置，减轻疼痛，有利于骨折愈合。已复位的骨折必须持续地固定在良好的位置，防止再移位，直至骨折愈合为止。目前常用的固定方法分外固定和内固定两类。常用的外固定有夹板、石膏绷带和持续牵引及外固定支架等；常用的内固定有骨圆针、接骨板、螺丝钉、髓内针等。

（三）功能锻炼

骨伤科功能锻炼又称练功疗法，古称导引，是骨折治疗的重要组成部分。骨折经固定后，必须尽早进行练功活动，使伤肢及全身在解除疼痛的情况下，作全面的主动活动，以促进骨折愈合，防止发生筋肉萎缩、骨质疏松、关节僵硬以及坠积性肺炎等并发症。因此，应该重视练功活动，必须根据具体的骨折部位、类型、骨折稳定程度，选择适当的练功姿势，在医护人员指导下进行练功活动。动作要协调，循序渐进，逐步加大活动量，从复位、固定后即开始锻炼，并且贯穿于整个治疗过程中。

1. 骨折早期 伤后 1 ~2 周内，患肢局部肿胀、疼痛，容易再次发生移位，筋骨正处于修复阶段。此期练功的目的是消瘀退肿，加强气血循环，方法以患肢肌肉作舒缩活动为主，但骨折部上下关节则不活动或轻微活动。如上肢骨折可作伸指握拳活动，下肢骨折可作股四头肌舒缩练习及踝、趾关节的屈伸活动等。健肢及身体其他各部位关节也应进行练功活动，卧床患者还须加强深呼吸练习并结合自我按摩等。练功时以健肢带动患肢，次数由少到多，时间由短到长，活动幅度由小到大，以患部不痛为原则，切忌任何粗暴的被动活动。

2. 骨折中期 2 周以后患肢肿胀基本消退，局部疼痛逐渐消失，瘀未尽去，新骨始生，骨折部日趋稳定。此期练功的目的是加强去瘀生新、和营续骨能力，防止局部筋肉萎缩、关节僵硬以及全身的并发症。练功活动的形式除继续进行患肢肌肉的舒缩活动外，并在医务人员的帮助下逐步活动骨折部上下关节。动作应缓慢，活动范围应由小到大，至接近临床愈合时，应增大活动次数，加大运动幅度和力量。在保持外固定情况下，上肢可作大小云手和屈伸关节等活动；下肢可进行抬腿、撑臂抬臀以及膝关节、踝关节的屈伸活动；胸腰椎骨折可作飞燕点水、五点支撑、三点支撑等活动。

3. 骨折后期 约 6 ~8 周以后，在正常情况下，骨折已达临床愈合，但筋骨未坚，肢体功能未完全恢复。此期练功的目的是尽快恢复患肢关节功能和肌力，达到筋骨强劲、关节滑利。练功活动时应根据骨折的部位、患者体质恢复情况等的不同，可解除外固定或在外固定保护下，加强功能锻炼。上肢着重各种动作的练习；下肢开始下地站立或不负重的扶拐行走训练。在练功期间可同时进行热熨、熏洗等。部分患者功能恢复有困难时，或已有关节僵硬者可配合按摩推拿手法，以协助达到活血舒筋活络之功。

（四）药物

内服和外用药物是治疗骨折的两个重要方法。中医骨伤科在很早以前已确立了内、外治疗相结合的原则。历代的伤科学家积累了不少秘方、验方，都各有特长，但总是以“跌打损伤，皆瘀血在内而不散也，血不活则瘀不能去，瘀不去则折不能续”和“瘀去、新生、骨合”作为理论指导。内服和外用药物，对纠正因损伤而引起的脏腑、经络、气血功能紊乱，促进骨折的愈合均有良好作用。一般按骨折三期辨证用药。

1. 骨折初期 损伤后1~2周内，由于筋骨和脉络的损伤，血离经脉，瘀积不散，气血凝滞，经络受阻，局部肿胀疼痛明显，故早期用药应以活血化瘀、消肿止痛为主。可选用活血止痛汤、和营止痛汤、新伤续断汤、复元活血汤、夺命丹、七厘散、肢伤一方等药，如有伤口者多吞服玉真散预防破伤风。外用药可选用双柏散、清营退肿膏、定痛膏、消瘀止痛药膏等。

2. 骨折中期 损伤后3周到骨折接近临床愈合时间。此期肿胀逐渐消退，疼痛明显减轻，但瘀肿虽消而未尽，骨尚未连接，故治宜接骨续筋为主。内服可选用新伤续断汤、续骨活血汤，或桃红四物汤、肢伤二方、接骨丹、接骨紫金丹等，常用接骨药有自然铜、血竭、土鳖虫、骨碎补、续断等。外用药可选用各类伤药膏，以接骨续筋类药膏为主，如接骨续筋药膏、外敷接骨散、驳骨散、碎骨丹等。

3. 骨折后期 骨折接近临床愈合至骨折已坚固愈合、功能已基本恢复的时间。此期已有骨痂生长，但不够坚固，肢体功能未恢复。由于骨折后气血损伤，元气虚弱，肝肾亏损，故用药应以壮筋骨、养气血、补肝肾为主。内服可选用壮筋养血汤、生血补髓汤、六味地黄汤、八珍汤、健步虎潜丸、肢伤三方和续断紫金丹等。骨折后期尚应适当注意补益脾胃，可用健脾养胃汤、补中益气汤、归脾丸等加减。外用药可选用舒筋活络药膏外贴。

骨折后期，如折断在关节附近，为防止关节强直、筋脉拘挛，可外用熏洗、熨药及伤药水揉擦，配合练功活动，以达到活血散瘀、舒筋活络，迅速恢复功能的目的。一般常用的熏洗及熨药方有海桐皮汤、骨科外洗一方、骨科外洗二方、舒筋活血洗方、上肢损伤洗方、下肢损伤洗方等，常用的伤药水有伤筋药水、活血酒等。

【骨折畸形愈合、迟缓愈合和不愈合的处理原则】

由于存在着影响骨折愈合的不利因素，可造成畸形愈合、迟缓愈合或不愈合，对此应视具体情况作适当处理。

（一）骨折畸形愈合

骨折畸形愈合是指骨折愈合的位置未达到功能复位的要求，有重叠、旋转、成角畸形。畸形较轻、不影响功能时无需治疗。畸形较重、影响功能时，可在麻醉下，用手力折骨，将畸形愈合处折断后，再行整复、固定，使骨折处于良好的愈合位置。但邻近关节与小儿骨骺附近的畸形愈合，不宜作手法折骨，以免损伤关节周围韧带和骨骺。若畸形愈合较坚固，可手术切开，凿断骨折处并清除妨碍复位的骨痂，给予矫正复位，选用适当的内、外固定。

（二）骨折迟缓愈合

骨折经治疗后，若已超出该类骨折正常临床愈合时间较长，骨折端尚未连接，且患处仍有疼痛、压痛、纵轴叩击痛、异常活动现象，X 线片上显示骨折端骨痂较少，骨折线仍存在，骨折断端无硬化现象，有轻度脱钙，但骨痂仍有继续生长的能力，只要找出发生的原因，作针对性的治疗，骨折还是可以连接起来的，称骨折迟缓愈合。因固定不恰当引起者，应调整固定范围，更换固定方式或延长固定时间等。因感染引起者，只要保持伤口的引流通畅和良好的制动，经过有效抗菌药物的应用，还是可以愈合的；如果感染伤口中有死骨形成或其他异物存留，应给予清除。过度牵引引起者，应立即减轻重量，使骨折断端回缩，鼓励患者进行肌肉舒缩活动；对于骨折断端牵开的距离较大，骨折愈合十分困难者，可考虑植骨手术治疗。

（三）骨折不愈合

骨折所需愈合时间再三延长后，骨折仍没有愈合，断端仍有异常活动，X 线片显示骨折断端互相分离，骨痂稀少，两断端萎缩光滑，骨髓腔封闭，骨端硬化者，称骨折不愈合。引起骨折不愈合的原因有：骨折端夹有较多的软组织；或开放性骨折扩创中过多地去除碎骨片，造成骨质缺损；或骨折部位血运遭受严重破坏。对于造成骨折迟缓愈合的因素没有及时去除，发展下去也可引起骨折不愈合。对骨折不愈合的治疗，较有效的方法是植骨术。

第二节　上肢骨折

上肢是人们从事劳动和生活的主要运动器官。它是以上臂和前臂为杠杆，各关节为运动枢纽，通过手部完成各种精细动作。因此，对上肢的功能要求灵活性高于稳定性。治疗上，必须重视手部早期练功活动，固定时间一般较下肢略短。

锁骨骨折

锁骨是具有两个弯曲的长骨，位置表浅，桥架于胸骨与肩峰之间，是唯一联系肩胛带与躯干间的支架。锁骨呈“∽”形，内侧段前凸，有胸锁乳突肌和胸大肌附着，外侧段后凸，有三角肌和斜方肌附着。锁骨骨折较常见，其骨折部多发生在锁骨中外1/3处，尤以幼儿多见。

【病因病理】

多由传达暴力引起，如跌倒时手掌或肘部着地或肩部外侧着地，外力经肩锁关节传至锁骨而发生骨折，以短斜形或横断骨折为多见。直接暴力亦可从前方或上方作用于锁骨，产生横断或粉碎骨折。完全骨折后，除有重叠移位之外，近侧段可因胸锁乳突肌的牵拉向后上方移位，远侧段因受上肢的重力作用向下移位，又因胸大肌、胸小肌、斜方肌、背阔肌的作用向前、向内移位而致断端重叠。粉碎性骨折，骨折片可向下、向内移位，有时可压迫或刺伤锁骨下血管和神经（图6－34）。

【诊断】

患者有外伤史，伤后肩锁部疼痛，肩关节活动受限。因锁骨全长位于皮下，骨折后局部肌肉痉挛、肿胀、疼痛、压痛均较明显，可摸到移位的骨折端，故不难诊断。患肩向内、下、前倾斜，常以健手托着患侧肘部，以减轻上肢重量牵拉，头向患侧倾斜，下颌偏向健侧，使胸锁乳突肌松弛而减少疼痛（图6－35）。幼年患者缺乏自诉能力，且锁骨部皮下脂肪丰厚，不易触摸，尤其是青枝骨折，临床表现不明显，易贻误诊断，但在穿衣、上提其手或从腋下托起时，会因疼痛加重而啼哭，常可提示诊断。X线正位照片可显示骨折类型和移位情况。根据受伤史、临床表现和X线检查即可作出诊断。

诊断骨折的同时，应检查有无锁骨下动、静脉以及臂丛神经的损伤，是否并发血、气胸。

【治疗】

锁骨骨折治疗方法简便，幼儿无移位骨折或青枝骨折仅用三角巾悬吊患侧上肢，轻度移位者用“8”字绷带或双圈固定1～3周。对少年或成年人骨折有重叠移位或成角畸形者，采用下列方法治疗。

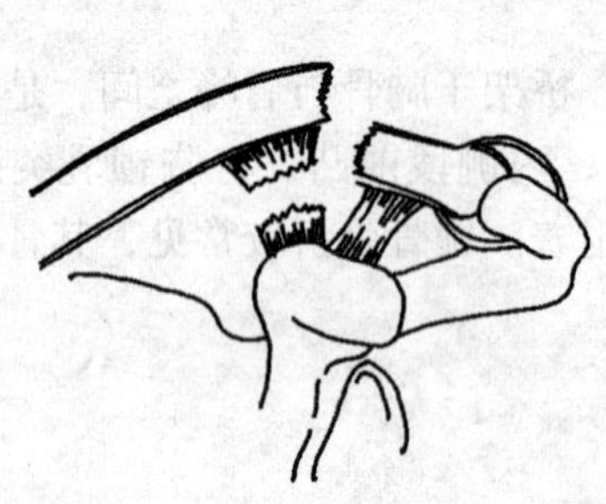

图 6 – 34　锁骨外 1/3 骨折合并喙锁韧带断裂

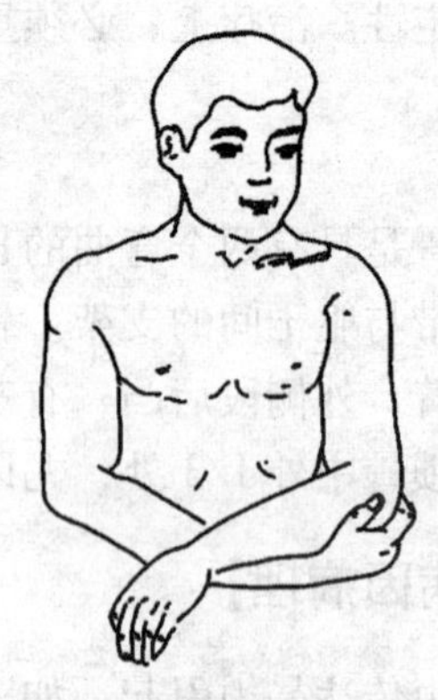

图 6 – 35　锁骨骨折姿势

（一）整复方法

患者取坐位，挺胸抬头，双手叉腰，术者将膝部顶住患者背部正中，并用两手分别握住病人两上臂前外侧，用力将两侧肩胛带向后、上、外方牵拉，即可矫正缩短、成角和侧方移位（图 6 – 36）。如仍有侧方移位，可用捺正手法矫正。但此类骨折不必强求解剖复位，轻度畸形愈合对上肢功能妨碍不大。

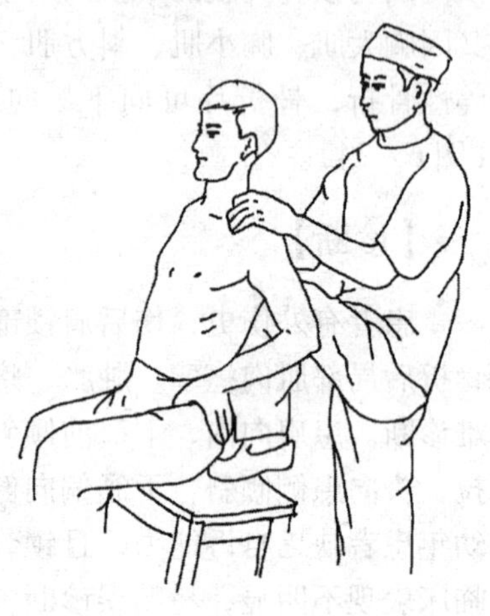

图 6 – 36　锁骨骨折膝顶复位法

（二）固定方法

骨折复位后常用双肩横"8"字绷带固定（图 6 – 37）。包扎前先在两腋下各置适当棉垫，然后用绷带从患侧肩后经腋下，绕过肩前上方，横过背部，经对侧腋下，绕过对侧肩前上方，绕回背部至患侧腋下，如此反复包绕 8 ~ 12 层，最后用三角巾将患肢悬吊于胸前。亦可用双圈固定法（图 6 – 38）。经外固定后要密切观察有无血管、神经压迫症状，需随时予以调整，应经常保持挺胸提肩姿势。

（三）药物治疗

初期宜活血祛瘀、消肿止痛，可内服活血止痛汤或肢伤一方加减，外敷消瘀止痛膏或双柏散。中期宜接骨续筋，内服可选用新伤续断汤、续骨活血汤、肢伤二方，外敷接骨续筋药膏。中年以上患者，易因气血虚弱，血不荣筋，并发肩关节周围炎，故后期宜着重养气血、补肝肾、壮筋骨，可内服六味地黄丸或肢伤三方，外贴坚骨壮筋膏；儿童患者骨折愈合迅速，如无兼证，后期不必用药。

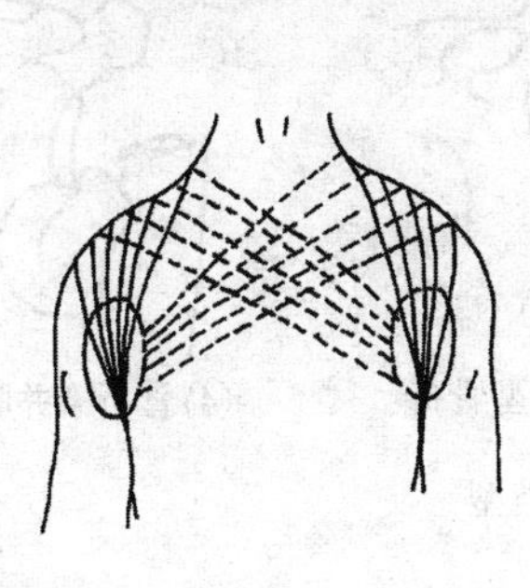

图6-37　横“8”字绷带固定法

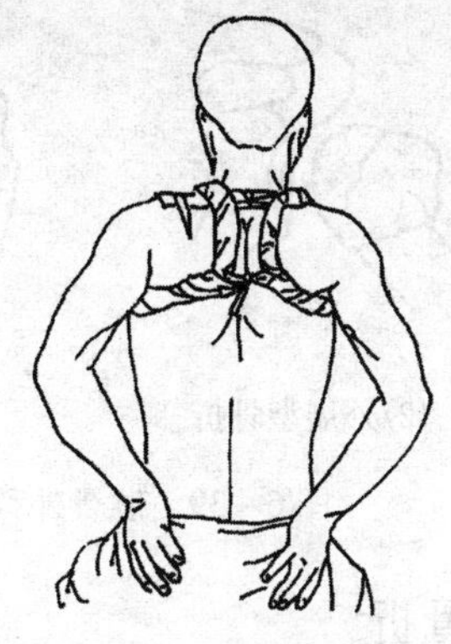

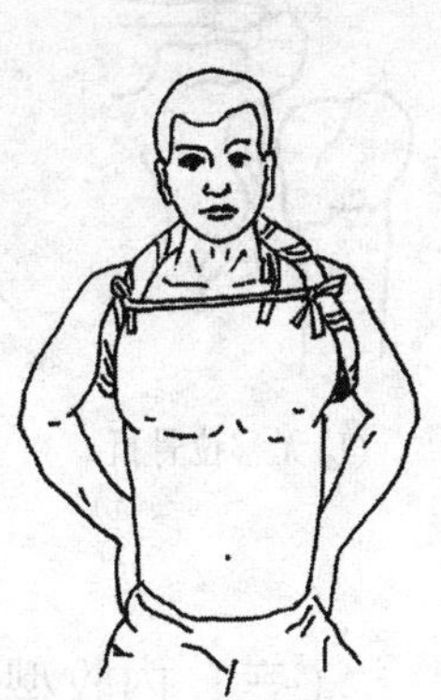

图6-38　双圈固定法

（四）功能锻炼

早期可主动锻炼握拳及伸、屈肘关节，中、后期逐渐做肩部练功活动，重点是肩外展和旋转运动以防止肩关节因固定时间太长而致功能受限。

肱骨外科颈骨折

肱骨外科颈位于解剖颈下2~3cm，相当于肱骨大、小结节下缘与肱骨干的交界处，为松质骨与密质骨交界处，常易发生骨折。紧靠肱骨外科颈内侧有腋神经向后进入三角肌内，还有臂丛神经和腋动、静脉经过，骨折严重移位时可合并神经、血管损伤。

【病因病理】

肱骨外科颈骨折，多数为间接暴力所致，以老年人较为多见。临床上可分为以下四种类型（图6-39）。

（一）无移位骨折

包括裂纹骨折及嵌插骨折。裂纹骨折多因直接暴力所造成。若跌倒时手掌着地，较小的间接暴力向上传达，可形成嵌插骨折。

（二）外展型骨折

多在上肢外展时跌倒，手掌撑地，而发生肱骨外科颈骨折，骨折后两骨折断端外侧相互嵌插，而内侧分离，且多向前、内侧突起成角。有时远端向内侧移位，或伴有肱骨大结节撕脱骨折。

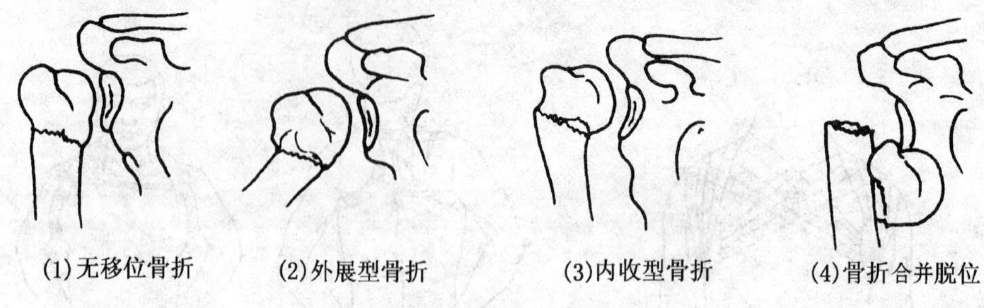

图 6－39　肱骨外科颈骨折类型

（三）内收型骨折

系上肢内收位跌倒着地而造成骨折，骨折后两骨折断端内侧相互嵌插，而外侧分离，且多向外侧突起成角。

（四）肱骨外科颈骨折合并肩关节脱位

系上肢受外展外旋传达暴力所致。若暴力继续作用于肱骨头，除引起肱骨外科颈骨折外，还可造成肱骨头向前下方脱位，形成骨折合并脱位。此型临床较少见，若处理不当，常容易造成患肢严重的功能障碍。

肱骨外科颈骨折是接近关节的骨折，周围肌肉比较发达，肩关节的关节囊和韧带比较松弛，骨折后容易发生软组织粘连，或结节间沟不平滑。中年以上患者，易并发肱二头肌长头肌腱炎、冈上肌肌腱炎或肩关节周围炎。

【诊断】

伤后局部疼痛、肿胀、功能障碍，有压痛和纵轴叩击痛，上臂内侧可见瘀斑，非嵌插性骨折可出现骨擦音和异常活动。X 线正位、穿胸侧位（或外展侧位）照片可确定骨折类型及移位情况。根据受伤史、临床表现和 X 线检查可作出诊断。

【治疗】

无移位的裂缝骨折或嵌插骨折，仅用三角巾悬吊患肢 1 ~2 周即可开始活动。有移位骨折可按下列方法治疗。

（一）整复方法

患者坐位或卧位，一助手用布带绕过腋窝向上提拉，患肘屈至90°，前臂中立位，另一助手以双手握其肘部，沿肱骨纵轴向下牵拉，拔伸牵引矫正缩短移位［图6－40（1）］，然后根据不同类型，再采用以下不同的复位手法。

1. 外展型骨折　待重叠移位被纠正后，术者双手握其骨折部位，两拇指按于骨折近端的外侧，其他各指抱骨折远端的内侧向外捺正，助手同时在牵拉下内收其上臂即可复位［图6－40（2）］。

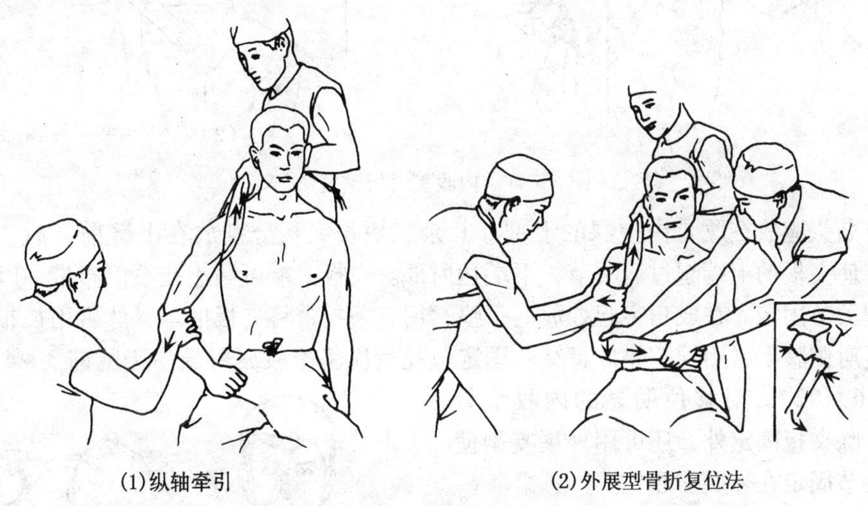

（1）纵轴牵引　　（2）外展型骨折复位法

图6－40　外展型骨折整复法

2. 内收型骨折　内收牵引矫正重叠后，术者两拇指压住骨折部向内推，其他四指使远端外展，助手在牵引下将上臂外展即可复位（图6－41）。成角畸形过大，还可继续将上臂上举过头顶，此时术者立于患者前外侧，用拇指推挤远端，其他四指挤按成角突出处，如有骨擦感，断端相互抵触，则表示成角畸形矫正。

对合并肩关节脱位者，整复比较困难，有些可先整复骨折，然后用手法推送肱骨头复位；亦可先持续牵引，使肩盂间隙加大，纳入肱骨头，然后整复骨折，对于伤肢要求较高者，亦可行手术整复、内固定术。

（二）固定方法

在助手持续牵引下，选用四块夹板固定。内侧板较短，且在该夹板的一端用棉花包裹呈蘑菇头状。外展型骨折，内侧板蘑菇头应顶于腋窝部；内收型骨折，

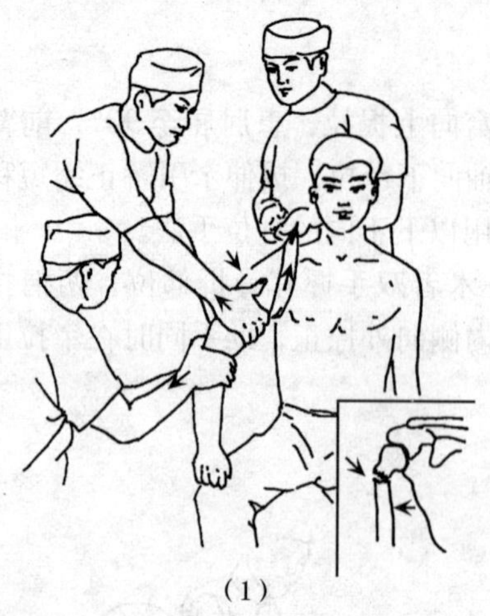
（1）

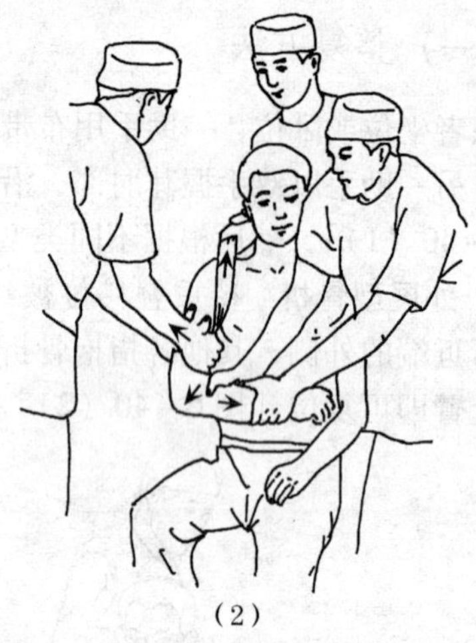
（2）

图 6－41 内收型骨折整复法

则蘑菇头应放在肱骨内上髁的上部。其余三块长夹板分别放在上臂前、后、外侧，使夹板的上端超过肩关节，下端达肘部。夹板上端可钻小孔系以布带，以便作超关节固定。在成角突起处放一平垫，用三条扎带将夹板捆紧，然后用长布带绕过对侧腋下，用棉花垫好打结。固定包扎后应将患肢屈肘悬吊于胸前 3～4 周（图 6－42）。对移位明显的内收型骨折，除夹板固定外，还可用外展支架使肩关节固定在外展前屈位。

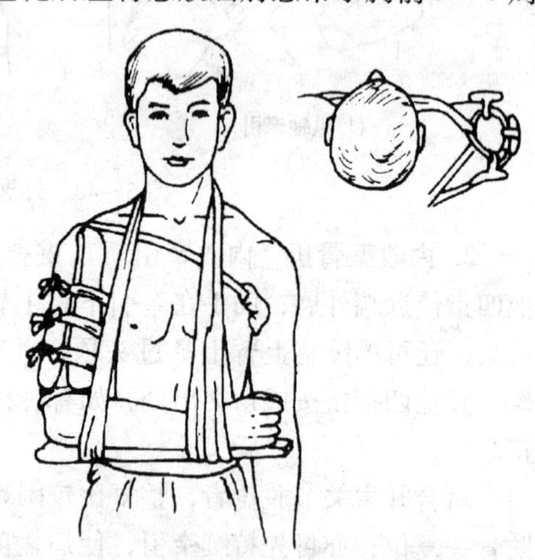
图 6－42 肱骨外科颈骨折夹板固定

（三）药物治疗

按骨折治疗三期用药原则进行内、外用药。老年患者因其气血虚弱，血不荣筋，易致肌肉萎缩，关节不利，故在中、后期宜养气血、壮筋骨、补肝肾，还应加用舒筋活络、通利关节的药物，内服可选用接骨丹、生血补髓汤或肢伤三方加减，外敷接骨续筋膏和接骨膏等。解除固定后可选用海桐皮汤、骨科外洗一方、骨科外洗二方熏洗。

（四）功能锻炼

固定早期先让患者作握拳伸指，屈伸肘、腕关节等活动，3 周后练习肩关节前后摆动，并逐渐开始作上臂抬举外展等活动，每日练习十几次。一般在4周左右即可解除外固定。后期应配合中药熏洗，以促进肩关节功能恢复。练功活动对老年患者尤为重要。

肱骨干骨折

上起肱骨外科颈下1cm处，下达肱骨髁上2cm处的一段长管状密质骨，称为肱骨干。它上部较粗，自中、上1/3以下逐渐变细，至下1/3渐成扁平状，并稍向前倾。肱骨干骨折很常见。肱骨干中、下1/3交界处后外侧有一桡神经沟，内有桡神经通过，紧贴肱骨干，故中、下1/3交界处骨折易并发桡神经损伤。

【病因病理】

肱骨干上、中1/3骨折多由直接暴力所致，以横断或粉碎骨折多见。肱骨干周围有许多肌肉附着，由于肌肉的牵拉，故在不同平面的骨折就会造成不同方向的移位。骨折线在三角肌止点以上时，近端因胸大肌、背阔肌和大圆肌的牵拉而向前、向内；远端因三角肌、喙肱肌、肱二头肌和肱三头肌的牵拉而向上、向外。骨折线在三角肌止点以下时，近端因三角肌和喙肱肌牵拉而向外、向前；远端因肱三头肌及肱二头肌牵拉而向上（图6－43）。肱骨干下1/3骨折多由间接暴力（如投弹、掰手）所致，常呈斜形、螺旋形骨折，移位可因暴力方向、前臂和肘关节的位置而异，多为成角、内旋移位。

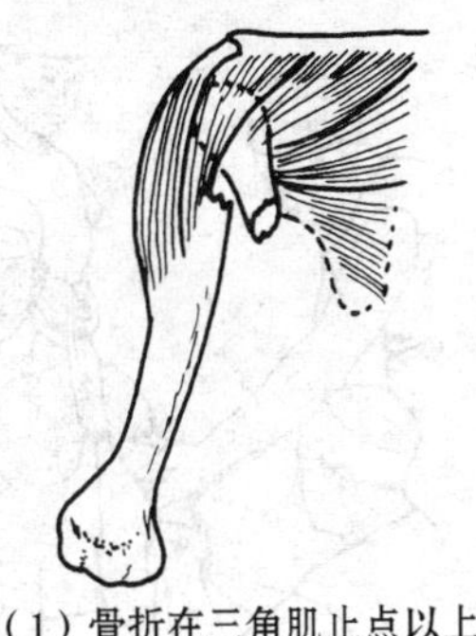

（1）骨折在三角肌止点以上

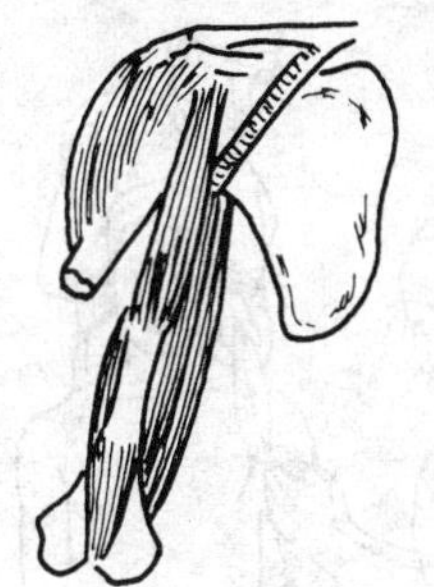

（2）骨折在三角肌止点以下

图6－43　肱骨干骨折的移位

【诊断】

伤后局部有明显疼痛、压痛、肿胀和功能障碍。绝大多数为有移位骨折，上臂有短缩或成角畸形，并有异常活动和骨擦音。检查时应注意腕和手指的功能，以便确定桡神经是否有损伤。X线正位穿胸位照片可明确骨折的部位、类型和移位情况。根据受伤史、临床表现和X线检查可作出诊断。

【治疗】

治疗肱骨干骨折时，由于过度牵引，反复多次整复，或体质虚、肌力弱的横断骨折和粉碎骨折患者因上肢重量悬垂作用，在固定期间可逐渐发生分离移位。如处理不及时或不恰当，可致骨折迟缓愈合，甚至不愈合。因此，在治疗过程中，必须防止骨折断端分离移位。

（一）整复方法

患者坐位或平卧位。一助手用布带通过腋窝向上牵引，另一助手握持前臂在中立位沿上臂纵轴向下对抗牵引，待重叠移位完全矫正后，根据骨折不同部位的移位情况进行整复。

1. 上1/3骨折 在维持牵引下，术者两拇指抵住骨折远端外侧向内推挤，其余四指环抱近端内侧，将近端托起向外，即可复位（图6－44）。

2. 中1/3骨折 在维持牵引下，术者以两手拇指抵住骨折近端外侧推向内，其余四指环抱远端内侧拉向外（图6－45），纠正移位后，术者捏住骨折部，助手徐徐放松牵引，使断端互相接触，微微摇摆骨折远端或从前、后、内、外以两手掌相对挤压骨折处，可感到断端摩擦音逐渐减小，直至消失，骨折处平直，表示已基本复位。

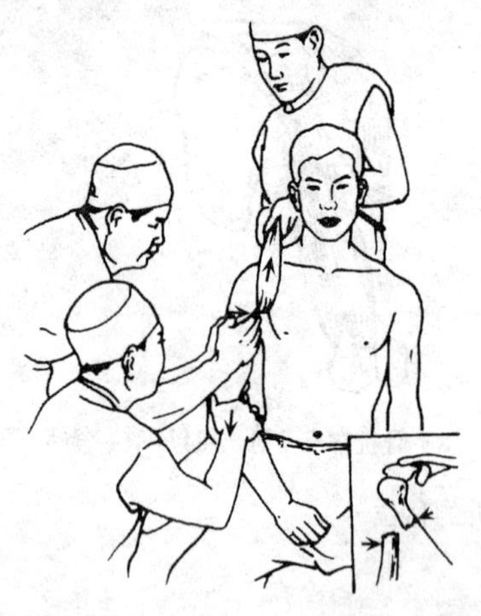

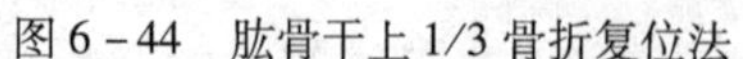

图6－44 肱骨干上1/3骨折复位法

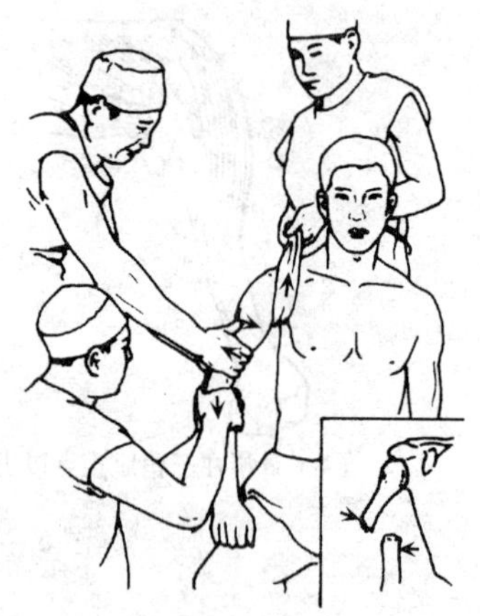

图6－45 肱骨干中1/3骨折复位法

3. 下1/3骨折 多为螺旋或斜形骨折，整复时仅需轻微力量牵引，矫正过多的重叠移位或成角畸形，将骨折两斜面靠紧捺正即可。

肱骨干粉碎骨折，整复时牵引力量要适中，以防过度牵引，断端分离。整复时术者用双手从两侧及前后挤按骨折部，使骨折面相互接触靠拢即可。

（二）固定方法

前、后、内、外四块夹板，其长度视骨折部位而定。上1/3骨折作超肩关节固定，下1/3骨折应超肘关节固定，中1/3骨折则不超过上、下关节，并在固定中注意前侧夹板下端不能压迫肘窝。如果移位已完全纠正，可在骨折部的前后方各放一长方形大固定垫，将上、下骨折端紧密包围。若仍有轻度侧方移位时，利用固定垫两点加压；若仍有轻度成角，可利用固定垫三点加压，使其逐渐复位。若碎骨片不能满意复位时，也可用固定垫将其逐渐压回，但应注意固定垫厚度宜适中，以防止皮肤压迫性坏死。在桡神经沟部位不要放固定垫，以防神经受压而麻痹。

固定后肘关节屈曲90°，以木托板将前臂置于中立位，患肢悬吊在胸前（图6-46）。固定时间成人约6~8周，儿童约3~5周。中1/3骨折是迟缓愈合和不愈合的好发部位，固定时间应适当延长，经X线复查见有足量骨痂生长后才能解除固定。应定期作X线透视或照片，以及时发现在固定期间骨折端是否有分离移位。若发现断端分离，应加用弹性绷带上下缠绕肩、肘部，使断端受到纵向挤压而逐渐接近。

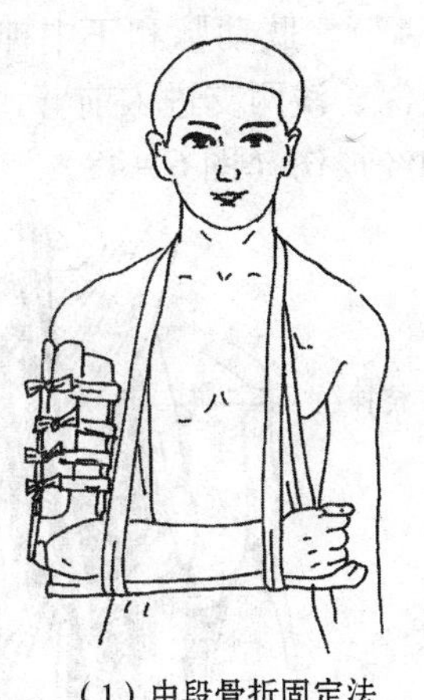

（1）中段骨折固定法

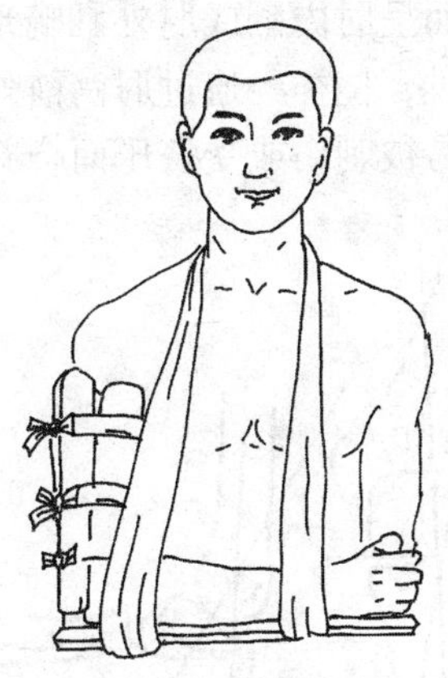

（2）下段骨折固定法

图6-46　肱骨干骨折固定法

闭合性骨折合并桡神经损伤，可将骨折复位，用夹板固定，密切观察2~3个月，大多数能逐渐恢复。若骨折愈合后，神经仍无恢复迹象，可作肌电图测定，如有手术指征，可手术处理。若有血管损伤征象，应尽快手术探查，同时骨折断端行内固定及植骨治疗。

（三）药物治疗

按骨折三期辨证用药。骨折迟缓愈合者，应查明原因并作相应处理。在药物应用上，可重用土鳖虫、自然铜、骨碎补之类接骨续损药。骨折愈合后，可配合骨科外洗二方、海桐皮汤熏洗，使肩、肘关节活动功能早日恢复。

（四）功能锻炼

固定早期可作伸屈指、腕关节活动，有利于气血畅通。肿胀开始消退后，患肢上臂肌肉作舒缩活动，加强两骨折端在纵轴上的挤压力，防止断端分离，保持骨折部位相对稳定。若发现断端分离时，术者可一手按肩，一手托肘，沿纵轴轻轻挤压，使骨断端逐渐接触，并适当延长木托板悬吊时间，直到分离消失、骨折愈合为止。中、后期应逐渐进行肩、肘关节活动。

肱骨髁上骨折

肱骨髁上部处于松质骨和密质骨交界处，前有冠状窝，后有鹰嘴窝，两窝之间仅为一层极薄的骨片，两髁稍前屈，并与肱骨纵轴形成向前 30°～50°的前倾角。前臂完全旋后时，上臂与前臂纵轴呈 10°～15°外翻的携带角，骨折移位可使此角改变而呈肘内翻或肘外翻畸形（图 6－47）。肱动脉和正中神经从肱二头肌腱膜下通过，桡神经通过肘窝前外方并分成深、浅两支进入前臂，肱骨髁上骨折移位时，易被刺伤或受挤压而合并血管、神经损伤（图 6－48）。

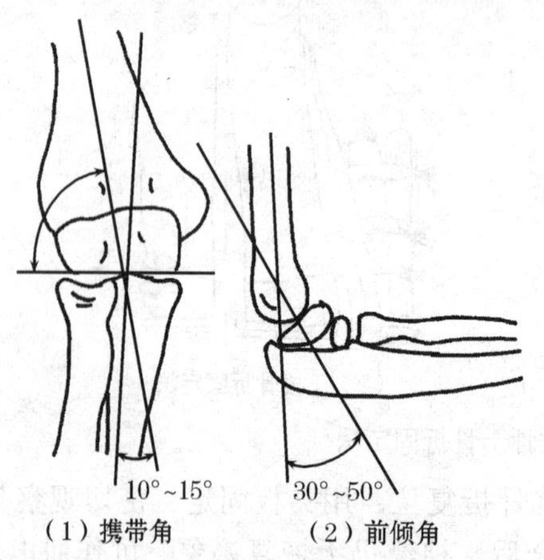

图 6－47　肱骨下端携带角与前倾角

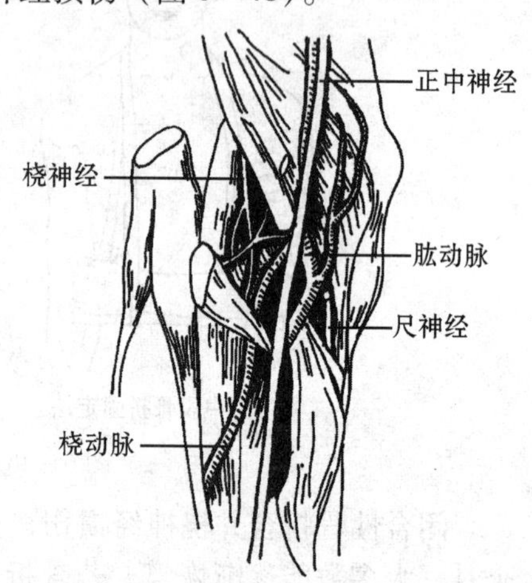

图 6－48　经过肘窝的神经和血管

【病因病理】

肱骨髁上骨折多见于儿童，根据暴力形式和受伤机理的不同，可将肱骨髁上骨折分为伸直型、屈曲型，其中以伸直型最多见。

（一）伸直型

儿童跌倒时肘关节在半屈或全伸直位手掌着地，暴力经前臂传达至肱骨下端，将肱骨髁推向后上方，由上而下的体重和冲力，将肱骨干推向前下方，形成伸直型骨折（图6－49）。骨折线由前下斜向后上方，骨折远端向后上移位，近端向前下移位，容易合并血管和神经损伤。

（二）屈曲型

此类型骨折较少见。肘关节在屈曲位时跌倒，肘后侧着地，暴力由肘部传至肱骨下端，致使肱骨髁上发生骨折。骨折线与伸直型相反（图6－50），常由后下方斜向前上方，骨折远端向前上移位，很少并发血管和神经损伤。

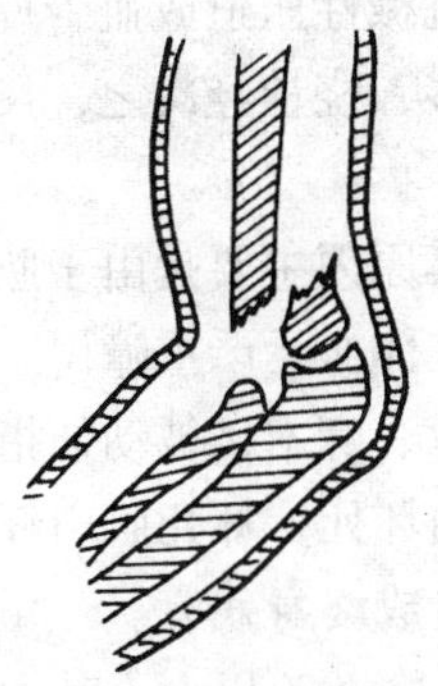

图6－49　伸直型肱骨髁上骨折

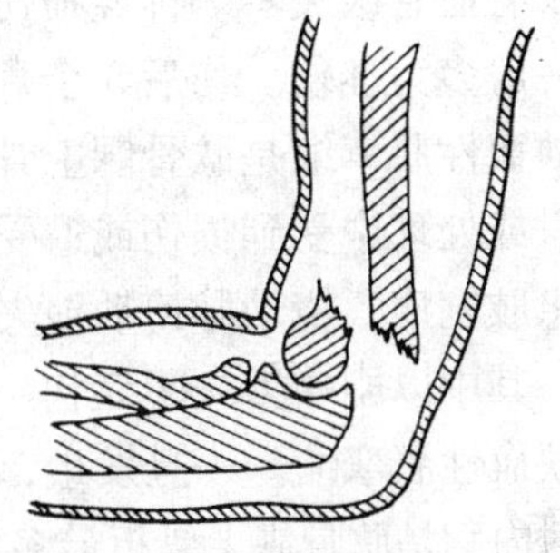

图6－50　屈曲型肱骨髁上骨折

伸直型及屈曲型骨折，除造成前后移位外，常同时存在侧方移位，故又有尺偏型和桡偏型之分。若骨折远端向桡侧移位时称桡偏型（图6－51）；远端向尺侧移位时称尺偏型（图6－52）。

【诊断】

肘部可有肿胀、疼痛，肱骨髁上处有压痛，功能障碍。骨折移位越大，局部肿胀越明显，甚至出现张力性水泡。伸直型骨折肘部呈半屈位，移位明显时呈“靴状”畸形，但肘后三角（屈肘90°时，尺骨鹰嘴突与肱骨内、外上髁三点可连成一等腰三角形）仍保持正常。此点可与肘关节后脱位作鉴别。肱骨下端全

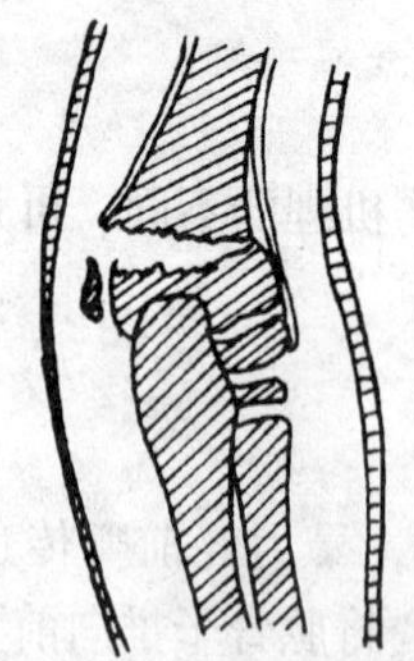

图 6 – 51　桡偏型肱骨髁上骨折
（远端向桡侧移位）

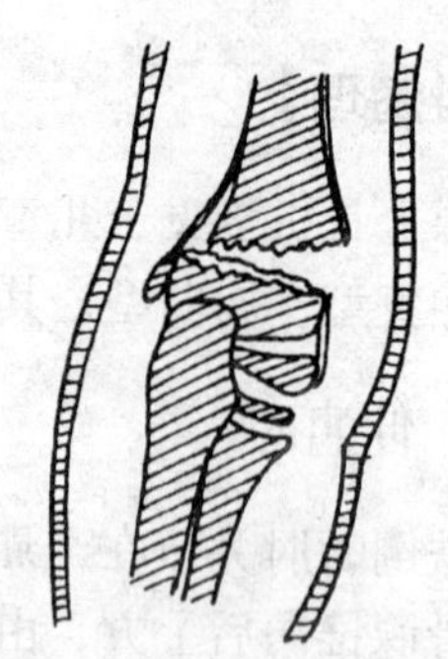

图 6 – 52　尺偏型肱骨髁上骨折
（远端向尺侧移位）

骺分离又称低位肱骨髁上骨折，易误诊为肘关节后脱位，实际上儿童肘关节后脱位极为少见。在肘关节后脱位时，肘部也呈“靴状”畸形，此时肘后三角关系发生改变。X 线摄片可进一步明确诊断，了解骨折类型及移位情况。

此外，还应注意桡动脉的搏动，腕和手指的感觉、活动、温度、颜色，以便确定是否合并神经或血管损伤。合并血管损伤，多因机械性压迫或血管反射性痉挛，少有血管破裂者。神经损伤以正中神经损伤为最多，桡神经次之，尺神经最少，一般多为挫伤。伤后 3 个月内多能自行恢复。

缺血性肌挛缩是肱骨髁上骨折最严重的合并症，其原因主要是由于肱动脉在骨折时或处理中受到损伤或遭受机械性压迫，使受累肢体血运严重障碍。主要症状是患肢剧痛，桡动脉搏动消失，手部皮肤苍白、发凉、麻木，被动伸指有剧烈疼痛。其中以剧痛为先驱症状。处理不当则致前臂肌肉坏死，坏死肌肉纤维化后形成缺血性肌挛缩。一旦发生，不但治疗困难，且会造成终身残废。

肘内翻是肱骨髁上骨折最多见的并发症，发生率高达 30% 以上。其中以尺偏型多见，主要是由于整复不良或尺侧骨皮质遭受挤压，而产生塌陷或嵌插所致。

【治疗】

无移位骨折可用直角夹板加肘“8”字绷带固定，置患肢于屈肘 90°位，用颈腕带悬吊 2 ~ 3 周。有移位骨折应按以下方法处理。

（一）整复方法

1. 手法整复　麻醉生效后，患者仰卧或坐位，一助手握住患者上臂，另一助手握住患者前臂，两助手对抗持续拔伸牵引，纠正重叠移位。若骨折远段有旋前（或旋后）移位，应将前臂旋后（或旋前），纠正其旋转移位。然后在维持牵引下，术者用手指或手掌在骨折的内外侧作相对挤压，纠正骨折的侧方移位。在纠正重叠、旋转及侧方移位后，若整复伸直型骨折，在维持牵引下，术者蹲下，以两拇指从肘后推肱骨内、外髁向前，两手其余四指在重叠环抱骨折近段向后拉的同时，令远端助手在牵引下徐徐屈曲肘关节，常可感到骨折复位时的骨擦感，使骨折的前后移位得到纠正（图 6－53）。整复屈曲型骨折时，手法与上述相反，应先纠正成角及侧方移位，后将远端推向背侧，并徐徐伸直肘关节。

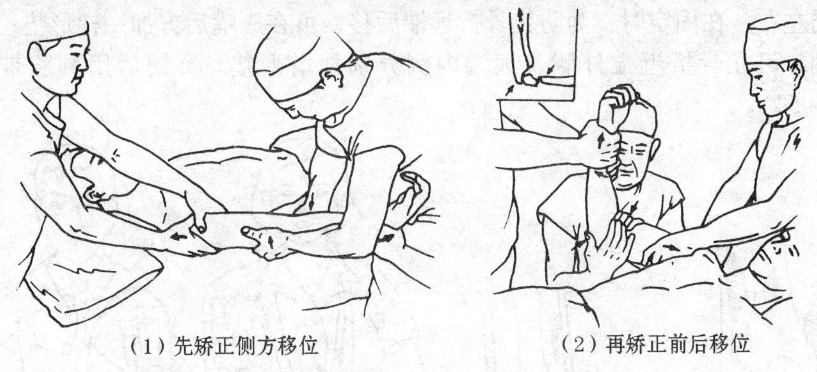

（1）先矫正侧方移位　　（2）再矫正前后移位

图 6－53　伸直型肱骨髁上骨折整复法

尺偏型骨折容易后遗肘内翻畸形。因此，在整复肱骨髁上骨折时，应特别注意矫正尺偏畸形。当尺偏型骨折复位后，术者一手固定骨折部，另一手握前臂略伸直肘关节，并将前臂向桡侧伸展，使骨折断端桡侧骨皮质嵌插或稍有桡偏，以防止肘内翻发生。桡侧侧方移位，则不必完全复位，否则将导致肘内翻畸形。

2. 牵引复位　若系粉碎骨折或软组织肿胀严重，水泡较多而不能手法整复或整复后固定不稳定者，可在屈肘 45°～90°位置进行尺骨鹰嘴牵引或皮肤牵引，重量以 1～2kg 为宜，一般在 3～7 天后再进行复位。

3. 手术探查血管、神经和骨折切开复位　若骨折并发血循环障碍，则必须紧急处理。因骨折移位压迫血管者，应在麻醉下整复移位的骨折断端，以解除骨折移位对血管的压迫；血管痉挛所致者，应立即作臂丛阻滞或给血管扩张剂。如冰冷的手指温度逐渐转暖，手指可主动伸直，则继续观察。如经上述处理不能改善情况，则必须及时手术探查，切开肱二头肌腱膜解除压迫，如有血管痉挛、血栓形成、血管刺破或断裂等情况，需作相应处理。对骨折可在同一切口内作切开复位，用克氏针作交叉固定或用“Y”形钢板固定。肱骨髁上骨折所造成的神经损伤一般多为挫伤，在 3 个月左右多能自行恢复，除确诊为神经断裂者外，不需过早地进行手术探查。

（二）固定方法

1. 小夹板固定 骨折复位后应选四块夹板，除前侧板外，内、外、后侧夹板均要超关节固定。后侧板远端呈向前弧形弯曲，并嵌有铝钉，使最下一条布带斜跨肘关节缚扎而不致滑脱。夹板长度应上达三角肌中部水平，内外侧夹板下达（或超过）肘关节，前侧板下至肘横纹。伸直型骨折者，屈肘 90°~110°位置固定 3 周左右。在固定时，为防止骨折远端后移，可在鹰嘴后方加一梯形垫；为防止内翻，可在骨折近端外侧及远端内侧分别加塔形垫。夹缚后用颈腕带悬吊（图 6-54）。

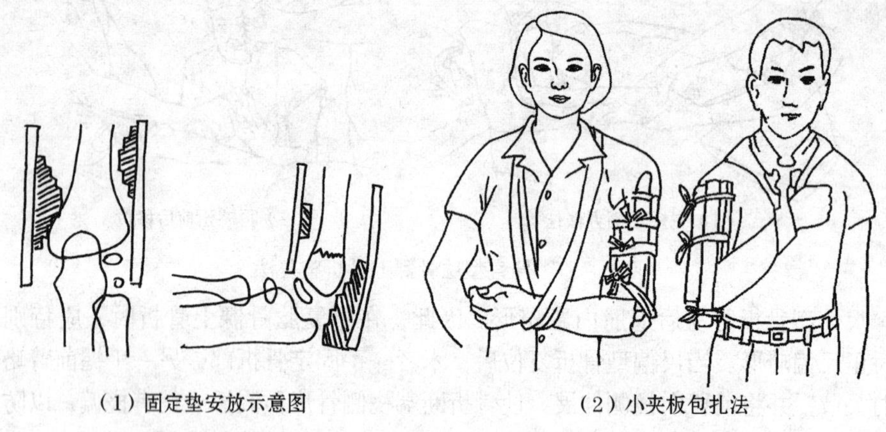

（1）固定垫安放示意图　　（2）小夹板包扎法

图 6-54　肱骨髁上骨折小夹板固定法

2. 石膏托固定 伸直型骨折复位后，用后侧石膏托固定肘关节于屈曲 90°~120°位，屈肘角度以桡动脉搏动存在为准。如搏动减弱或消失，则应将肘关节伸直一些，直到能摸清动脉搏动为止。屈曲型骨折复位后，早期用后侧石膏托，固定肘关节于 40°~60°位 2 周，以后逐渐屈曲至 90°位固定 1~2 周。

石膏、小夹板外固定后应密切注意肢体血运情况，如患肢出现血循环障碍，应立即松解全部外固定，置肘关节于屈曲 45°位置进行观察。

（三）药物治疗

肱骨髁上骨折的患者以儿童占大多数，且骨折局部血液供应良好，愈合迅速。内服药治则，骨折早期重在活血祛瘀、消肿止痛。肿胀严重、血运障碍者加用三七、丹参，并重用祛瘀、利水、消肿药物，如白茅根、木通之类。中、后期内服药可停用。合并神经损伤者，应加用行气活血、通经活络之品。早期局部水泡较大者可用针头刺破，或将泡内液体抽吸，并用酒精棉球挤压干净，外涂碘伏。解除夹板固定以后，可用中药熏洗，有舒筋活络、通利关节的作用，是预防关节强直的重要措施。

（四）功能锻炼

固定期间多作握拳、屈伸腕关节等活动，粉碎骨折应于伤后1周在牵引固定下开始练习肘关节屈伸活动。其他类型骨折应在解除固定后，积极主动锻炼肘关节伸屈活动，严禁暴力被动活动。

肱骨外髁骨折

肱骨外髁骨折在儿童又称肱骨小头骨骺分离，是儿童肘部常见的损伤，发生率仅次于肱骨髁上骨折，绝大多数发生在5~10岁的儿童。儿童肘关节有6个骨骺，即肱骨下端4个骨骺、桡骨头骨骺和鹰嘴骨骺。其出现年龄顺序为肱骨小头1~2岁，内上髁7~8岁，滑车9~11岁，外上髁11~13岁，闭合年龄均在16~18岁。桡骨头骨骺出现时间为5~7岁，尺骨鹰嘴骨骺为9~11岁，骨骺闭合时间均为17~18岁。肱骨外髁包含非关节面（包括外上髁）和关节面两部分。前臂伸肌群附着于肱骨外上髁。

【病因病理】

多为间接暴力所致，跌倒时肘关节处于轻度外展位，前臂旋前，手掌着地，外力从手部传达至桡骨头撞击肱骨外髁而产生骨折，或过度内收使附着于肱骨外上髁的前臂伸肌群强烈收缩，造成肱骨外髁撕脱骨折。根据骨折块移位的程度，可将肱骨外髁骨折分为无移位骨折、轻度移位骨折和翻转移位骨折三类（图6-55）。

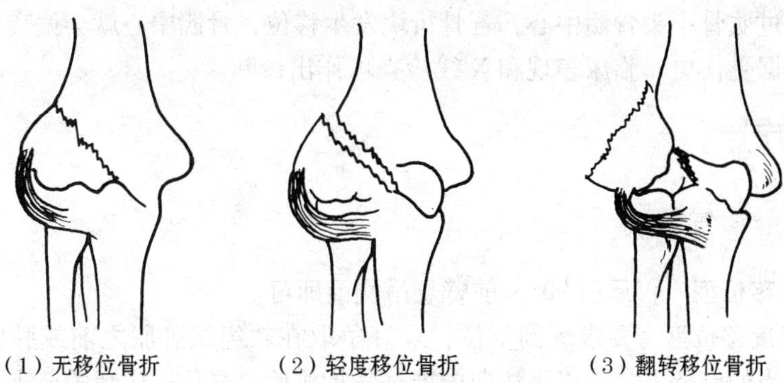

（1）无移位骨折　（2）轻度移位骨折　（3）翻转移位骨折

图6-55　肱骨外髁骨折类型

（一）无移位型

暴力作用小，仅发生骨折，骨折块无移位或移位甚小。

（二）轻度移位型

骨折块向外移位，或有45°以内的旋转移位。同时骨折块上的筋膜未完全撕裂，骨折块仍在桡骨头与肱骨近端折面之间。

（三）翻转移位型

外髁骨折后，由于桡骨头挤压及附着于外髁的伸肌群牵拉，骨折远端发生矢状面和冠状面的翻转移位，使骨折块关节面指向内侧，骨折面指向外侧，骨折块在冠状面上向外翻转可达90°～180°。分离的骨折块可以是整个肱骨外髁、肱骨小头骨骺、邻近的肱骨滑车一部分和属于肱骨小头之上的一部分干骺端骨质。

【诊断】

伤后肘关节呈半屈曲位，活动功能严重障碍，以肘外侧为中心，明显肿胀、疼痛，相当于肱骨外髁部压痛明显。分离移位时，在肘外侧可摸到活动的骨折块或骨擦感，但早期可因明显肿胀而掩盖畸形，肿胀消退以后，在肘外侧才发现骨突隆起，肘关节活动障碍。晚期可出现骨不连、进行性肘外翻和牵拉性尺神经麻痹。

肘关节正、侧位X线照片，可以了解骨折移位情况和分型。外髁骨折，因其骨折远端大部分属于软骨性，仅骨化中心在X线照片上显影，以致常被误认为仅是一块小骨片的轻微骨折，甚至被漏诊。正、侧位正常X线片上，桡骨的纵轴线通过肱骨小头骨骺中心，若骨折块发生移位，骨骺中心就会偏离桡骨的纵轴线。根据受伤史、临床表现和X线检查可作出诊断。

【治疗】

（一）整复方法

1. 无移位型 仅屈肘90°，前臂悬吊胸前即可。

2. 轻度移位型 要求解剖复位，最好争取在软组织肿胀之前或肿胀较轻微时，在适当的麻醉下，予以手法向内推挤骨折块使之复位，用超关节夹板及纸垫或用克氏针经皮固定。

3. 翻转移位型 闭合复位较困难。复位前先以拇指在局部按压，摸清骨折块及骨折部。单纯向外移位者，屈肘、前臂旋后，将骨折块向内推挤。若有旋转及翻转移位，将骨折块先推向肘后，然后在按压骨折块矫正旋转的同时向前内侧挤按，骨折块即进入关节腔。

（二）固定方法

常用小夹板固定，肘前、肘外侧放置纸垫，四块夹板从上臂中上段到前臂中下段，用四条布带缚扎，肘伸直前臂旋后位固定 2 周后改屈肘 90°位固定 1 周。亦可用四块夹板固定肘关节于屈曲 60°位 3 周，骨折临床愈合后解除固定。

（三）手术治疗

若连续两次手法复位不成功，则应切开复位、克氏针或螺丝钉内固定，肱骨外髁骨折属关节内骨折，应尽可能达到解剖对位。手术越早越好，切勿反复闭合复位，以致损伤皮肤妨碍切开复位。陈旧性肱骨外髁骨折由于骨折处的骨质吸收及骨折块周围的新骨形成，即使切开复位，也很难达到理想对位。对 2 个月以内的严重移位骨折，虽有骨痂形成，但骨痂与骨质还能分清，尚无坚强的骨性愈合，应考虑切开复位。

（四）药物治疗

按三期辨证内、外用药，与肱骨髁上骨折相同。

（五）功能锻炼

有移位骨折在复位 1 周内，可作手指轻微活动，不宜作强力前臂旋转、握拳、腕关节屈伸活动。1 周后，逐渐增加指、掌、腕关节的活动范围。解除固定之后，开始进行肘关节屈伸、前臂旋转、腕和手的功能活动。

肱骨内上髁骨折

肱骨内上髁为前臂屈肌群和旋前圆肌的附着处，其后方有尺神经沟，内有尺神经通过，骨折移位易损伤尺神经。

【病因病理】

肱骨内上髁骨折多由肌肉强烈收缩所致。常见于儿童跌倒时手掌着地引起，或青少年的举重、投掷等运动损伤。受伤时，肘关节处于伸直、过度外展位，使肘部内侧受到外翻应力，同时前臂屈肌群急骤收缩，而将其附着的内上髁撕脱，骨折块被拉向前下方，甚至产生旋转。根据骨折块移位的程度一般可分为四度

（图6－56）。

Ⅰ度：裂缝骨折或仅有轻度移位，因其部分骨膜尚未完全断离。

Ⅱ度：骨折块有分离和旋转移位，但骨折块仍位于肘关节间隙的水平面以上。

Ⅲ度：由于肘关节遭受强大的外翻暴力，使肘关节的内侧关节囊等软组织广泛撕裂，肘关节腔内侧间隙张开，致使撕脱的内上髁被带进其内，并有旋转移位，且被肱骨滑车和尺骨半月切迹关节面紧紧夹住。

Ⅳ度：骨折块有旋转移位并伴有肘关节向桡侧脱位，骨折块的骨折面朝向滑车，并嵌入尺骨鹰嘴和肱骨滑车之间。此类骨折常被忽略，而被误认为单纯肘关节脱位，仅采用一般肘关节脱位复位手法，致使骨折块嵌入尺骨鹰嘴和肱骨滑车之间，转成Ⅲ度骨折。

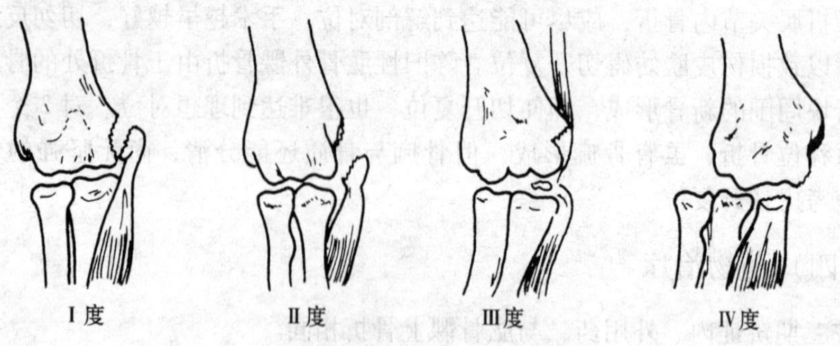

图6－56　肱骨内上髁骨折类型

【诊断】

伤后肘关节呈半屈曲位，肘关节功能障碍，肘内侧肿胀、疼痛、压痛明显，有皮下瘀斑，分离移位时在肘内侧可扪及活动的骨折块。Ⅰ、Ⅱ度骨折时仅有肘内侧牵拉性疼痛，关节活动轻度障碍。Ⅲ度骨折时肘关节屈伸明显障碍。Ⅳ度骨折时肘关节明显畸形，肿胀较严重，肘后三角关系不正常，有弹性固定。Ⅲ度和Ⅳ度骨折可合并尺神经损伤，晚期因骨痂压迫或尺神经沟粗糙，也可能损伤尺神经，应注意检查。肘关节正、侧位X线照片可明确骨折类型和移位方向。但6岁以下儿童该骨骺尚未出现，X线检查亦为阴性，只要临床检查符合即可诊断。

【治疗】

Ⅰ度骨折者用石膏托或夹板固定于屈肘90°位约3～4周即可。其他类型骨折按以下方法处理。

（一）整复手法

Ⅱ度骨折手法整复时，在屈肘45°前臂中立位，术者以拇、食指固定骨折块，拇指自下方向上方推挤，使其复位。

Ⅲ度骨折手法复位时，在拔伸牵引下，伸直肘关节，前臂旋后、外展，造成肘外翻，使肘关节的内侧间隙增宽，术者拇指在肘关节内侧触到骨折块的边缘时，助手即用力背伸患肢手指及腕关节，使前臂屈肌群紧张，将关节内的骨折块拉出，必要时术者还可用拇指和食指抓住尺侧屈肌肌腹的近侧部向外牵拉，以辅助将骨折块拉出关节间隙，以后再按第Ⅱ度骨折作手法整复。

Ⅳ度骨折应先将脱位的肘关节整复，助手两人分别握住患肢远、近端，尽量内收前臂，使肘内侧间隙变窄，防止骨折块进入关节腔内，术者用推挤手法整复肘关节侧方脱位，使其转化为Ⅰ度或Ⅱ度骨折，再按上法处理。整复时应注意勿使转变为Ⅲ度骨折，整复后应及时进行X线复查。若手法复位不能成功，则切开复位，克氏针或螺丝钉内固定，并作尺神经前置术。整复后，应常规检查尺神经有无损伤。

（二）固定方法

复位满意后，肘关节屈曲90°前臂中立位，用上臂超关节夹板固定。外侧放置塔形垫，内侧夹板下端固定以有缺口的梯形垫，使缺口正好对准骨折块。在固定的过程中，不应放松对骨折块的挤压。扎带捆好后透视检查复位情况，只要骨折面相对，待血肿吸收后骨折面即可相接。屈肘90°位固定3周后，解除夹板练习活动。

（三）药物治疗

按三期辨证内、外用药，与肱骨髁上骨折相同。

（四）功能锻炼

1周内只作手指轻微屈伸活动；1周后可逐渐加大手指屈伸活动幅度，禁忌作握拳及前臂旋转活动；2周后可开始作肘关节屈伸活动；解除固定后可配合中药熏洗，并加强肘关节屈伸活动。

尺骨鹰嘴骨折

尺骨鹰嘴起于尺骨近端，呈弯曲状。鹰嘴突与冠状突相连的较深凹陷关节面为半月切迹，尺骨半月切迹关节面与肱骨滑车关节面构成肱尺关节，是肘关节屈伸的枢纽。尺骨鹰嘴为肱三头肌的附着处，在其两侧有内侧和外侧支持带。尺骨鹰嘴骨折是常见的肘部损伤之一，多见于成人。

【病因病理】

尺骨鹰嘴骨折多数由肌肉强烈收缩和直接暴力造成。跌倒时，手掌先着地，肘关节突然屈曲，同时肱三头肌急骤强烈收缩，则发生尺骨鹰嘴撕脱骨折。骨折多为横断或短斜形，骨折近端被肱三头肌牵拉而向上移位（图6－57）。尺骨鹰嘴较表浅，直接暴力亦可造成尺骨鹰嘴骨折，如肘后部受直接打击，或跌倒时肘后着地，而使鹰嘴受直接撞击造成骨折，多为粉碎骨折，因鹰嘴骨折片周围的骨膜或支持带尚完整，故骨折移位不大。由肌肉强烈收缩和直接暴力合并引起者，骨折可呈不同程度的粉碎，并有较严重的移位。鹰嘴骨折，骨折线多数侵入半月切迹，为关节内骨折；少数撕脱的骨折片较小，骨折线可不侵入关节。

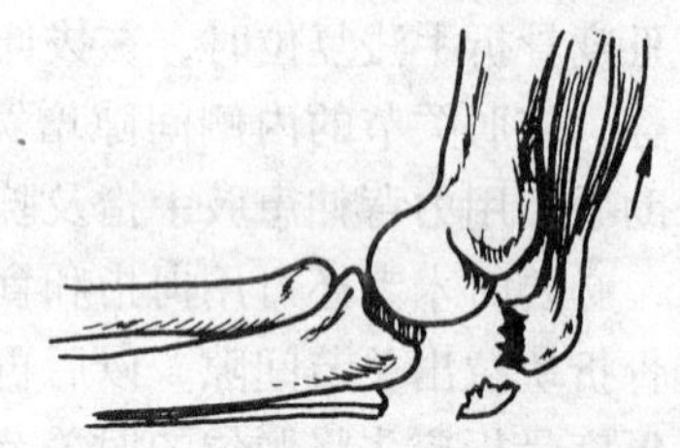

图6－57　尺骨鹰嘴骨折近端向上移位

【诊断】

伤后尺骨鹰嘴部疼痛，压痛明显，局限性肿胀，肘关节屈伸活动受限。分离移位时，在局部可扪到鹰嘴骨片向上移位和明显的骨折间隙或骨擦感，主动伸肘功能丧失。关节内积血时，鹰嘴两侧凹陷处隆起。肘关节X线侧位照片可明确骨折类型和移位程度。

根据受伤史、临床表现和X线检查，可作出诊断。尺骨鹰嘴骨折，有时需与籽骨及未闭合的骨骺线进行鉴别诊断。必要时可拍摄健肘X线片对照，有助于明确诊断。

【治疗】

尺骨鹰嘴骨折，除小块撕脱性骨折外，大多涉及关节，因此强调解剖对位。有分离移位者，则必须整复，以恢复关节面的平整光滑，避免创伤性关节炎的发生。

（一）整复方法

无移位骨折或老人粉碎性骨折移位不明显者，不必手法复位，以石膏托固定肘关节于伸直位，2～3周后去石膏托练习活动。

大块骨折或涉及关节并有明显移位者，先把血肿抽吸干净，术者站在患肢近端外侧，两手环握患肢，以两拇指推挤其近端向远端靠拢，两食指与两中指使肘关节徐徐伸直，即可复位。

粉碎骨折，骨折移位不多，关节面破坏不严重，用石膏托固定即可。老年人严重粉碎性骨折，关节面难以恢复平整者，若粉碎部分不超过半月切迹1/3，可将近端骨碎片切除，行肱三头肌成形术。肘关节伸直位石膏托固定，3周后去石膏托练习屈肘活动。

（二）固定方法

复位后用前、后超肘夹板或石膏后托固定肘关节于屈曲0°～20°位3周，以后再逐渐改为固定在屈肘90°位1～2周。

（三）手术治疗

若骨折端分离移位较大或手法整复不成功，可切开复位内固定，术后固定肘关节于屈曲20°～60°位3周。

（四）药物治疗

按骨折三期辨证用药，解除固定后加强中药熏洗。

（五）功能锻炼

3周以内只作手指、腕关节屈伸活动，禁止肘关节屈伸活动，第4周以后才逐步作肘关节主动屈伸锻炼，严禁暴力被动屈肘。此外，可配合进行肩关节练功活动。

桡骨头骨折

桡骨近端包括桡骨头、颈和结节。桡骨头关节面呈浅凹形，与肱骨小头构成肱桡关节。桡骨头尺侧边缘与尺骨的桡切迹相接触，构成上尺桡关节。桡骨头和颈的一部分位于关节囊内，故桡骨头骨折属关节内骨折。环状韧带包绕桡骨头。临床上桡骨头骨折易被忽略，若未能及时治疗，将造成前臂旋转功能障碍或引起创伤性关节炎。

【病因病理】

桡骨头骨折多由间接暴力造成。跌倒时手掌先着地，肘关节处于伸直和前臂旋前位，暴力沿桡骨纵轴向上传导，引起肘部过度外翻，桡骨头撞击肱骨小头，产生反作用力，使桡骨头受挤压而发生骨折。根据受伤机理和骨折形态不同，桡骨头骨折可分为桡骨头骨骺分离、裂纹骨折、塌陷骨折、嵌插骨折和粉碎骨折等（图 6－58）。

【诊断】

伤后肘部疼痛，肘外侧明显肿胀（若血肿被关节囊包裹，可无明显肿胀），桡骨头局部压痛，肘关节屈伸、旋转活动受限，尤以前臂旋转时，桡骨头处疼痛加重。肘关节 X 线正、侧位照片可明确骨折类型和移位程度。但 5 岁以下儿童，桡骨头骨骺尚未出现，只要临床表现符合，即可诊断，不必完全依赖 X 线照片。

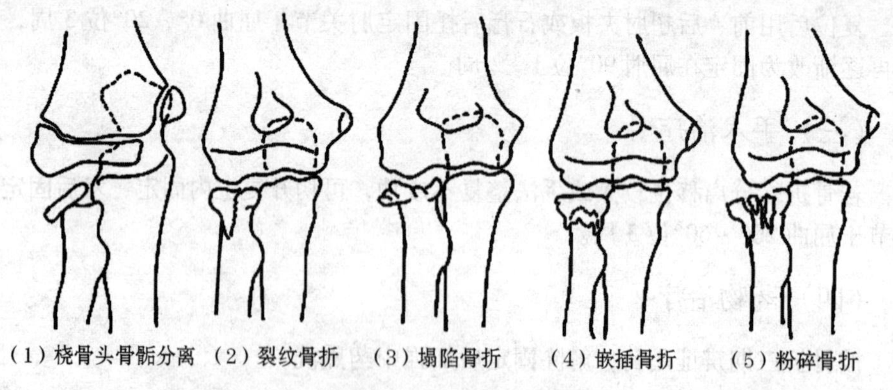

（1）桡骨头骨骺分离 （2）裂纹骨折 （3）塌陷骨折 （4）嵌插骨折 （5）粉碎骨折

图 6－58 桡骨头骨折

【治疗】

桡骨头骨折为关节内骨折，要求有良好复位。若复位不良，则容易造成肘关节屈伸和前臂旋转功能障碍。对裂纹骨折，不必复位。对无移位或轻度移位的嵌插骨折而关节面倾斜度在 30°以下者，估计日后对肘关节功能影响不大，则不必强求解剖复位。对明显移位骨折则应施行整复。

（一）整复方法

整复前先用手指在桡骨头外侧进行按摩，迫使局部肿胀消退，准确地摸出移位的桡骨头。复位时一助手固定上臂，术者一手牵引前臂，将肘关节伸直，内收位来回旋转，另一手的拇指把桡骨头向上、向内侧挤压，使其复位。

若手法复位不成功，可使用克氏针撬拨复位：局部皮肤消毒，铺巾，在 X 线透视下，术者用克氏针自骨块的外后方刺入，针尖顶住骨块，向内、上方撬拨。应用此法时，要求术者必须熟悉局部解剖，避开桡神经，并注意无菌操作。

移位严重，经上述方法仍不能整复者，应切开复位，细克氏针固定。成年人的粉碎、塌陷、嵌插骨折，关节面倾斜度在30°以上者，可作桡骨头切除术，但14岁以下的儿童不宜作桡骨头切除术。对有特殊要求的成年人，亦可行人工桡骨头置换术。

（二）固定方法

无移位骨折可屈肘90°，用三角巾悬吊2~3周。有移位骨折复位后，在桡骨头部放置一长方形压垫，将肘关节屈曲90°用前臂超肘夹板固定3周。

（三）药物治疗

早期治则是活血祛瘀、消肿止痛，内服活血止痛汤或七厘散，外敷定痛膏或双柏散。解除固定后，外用海桐皮汤或上肢损伤洗方熏洗。

（四）功能锻炼

整复后即可作手指、腕关节屈伸活动，禁止作前臂旋转活动。2周后可逐渐作肘关节屈伸活动，如屈肘挎篮。3周解除外固定后，可作前臂旋转活动。桡骨头切除术后，肘关节的功能锻炼可于第2周后进行。

尺骨上1/3骨折合并桡骨头脱位

尺骨上1/3骨折合并桡骨头脱位，又称Monteggia骨折、孟氏骨折，是指尺骨半月切迹以下的上1/3骨折，桡骨头同时自肱桡关节、上桡尺关节脱位，而肱尺关节无脱位。上桡尺关节由桡骨头环状关节面与尺骨桡切迹构成，桡骨头被附着在尺骨桡切迹前后缘的环状韧带所约束。前臂旋转活动时，桡骨头在尺骨桡切迹内旋转。尺骨上1/3骨折合并桡骨头脱位可发生于各种年龄，但多发生于儿童。

【病因病理】

直接暴力和间接暴力均能引起尺骨上1/3骨折合并桡骨头脱位，而以间接暴力所致者为多。根据暴力方向及骨折移位情况，临床上可分为伸直、屈曲、内收和特殊型四种（图6-59）。

（一）伸直型

比较常见，多见于儿童。跌倒时，肘关节处于伸直位或过伸位，前臂旋后，手掌着地，传达暴力由掌心通过尺桡骨传向上前方，先造成尺骨斜形骨折，继而迫使桡骨头冲破或滑出环状韧带，向前外方脱出，造成伸直型骨折。其特点是尺骨上 1/3 骨折向掌侧及桡侧成角，伴有桡骨头前脱位。在成人，外力直接打击前臂中上部背侧，亦可造成伸直型骨折，其骨折多为横断或粉碎骨折。

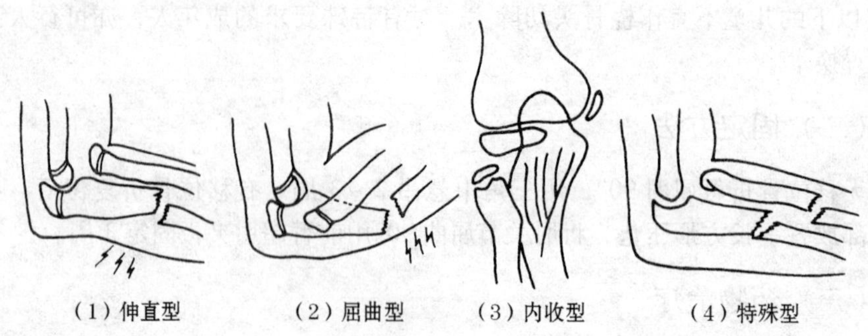

图 6－59　尺骨上 1/3 骨折合并桡骨头脱位的类型

（二）屈曲型

多见于成人。跌倒时，肘关节微屈，前臂旋前，手掌着地，传达暴力由掌心传向外上方，先造成尺骨横断或短斜形骨折。骨折向背侧、桡侧成角，桡骨头由于受到尺骨骨折端的推挤和骨间膜的牵拉，向后外方脱出，造成屈曲型骨折。

（三）内收型

多见于幼儿。跌倒时，身体向患侧倾斜，肘关节处于伸直内收位，前臂旋前，手掌着地，传达暴力由掌心传向外上方，造成尺骨干骺端纵行劈裂或横断骨折。骨折端向桡侧成角，迫使桡骨头向外侧脱出。

（四）特殊型

多见于成人，临床上少见。其特点是尺桡骨干双骨折，桡骨头向前脱位。

【诊断】

伤后肘部及前臂肿胀，疼痛，前臂旋转功能障碍，移位明显者可见尺骨成角畸形。在肘关节前外、后外或外侧可摸到脱出的桡骨头，骨折和脱位处压痛明显。检查时应注意腕和手指的感觉和运动功能，以便确定是否因桡骨头向外脱位而合并桡神经挫伤。X 线照片检查可以明确骨折的类型和移位的方向。

对儿童的尺骨上 1/3 骨折，必须仔细检查桡骨头是否同时脱位。凡有移位的尺骨上、中段骨折，X 线照片须包括肘、腕关节，以免遗漏桡骨头脱位的诊断。阅片时，应注意肱桡关节的解剖关系，正常桡骨头与肱骨小头相对，桡骨干纵轴线向上延长，一定通过肱骨小头的中心（图6-60）。如有向外或向上偏移，应诊断为合并桡骨头脱位。

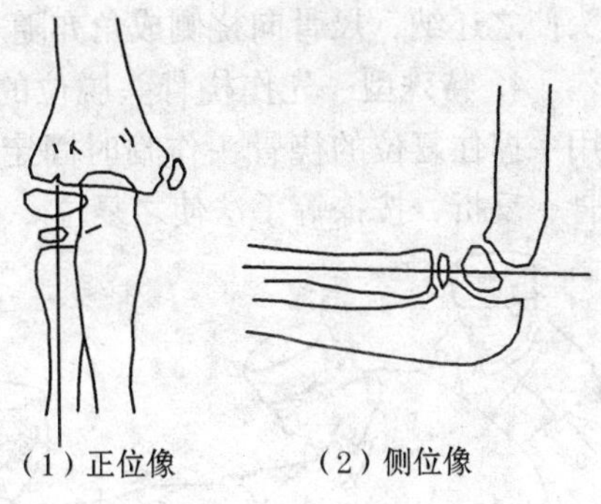

（1）正位像　　（2）侧位像

图6-60　桡骨长轴通过肱骨小头中心

肱骨小头骨骺一般在1～2岁时出现，因此对1岁以内的患儿，最好同时摄健侧X线片以便对照。对X线照片上仅有尺骨上、中段骨折而无桡骨头脱位者，应详细询问病史，认真检查桡骨头处有无压痛、是否有桡骨头脱位，由于活动和检查，脱位已自动还纳，若此时忽略对桡骨头的固定，可能发生再脱位。

因桡骨头向外脱位，约有1/10的病例合并桡神经挫伤。脱位整复后，神经多能自行恢复。

【治疗】

新鲜尺骨上1/3骨折合并桡骨头脱位绝大多数可采用手法复位、夹板固定治疗。

（一）整复方法

原则上先整复桡骨头脱位，后整复尺骨骨折。桡骨头复位后，可以桡骨为支撑，使尺骨骨折易于整复。

1. 伸直型　患者平卧，肘伸直，前臂中立位。两助手对抗牵引，持续3～5分钟，矫正重叠移位。术者立于患者外侧，两拇指放在桡骨头外侧和前侧，向尺侧、背侧推挤，同时肘关节徐徐屈曲90°，使桡骨头复位，嘱助手用拇指固定已复位的桡骨头。然后术者捏住骨折断端进行分骨，在骨折处向掌侧加大成角，再逐渐向背侧按压，使尺骨复位，或在助手牵引下来回小幅度旋转前臂，并逐渐屈曲肘关节，利用已复位的桡骨的支撑作用使尺骨对位（图6-61）。

2. 屈曲型　患者平卧，肩外展70°～90°，肘半屈曲位。两助手对抗牵引，持续3～5分钟，矫正重叠移位。术者两拇指放在桡骨头的外侧、背侧，向内侧、掌侧推按，同时助手将肘关节徐徐伸直至0°位，使桡骨头复位，有时还可听到或感觉到桡骨头复位的滑动声，然后术者在尺、桡骨间隙处作挤捏分骨，并将尺骨骨折远端向掌侧、尺侧按捺，使尺骨复位。

3. 内收型　患者平卧，肩外展，肘伸直或半伸位，前臂旋后。两助手在拔伸牵引的同时，外展患侧的肘关节，术者拇指放在桡骨头外侧，向内侧推按桡骨头使之还纳，尺骨向桡侧成角亦随之矫正。

4. 特殊型 先作桡骨头脱位的手法整复，同内收型。桡骨头复位后，术者用手捏住复位的桡骨头作临时固定，再按桡尺骨干双骨折处理，应用牵引、分骨、反折、按捺等手法使之复位。

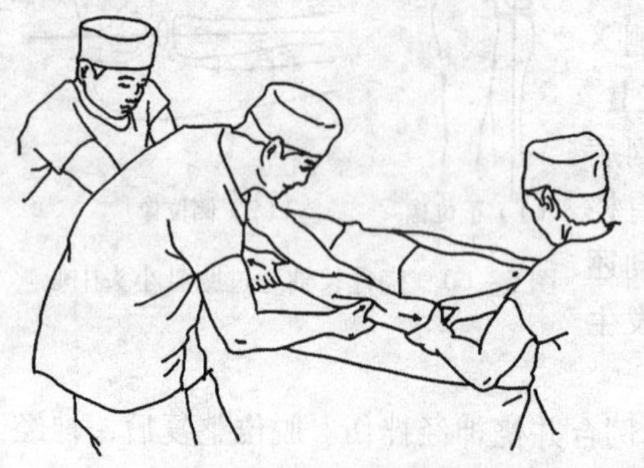
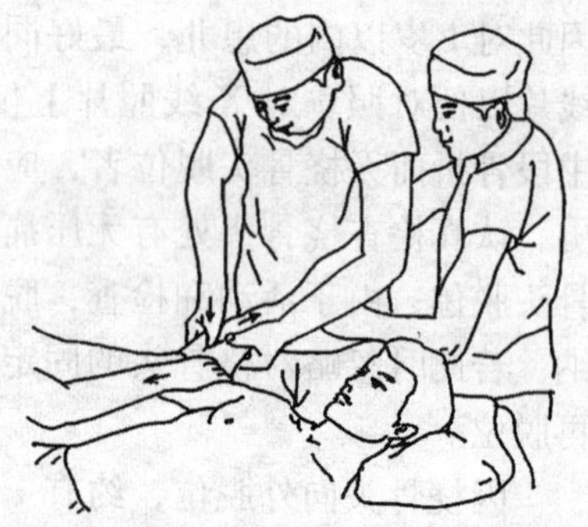

图 6－61　伸直型孟氏骨折复位法

（二）固定方法

先以尺骨骨折平面为中心，在前臂的掌侧与背侧各置一分骨垫，在骨折的掌侧（伸直型）或背侧（屈曲型）置一平垫；在桡骨头的前外侧（伸直型）或后外侧（屈曲型）或外侧（内收型）放置葫芦垫；在尺骨内侧的上下端分别放一平垫（图 6－62），用胶布固定。然后在前臂掌、背侧与桡、尺侧分别放上长度适宜的夹板，用四根布带捆绑。伸直型骨折脱位应固定于屈肘位 4～5 周；屈曲型或内收型宜固定于伸肘位 2～3 周，再改为屈肘位固定 2 周。在 X 线照片显示尺骨骨折线模糊，有连续骨痂生长，骨折临床愈合后，方可拆除夹板固定。

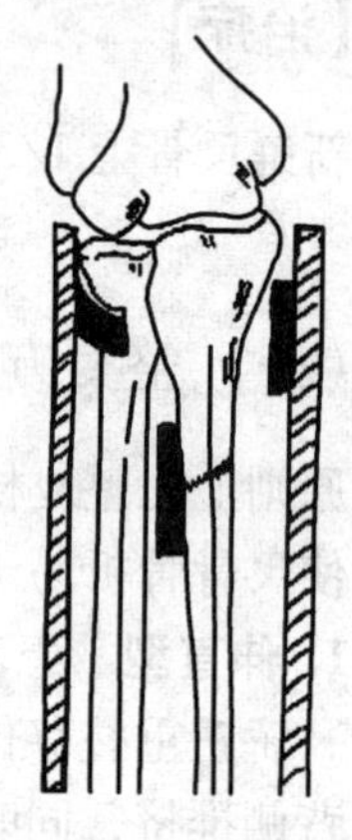

图 6－62　分骨垫和固定垫的放置法

（三）手术治疗

手法整复失败者应早期切开复位内固定。对陈旧性骨折畸形愈合者，成人可行桡骨头切除术，儿童则须切开复位，行桡骨头复位、环状韧带重建、尺骨骨折复位内固定。

（四）药物治疗

按骨折三期辨证用药，中、后期加强中药熏洗。

（五）功能锻炼

复位固定后，应作掌、指关节屈伸，握拳和肩关节功能锻炼。伤后3周内，伸直型和特殊型禁止作伸肘活动，屈曲型禁止作屈肘活动。3周后逐步作肘关节屈伸锻炼。前臂的旋转活动须在X线照片显示尺骨骨折线模糊并有连续性骨痂生长后，才开始锻炼。

桡尺骨干双骨折

前臂由尺骨和桡骨组成。尺骨上端大而下端小，为构成肘关节的重要组成部分；桡骨相反，上端小而下端大，为构成腕关节的主要组成部分。正常的尺骨是前臂的轴心，通过上、下尺桡关节及骨间膜与桡骨相连。桡骨沿尺骨旋转，拇指向上为前臂中立位，拇指向内为旋前位，拇指向外为旋后位。自旋后位至旋前位，回旋幅度可达150°。前臂肌肉较多，有屈肌群、伸肌群、旋前肌和旋后肌等。骨折后可出现重叠、成角、旋转及侧方移位，故整复较难。前臂骨间膜是致密的纤维膜，几乎连接桡、尺骨的全长，其松紧度随着前臂的旋转而发生改变。前臂中立位时，两骨干接近平行，骨干间隙最大，骨干中部距离最宽，骨间膜上、下松紧一致，对桡、尺骨起稳定作用；当旋前或旋后位时，骨干间隙最小，骨间膜上下松紧不一致，两骨间的稳定性消失。因此，在处理桡尺骨干双骨折时，为了保持前臂的旋转功能，应使骨间膜上、下松紧一致，并预防骨间膜挛缩，故尽可能在骨折复位后将前臂固定在中立位。

【病因病理】

桡尺骨干双骨折可由直接暴力、传导暴力或扭转暴力所造成（图6－63）。

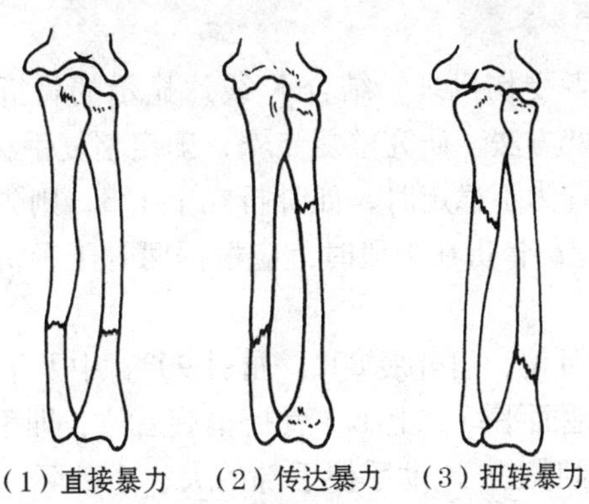

（1）直接暴力　（2）传达暴力　（3）扭转暴力

图6－63　不同外力所致的桡尺骨干双骨折

（一）直接暴力

由于打击或机器、车轮挤压所致，多为横断或粉碎性骨折。两骨的骨折线常在同一平面上，伴有较严重的软组织损伤。

（二）传达暴力

跌倒，手掌着地，暴力沿桡骨干向近侧传导，致桡骨中段或上 1/3 发生横断骨折。残余暴力通过骨间膜斜行向远端传导至尺骨，造成低位尺骨短斜形骨折。

（三）扭转暴力

跌倒，手掌着地而同时前臂过度旋前或旋后扭转，造成尺、桡骨骨干螺旋骨折或斜形骨折，骨折线多数从尺侧内上方斜向外下方。尺骨干骨折线在上，桡骨干骨折线在下。

【诊断】

伤后局部肿胀、疼痛，压痛明显，前臂功能丧失。完全骨折时多有成角畸形、骨擦音和异常活动，但儿童青枝骨折仅有成角畸形。X 线照片应包括肘关节和腕关节，除确定骨折类型和移位方向外，还可确定有无桡尺上、下关节脱位。

【治疗】

治疗桡尺骨干双骨折，关键在于恢复其前臂旋转功能。中西医结合手法复位、分骨、小夹板内加分骨垫等，能将双骨折同时复位和稳妥固定。

（一）整复方法

整复前应根据患者受伤机理，结合 X 线片显示的骨折类型、部位和移位的方向及程度，选择麻醉方法，研究整复步骤，确定整复手法。

桡尺骨干双骨折均为不稳定时，如骨折在上 1/3，则先整复尺骨；如骨折在下 1/3，则先整复桡骨；骨折在中段时，应根据两骨干骨折的相对稳定性来决定整复方案。

1. 牵引 患者平卧位，肩外展 80°，屈肘 90°。中及下 1/3 骨折前臂置中立位，即手掌及前臂与地面平行。上 1/3 骨折稍旋后位，即手掌及前臂掌侧与地面呈 45°倾斜。一助手握肘上，一助手握手部的大、小鱼际，顺前臂纵轴对抗牵引 3～5 分钟，矫正骨折重叠移位及成角畸形。

2. 分骨 是整复前臂骨折的重要手法。桡尺骨干双骨折后，必须使其骨间隙恢复正常。如骨折段互相成角或靠拢可影响前臂的旋转功能。术者用两手的拇指及食指、中指分别在前臂背侧与掌侧两骨折处中间进行分骨，用力将尺、桡骨间隙分到最大限度，使骨间膜恢复其紧张度，向中间靠拢的桡、尺骨断端向桡、尺侧各自分离。

3. 折顶　若前臂肌肉比较发达，加之骨折后出血肿胀，虽经牵引后重叠未完全纠正者，一般应用折顶手法，可比较省力地整复残余重叠移位，又能顺利地矫正侧方移位（图6－64）。

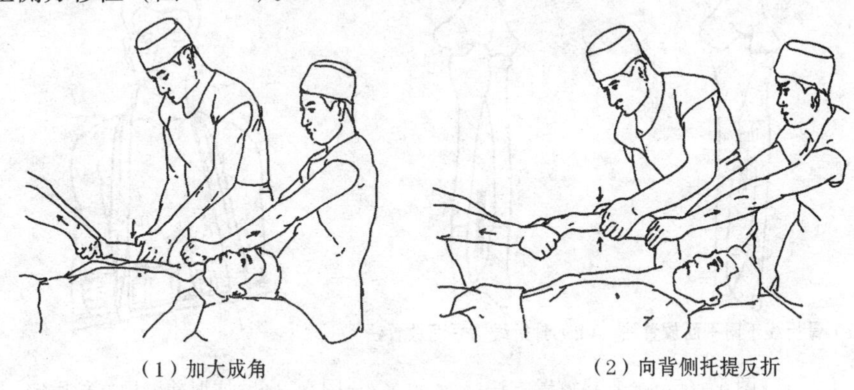

（1）加大成角　　（2）向背侧托提反折

图6－64　折顶复位

4. 提按　术者一手在分骨情况下固定住骨折一端，另一手提按骨折的另一端，矫正骨折断端的残余侧方移位。桡、尺侧的移位（即内、外侧移位），须向中心挤按突向桡、尺侧的骨折断端。掌、背侧移位（即上、下侧移位），须向上托提下陷的骨折断端。

5. 摇摆　术者用两手拇指及食指分别由掌、背侧紧紧捏住已复位的骨折部。先嘱牵远侧段的助手轻轻地小幅度旋转，并向桡、尺侧微微摇摆骨折远端，而后术者两手紧捏骨折部向掌、背侧及上、下方摇动骨折部，使已复位的骨折断端紧密接触。

6. 按摩　术者在分骨情况下一手固定骨折部，另一手沿骨干纵轴捋骨顺筋，调理仍有旋转扭曲的软组织。

软组织损伤严重的开放性骨折，桡、尺骨多段骨折以及一些手法整复失败或难于固定的骨折，应切开复位内固定。

（二）固定方法

用前臂四块夹板固定，掌、背侧两块夹板要比桡、尺侧夹板宽。若复位前桡、尺骨相互靠拢，可采用分骨垫放置在两骨之间（图6－65）；若骨折原有成角畸形，则采用三点加压法。各垫放置妥当后，依次放上掌、背、桡、尺侧夹板，掌侧板由肘横纹至腕横纹，背侧板由鹰嘴至腕关节或掌指关节，桡侧板由桡骨头至桡骨茎突，尺侧板自肱骨内上髁下达第 5 掌骨基底部，夹板间距离约 1cm。缚扎后，再用铁丝托或有柄托板固定，屈肘 90°，三角巾悬吊，前臂原则上放置在中立位（图 6－66）。固定至临床愈合，成人约 6～8 周，儿童约 3～4 周。

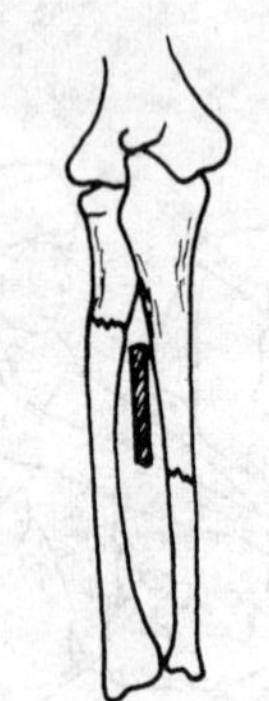

（1）骨折线不同平面放置法

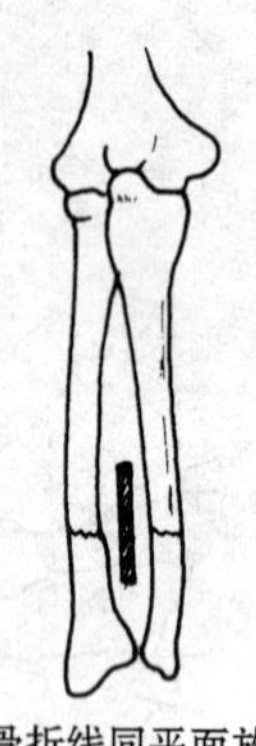

（2）骨折线同平面放置法

图 6－65　分骨垫放置方法

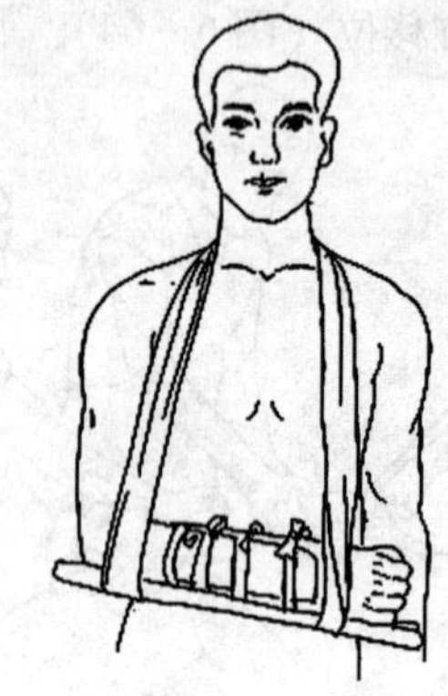

图 6－66　屈肘前臂中立位固定

（三）药物治疗

按骨折三期辨证用药。尺骨下 1/3 骨折愈合迟缓时，要着重补肝肾、壮筋骨以促进其愈合；后期前臂旋转活动仍有障碍者，应加强中药熏洗。

（四）功能锻炼

初期鼓励患者作手指、腕关节屈伸活动及上肢肌肉舒缩活动。中期开始作肩、肘关节活动，如小云手、大云手等，活动范围逐渐增大，但不宜作前臂旋转活动。后期拆除夹板固定后，可作前臂旋转活动，如反转手、旋肘拗腕等，以恢复前臂旋转活动功能。

桡骨下 1/3 骨折合并下桡尺关节脱位

桡骨下 1/3 骨折合并下桡尺关节脱位是一种既有骨折又有脱位的特殊损伤，又称 Galeazzi 骨折。下桡尺关节由桡骨尺切迹与尺骨小头构成，关节间隙为 0.5～2.0mm。下桡尺关节的稳定，主要由坚强的三角纤维软骨与较薄弱的掌、背侧下桡尺韧带维持。前臂旋转活动时，桡骨尺切迹围绕尺骨小头旋转。若三角纤维软骨、尺侧腕韧带或尺骨茎突被撕裂，则易造成下桡尺关节脱位。

桡骨下 1/3 骨折合并下桡尺关节脱位多见于成人，桡骨下 1/3 骨折极不稳定，复位与固定均较难，且下桡尺关节脱位易漏诊，故对此类损伤应高度重视。

【病因病理】

直接暴力和间接暴力均可造成桡骨下 1/3 骨折合并下桡尺关节脱位，以间接暴力所致者为多见。直接暴力如前臂被重物打击、砸压，或操纵机器时被绞伤，桡骨多为横断或粉碎骨折，骨折远端常因旋前方肌作用而向尺侧移位，常合并尺骨下 1/3 骨折。间接暴力如患者向前跌倒，手掌先着地，地面反作用力向上传至桡骨下 1/3 处，因该处是力学上的弱点而导致发生骨折，骨折线多呈短斜形或横形，骨折远段向近侧重叠的同时可向掌侧或背侧移位，同时三角纤维软骨盘及尺侧腕韧带被撕裂或尺骨茎突被撕脱，造成下桡尺关节脱位。

按照骨折的稳定程度及移位方向，临床上可分为三型：

（一）稳定型

桡骨下 1/3 横断骨折、成角畸形合并下桡尺关节脱位，或尺骨下端骨骺分离，多见于儿童。

（二）不稳定型

桡骨中下 1/3 短斜形或螺旋形骨折，偶尔为粉碎性骨折。骨折移位较多，下桡尺关节明显脱位，多见于成人。

（三）特殊型

桡尺骨干双骨折伴有下桡尺关节脱位。成人骨折脱位较严重；青少年桡尺骨干双骨折位置较低，移位不大，有时尺骨可有弯曲畸形，相对稳定。

【诊断】

伤后前臂及腕部疼痛、肿胀，桡骨下 1/3 部向掌侧或背侧成角，尺骨小头常向尺侧、背侧突起，腕关节呈桡偏畸形。桡骨下 1/3 部压痛及叩击痛明显，有异常活动和骨擦音，下桡尺关节松弛并有压痛，前臂旋转功能障碍。X 线正、侧位片可明确诊断，拍片时必须包括腕关节，以了解下桡尺关节情况。

根据患者的受伤史、临床症状和体征，结合 X 光片，一般诊断不难。

【治疗】

对桡骨下 1/3 骨折合并下桡尺关节脱位的治疗，必须达到解剖复位或近解剖复位，尤其对骨折断端的成角和旋转移位必须矫正，否则前臂旋转功能将不同程度地丧失。

稳定型骨折可按桡骨下端骨折处理，成角畸形矫正后，骨折即可保持稳定。不稳定型骨折先行整复桡骨骨折的重叠、成角和侧方移位，后整复下桡尺关节的掌背侧及内外侧分离脱位；或先整复下桡尺关节脱位，后整复桡骨骨折。

（一）整复方法

1. 拔伸牵引 患者坐或卧位，肩外展，屈肘90°，前臂中立位，一助手握持患肢上臂下段，另一助手一手握持患者拇指，另一手握持其他四指，两助手对抗拔伸牵引3~5分钟，在牵引时应加大拇指侧的牵引力，以矫正骨折重叠移位和由于旋前方肌之牵拉而发生的桡骨远折端向尺侧移位。下桡尺关节的关节面向近侧退缩者，桡骨干重叠移位矫正后，下桡尺关节脱位亦往往可随之自动复位。

2. 分骨 矫正侧方移位。桡骨远折端向尺侧偏移者，术者在患肢前臂远端骨间隙处作挤捏分骨，以矫正桡骨远端的尺偏移位；桡骨远端向桡侧偏移者，术者在患肢前臂骨折近端骨间隙处作挤捏分骨。

3. 提按 在牵引下术者双手握持骨折远端，视骨折远端向背侧或掌侧移位而采用提按手法纠正其移位。如提按手法不能复位者，可用折顶手法。

4. 整复下桡尺关节脱位 术者一手捏住已复位的桡骨骨折端作临时固定，另一手先将掌或背侧移位的尺骨远端按捺平正，再用拇指、食指或两拇指由腕部桡、尺侧向中心挤捏，使分离的下桡尺关节得以整复。

（二）固定方法

在有移位倾向的骨折远端骨间隙处放置分骨垫，在桡、尺骨远端的桡、尺侧各放置一平垫。然后用前臂四块夹板固定，夹板规格与前臂双骨折相同。

（三）手术治疗

1. 撬拨复位法 手法复位不成功或3~4周的陈旧性骨折，可在无菌条件下，采用小切口，用骨圆针插入骨折断端间，借用撬拨的杠杆力使移位的骨折复位和脱位的下桡尺关节复位。伤口缝合后用小夹板固定。

2. 切开复位固定 手术指征：两骨都不稳定且下桡尺关节亦不能维持的特殊型骨折；陈旧性骨折脱位；手法整复多次仍不能复位者。新鲜骨折可切开复位，钢板螺丝钉内固定。畸形严重的陈旧性骨折，前臂旋转功能障碍者，可先作桡骨切开复位矫正畸形，钢板内固定同时植骨，尺骨头一般不同时切除，待骨折愈合后，再酌情而定。畸形不明显的陈旧性骨折，前臂旋转功能障碍者，可单纯切除尺骨小头，以改善功能。

（四）药物治疗

按骨折三期辨证用药。尺骨下1/3骨折愈合迟缓时，要着重补肝肾、壮筋骨以促进其愈合；后期前臂旋转活动仍有障碍者，应加强中药熏洗。

（五）功能锻炼

初期鼓励患者作手指、腕关节屈伸活动及上肢肌肉舒缩活动。中期开始作肩、肘关节活动，如小云手、大云手等，活动范围逐渐增大，但不宜作前臂旋转活动。后期拆除夹板固定后，可作前臂旋转活动，如反转手、旋肘拗腕等，以恢复前臂旋转活动功能。

桡骨下端骨折

桡骨下端骨折是指桡骨远侧端3cm范围内的骨折，在临床上比较常见，多见于成年及老年人。桡骨下端膨大，其横断面近似四方形，由松质骨构成。桡骨下端的尺侧与尺骨小头构成下桡尺关节，为前臂下端旋转活动的枢纽。桡骨下端远侧为凹陷的桡腕关节面，容纳舟骨和月骨。正常人此关节面向掌侧倾斜（即掌侧倾斜角）10°～15°，尺侧倾斜（即尺侧倾斜角）20°～25°（图6－67）。这些关系在骨折时常被破坏，在整复时应尽可能恢复正常解剖。

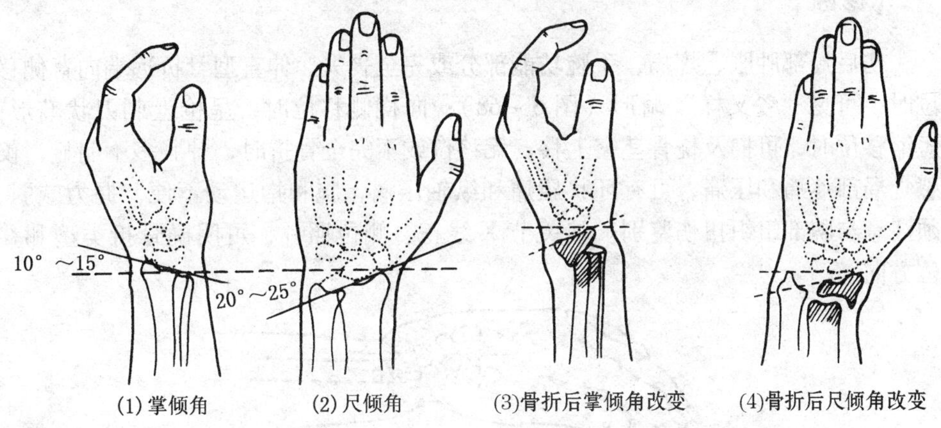

图6－67　桡骨远端关节面的倾斜角度和骨折后的改变

【病因病理】

直接暴力和间接暴力均可造成桡骨下端骨折，但多为间接暴力所致。跌倒时，躯干向下的重力与地面向上的反作用力交集于桡骨下端而发生骨折。骨折是否有移位与暴力的大小有关。根据受伤姿势和骨折移位的不同，可分为伸直型和屈曲型两种。

（一）伸直型骨折（又名 Colles 骨折）

跌倒时，前臂旋前，腕关节呈背伸位，手掌先着地，可造成伸直型骨折。如暴力较小，骨折可无明显移位。暴力较大时，骨折远端向背侧和桡侧移位，使桡骨远端关节面改向背侧倾斜，向尺侧倾斜减少或完全消失，甚至形成相反的倾斜。如合并尺骨茎突骨折，下桡尺关节的三角纤维软骨盘随骨折片移向桡侧背侧。如尺骨茎突完整，骨折远端移位明显时，三角纤维软骨盘附着点可被撕裂。老年人骨质疏松，骨折常呈粉碎并可波及关节面。此类骨折若复位不良而致畸形愈合时，掌侧屈肌腱及背侧伸肌腱在桡骨下端的骨沟内移位或发生扭转，可影响肌腱的滑动，对手的功能产生严重影响。由于桡骨下端关节面倾斜度发生改变，以及下桡尺关节脱位，往往会影响腕关节背伸、掌屈及前臂旋转活动。

（二）屈曲型骨折（又名 Smith 骨折）

跌倒时，腕关节呈掌屈位，手背先着地，可造成屈曲型骨折。骨折后远端向桡侧和掌侧移位，手腕部形成“锅铲”样畸形。此类骨折较少见。

【诊断】

伤后局部肿胀、疼痛，手腕功能部分或完全丧失。伸直型骨折远端向背侧移位时，可见“餐叉样”畸形（图 6－68）；向桡侧移位时，呈枪上刺刀状畸形；短缩移位时，可扪及桡骨茎突上移；无移位或不完全骨折时，肿胀多不明显，仅感觉局部疼痛和压痛，可有环状压痛和纵轴压痛，腕和指运动不便，握力减弱，须注意与腕部组织扭伤鉴别。腕关节 X 线正、侧位照片，可明确骨折类型和移位方向。

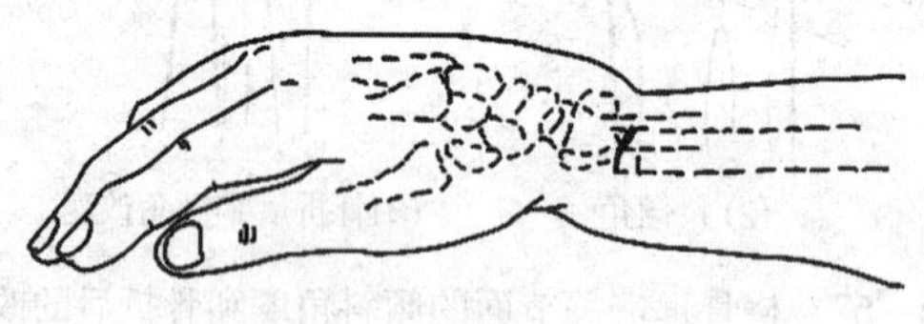

图 6－68　“餐叉样”畸形

【治疗】

无移位的骨折不需要整复，仅用掌、背两侧夹板固定 2～3 周即可。有移位的骨折则必须整复。

（一）整复方法

1. 伸直型骨折

（1）*牵抖复位法*　此法适用于骨折线未进入关节、骨折不粉碎者。患者坐位，老年人宜平卧，患肢外展，肘部屈曲 90°，前臂中立位。一助手把住上臂，术者紧握手掌，两拇指并列置于远端背侧，其他四指置于其腕部，扣紧大小鱼际肌，先顺势拔伸 2～3 分钟，待重叠移位完全纠正后，在牵引下适当矫正旋转移位，而后利用牵引力，顺纵轴方向骤然猛抖，同时迅速尺偏掌屈，使之复位（图 6－69）。若仍未完全整复，则由两助手维持牵引，术者用两拇指迫使骨折远端尺偏掌屈，即可达到解剖对位。

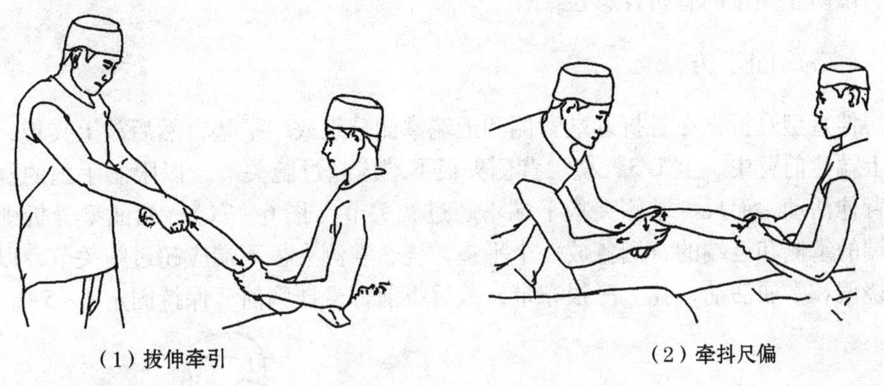

（1）拔伸牵引　　（2）牵抖尺偏

图 6－69　牵抖复位法

（2）*提按复位法*　适用于老年患者，骨折线进入关节、骨折粉碎者。一助手握持患手拇指及其他四指，另一助手紧握患肢上臂下段，两助手行拔伸牵引，持续 2～3 分钟，纠正重叠移位，旋转移位亦应注意矫正。术者一手握住前臂下段将骨折向桡侧推挤，另一手握掌腕部将骨折远端向尺侧推挤，以矫正骨折远端的桡侧移位。然后术者两手食、中、无名指三指重叠置于近端的掌侧，向上端提，两拇指并列顶住远端的背侧，向掌侧挤按，握手部的助手同时将患腕掌屈，以矫正掌背侧移位（图 6－70）。骨折畸形完全矫正后，术者一手托住手腕，另一手拇指沿伸屈肌腱由远端向近端推按，舒理肌腱，使之恢复正常位置。

2. 屈曲型骨折　整复屈曲型骨折时，一助手持握患侧腕掌部，另一助手握

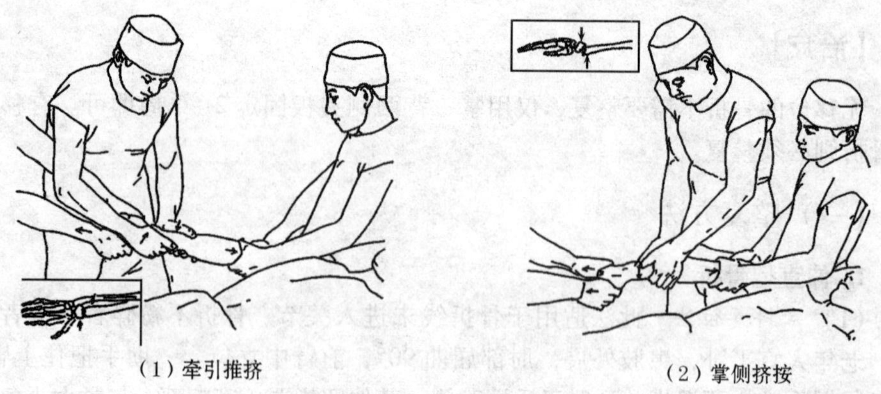

（1）牵引推挤　　（2）掌侧挤按

图 6－70　提按复位法

上臂，两助手拔伸牵引 2～3 分钟。待重叠移位矫正后，术者可用两手拇指由掌侧将远段骨折片向背侧推挤，同时用食、中、无名指将近段骨折片由背侧向掌侧压挤，然后术者捏住骨折部，牵引腕掌部的助手徐徐将腕关节背伸，使屈肌腱紧张，以防止复位的骨折片移位。

（二）固定方法

伸直型骨折先在骨折远端背侧和近端掌侧分别放一平垫，然后放上夹板，夹板上端达前臂中、上 1/3，桡、背侧夹板下端应超过腕关节，以限制手腕的桡偏和背伸活动，而尺、掌侧夹板下端不超过腕关节（图 6－71）；屈曲型骨折则在远端的掌侧和近端的背侧各放一个平垫，桡、掌侧夹板下端应超过腕关节，以限制桡偏和掌屈活动，扎上三根布带，最后将前臂悬挂胸前，保持固定 4～5 周。

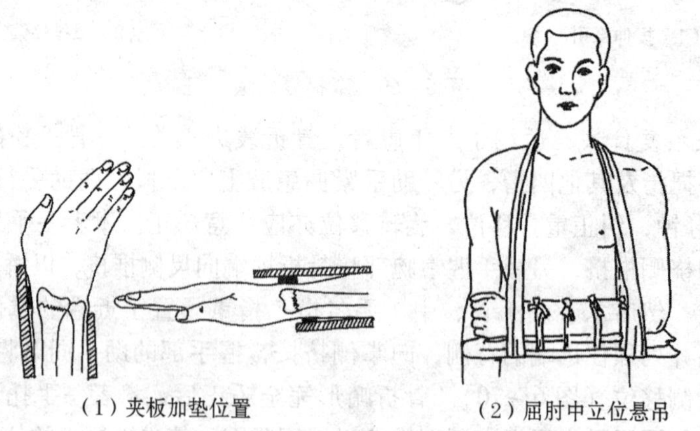

（1）夹板加垫位置　　（2）屈肘中立位悬吊

图 6－71　伸直型骨折的固定

（三）药物治疗

初期瘀肿较甚，治宜活血祛瘀、消肿止痛，内服可选用肢伤一方、桃红四物汤；外敷消肿止痛膏或双柏膏。中年患者按三期辨证用药。老年患者在中、后期着重养气血、壮筋骨、补肝肾。解除固定后，均应用中药熏洗以舒筋活络，通利关节。

（四）功能锻炼

骨折复位固定后，即应鼓励患者积极进行指间关节、指掌关节屈伸锻炼及肩、肘部活动。解除固定后，作腕关节屈、伸和前臂旋转锻炼。

腕舟骨骨折

手舟状骨形如舟船，体积虽小，但由于血液供应特殊，尤其腰部血循环最差，故成为人体诸骨骼中最难愈合的一块。其骨不连发生率约为10%，在诊治时必须引起注意。

【病因病理】

腕舟骨骨折多为间接暴力所致，主要为跌倒时，手掌着地，人向前倾，前臂内旋，以致应力直接撞击舟状骨，并受阻于桡骨远端关节面，加之掌侧桡腕韧带的压应力，造成外力集中在舟状骨处，从而引起骨折。此外，如舟状骨遭受直接暴力撞击，亦可出现骨折，但较少见。根据X线片上所显示骨折线的部位不同，一般分为以下三种类型：

（一）结节部骨折

指骨折线位于手舟骨远端结节处，多有韧带附着，基本上属于撕裂性骨折，临床上较为少见。因血供丰富，故愈合较快，一般为6~8周。

（二）腰部骨折

最多见，该处骨折血供较差，越靠近近端血供越差，骨折后给予及时适当的固定，愈合时间亦多在3个月以上。约有1/3病例可形成骨折不愈合或近端骨块缺血性坏死的后果。

（三）近端骨折

该处一旦骨折，血供几乎完全中断，此处为骨折最不易愈合的部位。骨折后的骨不愈合及无菌性坏死率高达60%以上。

【诊断】

患者有外伤史，伤后腕背侧疼痛、肿胀以鼻烟窝处最明显。局部（鼻烟窝处）有明显压痛，手指加压试验阳性，腕关节活动功能障碍。X线片也可发现骨折线，但常需行45°斜位拍片，更能清楚显示骨折线。

一般均易于诊断，如不认真检查会造成漏诊。此外尚应注意以下两点：一是临床症状明显而X线片上骨折线不清楚者，仍应按手舟状骨骨折处理，10～14天后需再次拍X线片验证与确诊。二是腕部外伤者临床医生仅看X线片而不认真检查病人，易将手舟状骨骨折误诊为腕部扭伤、挫伤等软组织损伤。

【治疗】

无移位骨折，仅作前臂超腕关节夹板固定。有移位骨折，则必须行手法复位外固定。

（一）整复方法

患者取坐位，前臂轻度旋前位，术者一手握患侧腕上，另一手拇指置于鼻烟窝处，其余四指环握拇指，在牵引下使患腕尺偏，然后以拇指向掌侧、尺侧按压移位的骨折远端，即可复位。

（二）固定方法

1. 纸壳固定 复位后，在鼻烟窝处放置一固定垫，然后用纸壳夹板固定使腕关节伸直而略向尺偏，拇指于对掌位，固定范围包括前臂下1/3、远端至掌横纹处及拇指掌指关节。

2. 石膏固定 一般以带拇指近节指骨的前臂管型石膏固定，固定在腕功能位即腕背伸25°～30°、尺偏10°、拇指对掌和前臂中立位10～12周。

（三）手术治疗

伤后3周以内者，仍应按新鲜骨折处理。假关节形成者，可酌情选用植骨融合术、桡骨茎突切除术、螺丝钉内固定术等手术治疗。对于舟状骨缺血性坏死者，由于易引起创伤性关节炎，应及时施行舟状骨切除或腕关节融合术。

（四）药物治疗

初期治宜活血祛瘀、消肿止痛，内服可选用活血止痛汤、桃红四物汤；外敷消肿止痛膏或双柏膏。中期宜养气血、补肝肾、壮筋骨，内服健步虎潜丸、六味地黄丸或补中益气汤，外用五加皮汤或骨科外洗二方熏洗。

（五）功能锻炼

骨折复位固定后，即应鼓励患者积极进行指间关节、肘关节活动，但禁作腕桡偏动作。中期以主动握拳活动为主。后期解除固定后，作腕关节屈、伸和旋转锻炼。

掌骨骨折

掌骨是组成手掌的五块小管状骨。第1掌骨短而粗，活动性较大，骨折多发生于基底部，还可合并腕掌关节脱位。第2、3掌骨长而细，握拳击物时重力点多落在第2、3掌骨，故易发生骨折。第4、5掌骨短而细，第5掌骨易遭受打击而发生掌骨颈骨折。掌骨骨折多见于成人。

【病因病理】

直接暴力和间接暴力均可造成掌骨骨折。掌骨骨折可分下列几种：

（一）第1掌骨基底部骨折

多由拇指受到纵向暴力冲击，如跌倒时拇指触地或外力打击第1掌骨头部所致。骨折多位于第1掌骨基底远侧1cm处，以横断骨折为多见。骨折远端由于受拇长屈肌、拇短屈肌与拇收肌的牵拉，向掌侧及尺侧移位；骨折近端受拇长展肌的牵拉，而向背侧及桡侧移位，形成骨折端向桡侧背侧成角畸形（图6－72）。

（二）第1掌骨基底部骨折脱位（又名Bennett骨折）

由跌倒时纵向暴力冲击或握拳时纵向打击第1掌骨头所致。骨折线呈斜形，由掌骨基底内上方斜向外下方而进入腕掌关节内，掌骨基底部内侧形成一个三角形骨块，为关节内骨折。内侧三角形小骨块因有掌侧韧带相连，仍留在原位，外侧的骨折端因受拇长展肌、拇屈肌的牵拉，由大多角骨关节面向背侧及桡侧移位，并向掌侧屈曲（图6－73）。

（三）掌骨颈骨折

由间接暴力或直接暴力所致，但以握拳时掌骨头受到冲击的传达暴力所致者为多见。第5掌骨因其易暴露和受打击，故最多见，第2、3掌骨次之。骨折后断端受骨间肌与蚓状肌的牵拉，而向背侧突起成角，掌骨头向掌侧屈转（图

6－74)；又因手背伸肌腱牵拉，以致近节指骨向背侧脱位，掌指关节过伸，手指越伸直，畸形越明显。

（四）掌骨干骨折

可为单根骨折或多根骨折。由直接暴力所致者，多为横断或粉碎骨折。扭转及传达暴力引起者，多为斜形或螺旋骨折。骨折后因骨间肌及屈指肌的牵拉，使骨折向背侧成角及侧方移位，单根的掌骨骨折移位较轻，而多根骨折则移位较甚，且对骨间肌的损伤也比较严重。

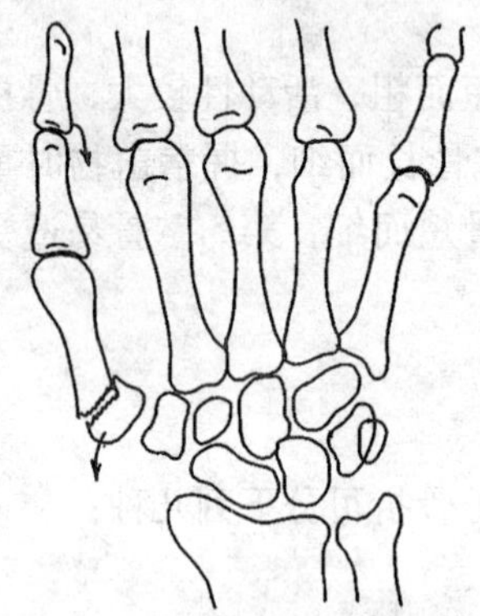
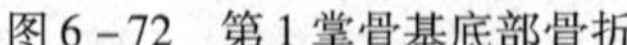

图 6－72　第 1 掌骨基底部骨折

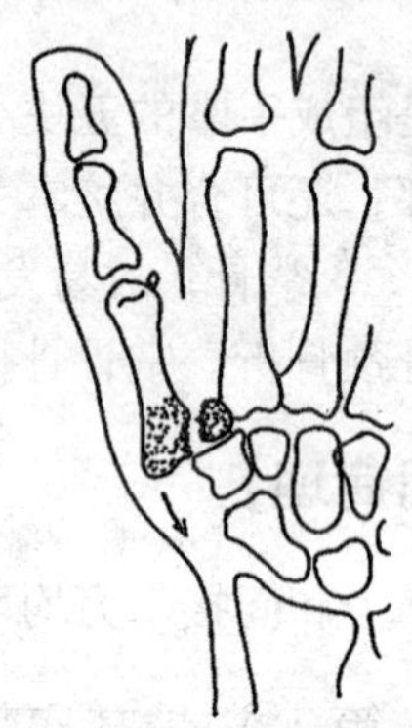

图 6－73　第 1 掌骨基底部骨折脱位

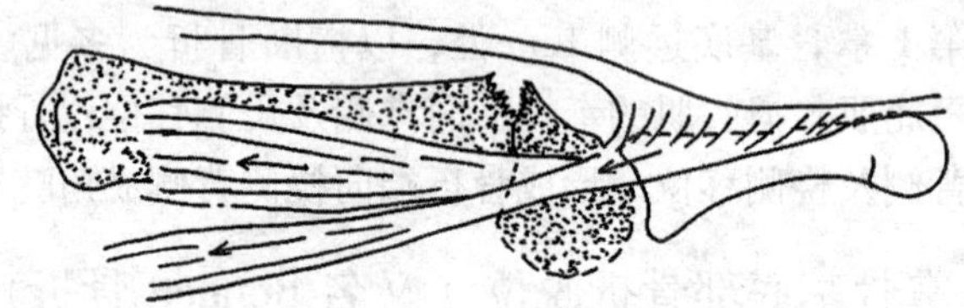

图 6－74　掌骨颈骨折的移位

【诊断】

掌骨全长均可在皮下摸到，骨折后局部肿胀，功能障碍，有明显压痛，纵压或叩击掌骨头则疼痛加剧，如有重叠移位，则该掌骨短缩，可见掌骨头凹陷。第 1 掌骨基底部骨折或骨折脱位，其拇指内收、外展、对掌等活动均受限，握力减弱。X 线检查宜拍摄手掌的正位与斜位照片，因侧位片第 2～4 掌骨互相重叠，容易漏诊。第 1 掌骨骨折或骨折脱位，X 线检查最好拍摄以拇指正、侧位为准的正、侧位照片，因一般手部正位片拇指和第 1 掌骨是倾斜的。

【治疗】

（一）第1掌骨基底部骨折

在麻醉下，术者一手握腕，拇指置于第1掌骨之骨突处，另一手握患侧拇指，先将拇指向远侧与桡侧牵引，然后将第1掌骨头向桡侧与背侧推扳，同时以拇指用力向掌侧与尺侧压顶骨折处以矫正向桡侧与背侧突起成角。手法整复后应用外展夹板固定（图6－75），4周后解除外固定，进行功能锻炼。

（二）第1掌骨基底部骨折脱位

整复手法与基底部骨折相同，一般应用30°弧形外展夹板可将此种骨折固定稳妥。但固定时应注意，若仅使拇指外展而未将第1掌骨外展，反而加重掌骨内收，使脱位难于整复。亦可在采用局部加压短臂石膏管形外固定的同时加用拇指牵引，在石膏上包一粗铁丝，于拇指的两侧粘一条2cm×10cm胶布作皮肤牵引，或作拇指远节指骨骨牵引（图6－76）3～4周。若手法复位外固定不满意时，可在透视下复位，以细克氏针经皮肤作闭合穿针内固定；或切开复位，直视下达到解剖复位后，细克氏针内固定。术后石膏托外固定4周。

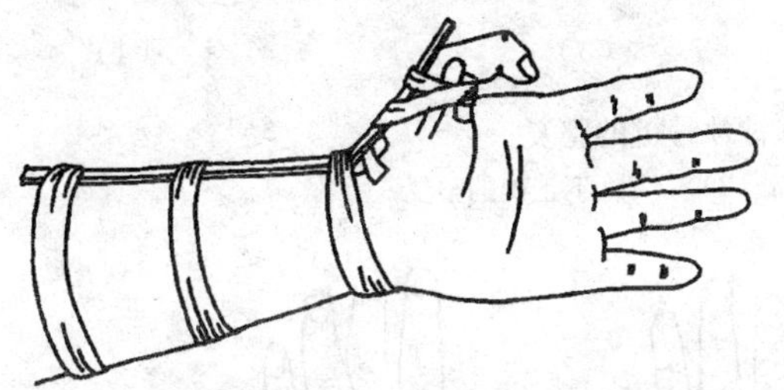

图6－75 第1掌骨基底部骨折外展夹板固定法

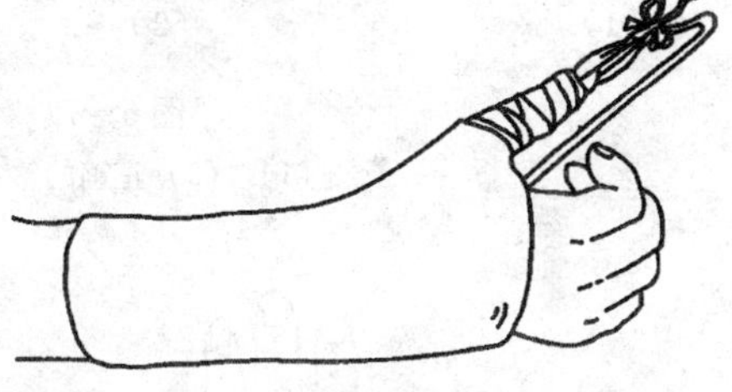

图6－76 第1掌骨基底部骨折脱位的石膏固定与拇指牵引

（三）掌骨颈骨折

以手法复位为主，术者一手握手掌，手指捏持骨折近端，另一手握患指，将掌指关节掌屈90°，使掌指关节侧副韧带处于紧张状态，用食指压顶近节指骨头，使近节指骨基底托住掌骨头，同时用拇指将掌骨干向掌侧按压，骨折即可完全复位（图6－77）。由于骨折片向背侧成角，常有错误地将掌指关节固定于过伸位者。因在过伸位时，掌指关节侧副韧带松弛，掌骨头仍向掌侧屈转而不能整复。骨折整复后，用竹片夹板或铝板放在背侧将掌指关节和近侧指间关节固定于屈曲 90°位。3 周后解除外固定，练习活动。

（四）掌骨干骨折

横断骨折、短斜形骨折整复后比较稳定者，宜采用手法整复、夹板固定。在牵引下先矫正向背侧突起成角，以后用食指与拇指在骨折的两旁自掌侧与背侧行分骨挤压，并放两个分骨垫以胶布固定，如骨折片向掌侧成角则在掌侧放一小毡垫以胶布固定，最后在掌侧与背侧各放一块夹板，厚 2～3cm，以胶布固定，外加绷带包扎（图 6－78）。斜形、粉碎、短缩较多的不稳定骨折，宜加用指骨远节骨牵引。

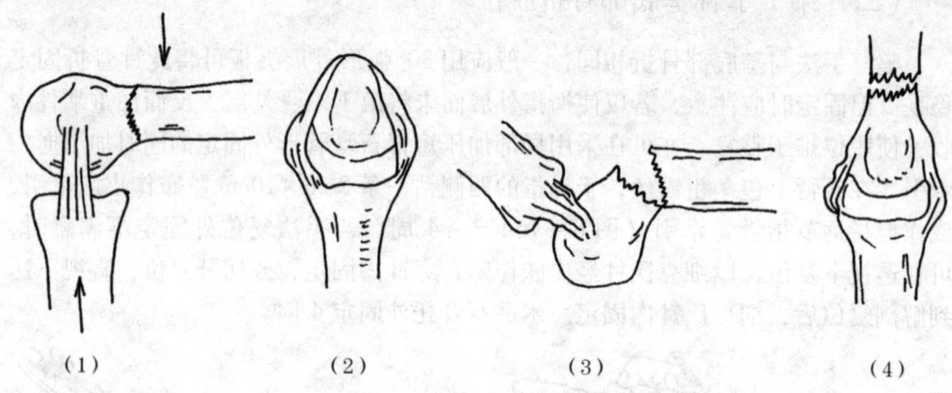

图 6－77　掌骨颈骨折的整复

（1）、（2）正确的整复；（3）、（4）不正确的整复

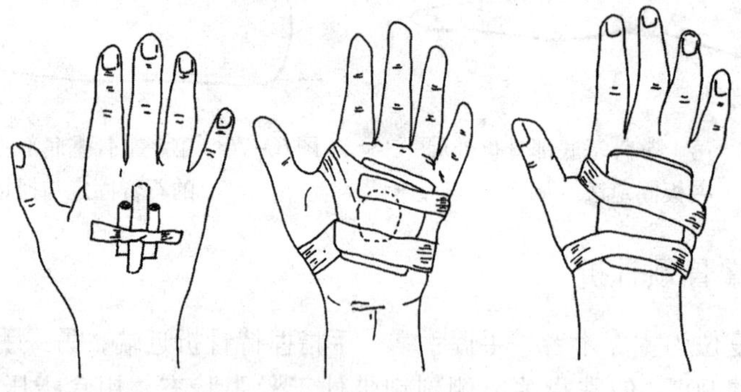

图 6－78　第 3 掌骨干短斜形骨折复位后的固定

指骨骨折

【病因病理】

指骨骨折多由直接暴力所致，易引起开放性骨折。有横断、斜形、螺旋、粉碎或波及关节的骨折。骨折可发生于近节、中节或远节，而以近节骨干骨折最多见。

【诊断】

指骨均在皮下，只要注意检查，不易漏诊。骨折时有明显肿胀、疼痛和骨擦音。

（一）近节指骨骨折

多由间接暴力所致，以骨干骨折较多见，骨折断端因骨间肌与蚓状肌牵拉而向掌侧突起成角（图6－79）。若指骨颈骨折，由于伸肌腱中央部的牵拉，远端可向背侧旋转达90°，使远端的背侧与近端的断面相对而阻止骨片的整复（图6－80）。

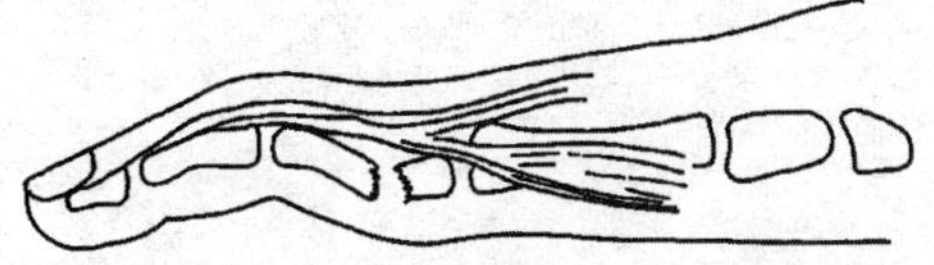

图6－79　近节指骨骨折的移位

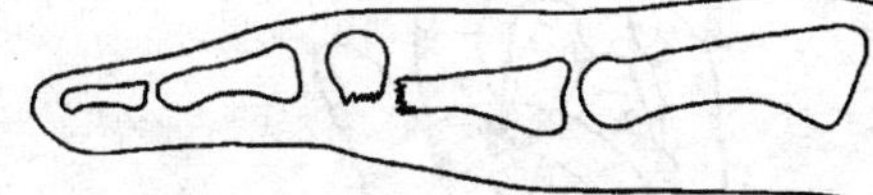

图6－80　指骨颈骨折的移位

（二）中节指骨骨折

中节指骨骨折，如骨折发生在屈指浅肌止点的近侧，则骨折断端多向背侧成角；如骨折发生在屈指浅肌止点的远侧，则骨折断端多向掌侧成角。

（三）远节指骨基底背侧骨折

远节指骨基底背侧为指伸肌腱扩张的止点，多由于手指伸直时，指端受暴力弯曲引起撕脱性骨折。如在接球时，指端被球撞击所致。骨折后远节手指屈曲呈典型的锤状畸形，不能主动伸直，又称锤状指。

【治疗】

（一）指骨干骨折

在神经阻滞麻醉下拔伸牵引，用拇指与食指自尺桡侧挤压矫正侧向移位，然后将远端逐渐掌屈，同时以另一手拇指将近端自掌侧向背侧顶住以矫正向掌侧突起成角。复位后根据成角情况放置小固定垫，用夹板局部固定患指，再令患指握一裹有3~4层纱布的小圆柱状固定物（小木棒或玻璃瓶），使手指屈向舟状骨结节，以胶布固定（图6－81），外加绷带包扎。3周后去除固定，用舒筋活血中药熏洗，进行功能锻炼。

（二）指骨颈骨折

指骨颈骨折整复时，应加大畸形，用反折手法，先将骨折远端呈90°向背侧牵引，然后迅速屈曲手指，屈曲时应将近端的掌侧顶向背侧，使之复位（图6－82）。固定方法与指骨干骨折相同。

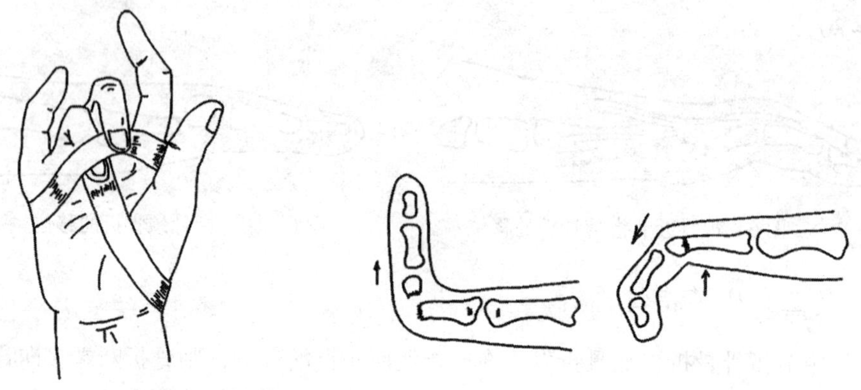

图6－81　指骨干骨折整复后的固定法　　　图6－82　指骨颈骨折复位法

（三）远节指骨基底背侧撕脱骨折

整复和固定较容易，只要将近侧指间关节屈曲、远侧指间关节过伸，便可使指骨基底向被撕脱的骨片靠近，然后用塑料夹板或石膏固定（图6－83）。

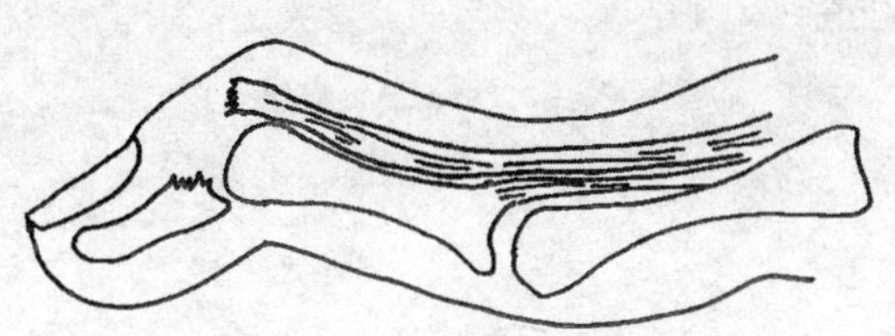
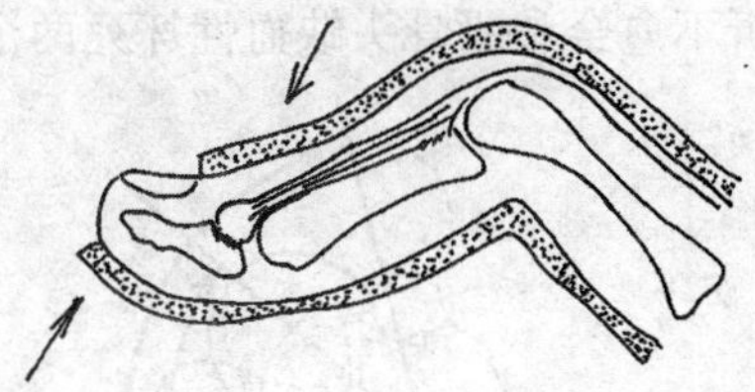

图 6－83　远节指骨基底背侧撕脱骨折及固定

第三节　下肢骨折

人体下肢的主要功能是负重和行走，因此与上肢需要的灵活功能完全不同，必须要有良好的稳定结构，并且两下肢要等长。下肢发生骨折后，对骨折整复要求较高，不仅需要患肢与健肢的长度相等，而且要求骨折的对位对线良好。若患肢成角畸形，将会影响肢体的承重力；若患肢短缩在 2cm 以上，则会出现跛行。

下肢肌肉比上肢发达，骨折整复后，单纯夹板固定难以保持骨折断端整复后的位置，尤其是股骨干骨折及不稳定的胫腓骨骨折，常需配合持续牵引，固定时间也应相对长些，以防止过早负重而发生畸形或再骨折。

股骨颈骨折

股骨颈位于股骨头与股骨转子间线之间。股骨颈和股骨干之间所形成的角度称颈干角，又称内倾角，正常值在 110°～140°之间，颈干角随年龄的增加而减小，儿童平均为 151°，而成人男性为 132°，女性为 127°。颈干角大于正常值为髋外翻，小于正常值为髋内翻（图 6－84）。股骨颈的中轴线与股骨两髁中点间的连线所形成的角度，称前倾角，又称扭转角，正常在 12°～15°之间（图 6－85）。在治疗股骨颈骨折时，必须注意保持正常的颈干角和前倾角，特别是前倾角，否则会遗留髋关节畸形，影响髋关节的功能。

股骨头、颈部的血运主要来自三个途径：①关节囊的小动脉来源于旋股内侧动脉、旋股外侧动脉、臀下动脉和闭孔动脉的吻合支，到关节囊附着部，分为骺外动脉、上干骺端和下干骺端动脉，进入股骨颈，供应股骨颈和大部分股骨头的血运。②股骨干滋养动脉仅达股骨颈基底部，小部分与关节囊的小动脉有吻合支。③圆韧带的小动脉较细，仅供应股骨头内下部分的血运，与关节囊小动脉之间有吻合支（图 6－86）。此三处血管均比较细小，且股骨头的血液供应主要依靠关节囊和圆韧带的血管。因此，股骨头、颈的血运较差，在临床治疗中存在骨折不愈合和股骨头缺血性坏死两个主要问题。

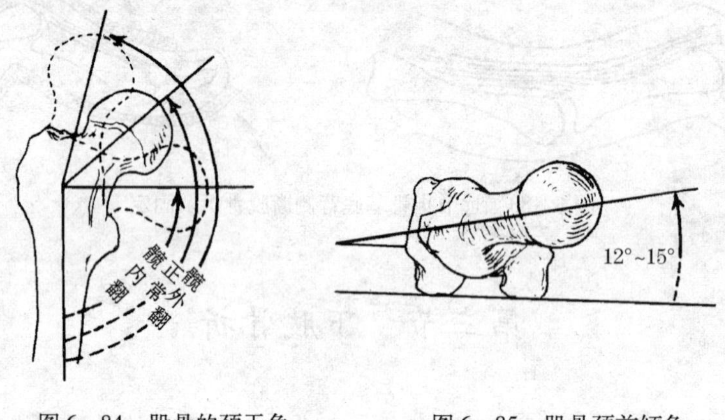

图6－84　股骨的颈干角　　　　图6－85　股骨颈前倾角

【病因病理】

股骨颈骨折常发生于老年人，女性略多于男性，随着人们寿命的延长，其发病率日渐增高。由于股骨颈部细小，处于松质骨和密质骨交界处，负重量大，又因老年人肝肾不足，筋骨衰弱，骨质疏松，即使受轻微的直接暴力或间接暴力，如平地滑倒，髋关节旋转内收，臀部着地，便可引起骨折。青壮年、儿童发生股骨颈骨折较少见，但如果发生骨折，必定因遭受车祸、高处跌下等强大的暴力所致，因此损伤严重，预后较差。此种股骨颈骨折病人，还常合并有其他骨折，甚至内脏损伤。

股骨颈骨折若按其部位之不同，可分为头下型、经颈型和基底型骨折三种。头下型和经颈型骨折的骨折线在关节囊内，故称囊内骨折；基底型骨折因骨折线的后部在关节囊外，故又称囊外骨折（图6－87）。移位多的囊内骨折，股骨头断绝了来自关节囊及股骨干的血液供应，以至骨折近段缺血，不但骨折难以愈合，而且容易发生股骨头缺血性坏死。股骨颈的骨折线越高，越易破坏颈部的血液供应，因而骨折不愈合、股骨头缺血性坏死的发生率就越高。基底部骨折因骨折线部分在关节囊外，而且一般移位不多，除由股骨干髓腔来的滋养血管的血供断绝外，由关节囊来的血运大多完整无损，骨折近端血液供应良好，因此骨折不愈合和股骨头缺血性坏死的发生率较低。

股骨颈骨折按X线照片的表现可分为外展型和内收型两种。外展型骨折常在髋关节外展时发生，多为头下型骨折，骨折端常互相嵌插，骨折线与股骨干纵轴的垂直线（水平线）所形成的倾斜角（林顿角）往往小于30°，骨折局部剪力小，较稳定，血运破坏较少，故愈合率高。内收型骨折常在髋关节内收时发生，

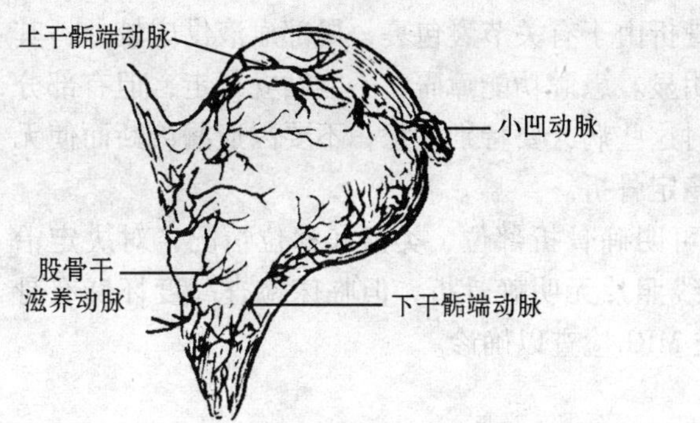

图6－86　股骨头的血液供应

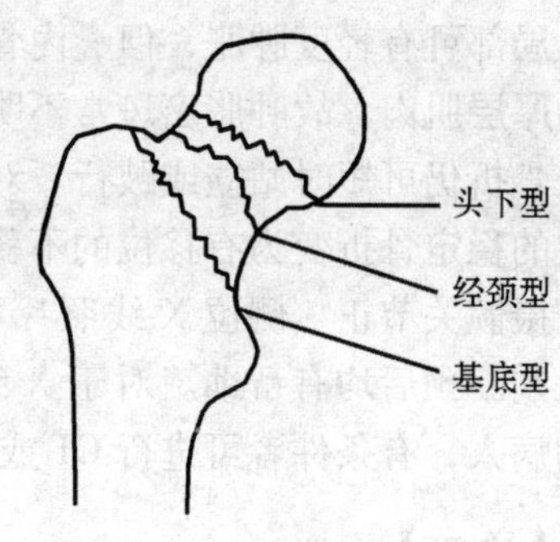

图6－87　股骨颈骨折的不同部位

多为经颈型骨折，亦可为头下型或基底型，骨折线与股骨干纵轴的垂直线所形成的倾斜角往往在50°左右（图6－88），颈干角小于正常值，如角度大于70°时，两骨折端往往接触很少，且有移位现象，骨折处剪力大，极不稳定，血运破坏较大，骨折愈合率低，股骨头缺血坏死率高。临床上内收型骨折较多见，外展型骨折比较少见（图6－89）。

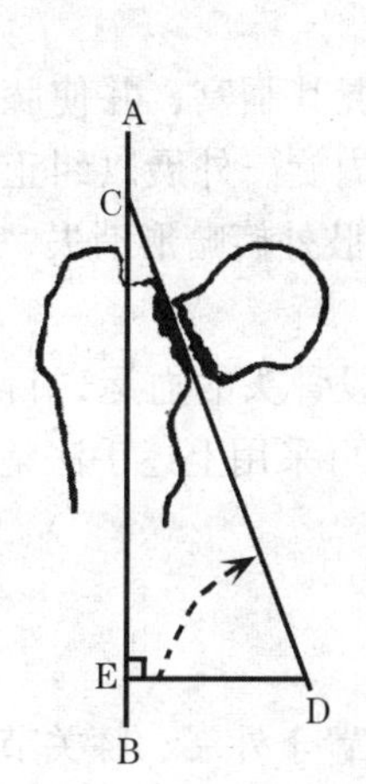

图6－88　林顿角（∠CDE）

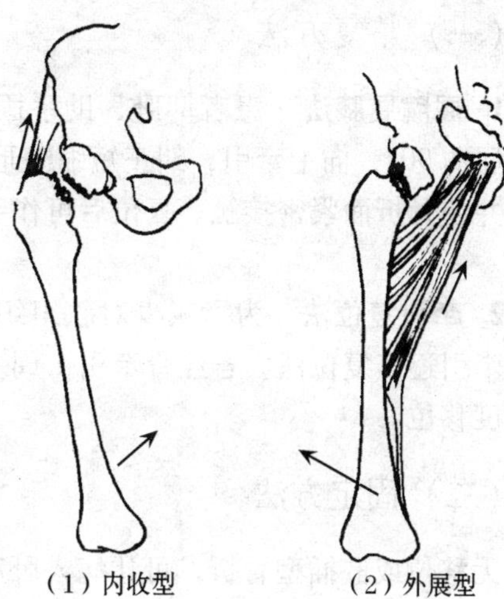

图6－89　股骨颈骨折

【诊断】

老年人跌倒后诉髋部疼痛，不敢站立和行走，应首先考虑到股骨颈骨折的可能。有移位的骨折，伤肢外旋、缩短，髋、膝关节轻度屈曲。囊内骨折足外旋约45°～60°，囊外骨折则外旋角度较大，常达90°，并可扪及股骨大转子上移。伤后髋部除有疼痛外，腹股沟附近有压痛，在患肢足跟部或股骨大转子部有叩击痛。局部可有轻度肿胀，但囊内骨折由于有关节囊包裹，局部血液供应较差，其外为厚层肌肉，故肿胀瘀斑常不明显。患髋功能障碍，不能站立行走，但有部分嵌入骨折仍可短时站立或跛行。对这些病人要特别注意，不要因遗漏诊断而使无移位的稳定骨折变为有移位的不稳定骨折。

摄髋关节正、侧位 X 线照片可明确骨折部位、类型和移位情况，对决定治疗及判断预后均有帮助。对于 X 线照片无明确骨折，但临床检查高度怀疑有骨折的病人，有条件者可进行 CT 或 MRI 检查以确诊。

【治疗】

应按照骨折的时间、类型和患者的全身情况等决定治疗方案。新鲜无移位骨折或嵌插骨折不需复位，但患肢应制动，必要时为方便护理，还可考虑行闭合穿针内固定手术；移位骨折应尽早给予复位和固定；陈旧性股骨颈骨折可采用髋关节重建术或改变下肢负重力线的截骨术，以促进骨折愈合或改善功能，对 60 岁以上的高龄患者，还可考虑进行人工关节置换手术，以恢复功能。

（一）整复方法

1. 屈髋屈膝法 患者仰卧，助手固定骨盆，术者握其腘窝，并使膝、髋关节均屈曲 90°，向上牵引，纠正短缩畸形。然后伸髋、内旋、外展以纠正成角畸形，并使骨折面紧密接触。复位后可作手掌试验，如患肢外旋畸形消失，表示已复位。

2. 牵引复位法 为了减少对软组织的损伤，保护股骨头的血运，目前多采用骨牵引逐步复位法。若经骨牵引 1 周左右仍未复位，可采用上述手法整复剩余的轻度移位。

（二）固定方法

无移位或嵌插型骨折，可让病人卧床休息，将患肢置于外展、膝关节轻度屈曲、足中立位。为防止患肢外旋，患足可穿一带有横木板的丁字鞋，亦可用轻重量的皮肤牵引固定 6 ~ 8 周。在固定期间应嘱咐病人做到三不：不盘腿、不侧卧、不下地负重。有移位的新鲜股骨颈骨折，可采用股骨髁上骨牵引，如无特殊手术禁忌证，可用多根钢针或螺纹钉内固定治疗，这样能早期离床活动，减少因卧床而发生的合并症。

（三）手术治疗

对股骨颈骨折不愈合或发生股骨头缺血性坏死者，根据病人年龄、健康情况，结合局部的不同病理变化，可选用转子间移位截骨术、转子下外展截骨术、股骨头切除与转子下外展截骨术或人工股骨头置换等手术。

（四）药物治疗

早期宜活血化瘀、消肿止痛，方用桃红四物汤加田七等。若有大便秘结、脘腹胀满等症，可酌加枳实、大黄等通腑泄热。中期宜舒筋活络、补养气血，方用舒筋活血汤。后期宜补益肝肾、强壮筋骨，方用壮筋养血汤等。

（五）功能锻炼

应积极进行患肢股四头肌舒缩活动以及踝关节和足趾关节的屈伸功能锻炼，以防止肌肉萎缩、关节僵硬及骨质脱钙现象。解除固定和牵引后，逐渐加强患肢髋、膝关节的屈伸活动，并可扶双拐不负重下床活动。以后每1~2个月拍X线照片复查一次，至骨折坚固愈合、股骨头无缺血性坏死现象时，方可弃拐逐渐负重行走，一般约需半年左右。

固定期间应注意预防长期卧床的并发症，加强护理，防止发生褥疮，并经常按胸、叩背，鼓励病人咳嗽排痰，以防发生坠积性肺炎。伤后数天疼痛减轻后，应行患肢屈伸活动，但要防止盘腿、侧卧及负重。

股骨转子间骨折

股骨转子间骨折又称股骨粗隆间骨折，患者多为老年人，男性多于女性，青壮年发病者较少。

【病因病理】

发病原因及受伤机制与股骨颈骨折相同。因转子部骨质松脆，故多为粉碎性骨折。根据骨折线的方向和位置，临床上可分为三型：顺转子间型、反转子间型、转子下型（图6-90）。

（一）顺转子间骨折

骨折线自大转子顶点开始，斜向内下方走行，达小转子部［图6-90(1)］。根据暴力的情况不同，小转子或保持完整，或成为游离骨片，但股骨上端内侧的骨支柱保持完整，骨的支撑作用尚好，髋内翻不严重，移位较少，远端因下肢重量而轻度外旋。粉碎性骨折则小转子变为游离骨块，大转子及其内侧骨支柱亦破碎，髋内翻严重，远端明显上移，患肢呈外旋短缩畸形。

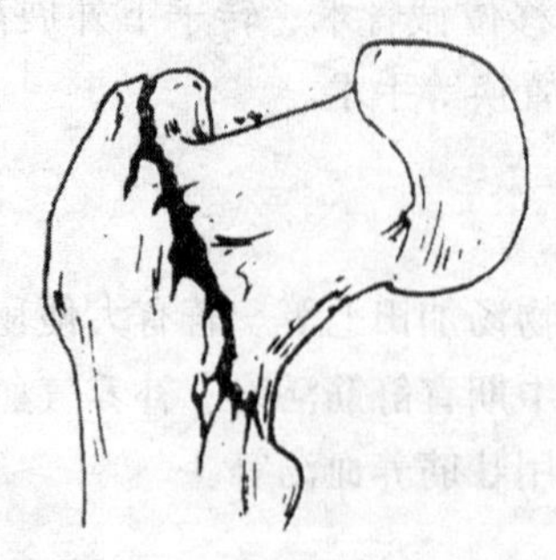

(1)顺转子间型

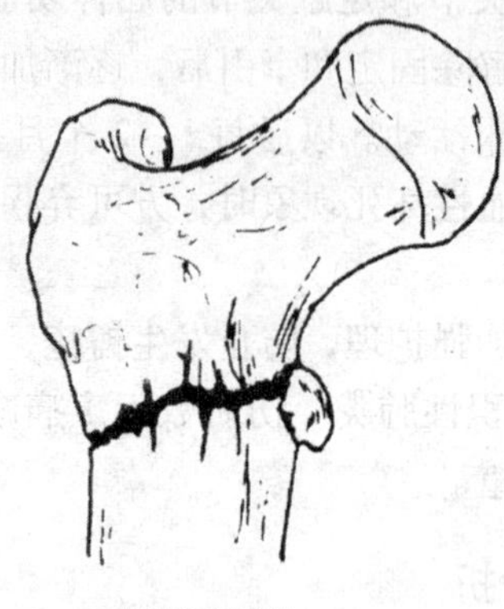

(2)反转子间型

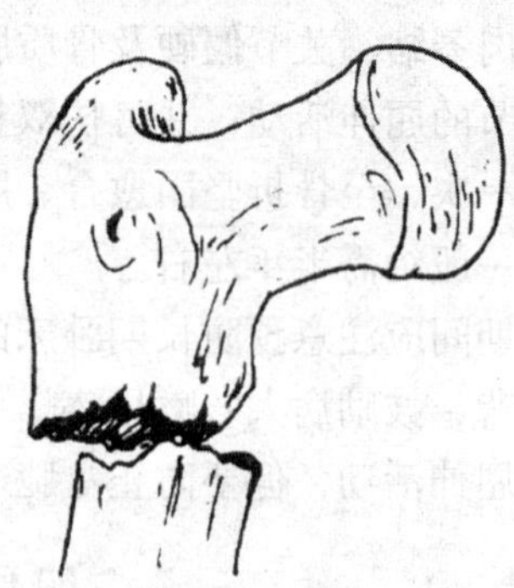

(3)转子下型

图 6－90　转子间骨折类型

（二）反转子间骨折

骨折线自大粗隆下方斜向内上方走行，达小转子的上方［图 6－90（2）］。骨折线的走向与转子间线或转子间嵴大致垂直。骨折近端因外展肌与外旋肌的收缩而外展、外旋，远端因内收肌与髂腰肌的牵引而向内、向上移位，因此极不稳定。

（三）转子下骨折

骨折线经过大、小转子的下方［图 6－90（3）］。

其中，顺转子间粉碎性骨折、反转子间骨折及转子下骨折者，均属不稳定型骨折。

【诊断】

伤后局部疼痛、肿胀明显，患者不能站立或行走，患肢明显短缩、内收、外旋畸形。股骨转子间骨折和股骨颈骨折均多发于老年人，临床表现和全身并发症也大致相仿。但股骨转子部血运丰富，肿胀明显，有广泛的瘀斑，压痛点多在大转子处，预后良好；而股骨颈骨折瘀肿较轻，压痛点在腹股沟中点，囊内骨折愈合较难。X线照片可明确诊断和骨折类型。

【治疗】

股骨转子间骨折治疗的重点在于矫正缩短和髋内翻畸形，主要采用手法复位与骨牵引，保持患肢外展轻度前屈位。对粉碎性骨折，严重髋内翻畸形者应考虑手术治疗。

（一）整复方法

无移位骨折无须整复。有移位骨折应采用手法（与股骨颈骨折同）整复，亦可先行骨牵引，待3～4天短缩畸形矫正后，用手法将患肢外展、内旋，以矫正髋内翻和外旋畸形（图6－91）。

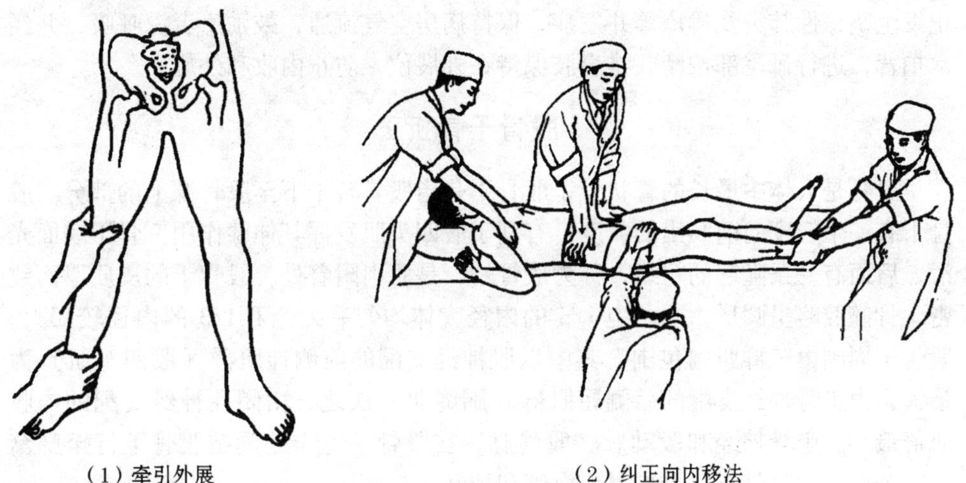

（1）牵引外展　　（2）纠正向内移法

图6－91　股骨转子间骨折复位法

（二）固定方法

无移位的骨折采用“丁字鞋”固定或沙袋固定。有移位的骨折应采用持续牵引固定，牵引重量为6～8kg，固定患肢于外展中立位6～8周。

（三）手术治疗

少数不稳定性骨折，因年老不宜长期卧床，或经手法复位不理想者，可用滑动鹅头钉、伽玛钉等作内固定。骨折畸形愈合的青壮年患者，可行转子下截骨术纠正髋内翻畸形。

（四）药物治疗

根据骨折三期辨证用药。早期应注意活血化瘀、消肿止痛，对年老体虚、气血虚弱者，不宜重用桃仁、红花之类，宜用三七、丹参等活血止痛之品，使瘀去而又不伤新血。后期宜补气血、壮筋骨，可内服八珍汤、健步虎潜丸等。局部瘀肿明显者，可外敷祛瘀消肿止痛药膏，肿胀消退后，则外敷接骨续筋药膏。

（五）功能锻炼

固定期间，应鼓励患者早期在床上进行全身锻炼，嘱患者每天做踝关节屈伸运动与股四头肌舒缩锻炼。解除固定后，先在床上作髋、膝关节的功能活动，以后可扶拐作不负重步行锻炼，待 X 线照片证实骨折愈合后方可逐步负重。

同时早期应预防心力衰竭、脑血管意外及肺梗死的发生。在牵引期间，应防止发生坠积性肺炎及褥疮等并发症，保持病房空气流通，鼓励患者深呼吸，并经常拍背，进行骶尾部按摩。将患肢保持在外展位，防止内收和外旋。

股骨干骨折

股骨是人体中最长的管状骨，股骨干是指股骨转子下至股骨髁上的部分。股骨干有一个轻度向前凸出的弧度，有利于股四头肌发挥其伸膝作用。骨干表面光滑，后面有一条隆起的粗线，称为股骨嵴，是肌肉附着处。股骨干的皮质厚而致密，骨髓腔略呈圆形，上、中 1/3 的内径大体均匀一致，下 1/3 的内径较膨大。股骨干周围由三群肌肉包围，其中以股神经支配的前侧伸肌群（股四头肌）为最大，由坐骨神经支配的后侧屈肌群（腘绳肌）次之，由闭孔神经支配的内收肌群最小。坐骨神经和股动脉、股静脉，在股骨下 1/3 处紧贴股骨下行至腘窝部，若此处发生骨折，最易损伤血管和神经。

【病因病理】

股骨干骨折多见于儿童及青壮年，男性多于女性，以股骨干中部骨折最多，可为横断、斜形、螺旋、粉碎及青枝骨折。多由直接暴力所造成，间接暴力所产生的杠杆作用、扭转作用亦能引起骨折。直接暴力引起者多为横断或粉碎骨折；

间接暴力引起者多为斜形或螺旋骨折，此骨折均属不稳定性骨折。青枝骨折仅见于小儿。股骨干骨折多由强大暴力所造成，骨折后断端移位明显，软组织损伤常较重。骨折移位的方向，除受外力和肢体重力的影响外，主要与肌肉牵拉有关（图6－92）。

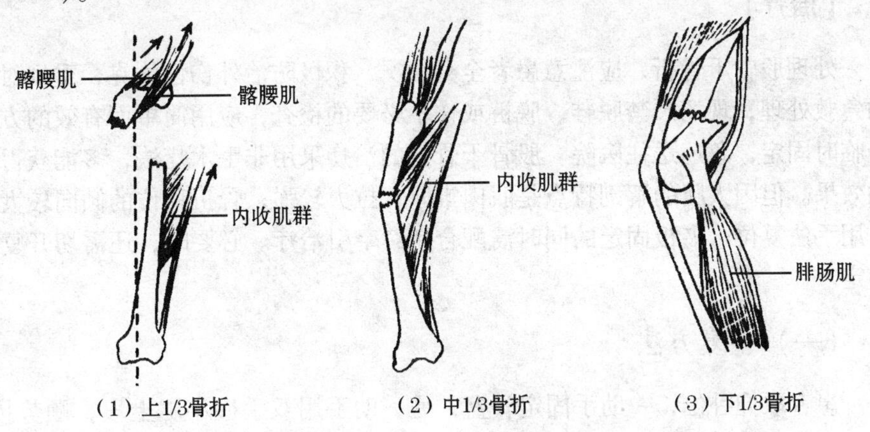

图6－92 股骨上、中、下1/3骨折移位的机制

（一）股骨干上1/3骨折

骨折近段因受髂腰肌、臀中肌、臀小肌，以及其他外旋肌群的牵拉而产生屈曲、外展、外旋移位；骨折远段由于内收肌群作用则向后、向上、向内移位。

（二）股骨干中1/3骨折

两骨折段除有重叠畸形外，移位方向依暴力而定，但多数骨折近段呈外展屈曲倾向，远段因内收肌的作用，其下端向内上方移位。骨折因受内收肌收缩的影响而有向外成角的倾向。

（三）股骨干下1/3骨折

因膝后方关节囊及腓肠肌的牵拉，骨折远段往往向后移位。严重者，骨折端有损伤腘动、静脉及坐骨神经的危险。

【诊断】

有明显外伤史，伤后局部肿胀、疼痛、压痛、功能丧失，出现短缩、成角或旋转畸形，有异常活动，可扪及骨擦音。严重移位的股骨下1/3骨折，在腘窝部有巨大的血肿，小腿感觉和运动障碍，足背、胫后动脉搏动减弱或消失，末梢血循环障碍，应考虑有血管、神经的损伤。损伤严重者，由于剧痛和出血，早期可合并外伤性休克。严重挤压伤、粉碎性骨折或多发性骨折，还可并发脂肪栓塞。X 线检查可显示骨折的部位、类型及移位情况。

【治疗】

处理股骨干骨折，应注意患者全身情况，积极防治外伤性休克，重视对骨折的急救处理，现场严禁脱鞋、脱裤或作不必要的检查，应用简单而有效的方法给予临时固定，急速送往医院。股骨干骨折的治疗采用非手术疗法，多能获得良好的效果。但因大腿的解剖特点是肌肉丰厚，拉力较强，骨折移位的倾向较大，在采用手法复位、夹板固定的同时需配合持续牵引治疗。必要时，还需切开复位内固定。

（一）整复方法

患者取仰卧位，一助手固定骨盆，另一助手用双手握小腿上段，顺势拔伸，并徐徐将伤肢屈髋屈膝各 90°，沿股骨纵轴方向用力牵引，矫正重叠移位后，再按骨折的不同部位分别采用下列手法。

1. 股骨上 1/3 骨折 将伤肢外展，并略加外旋，然后术者一手握近端向后挤按，另一手握住远端由后向前端提。

2. 股骨中 1/3 骨折 将伤肢外展，术者用手自断端的外侧向内挤按，然后以双手在断端前、后、内、外夹挤。

3. 股骨下 1/3 骨折 在维持牵引下，徐徐屈曲膝关节，并以紧挤在腘窝内的双手作支点将骨折远端向近端推挤。

对于成年人或较大年龄儿童的股骨干骨折，特别是粉碎性骨折、斜形骨折或螺旋骨折，多采用较大重量的骨骼牵引逐渐复位，只要牵引方向和牵引重量合适，往往能自动得到良好的对位，无需进行手法复位。3 ~ 5 天后经 X 线床头透视或照片，骨折畸形已纠正，可逐步减轻牵引重量。若为横断骨折仍有侧方移位者，可施行端提和挤按手法以矫正侧方移位。粉碎骨折可用四面挤按手法，使碎片互相接近。斜形骨折如两斜面为背向移位时，可用回旋手法使远端由前或由后绕过对面。粉碎骨折因愈合较慢，牵引时间可适当延长。

（二）固定方法

1. 夹板固定 骨折复位后，在维持牵引下，根据上、中、下不同部位骨折放置相应的压垫，防止骨折成角和再移位。股骨干上 1/3 骨折，应将压垫放在近端的前方和外方；股骨干中 1/3 骨折，把压垫放在骨折线的外方和前方；股骨干下1/3骨折，把压垫放在骨折近端的前方。然后再按照大腿的长度放置四块夹板，后侧夹板上应放置一较长的塔形垫，以保持股骨正常的生理弧度，然后用四根布带捆扎固定。

2. 持续牵引　由于大腿部肌肉丰厚，肌力强大，加之下肢杠杆力量强，对骨折施行手法复位夹板固定术后，仍有可能使已复位的骨折端发生成角甚至侧方移位。因此，还应按照病人年龄、性别、肌肉的强弱，分别采用持续皮肤牵引或骨牵引，才能维持复位后的良好位置。皮肤牵引适用于儿童和年老、体弱的成年人；骨骼牵引适用于下肢肌肉比较发达的青壮年或较大年龄的儿童。儿童牵引重量约为1/6体重，时间3～4周；成人牵引重量约为1/7体重，时间8～10周。1周后床边X线照片复查，如骨折对位良好，即可将牵引的重量逐渐减轻至维持重量，一般成人为5kg左右，儿童为3kg左右。在维持牵引的过程中，应注意调整牵引的重量和方向，检查牵引装置，保持牵引效能，防止过度牵引，以达到维持骨折良好的对位对线目的。

股骨干骨折常用的持续牵引方法有以下几种：

（1）*垂直悬吊皮肤牵引*　适用于3岁以内的儿童。此法是把患肢和健肢同时用皮肤牵引向上悬吊，用重量悬起，以臀部离开床面一拳之距为宜，依靠体重作对抗牵引（图6－93）。如果臀部接触床面，说明牵引重量不够，要重新调整重量，使臀部离开床面。牵引期间要注意双下肢血液循环情况。此法患儿可很快地适应，对治疗和护理都比较方便。一般牵引3～4周，骨折均可获得良好的愈合。

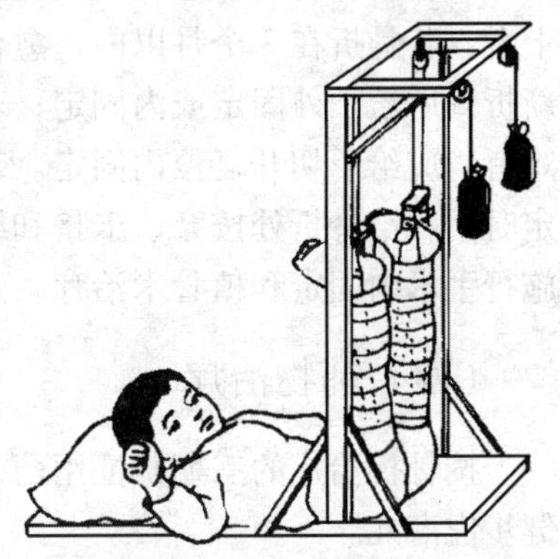

图6－93　垂直悬吊皮肤牵引法

（2）*皮肤牵引*　适用于小儿或年老体弱的病人。用胶布贴于患肢内、外两侧，再用绷带裹住，将患肢放置在牵引架（托马架）上。4～8岁的患儿牵引重量为2～3kg，时间3～4周；成人一般以不超过5kg为宜，时间为8～10周。用皮肤牵引时，应经常检查，以防胶布滑落而失去牵引作用。

（3）*骨骼牵引*　较大儿童及成人采用骨骼牵引，并将患肢放在布朗架上，按部位不同，可采用股骨髁上牵引、股骨髁牵引或胫骨结节牵引。

①股骨髁上牵引：适用于股骨干中1/3骨折或骨折远端向后移位的股骨干下1/3骨折。股骨干中1/3骨折应置患肢于外展中立位，股骨干下1/3骨折应置患肢于屈髋屈膝中立位。

②股骨髁牵引：适用于股骨干上1/3骨折和骨折远端向前移位的股骨干下

1/3 骨折，患肢置屈髋屈膝中立位。

③胫骨结节牵引：适用于股骨干上 1/3 骨折和骨折远端向前移位的股骨干下 1/3 骨折，患肢置于屈髋外展位。较大的儿童或少年不宜在胫骨结节部穿针，应在向下 2～3cm 处穿针。

（三）手术治疗

股骨干骨折经过非手术治疗，一般都能获得满意的效果。但有以下情况者，可考虑手术切开复位内固定：严重开放性骨折早期就诊者；合并有神经、血管损伤，需手术探查及修复者；多发性损伤，为了减少治疗中的矛盾，便于治疗者；骨折断端间嵌夹有软组织者。常用的手术方法有钢板螺钉固定和髓内针固定两大类，股骨干上、中 1/3 骨折多采用髓内针，股骨干下 1/3 骨折多采用钢板螺钉。手术治疗存在着可能发生感染、骨痂生长慢、股四头肌粘连、骨折愈合时间偏长等缺点，所以必须严格掌握手术适应证。

股骨干骨折畸形愈合成角大于 10°～15°、旋转大于 30°、重叠在 2～3cm 以上者，若骨折在 3 个月以内，愈合未坚固，患者体质较好，可在充分麻醉下，重新折骨后给予外固定或内固定；若骨折已超过 3 个月，愈合坚强，手法折骨有困难者，应给予切开复位内固定。对迟缓愈合者，应着重改进外固定装置，延长固定时间，给骨折处按摩、卡挤和纵向压力刺激以促进骨折愈合。骨折不愈合者应施行手术内固定和植骨术治疗。

（四）药物治疗

按骨折治疗的三期辨证用药，早期可服新伤续断汤，中期服接骨丹，后期服健步虎潜丸。

（五）功能锻炼

较大儿童、成人患者的功能锻炼应从复位后第 2 天起，开始练习股四头肌舒缩及踝关节、跖趾关节屈伸活动。如小腿及足部出现肿胀可适当按摩。从第 3 周开始，直坐床上，用健足蹬床，以两手扶床练习抬臀，使身体离开床面，以达到使髋、膝关节开始活动的目的。从第 5 周开始，两手提吊杆，健足踩在床上支撑，收腹、抬臀，臀部完全离床，使身体、大腿与小腿成一平线，以加大髋、膝关节活动范围。经 X 线照片或透视，骨折端无变位，可从第 7 周开始扶床架练习站立（图 6－94）。解除牵引后，对上 1/3 骨折加用外展夹板，以防止内收成角，在床上活动 1 周后即可扶双拐下地作患肢不负重的步行锻炼。当骨折端有连续性骨痂时，患肢可循序渐进地增加负重。经观察证实骨折端稳定，可改用单拐，1～2 周后弃拐行走。此时再拍 X 线照片检查，若骨折没有重新移位，且愈合较好，可解除夹板固定。

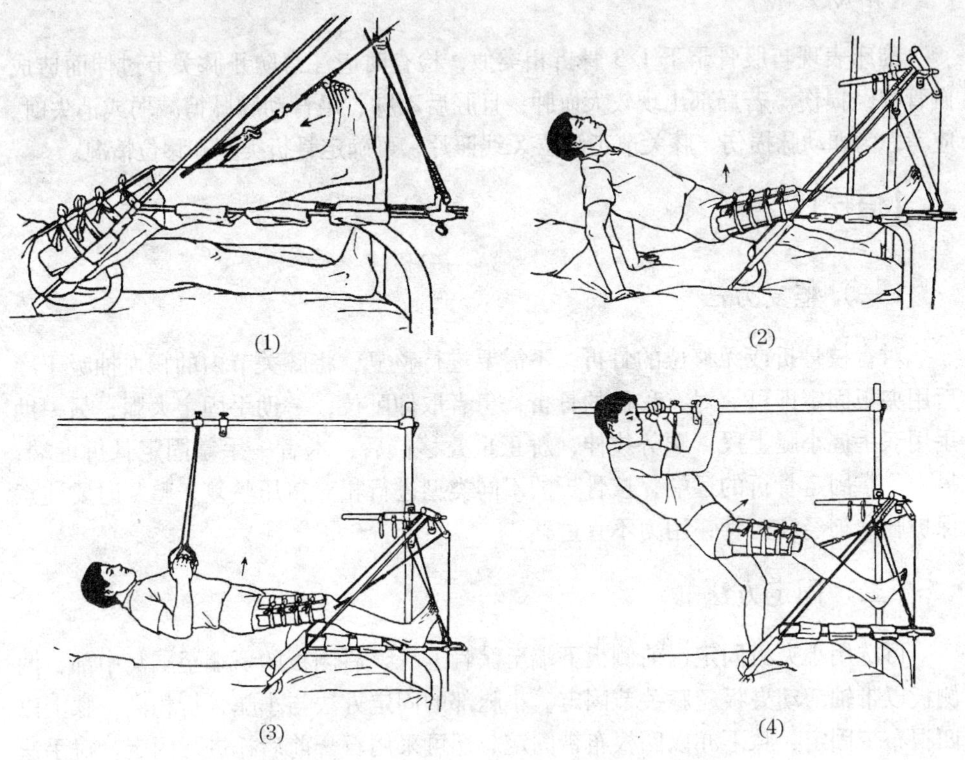

图 6－94　股骨干骨折的功能锻炼

股骨髁上骨折

发生于股骨自腓肠肌起点上 2～4cm 范围内的骨折称股骨髁上骨折。青壮年人多见。

【病因病理】

多由高处跌下，足部或膝部着地的间接暴力所引起，也可因直接打击所造成。此外，若有膝关节强直、废用性骨质疏松，更容易因外力而发生股骨髁上骨折。

股骨髁上骨折可分为屈曲型、伸直型，一般以屈曲型多见。屈曲型骨折远端向后侧移位，骨折呈横断或斜形，骨折线由后上斜向前下方，骨折远端因受腓肠肌的牵拉和关节囊的紧缩而向后移位，容易压迫或损伤腘动、静脉和神经；伸直型骨折，远端向前移位，骨折线从前上斜向后下。

【诊断】

临床表现与股骨干下 1/3 骨折相类似，检查时应注意防止膝关节过伸而造成血管神经损伤。若局部出现较大血肿，且胫后动脉、足背动脉脉搏减弱或消失时，应考虑为腘动脉损伤。膝关节正侧位 X 线照片，可确定骨折类型和移位情况。

【治疗】

（一）整复方法

对青枝骨折或无移位的骨折，不需要进行整复，将膝关节内的积血抽吸干净后用夹板固定即可。对有移位的骨折，患者取仰卧位，一助手固定大腿，另一助手用双手握小腿上段，顺势拔伸，矫正重叠移位后，术者一手掌固定骨折近端，另一手掌固定骨折的远端，按骨折的不同类型进行相对挤压整复，整复时要注意保护腘窝神经和血管，用力不宜过猛。

（二）固定方法

可选用小夹板固定，前侧板下端至髌骨上缘，后侧板的下端至腘窝中部，两侧板以带轴活动夹板超膝关节固定。小腿部的固定方法与小腿骨折相同，膝上以四根布带固定，膝下亦以四根布带固定。还可采用石膏前后托进行固定。对手法不能很好矫正的有移位的屈曲型骨折可采用股骨髁部冰钳或克氏针牵引；伸直型骨折则采用胫骨结节牵引（图 6－95）。

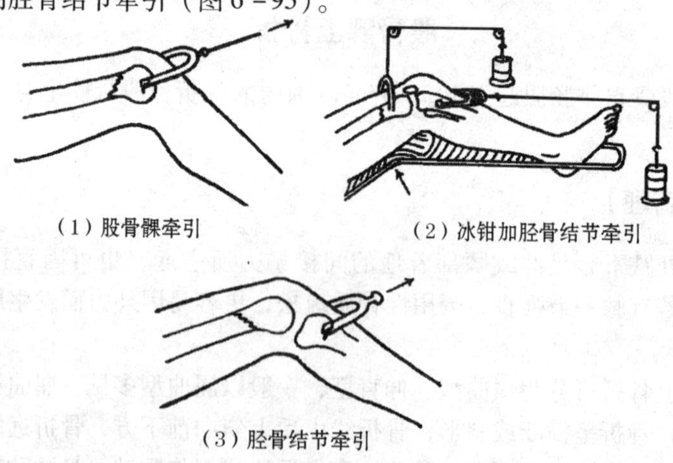

（1）股骨髁牵引　（2）冰钳加胫骨结节牵引

（3）胫骨结节牵引

图 6－95　股骨髁上骨折的牵引形式

（三）手术治疗

若用上述方法仍不能复位或合并腘动、静脉损伤和压迫者，应考虑手术探查、骨折切开复位内固定，目前常用解剖型钢板及倒打髓内针进行内固定。

（四）药物治疗

药物治疗按骨折三期辨证施治。由于股骨下端骨折邻近膝关节，为了防止关节僵硬，解除夹板固定后应用中药熏洗并结合按摩。

（五）功能锻炼

功能锻炼方法与股骨干骨折基本相同，但因骨折靠近关节，易发生膝关节功能受限，所以应尽早进行股四头肌舒缩和膝关节屈伸功能锻炼。5～7周后解除牵引，改用超膝关节夹板固定，直至骨折愈合。

股骨髁间骨折

【病因病理】

股骨髁间骨折的病因病机与股骨髁上骨折相类似，多因自高处坠下，足部触地，先发生股骨髁上骨折，如暴力继续传达，骨折近端嵌插于股骨二髁之间，则将股骨髁劈开分为内外两块，成为“T”或“Y”形骨折，故多有严重移位。股骨髁间骨折为关节内骨折，关节腔常有大量积血。

【诊断】

与股骨髁上骨折基本相同，注意有无合并腘部血管损伤，X线照片可明确诊断。

【治疗】

股骨髁间骨折是关节内骨折，治疗的关键在于使骨折部达到解剖复位，恢复关节面的光滑完整。

（一）整复方法

治疗股骨髁间骨折，应保证达到良好的对位，关节面光滑完整，才能有效地恢复关节功能和防止发生创伤性关节炎。整复前应先抽净关节内积血。对内外两髁分离者，可采用股骨髁冰钳牵引；无明显移位者，采用胫骨结节牵引。在牵引下用两手掌压迫股骨内外两髁，使骨折块复位，然后施行超关节夹板固定。

（二）固定方法

小夹板固定的前侧板下端至髌骨上缘，后侧板的下端至腘窝中部，两侧板以带轴活动夹板超膝关节固定。小腿部的固定方法与小腿骨折相同，膝上以四根布带固定，膝下亦以四根布带固定。还可采用石膏前后托进行固定。

（三）手术治疗

手法复位失败或合并腘动、静脉损伤和压迫者，应考虑手术探查、骨折切开复位内固定，内固定的方式目前常用解剖型钢板固定。

（四）药物治疗

药物治疗按骨折三期辨证施治，解除夹板固定后应用中药熏洗。

（五）功能锻炼

尽早进行股四头肌舒缩和膝关节屈伸功能锻炼。解除夹板固定后指导患者练习不负重步行锻炼和关节屈伸活动。骨折愈合坚强后再负重行走。

髌骨骨折

髌骨系人体中最大的籽骨，呈三角形，底边在上而尖端在下，后面披有软骨，全部是关节面。股四头肌腱连接髌骨上部，并跨过其前面，移行为髌韧带止于胫骨结节。髌骨有保护膝关节、增强股四头肌力量的作用。髌骨骨折多见于30~50岁的成年人，儿童极为少见。

【病因病理】

髌骨骨折由直接暴力或肌肉强烈收缩所造成，以后者多见。直接暴力所致者，多呈粉碎性骨折，髌骨两侧的股四头肌筋膜以及关节囊一般尚完整，对伸膝功能影响较少；肌肉强烈收缩所致者，由于膝关节在半屈曲位时跌倒，为了避免倒地，股四头肌强力收缩，髌骨与股骨滑车顶点密切接触成为支点，髌骨受到肌肉强力牵拉而骨折，骨折线多呈横形。髌骨两旁的股四头肌筋膜和关节囊破裂，两骨块分离移位，伸膝装置受到破坏，如不正确治疗，可影响伸膝功能。

【诊断】

有明显的外伤史，局部肿胀、疼痛，膝关节不能自主伸直，常有皮下瘀斑以及膝部皮肤擦伤，有分离移位时，可以摸到凹下呈沟状的骨折断端，可有骨擦音或异常活动。拍膝关节侧、轴位 X 线片，可明确骨折的类型和移位情况。

【治疗】

治疗髌骨骨折时，要求恢复伸膝装置的功能，并保持关节面的完整光滑，防止创伤性关节炎的发生。无移位的髌骨骨折，移位不大的裂纹骨折、星状骨折，可单纯采用抱膝圈固定膝关节于伸直位；横断骨折若移位在 1cm 以内，可采用手法整复，抱膝圈固定膝关节于伸直位；移位较大、手法整复有困难者，可采用抓髌器固定。

（一）整复方法

患者平卧，先在无菌操作下抽吸关节腔及骨折断端间的血肿，然后注入 1%普鲁卡因溶液 10～20ml 作局部麻醉，术者以一手拇指及中指先捏挤远端向上推并固定之，另一手拇指及中指捏挤近端上缘的内外两角向下推挤，使骨折近端向远端对位。

（二）固定方法

1. 抱膝圈固定法　用铅丝做一个较髌骨略大的圆圈，铅丝外缠以较厚的纱布绷带，并扎上四根布带即制成抱膝圈。后侧板长度由大腿中部到小腿中部，宽 13cm，厚 1cm。复位满意后，外敷消肿药膏，用抱膝圈固定，腘窝部垫一小棉垫，膝伸直位于后侧板上，抱膝圈的四根布带捆扎于后侧板固定，时间一般为 4 周（图 6－96）。

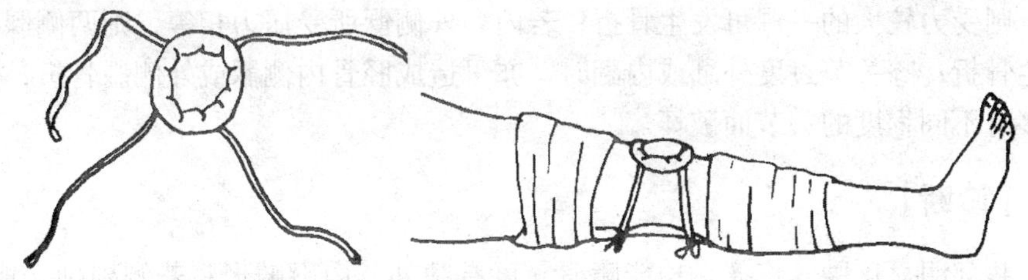

图 6－96　抱膝圈及其固定法

2. 抓髌器固定法　适用于有分离移位的新鲜闭合性髌骨骨折。在无菌操作下，麻醉后，抽净膝内积血，将抓髌器间距宽的双钩抓在髌骨上极前缘上，将其间距窄的双钩抓在髌骨下极前缘上，拧紧加压螺丝，骨折即可自行复位（图 6－97）。术后 2 日可行走锻炼。

亦可用其他各种类型的髌骨钳，自骨折块上下将骨折块向中央钳紧固定。

（三）手术治疗

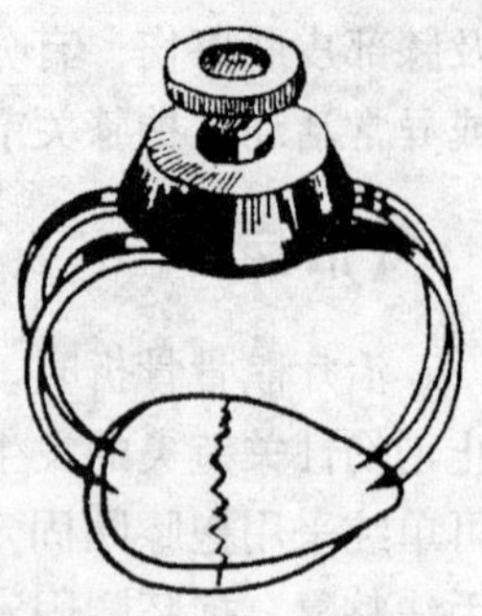
图6－97　抓髌器

髌骨骨折属关节内骨折，治疗要求较高，通过上述方法对位仍然不满意者，可进行手术切开复位内固定，内固定的方式常选用张力带或髌骨爪固定。

（四）药物治疗

髌骨骨折早期瘀肿非常明显，应重用活血祛瘀、利水消肿的药物，中期应用接骨续筋、通利关节之品，后期服补肝肾、壮筋骨的药物，解除固定后应用中药熏洗。

（五）功能锻炼

在固定期间应逐步加强股四头肌舒缩活动，解除固定后，应逐步进行膝关节的屈伸锻炼。但在骨折未达到临床愈合之前，注意勿过度屈曲，避免将骨折处重新拉开。

胫骨髁骨折

胫骨上端的扩大部分为内侧髁和外侧髁，其平坦的关节面称胫骨平台，故胫骨髁骨折又称胫骨平台骨折。本病多发生于青壮年。

【病因病理】

多由高处跌下，足底触地而产生的传达暴力所致。若内、外侧髁受力不相等，则受力较大的一髁可发生骨折；若内、外侧髁所受压力相等，则两侧髁同时发生骨折；膝关节过度外翻或内翻时，亦可造成胫骨内侧髁或外侧髁骨折，骨折后多有不同程度的关节面破坏。

【诊断】

膝部明显瘀肿、疼痛、功能障碍，可有膝外、内翻畸形。若侧副韧带撕裂，则膝关节侧向试验阳性。X线照片可确诊（图6－98）。

【治疗】

无移位骨折，可固定膝关节于伸直位置4～5周；有移位骨折应施行手法整复、撬拨复位、持续牵引治疗，力求恢复胫骨关节面的平整和下肢正常的生理轴线，以防止创伤性关节炎的发生。

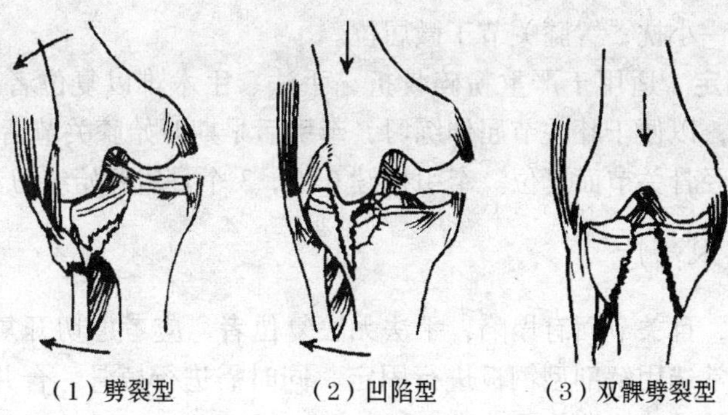

图6-98 胫骨髁骨折类型

（一）整复方法

患者仰卧位，一助手握住患肢大腿，另一助手握住患肢足踝部向下用力牵引。若外髁骨折，则令助手在维持牵引下将患肢内收，术者两手四指环抱膝关节内侧，两手拇指推按骨折片向上、向内复位。若内髁骨折，用相反方向的手法整复。双髁骨折者，两助手在中立位强力相对拔伸牵引，继而术者以两手掌根部分置于胫骨上端内、外髁处，相向扣挤复位（图6-99）。

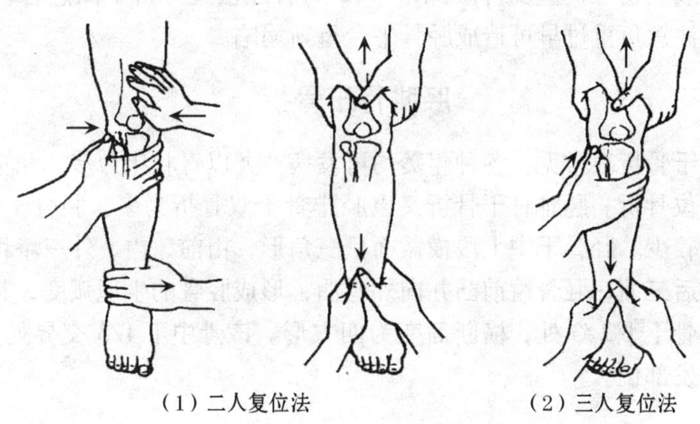

图6-99 胫骨髁骨折复位法

若关节面塌陷，可在X线透视下，严密消毒，局麻后将钢针刺入塌陷关节面下进行撬拨，使之复位，撬拨时应避免伤及腓总神经。

（二）固定方法

1. 夹板固定 骨折复位后取夹板五块，分别置于膝内、外、后侧及前内、前外侧处，夹板长度据患肢情况而定，加压垫包扎，另用一长夹板加于后托包扎固定，腘窝垫一小枕，置膝关节于微屈位。

2. 牵引固定 适用于严重粉碎骨折，手法、手术难以复位者。采用胫骨下端或跟骨牵引，以便于膝关节屈伸练习，牵引后早期开始膝关节活动，以利用股骨髁的挤压使胫骨关节面复位。牵引持续 6 周，3 个月后开始练习活动。

（三）手术治疗

移位严重，且关节面有塌陷，手法无法复位者，应考虑切开复位和内固定，内固定的方法常选用解剖型钢板进行固定，同时需进行植骨。合并韧带断裂者，早期作韧带修补术或晚期作重建术。

（四）药物治疗

按骨折三期辨证施治，后期可用中药熏洗配合膝关节练功活动，以利关节功能恢复。

（五）功能锻炼

早期应作股四头肌舒缩活动及关节屈伸锻炼，解除固定后，在床上练习膝关节屈伸活动或扶拐不负重步行锻炼，5～6 周后经检查骨折牢固愈合，方可下地练习负重，注意负重过早可造成胫骨平台重新塌陷。

胫腓骨干骨折

胫腓骨干骨折很常见，各种年龄均可发病，尤以青壮年为多，儿童多为青枝骨折或无移位骨折。胫腓骨干骨折又以胫腓骨干双骨折为多，胫骨干骨折次之，腓骨干骨折较少。胫骨干中上段横截面呈三角形，由前、内、外三嵴将胫骨干分成内、外、后三面，胫骨嵴前凸并向外弯曲，形成胫骨的生理弧度，其上端为胫骨结节。胫骨干下 1/3 处，横断面变为四方形。该骨中下 1/3 交界处比较细弱，为骨折的好发部位。

【病因病理】

（一）直接暴力

由重物打击或挤压造成，暴力多来自外侧或前外侧，而骨折多是横断、短斜形，亦可造成粉碎性骨折。胫腓骨两骨折线都在同一水平（图 6－100），软组织损伤较严重。

（二）间接暴力

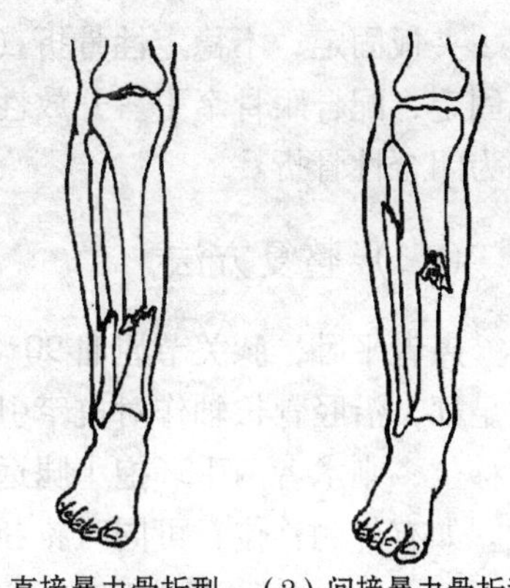
（1）直接暴力骨折型　（2）间接暴力骨折型

图 6－100　胫腓骨干骨折类型

由高处坠下时的传达暴力或扭伤时的扭转暴力所致，多为斜形或螺旋形骨折。胫腓骨双骨折时，腓骨的骨折线较胫骨为高（图 6－100），软组织损伤较轻。

影响骨折移位的因素，主要有暴力的方向、肌肉的收缩及小腿部的重力，可以出现重叠、成角或旋转畸形。股四头肌和腘绳肌分别附着在胫骨上端的前侧和内侧，此二肌能使骨折近段向前、向内移位。小腿的肌肉主要在胫骨的后面和外面，由于肢体内动力的不平衡，故肿胀消退后，易引起断端移位。正常人的踝关节与膝关节是在两个相互平行的轴上运动，若发生成角和旋转移位，必然破坏二轴心的平行关系，既影响步行和负重功能，还可导致创伤性关节炎的发生。胫骨的前缘与前内侧面表浅，仅有皮肤遮盖，骨折时容易刺破皮肤形成开放性骨折。腘动脉在进入比目鱼肌的腱弓后，分为胫前、后动脉，此二动脉都贴近胫骨下行，胫骨上端骨折移位时，有可能损伤血管。此外，胫骨骨折可造成小腿筋膜间隔区内肿胀，压迫血管可引起缺血性挛缩。胫骨的营养血管由胫骨干上 1/3 的后方进入，在密质骨内下行一段距离，而后进入髓腔，胫骨下 1/3 缺乏肌肉附着，故胫骨干中、下段发生骨折后，往往因局部血液供应不良，而发生迟缓愈合或不愈合。

【诊断】

有明显的外伤史，患肢肿胀、疼痛和功能障碍，可有骨擦音及异常活动。严重者可有肢体短缩、成角及足外旋畸形。胫骨上 1/3 骨折者，检查时应注意腘动脉的损伤。腓骨上端骨折时要注意腓总神经的损伤。

小儿青枝骨折或裂纹骨折，临床症状可能很轻，但患者拒绝站立和行走，局部有轻微肿胀及压痛。X 线照片可以明确骨折类型、部位及移位方向。因胫腓骨干可不在同一平面骨折，故 X 线照片应包括胫腓骨全长。

【治疗】

胫腓骨骨折的治疗原则主要是恢复小腿的长度和负重功能。因此，应重点处理胫骨骨折。对骨折端的成角和旋转移位，应予以完全纠正。无移位骨折只需用夹板固定，直至骨折愈合；有移位的稳定性骨折（如横断骨折），可用手法整复，夹板固定；不稳定性骨折（如粉碎性骨折、斜形骨折），可用手法整复，夹板固定，配合跟骨牵引。开放性骨折应彻底清创，尽快闭合伤口，将开放性骨折变为闭合性骨折。

（一）整复方法

患者平卧，膝关节屈曲 90°，一助手用肘关节套住患者腘窝部，另一助手握住足部，沿胫骨长轴作对抗牵引 3～5 分钟，矫正重叠及成角畸形。若近端向前内移位，则术者两手环抱小腿远端并向前端提，一助手将近端向后按压，使之对位。如有外侧移位，可同时推挤近端向外、拉远端向内，一般即可复位。螺旋形、斜形骨折时，远端易向外移位，术者可用拇指置于胫腓骨间隙，将远端向内侧推挤，其余四指置于近端的内侧，向外用力提拉，并嘱助手将远端稍稍内旋，可使完全对位。然后，在维持牵引下，术者两手握住骨折处，嘱助手徐徐摇摆骨折远段，使骨折端紧密嵌插。最后以拇指和食指沿胫骨前嵴及内侧面来回触摸骨折部，检查对位对线情况。

（二）固定方法

根据骨折断端移位的方向及其倾向性而放置适当的压力垫。上 1/3 骨折时，膝关节置于屈曲位，夹板下达内、外踝上 4cm，内外侧板上端超膝关节上 10cm。胫骨前嵴两侧放置两块前侧板，外前侧板正压在分骨垫上；两块前侧板上端平胫骨内、外两侧髁，后侧板的上端超过腘窝部，在股骨下端作超膝关节固定。中 1/3 骨折时，外侧板下平外踝，上达胫骨外侧髁上缘；内侧板下平内踝，上达胫骨内侧髁上缘；后侧板下端抵于跟骨结节上缘，上达腘窝下 2cm，以不妨碍膝关节屈曲为宜；两前侧板下达踝上，上平胫骨结节（图 6－101）。下 1/3 骨折时，内、外侧板上达胫骨内、外髁平面，下平齐足底；后侧板上达腘窝下 2cm，下抵跟骨结节上缘；两前侧板与中 1/3 骨折相同。将夹板按部位放好后，用布带先扎好中间两道，后捆两端。下 1/3 骨折的外侧板在足跟下方作超踝关节捆扎固定；上 1/3 骨折，内、外侧板在股骨下端作超膝关节捆扎固定，腓骨小头处应以棉垫保护，避免夹板压迫腓总神经而引起损伤。需配合跟骨牵引者，穿钢针时，跟骨外侧要比内侧高 1cm（相当于 15°斜角），牵引时足跟便轻度内翻，恢复了

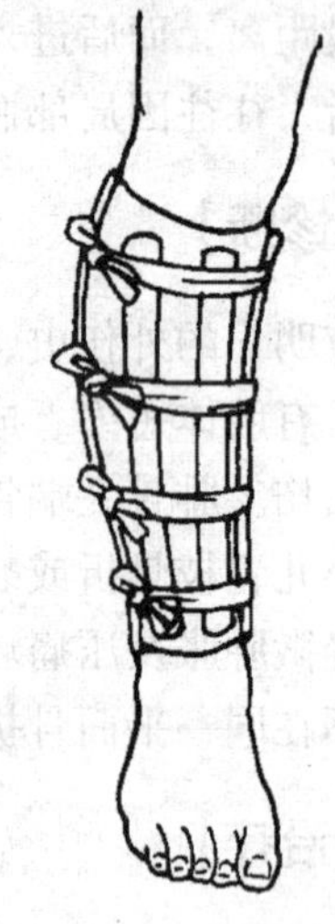

图 6－101　中 1/3 骨折固定法

小腿的生理弧度，骨折对位更稳定。牵引重量一般约3.5kg，牵引后48小时内拍X线照片检查骨折对位情况。如果患肢严重肿胀或有大量水泡，则不宜采用夹板固定，以免造成压疮、感染，暂时单用跟骨牵引，待消肿后再上夹板固定。运用夹板固定时，要注意抬高患肢，下肢在中立位置，膝关节屈曲20°～30°，每天注意调整布带的松紧度，检查夹板、纸垫有无移位，若骨折对位良好，则4～6周后拍X线照片复查，如有骨痂生长，则可解除牵引，单用夹板固定，直至骨折愈合。

（三）手术治疗

对复位不满意或多发性骨折者，常需要进行手术治疗，手术内固定的方式可选用钢板螺钉或交锁髓内针固定。各种不同类型的外固定器固定治疗胫腓骨骨折，亦有很好的治疗效果，其原理是在骨折的远、近端部位穿入钢针，根据骨折移位方向的不同，通过调节骨上的钢针使移位的骨折端复位，然后将万向关节及延长调节装置的锁钮旋紧，使已复位的骨折端稳定，患者可早期下地行走。

（四）药物治疗

按骨折三期辨证施治。胫骨中、下1/3骨折后期内治法应着重补气血、益肝肾、壮筋骨。陈旧骨折实行手法折骨或切开复位、植骨术后，亦应尽早使用补法。

（五）功能锻炼

整复固定后，即作踝、足部关节屈伸活动及股四头肌舒缩锻炼。跟骨牵引者，还可用健腿和两手支持体重抬起臀部（图6－102）。稳定性骨折从第2周开始进行抬腿及屈膝关节活动，从第4周开始扶双拐作不负重步行锻炼。不稳定性骨折，解除牵引后仍需在床上继续功能锻炼5～7天，才可扶双拐作不负重步行锻炼。此时患肢虽不负重，但足底要放平，不要用足尖着地，以免使远折段受力引起骨折旋转或成角移位。锻炼后骨折部无疼痛，自觉有力，即可改用单拐逐渐负重锻炼。在3～5周内为了维持小腿的生理弧度和避免骨折段的向前成角，在床上休息时，可用两枕法。若解除跟骨牵引后，胫骨有轻度向内成角，可令患者屈膝90°、髋屈曲外旋，将患足放于健肢的小腿上，呈盘腿姿势，利用肢体本身的重力来恢复胫骨的生理弧度

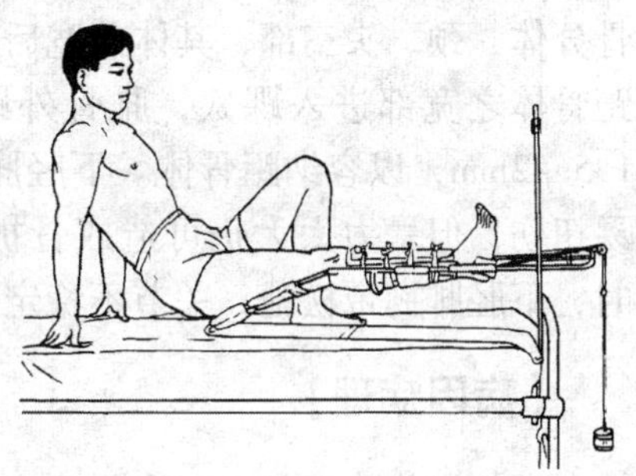

图6－102　跟骨牵引治疗胫腓骨骨折的功能锻炼

（图6－103）。8～10周后根据X线片及临床检查，达到临床愈合标准即可去除外固定。

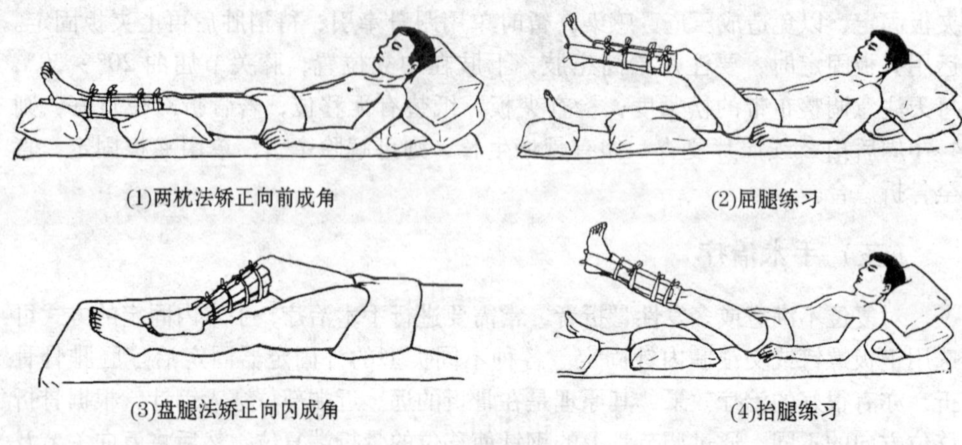

图6－103　练功矫正成角

踝部骨折

踝关节由胫、腓骨下端和距骨组成。胫骨下端内侧向下的骨突称为内踝，其后缘向下突出者称为后踝，腓骨下端骨突构成外踝。外踝比较窄而长，位于内踝后约1cm、下约0.5cm。内踝的三角韧带较外踝的距腓、跟腓韧带坚强，故阻止外翻的力量大，阻止内翻的力量小。内、外、后三踝构成踝穴，而距骨居于其中，呈屈戌关节。胫腓骨下端之间被坚强而有弹性的下胫腓韧带连接在一起。距骨分体、颈、头三部，其体前宽后窄，其上面为鞍状关节面。当作背伸运动时，距骨体之宽部进入踝穴，腓骨外踝稍向外后侧分开，而踝穴较跖屈时能增宽1.5～2mm，以容纳距骨体。下胫腓韧带紧张，关节面之间紧贴，关节稳定，不易扭伤，但暴力太大仍可造成骨折。而踝关节处于跖屈位（如下楼梯或下坡）时，下胫腓韧带松弛，关节不稳定，容易发生扭伤。

【病因病理】

踝部损伤原因复杂，类型很多。韧带损伤、骨折和脱位可单独或同时发生。根据受伤姿势可分为内翻、外翻、外旋、纵向挤压、侧方挤压、跖屈和背伸等多种，其中以内翻损伤最多见，外翻损伤次之。

（一）内翻损伤

从高处跌下，足底外缘着地；或步行在平路上，足底内侧踏在凸处，使足突然内翻。骨折时，内踝多为斜形骨折，外踝多为横断骨折；严重时可合并后踝骨折、距骨脱位（图6－104）。

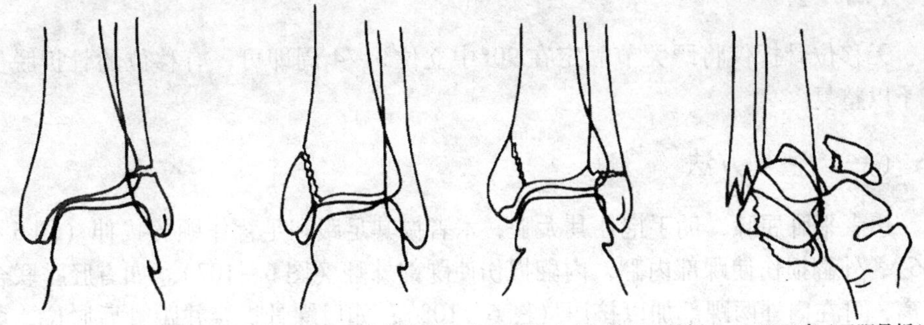

图6－104　内翻骨折

（二）外翻损伤

从高处跌下，足底内缘着地；或外踝受暴力打击，可引起踝关节强度外翻。骨折时，外踝多为斜形骨折，内踝多为横断骨折；严重时可合并后踝骨折、距骨脱位（图6－105）。

根据骨折脱位的程度，损伤又可分为三度：单踝骨折为一度；双踝骨折、距骨轻度脱位为二度；三踝骨折、距骨脱位为三度。

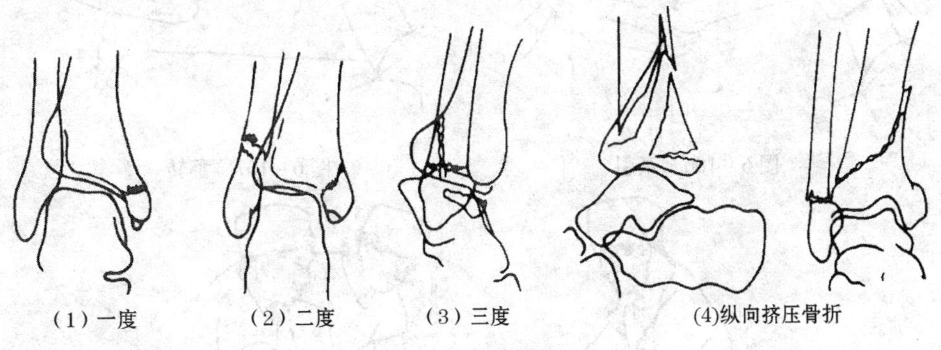

图6－105　外翻骨折

【诊断】

局部瘀肿、疼痛和压痛，功能障碍，可闻及骨擦音。外翻骨折多呈外翻畸形，内翻骨折多呈内翻畸形，距骨脱位时，则畸形更加明显。X线照片可显示骨折脱位程度和损伤类型。

【治疗】

无移位骨折仅将踝关节固定在90°中立位3～4周即可，有移位的骨折脱位应予以整复。

（一）整复方法

患者平卧屈膝，助手抱住其大腿，术者握其足跟和足背作顺势拔伸（图6－106），外翻损伤使踝部内翻，内翻损伤使踝部外翻（图6－107）。如有胫腓联合分离，可在内外两踝部加以挤压（图6－108）；如后踝骨折合并距骨后脱位，可用一手握胫骨下段向后推，另一手握前足向前提，并徐徐将踝关节背伸，利用紧张的关节囊将后踝拉下，或利用长袜套套住整个下肢，下端超过足尖20cm，用绳结扎，作悬吊滑动牵引，使后踝逐渐复位。总之，要根据受伤机制和损伤类型并分析X线照片，以确定其整复手法。

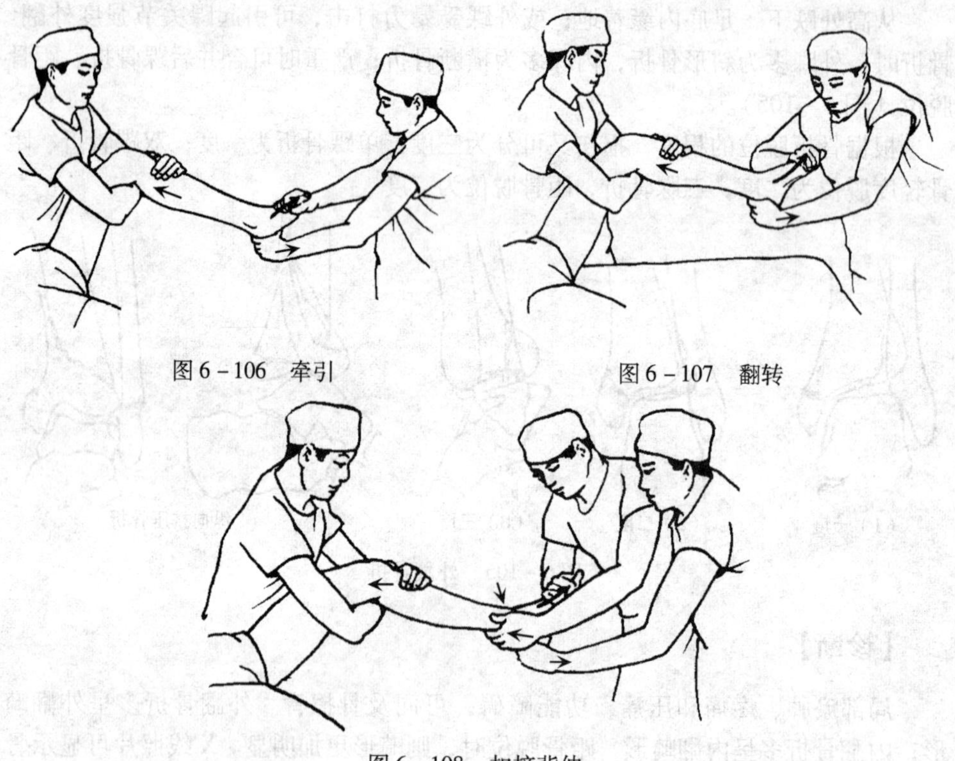

图6－106　牵引

图6－107　翻转

图6－108　扣挤背伸

（二）固定方法

先在内外踝的上方各放一塔形垫，下方各放一梯形垫，用五块夹板进行固定。其中内、外、后侧板上自小腿上 1/3，下平足跟；前内侧及前外侧夹板较窄，其长度上起胫骨结节，下至踝关节上。夹板必须塑形，使内翻骨折固定在外翻位，外翻骨折固定在内翻位。最后可加用踝关节活动夹板（铝制或木制），将踝关节固定于90°中立位，亦可用“U”形石膏固定，固定时间 4 ~6 周。

（三）手术治疗

若手法整复失败或开放性骨折脱位，可考虑切开复位内固定；陈旧性骨折脱位则考虑切开复位植骨术或关节融合术。

（四）药物治疗

按骨折三期辨证用药，一般中期以后应注意舒筋活络、通利关节；后期局部肿胀难消，应行气活血、健脾利湿；关节融合术后则须补肾壮骨，促进愈合。

（五）功能锻炼

整复固定后，鼓励患者活动足趾和作踝部背伸活动。双踝骨折从第 2 周起，可在保持夹板固定的情况下加大踝关节的主动活动范围，并适当辅以被动活动。

距骨骨折

足部的骨骼由 28 块小骨组成，其中包括跗骨 7 块、跖骨 5 块、趾骨 14 块、固定的籽骨 2 块，由韧带与肌肉相连，构成 3 个主要足弓，即内侧纵弓、外侧纵弓与跖骨间的横弓。足弓有负重、推进行走与吸收人体震荡的功能。距骨是足弓的顶，上与胫骨下端相连接，下连跟骨与舟状骨。

【病因病理】

多因踝背伸外翻暴力所致，如机动车驾驶员足踩刹车时撞车，足踝强烈背伸，胫骨下端的前缘像凿子一样插入距骨颈、体之间，将距骨劈成前后两段（图6－109）。如暴力继续作用，则合并跟距关节脱位，跟骨、距骨头连同足向前上方移位。待暴力消失时，因跟腱与周围肌腱的弹性，足向后回缩，跟骨的载距突常钩住距骨体下面之内侧结节，而使整个骨折的距骨体随之向后移位，脱位于胫腓踝穴之后方，距骨体向外旋转，骨折面朝向外上方，甚至还合并内踝骨折（图 6－110）。踝跖屈内翻暴力可引起距骨前脱位，单纯跖屈暴力可因胫骨后踝与距骨体后唇猛烈顶压而引起距骨后唇骨折，临床较为少见。

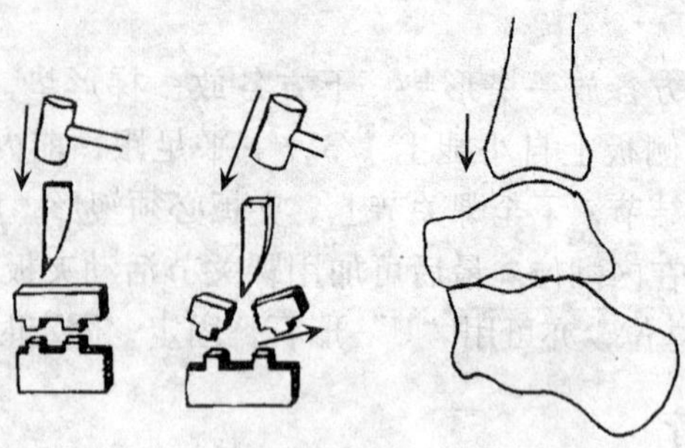
图 6－109　距骨骨折的损伤机制

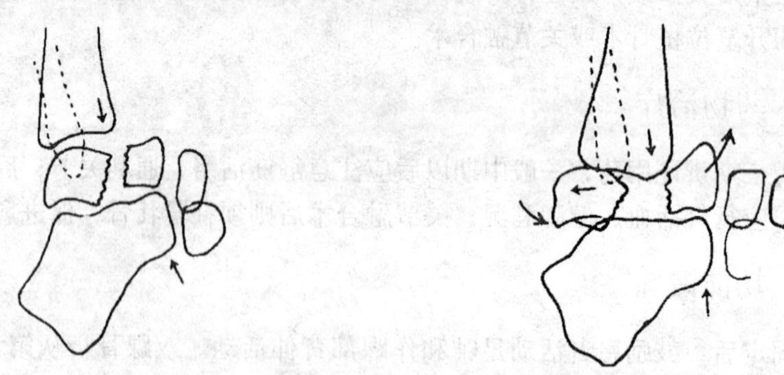
图 6－110　踝背伸外翻暴力引起的距骨颈骨折脱位

距骨表面 3/5 为软骨面，故发生骨折时，骨折线多经过关节面，发生创伤性关节炎的机会较多。距骨的主要血液供应自距骨颈部进入，距骨颈骨折时，常损伤来自足背动脉的血液供应，所以距骨体很易发生缺血性坏死（图 6－111）。

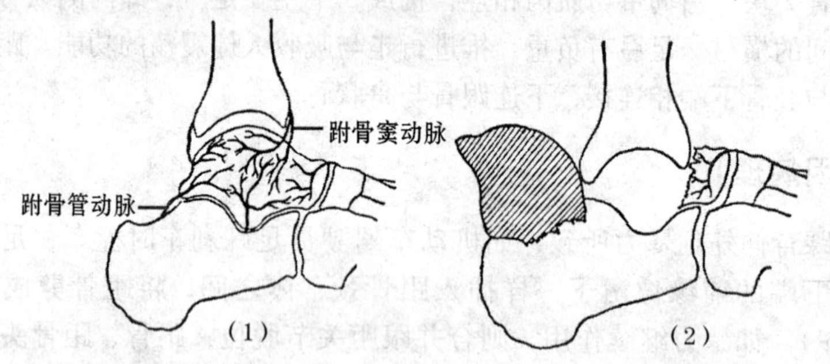

图 6－111　距骨的血供

（1）跗骨窦动脉及跗骨管动脉；（2）距骨颈骨折脱位后，距骨体发生缺血性坏死

【诊断】

伤后局部肿胀、疼痛，不能站立行走。明显移位时则出现畸形。踝部与跗骨正侧位X线照片，可以明确骨折的移位程度、类型以及有无合并脱位。

【治疗】

（一）整复方法

单纯距骨颈骨折时，患肢膝关节屈曲至90°，术者一手握住前足，轻度外翻后向下向后推压，另一手握住胫骨下端后侧向前端提，使距骨头与距骨体两骨折块对合；合并距骨体后脱位时，应先增加畸形，即将踝关节极度背伸、稍向外翻，以解除载距突与距骨体的交锁，并将距骨体向前上方推压，使其复入踝穴，然后用拇指向前顶住距骨体，踝关节稍跖屈，使两骨折块对合；距骨后唇骨折伴有距骨前脱位时，先将踝关节极度跖屈内翻，用拇指压住距骨体的外上方，用力向内后方将其推入踝穴。距骨脱位复位后，往往其后唇骨折片亦随之复位。

（二）固定方法

距骨颈骨折整复后，应将踝关节固定在跖屈稍外翻位8周；距骨后唇骨折伴有距骨前脱位者，应固定在功能位4～6周；切开复位内固定或关节融合术者，应用管形石膏固定踝关节在功能位3个月。

（三）手术治疗

新鲜骨折手法整复失败，可切开复位内固定。距骨体缺血性坏死、距骨粉碎性骨折、距骨体陈旧性脱位或并发踝关节严重创伤性关节炎者，应行胫距、距跟关节融合术。

（四）药物治疗

距骨骨折容易引起骨的缺血性坏死，故中后期应重用补气血、益肝肾、壮筋骨的药物，以促进骨折愈合。

（五）功能锻炼

固定期间应作足趾、膝关节屈伸锻炼，解除固定前3周，应开始扶拐逐渐负重步行锻炼；解除固定后应施行局部按摩，配合中药熏洗，并进行踝关节屈伸、内翻、外翻活动锻炼。施行关节融合术者，则扶拐锻炼时间要长些。

跟骨骨折

正常足底是三点负重，在跟骨、第 1 跖骨头和第 5 跖骨头三点组成的负重面上，跟骨和距骨组成纵弓的后臂，负担 60% 的重量。通过跟距关节可使足内收、内翻或外展、外翻，以适应在凹凸不平的道路上行走。跟骨结节为跟腱附着处，腓肠肌、比目鱼肌收缩，可作强有力的跖屈动作。跟骨结节上缘与跟距关节面成 30°～45°的结节关节角（图 6－112），为跟距关节的一个重要标志。

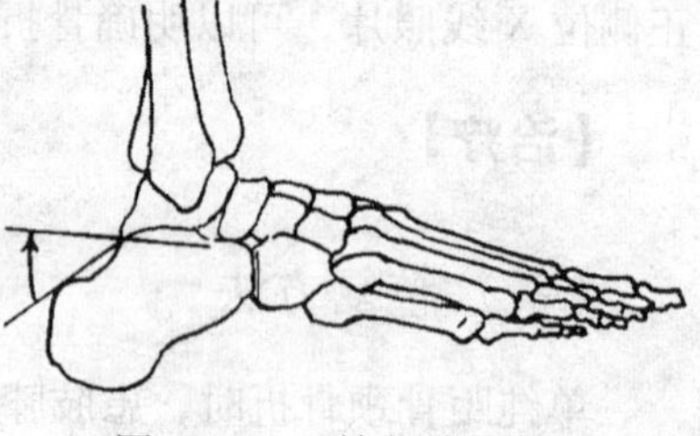

图 6－112　结节关节角

【病因病理】

跟骨骨折多由传达暴力造成。从高处坠下或跳下时，足跟部先着地，身体重力从距骨下传至跟骨，地面的反作用力从跟骨负重点上传至跟骨体，使跟骨被压缩或劈开，亦有少数因跟腱牵拉而致撕脱骨折（图 6－113）。跟骨骨折后常有足纵弓塌陷，根据骨折线的走向可分为不波及跟距关节面骨折和波及跟距关节面骨折两类（图 6－114）。前者预后较好，后者因波及关节面预后较差。

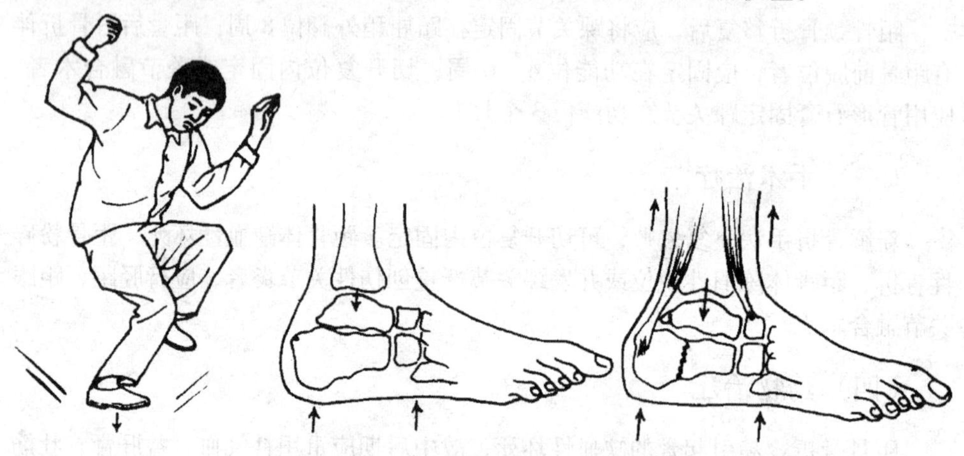

图 6－113　跟骨骨折示意图

【诊断】

伤后跟部肿胀、瘀斑、疼痛、压痛明显，足跟部横径增宽，严重者足弓变平。跟骨 X 线侧位、轴位照片可明确骨折类型、程度和移位方向。轴位照片还能显示距骨下关节和载距突。

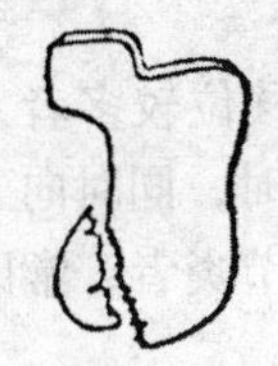
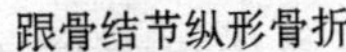
跟骨结节纵形骨折

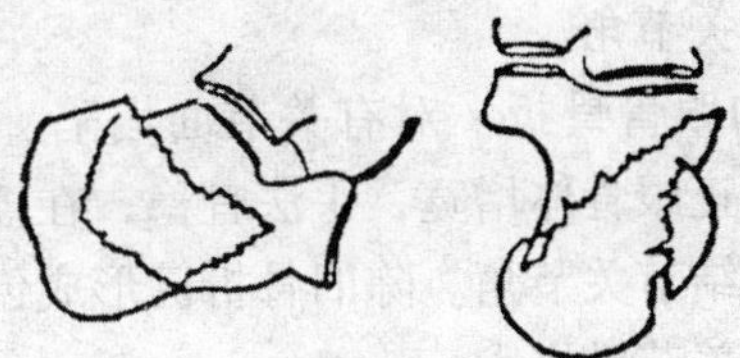
跟骨结节横断骨折

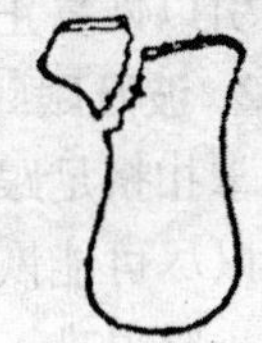
载距突骨折

（1）不波及跟距关节面骨折

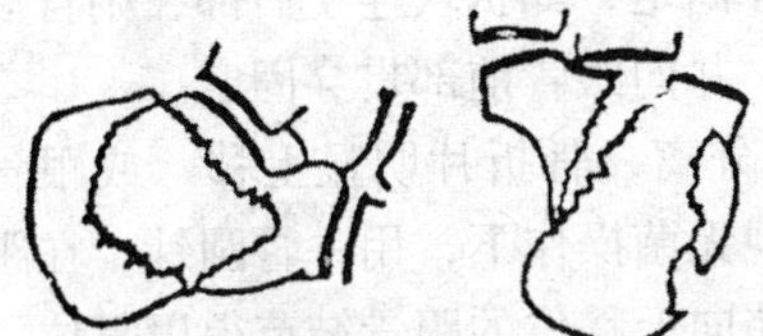
跟骨外侧跟距关节面塌陷骨折

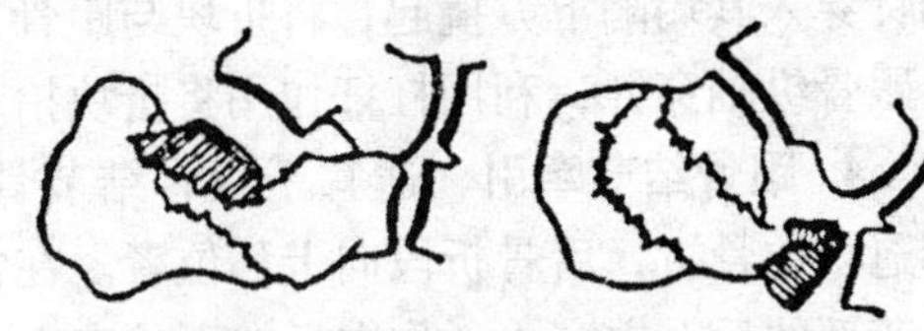
跟骨全部关节塌陷骨折

（2）波及跟距关节面骨折

图 6－114　跟骨骨折类型

从高处坠下时，若冲击力量大，足跟部先着地，脊柱前屈，可引起脊椎压缩性骨折或脱位，甚至冲击力沿脊柱上传，引起颅底骨折和颅脑损伤，所以诊断跟骨骨折时，应常规询问和检查脊柱和颅脑的情况。

根据受伤史、临床表现和 X 线检查可作出诊断。

【治疗】

跟骨骨折治疗的重点是恢复跟距关节的对位关系和结节关节角，并注意矫正跟骨体增宽。对无移位的骨折，仅外敷活血化瘀、消肿止痛的中药，加压包扎制动，3～4 周后逐渐练功负重即可。有移位的骨折应尽可能复位。

（一）整复方法

1. 不波及跟距关节面的跟骨骨折　跟骨结节纵形骨折的骨折块一般移位不大，予以挤按对位即可。跟骨结节横断骨折是一种撕脱性骨折，若骨折块大且向上移位，可在适当麻醉下，患者取俯卧位，屈膝，助手尽量使足跖屈，术者以两手拇指在跟腱两侧用力推挤骨折块，使其复位。

骨折线不通过关节面的跟骨骨折，若跟骨体后部同跟骨结节向后向上移位，应予充分矫正。患者仰卧，屈膝 90°，助手固定其小腿，术者两手指相交叉于足底，手掌紧扣跟骨两侧，用力矫正骨折的侧方移位和跟骨体的增宽，同时尽量向下牵引以恢复正常的结节关节角。

2. 波及跟距关节面的跟骨骨折 对有关节面塌陷、粉碎而移位较多者，可用手掌扣挤足跟，尽量矫正跟骨体增宽，手法宜稳，在摇晃足跟时，同时向下用力，以尽可能恢复正常的结节关节角。陈旧骨折已形成创伤性关节炎者，常因疼痛而步履艰难，可考虑做关节融合术。

3. 针拨复位法 对于波及跟距关节的跟骨骨折，有时手法复位很难获得成功，则可在X线监视下，用骨圆针撬拨复位。如为中部的压缩塌陷，则可以骨圆针穿入其塌陷下方撬起，将折块与距骨贯穿固定；如折块连于后部，则自后方沿跟骨纵轴穿针，利用杠杆作用将折块抬起，并向跟骨前部贯穿固定。

4. 跟骨结节牵引 适宜于跟骨结节骨骺分离，骨折片明显上移，或跟骨体部冠状位骨折，后骨折段向上移位者。在常规无菌操作下，用一骨圆针，在跟骨结节部的后上方穿入，作向后向下的牵引，使向上移位的跟骨结节得以复位，恢复跟骨结节关节角下部的正常位置。牵引时间3～4周，并早期进行功能锻炼。

（二）固定方法

无移位骨折一般不作固定。对有移位的跟骨结节横断骨折，接近跟距关节骨折及波及跟距关节面未用钢针固定者，可用夹板固定。即在夹板两侧各置一棒形压垫，用小腿两侧弧形夹板作超踝关节固定，前面用一弓形夹板维持患足于跖屈位，小腿后侧弓形板下端抵于跟骨结节之上缘，足底放一平足垫。亦可用石膏固定。一般固定6～8周。若摄片复位不理想者，应行切开复位钢板螺钉内固定。

（三）药物治疗

按骨折三期辨证用药，早期宜在活血祛瘀药中加木通、防己、牛膝、木瓜等利水消肿之品。

（四）功能锻炼

骨折经复位固定后，即可作膝及足趾屈伸活动，待肿胀稍消减后，可扶双拐下地不负重行走，并在夹板固定下进行足部活动，关节面可自行模造而恢复部分关节功能，6～8周后逐渐下地负重。

骨折整复固定后，早期主动活动足趾与小腿肌肉，拆除固定后，再用弹力绷带包扎，并循序渐进增加活动量。累及跟距关节者，外固定拆除早期不可作过量的足背伸活动，后期以锻炼时无锐痛、活动后无不适为宜。

跖骨骨折

第一与第五跖骨头是构成足内外侧纵弓前方的支重点，与后方的足跟形成整个足部主要的三个负重点。五块跖骨之间又构成足的横弓，对足部的功能非常重要，跖骨骨折后必须恢复上述关系。跖骨骨折是足部最常见的骨折。

【病因病理】

跖骨骨折多由直接暴力，如压砸或重物打击而引起，以第2～4跖骨较多见，可多根跖骨同时骨折。间接暴力如扭伤等，亦可引起跖骨骨折。长途跋涉或行军则可引起疲劳骨折。骨折的部位可发生于跖骨基底部、骨干及颈部。

按骨折线可分为横断、斜形及粉碎骨折。因跖骨相互支持，骨折移位多不明显。按骨折的原因和解剖部位，临床上跖骨骨折分为下述三种类型（图6－115）：

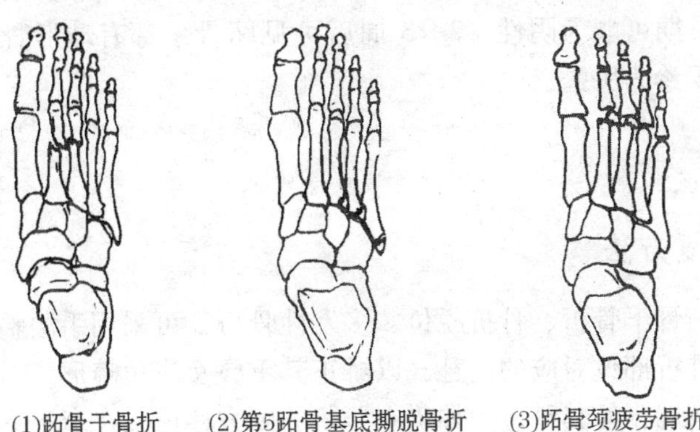

(1)跖骨干骨折　(2)第5跖骨基底撕脱骨折　(3)跖骨颈疲劳骨折

图6－115　跖骨骨折类型

（一）跖骨干骨折

多为重物压伤足背所致，常为开放性、多发性，有时还并发跖跗关节脱位。因足部皮肤血供较差，容易引起伤口边缘坏死或感染。

（二）第5跖骨基底部撕脱骨折

因足内翻扭伤时附着于其上的腓骨短肌及第3腓骨肌的猛烈收缩所致，一般骨折片的移位不严重。

（三）跖骨颈疲劳骨折

好发于长途行军的战士，故又名行军骨折，多发于第2、3跖骨颈部，其中尤以第2跖骨颈发病率较高。由于肌肉过度疲劳，足弓下陷，第2、3跖骨头负重增加，超过骨皮质及骨小梁的负担能力，即逐渐发生骨折，但一般骨折段不至完全断离，同时骨膜产生新骨。

【诊断】

伤后局部疼痛、压痛、肿胀，活动功能障碍，有纵向叩击痛。跖骨骨折应常规拍摄足正、斜位X线片。第5跖骨基底部撕脱骨折的诊断应与跖骨基底骨骺未闭合、腓骨长肌腱的籽骨等相鉴别，后两者压痛、肿胀不明显，骨片光滑规则，且为双侧对称性。跖骨颈疲劳骨折最初为前足痛，劳累后加剧，休息后减轻，2～3周后在局部可摸到骨隆凸。由于没有明显的暴力外伤史，诊断常被延误。X线检查早期可能为阴性，2～3周后可见跖骨颈部有球形骨痂，骨折线多不清楚，不要误诊为肿瘤。

【治疗】

（一）整复方法

有移位的跖骨干骨折、骨折脱位、多发性骨折，可采用手法整复。在适当麻醉下，先牵引骨折部位对应的足趾，以矫正其重叠及成角畸形，以另一手的拇指从足底部推压断端，使其复位。如仍有残留的侧方移位，在牵引下，拇食二指从跖骨之间用夹挤分骨法迫使其复位。跖骨骨折上下重叠移位或向足底突起成角必须纠正，否则会妨碍将来足的行走功能。而侧方移位则对功能妨碍较少。

（二）固定方法

骨折整复成功后，用分骨垫放置于背侧跖骨间隙之间，上方再以压力垫加压包扎于足托板上进行固定或石膏托固定。第5跖骨基底骨折、行军骨折或无移位的跖骨干骨折，用石膏托或胶布固定6周，避免伤肢负重。

（三）手术治疗

开放性骨折或闭合性骨折在手法复位失败后，可采用开放复位内固定，内固定常使用克氏针或微型钢板，术后用石膏托固定4～6周。对于陈旧性跖骨颈骨折而跖骨头向足底移位影响行走时，可施行跖骨头切除术。

（四）药物治疗

按骨折三期辨证用药，早期足部肿胀较重，宜在活血祛瘀药中加用木通、牛膝、木瓜、大黄等利水消肿之品。拆除固定后用药物熏洗。

（五）功能锻炼

跖骨骨折线消失时间一般比较长，只要症状消失，即可扶拐逐渐练习行走，不必待 X 线片示有骨性愈合才进行负重。

趾骨骨折

足趾具有增加足的附着力功能，可防止人在行走中滑倒，并有辅助足的推进与弹跳作用。故对趾骨骨折的治疗，应维持跖趾关节活动的灵活性，要求足趾跖面没有骨折断端突起。

【病因病理】

趾骨骨折发生率占足部骨折的第二位，多因重物砸伤或踢碰硬物所致。前者多为趾骨粉碎或纵裂骨折，后者多为趾骨横断或斜形骨折，且常合并有皮肤或甲床的损伤。由于第 5 趾在最外侧，其趾骨踢碰外伤的机会亦多，因此骨折较常见。第 2～4 趾骨骨折较少发生。第 1 趾骨较粗大，其功能也较重要，第 1 趾骨近端骨折亦较常见，远端多为粉碎性骨折。

【诊断】

趾骨骨折后，伤趾疼痛、肿胀、有青紫瘀斑。有移位者外观可有畸形；合并皮肤和指甲损伤者，局部有伤口并出血，容易引起感染。

【治疗】

（一）整复方法

对无移位的趾骨骨折不需整复，有移位的骨折应手法复位。患者正坐，术者用一手拇、食二指捏住患趾近段的内外侧，另一手拇、食二指捏住患趾远段上下侧，在牵引下，将远骨折段向近端推挤捺正。

（二）固定方法

整复成功后，用胶布作邻趾固定，固定时间 3～4 周。

（三）手术治疗

若复位失败、固定不稳定，或伴有趾骨脱位，可行手术切开复位，克氏针内固定治疗。克氏针经髓腔进入近节趾骨，也可进入跖骨，固定3～4周即可。有甲下血肿者，可在趾甲上开小窗引出。开放性骨折，清创时拔去趾甲，清除小碎骨，同时用克氏针内固定，修补损伤的甲床，或用跖侧皮瓣闭合创口。

（四）药物治疗

对无伤口的骨折可用消肿接骨中药外敷，内服药物按骨折三期辨证治疗。

（五）功能锻炼

骨折经复位固定后，即可作踝关节及其他足趾屈伸活动，待肿胀稍消减后，可扶拐下地足跟负重行走。

第四节　躯干骨折

躯干骨由脊柱、肋骨和骨盆组成，对胸腔、腹腔和盆腔脏器的保护和承重起着非常重要的作用。躯干骨折的致伤暴力强大，损伤机制复杂，往往合并内脏组织结构的破坏，产生严重并发症，可致终身残废甚至死亡。因此，对于躯干骨折的诊断和治疗，应当既要重视躯干骨折，也要重视并发的内脏损伤及其对全身和局部生理功能的影响。

肋骨骨折

肋骨共有12对，呈弓形，分左右对称排列，与胸椎和胸骨相连构成胸廓，对胸部脏器起保护作用。上7对肋骨借软骨直接附着于胸骨，第8～10肋骨借第7肋骨间接与胸骨相连，第11、12肋骨前端游离，称为浮肋。第1～3肋骨较短，且受锁骨、肩胛骨及上臂保护，而浮肋弹性较大，故均不易骨折。第4～9肋较长且固定，在外力作用下较易发生骨折。

【病因病理】

（一）直接暴力

棍棒打击或车祸撞击等外力直接作用于肋骨发生骨折，骨折端向内移位，可穿破胸膜及肺脏，造成气胸和血胸（图6－116、117）。

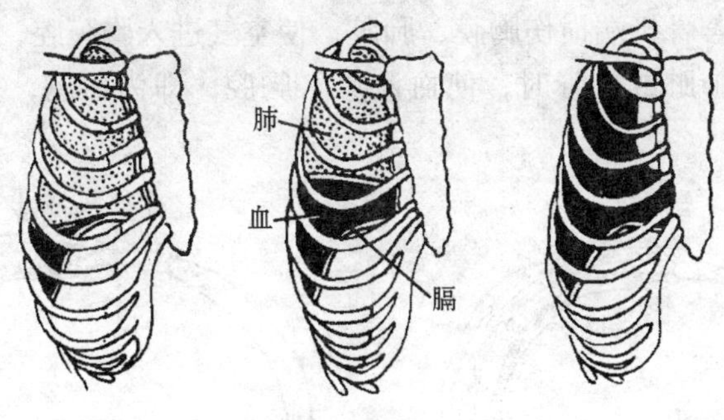

图6－116　血胸

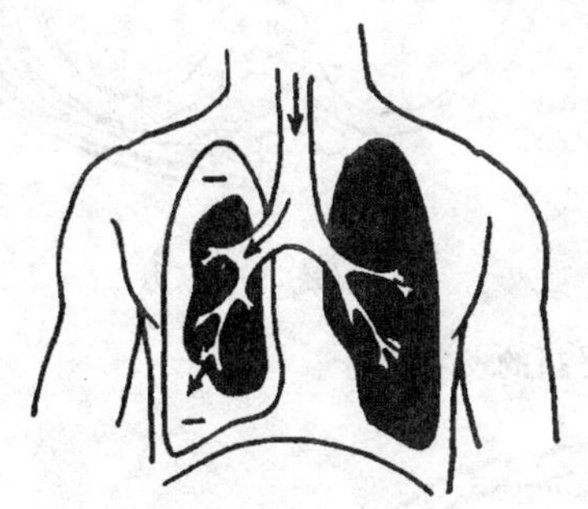
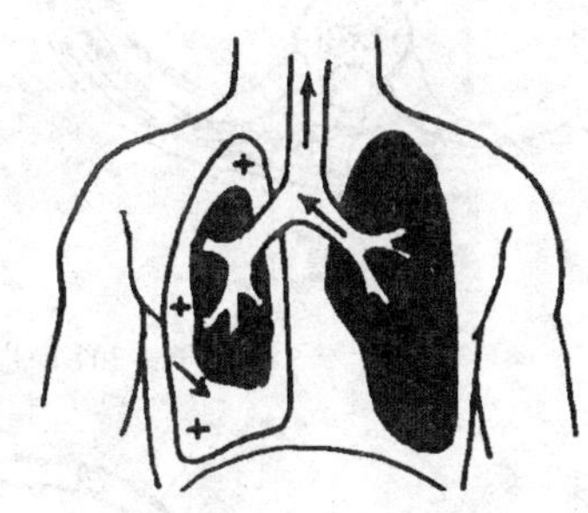

图6－117　气胸

（二）间接暴力

如塌方、车轮辗轧、重物挤压等，使胸廓受到前后方对挤的暴力，肋骨被迫向外弯曲凸出，在最凸出处发生骨折，多发生在腋中线附近（图6－118）。亦有因暴力打击前胸，导致后肋骨折，或打击后胸而致前肋骨折。骨折多为斜形，断端向外突出，刺破胸膜的机会较少。

（三）肌肉收缩

长期剧烈咳嗽或喷嚏时，胸部肌肉急剧而强烈地收缩，可致肋骨发生疲劳骨折，但多发生于体质虚弱、骨质疏松者。

骨折可发生于一根或数根肋骨。一根肋骨发生两处骨折时，称为双处骨折（图6－119）。多根肋骨双处骨折时，或者胸侧方多根肋骨骨折，由于暴力大，往往同时有多根肋骨前端的肋软骨关节脱位或肋软骨骨折，使该部胸廓失去支持，产生浮动胸壁，吸气时因胸腔负压增加而向内凹陷，呼气时因胸腔负压减低而向外凸出，与正常呼吸活动相反，故称为反常呼吸。外力不仅可导致肋骨骨折，也可使肺脏受到挤压，发生肺泡内出血水肿，肺泡破裂，引起肺间质水肿，影响血气交换。若骨折端损伤胸膜、肺脏，使空气进入胸膜腔，即为气胸。肋骨骨折伤及胸膜、肺脏或血管时，使血液流入胸腔，即为血胸，多与气胸同时发生，称为血气胸。

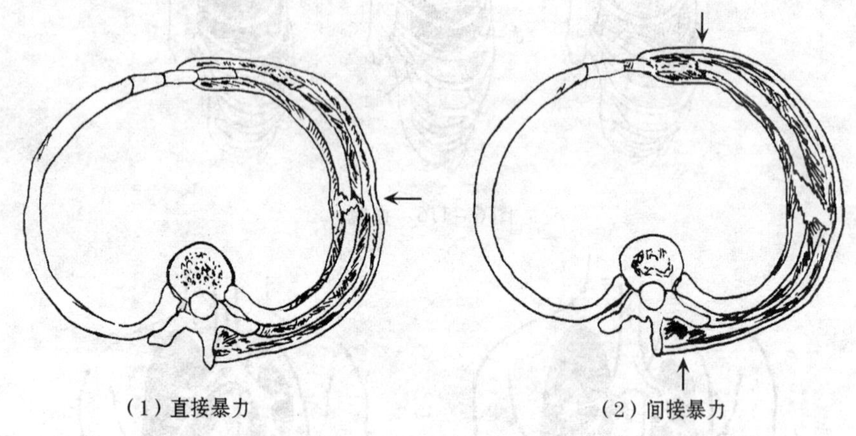

（1）直接暴力　（2）间接暴力

图 6－118　肋骨骨折的发生机制

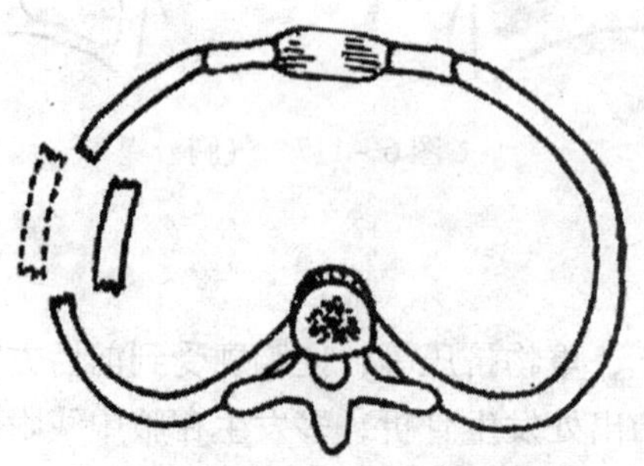

图 6－119　双处骨折

【诊断】

有交通事故、高处坠落、重物挤压或直接打击等胸部外伤史。当剧烈咳嗽、喷嚏后突然胸壁剧痛，应考虑到有肋骨骨折的可能。伤后局部疼痛，说话、喷嚏、咳嗽、深呼吸和转动躯干时疼痛加剧，呼吸较浅而快。检查可见局部有血肿或瘀斑，骨折处有剧烈压痛点，沿肋骨可触及骨骼连续性中断或骨擦感（音），胸廓挤压征阳性。多根双处肋骨骨折时，该部胸廓因失去支持而出现反常呼吸。

第 1、2 肋骨骨折多由强大暴力引起，应同时考虑其周围的锁骨下血管和臂丛神经损伤的可能性；而下部肋骨骨折，应注意有无肝、脾、肾脏损伤。肋骨骨折的常见并发症是血气胸，故应特别注意病人的血压、脉搏和呼吸情况，有无发绀缺氧症状，以及由于不能呼吸和咳嗽排痰而引起的肺部感染、肺不张，对年老体弱或原有慢性阻塞性肺部疾病者应提高警惕。

胸部正侧位X线片可证实骨折部位。无移位骨折，早期X线可呈“阴性”，需待伤后3~4周出现骨痂时，才能证实为骨折。X线检查亦不能发现肋软骨脱位或肋软骨骨折，因此肋骨骨折的早期诊断主要依靠临床体征。X线透视或摄片可以明确气胸及其程度。

【治疗】

单纯肋骨骨折，因有肋间肌固定和其余肋骨支持，多无明显移位，一般不需要复位。因其往往累及其附着的骨膜、胸膜，特别是易伤及肋间神经，疼痛较剧，影响咳嗽排痰，致支气管内分泌物潴留，可造成肺不张或并发肺炎。治疗的重点在于止痛和预防肺部感染。

（一）整复方法

患者正坐，助手在患者背后，将一膝顶住患者背部，双手握其肩用力向后方拉开，使患者挺胸，医者一手扶健侧，一手按定患侧，用挤按手法将高凸的骨折端挤平。若患者身体虚弱，可取仰卧位，背部垫高，同样采用挤按手法将骨折整复。多根多处肋骨骨折造成浮动胸壁，出现反常呼吸时，采用肋骨牵引法，可选择浮动胸廓中央一根肋骨，局麻后用无菌巾钳将肋骨夹住，系上牵引绳进行滑动牵引。

（二）固定方法

1. 胶布固定法 患者正坐，在贴胶布的皮肤涂上复方安息香酸酊，呼气使胸围变小，然后屏气，用宽7~10cm的长胶布，自健侧肩胛中线绕过骨折处紧贴到健侧锁骨中线固定。第二条盖在第一条的上缘处，互相重叠1/2，由后向前，由下至上地进行固定，直至将骨折区和上下邻近肋骨全部固定为止（图6-120），固定时间3~4周。若皮肤对胶布过敏或患有支气管哮喘、慢性支气管炎、肺气肿，因半环式胶布固定可加重呼吸限制而不宜采用。

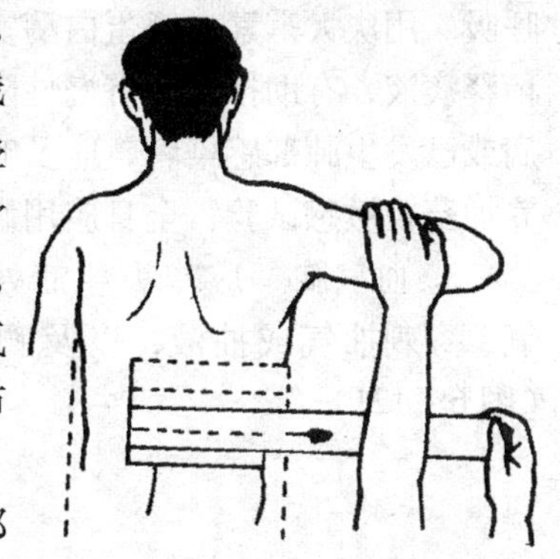

图6-120 半环式胶布固定法

2. 弹力绷带固定法 适用于老年人、患肺部疾患或皮肤对胶布过敏者。骨折部可外贴伤膏药或消瘀膏，嘱患者作深呼气，然后用宽弹力绷带环绕胸部固定骨折区及上下邻近肋骨，固定时间为3～4周。

（三）手术治疗

多根多处肋骨骨折引起浮动胸壁，出现反常呼吸，且患者不能充分换气，不能有效咳嗽排痰时，可选择切开钢丝内固定。

（四）药物治疗

初期应活血化瘀，理气止痛。伤气为主者，可选用柴胡疏肝散；伤血为主者，可选用复元活血汤、血府逐瘀汤。后期胸肋隐隐作痛或陈伤者，宜化瘀和伤，行气止痛，可选用三棱和伤汤（丸）；气血虚弱者，用八珍汤合柴胡疏肝散。

外治初期可选用消肿散、消肿止痛膏；中期用接骨续筋膏或接骨膏；后期用狗皮膏或万灵膏敷贴，或用海桐皮汤熏洗。

（五）并发症治疗

肋骨骨折引起的疼痛、血气胸及肺部感染，可严重影响病人的呼吸循环功能，导致进行性低氧血症，甚至死亡，应引起高度重视并积极采取措施加以处理。

1. 疼痛 用0.5%盐酸利多卡因50ml注射于骨折部位，对消除肋骨骨折引起的严重疼痛有效，止痛时间长达2～3小时，必要时可重复使用。也可行肋间神经封闭，阻滞范围除肋骨骨折部位的肋间神经外，还应包括骨折部位上、下各一肋间神经。

2. 肺部感染 由患者或护理人员扶按伤处，鼓励并协助病人咳嗽、排痰，多做深呼吸。用庆大霉素加糜蛋白酶雾化吸入，以稀释痰液，有助排痰。有慢性阻塞性肺部疾病或已发生肺部感染者，应及时做痰细菌培养加药物敏感试验，全身应用敏感抗生素。

3. 血气胸 应作为急症处理，包括吸氧、穿刺抽气或抽液，以及胸腔闭式引流（图6－121）等。

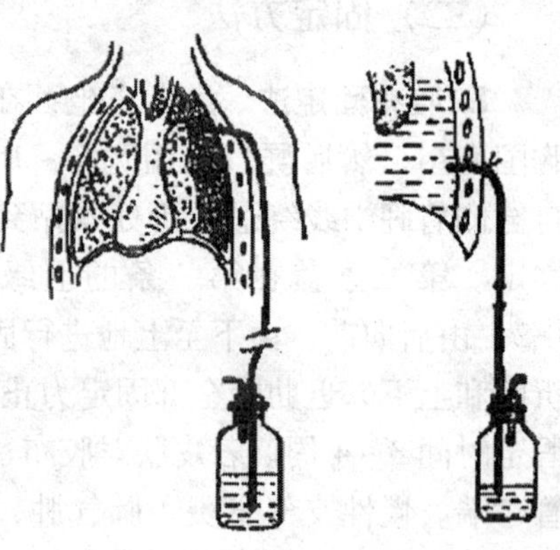

图6－121 胸腔闭式引流

（六）功能锻炼

整复固定后，病情轻者可下地自由活动。重症需卧床者，取半坐卧位，肋骨牵引者取平卧位，可进行腹式呼吸运动锻炼。有痰者，鼓励患者按住伤处进行咳痰。

脊柱骨折

脊柱是人体的支柱，由脊椎骨和椎间盘组成，前者占脊柱长度的3/4，后者占1/4，其周围有坚强的韧带相连及很多肌肉附着，具有负荷重力、缓冲震荡、支撑身体、保护脊髓及体腔脏器的功能。

脊柱由33块椎骨和23个椎间盘连接组成（图6-122），即7个颈椎、12个胸椎、5个腰椎、5个骶椎及4个尾椎，由于骶椎节和尾椎节分别融合为1个骶骨和尾骨，故脊柱也可以说是由26块脊椎骨组成。脊柱有四个弯曲的类似弹簧作用的生理弧度，即颈段前凸、胸段后凸、腰段前凸、骶尾段后凸，借椎间盘和生理弧度以缓冲外力对脊柱的冲击和震荡。

典型的脊椎骨可分为椎体和椎弓两部分，椎体在前，是椎骨的负重部分，椎体的后侧为椎弓部分，形成椎弓根、椎板、上下关节突、横突和棘突。椎体的后面与椎弓根和椎板共同围成椎孔，各椎骨的椎孔相连形成椎管，其中有脊髓和马尾神经通过。相邻的椎弓根上下切迹组成椎间孔，是脊神经的通路。自第2颈椎到第1骶椎，相邻的上位椎骨的下关节突及下位椎骨的上关节突构成关节突关节，周围有坚强的关节囊，属微动关节。脊柱各段的关节突关节的形状及排列方向因其活动度而不同。颈椎关节突的关节面与椎体呈40°~45°角，颈椎前屈时，上颈椎的下关节突在下颈椎的上关节突上向前滑动，虽有利于屈伸运动，但稳定性较差。胸椎的关节突呈冠状位，下关节突位于上关节突的背侧，与椎体呈60°~70°角，棘突彼此叠掩，又有胸肋、肋椎关节加强，故稳定性良好。腰椎的关节突关节逐渐变为斜位。各关节突关节排列甚为合适，关节面光滑，如有损伤即可导致创伤性关节炎，发生慢性胸腰背痛。

各椎骨间有椎间盘及韧带相连接，椎体前面为坚强的前纵韧带，是人体最长的韧带；椎体后面为相对薄弱的后纵韧带；相邻的椎板之间有薄而坚韧的黄韧带；各棘突间有棘间韧带；棘突末端有棘上韧带，由第7颈椎棘突向上，棘上韧带移行为项韧带。除第1、2颈椎外，椎间盘位于相邻的两个椎体之间，共有23个，外围以坚韧致密的胶原纤维环紧贴于椎体软骨板上，连接相邻椎体，其中央包围着富有弹性、半流体的胶状髓核。这些椎间连接组织对脊柱运动和稳定具有十分重要的作用。

脊髓位于椎管内，共发出31对脊神经（图6－123），包括颈神经8对、胸神经12对、腰神经5对、骶神经5对、尾神经1对，每1对脊神经所对应的脊髓是一个节段。在人体发育过程中，脊髓的生长速度落后于椎管，脊髓逐渐上移，至成年脊髓末端则对着第1腰椎下端或第2腰椎上端，故脊髓节段与其相应的椎骨平面并不一致。它们之间的差别越往下越大，在下颈部和上胸部，脊髓节段比其相应的椎骨高1个或2个椎体，在下胸部和上腰部高出2个或3个椎体，在下腰部和上骶部则高出4个或5个椎体，因此第1胸髓节段与第6颈椎椎体同高，而第3腰髓节段则位于第12胸椎或第1腰椎椎体的平面。脊髓有三个功能区，颈膨大（$C_4 \sim T_1$）为臂丛神经发出区，支配上肢的运动和感觉；胸段脊髓周径大致相同；腰膨大（$T_{12} \sim S_2$）为腰骶丛发出区，支配下肢的运动和感觉及膀胱自主排尿功能。起自腰膨大的神经根纵行向下，围绕终丝成为马尾神经，位于第2腰椎以下的椎管内，并悬浮在脑脊液中。

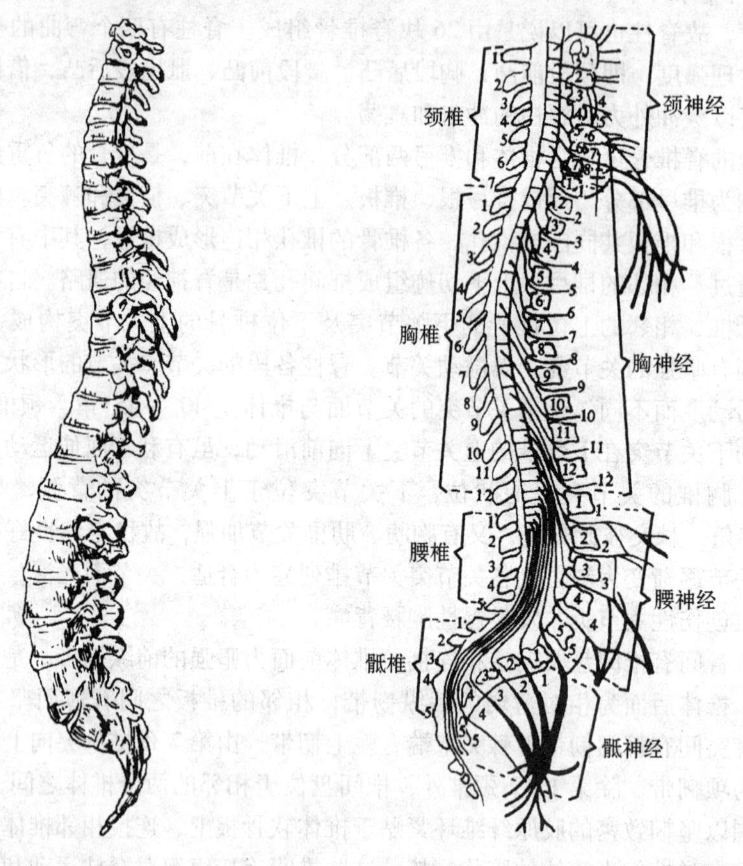

图6－122　脊柱的生理弯曲　　图6－123　脊髓与脊柱的对应关系

脊柱的运动和稳定不仅依赖于脊椎骨和韧带及椎间盘的完整，而且还依赖脊柱周围的肌肉舒缩和固定作用，一旦肌肉损伤变性和运动失调，即可导致脊柱稳定性减弱或丧失。可以认为肌肉是脊柱稳定的外在平衡因素，两者相辅相成、缺一不可，故在脊柱损伤的诊断和治疗中，应充分重视骨关节与软组织的相互关系和影响。

【病因病理】

（一）屈曲型损伤

从高处坠落时臀部触地躯干前屈，或头部触地颈椎前屈，使脊柱相应部位椎体前半部受到上、下位椎体、椎间盘的挤压而发生压缩性骨折，其后部的棘上韧带、棘间韧带、关节突关节囊受到牵张应力而断裂，上位椎体向前下方移位，引起半脱位，甚至双侧关节突跳跃脱位，但椎体后侧皮质并未压缩断裂。以活动范围较大的下颈椎和胸腰椎结合部（T_{11}～L_2）最为多见。

（二）过伸型损伤

当患者从高处仰面摔下，背部或腰部撞击木架等物体，被冲击的部位形成杠杆支点，两端继续运动，使脊柱骤然过伸，造成前纵韧带断裂，椎体前下或前上缘撕脱骨折，上位椎体向后移位，棘突相互挤压而断裂。另外，骑车摔倒时头面部触地或急刹车时乘客头面部撞击挡风玻璃或椅背，使颈椎过度伸展也可致前纵韧带断裂、上位椎体向后移位等类似损伤。

（三）垂直压缩型损伤

高处掉落的物体纵向打击头顶，或跳水时头顶垂直撞击地面，以及人从高处坠落时臀部触地，均可使椎体受到椎间盘挤压而发生粉碎性骨折，骨折块向四周爆裂移位，尤其是椎体后侧皮质断裂，骨块突入椎管造成椎管变形、脊髓损伤（图6－124、125）。

（四）侧屈型损伤

高处坠落时一侧臀部触地，或因重物压砸使躯干向一侧弯曲，而发生椎体侧方楔形压缩骨折，其对侧受到牵张应力，引起神经根或马尾神经牵拉性损伤。

（五）屈曲旋转型损伤

脊柱受到屈曲和向一侧旋转的两种复合暴力作用，造成棘上、棘间韧带牵拉损伤，旋转轴对侧的小关节囊撕裂、关节突关节脱位，椎管变形，脊髓受压。

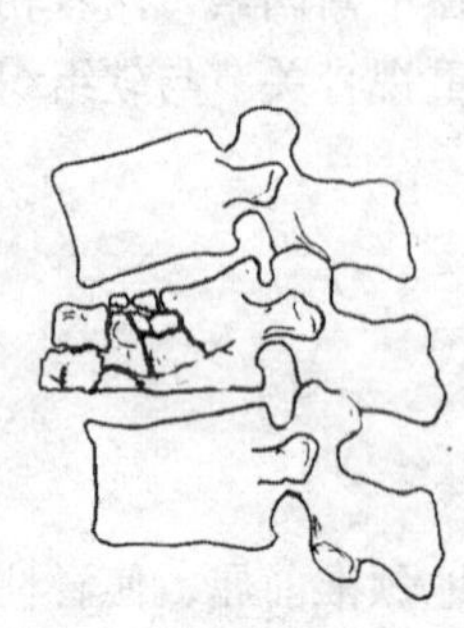

图 6 – 124　椎体爆裂骨折

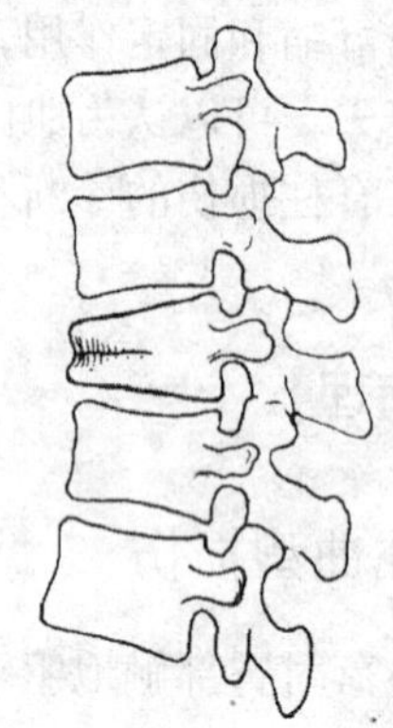

图 6 – 125　椎体压缩骨折

（六）水平剪力型损伤

又称安全带型损伤，多属屈曲分离型剪力损伤。高速行驶的汽车撞车瞬间患者下半身被安全带固定，躯干上部由于惯性而急剧前移，以前柱为枢纽，后柱受到牵张力而破裂张开，造成经棘上韧带、棘间韧带、后纵韧带、椎间盘水平断裂；或经棘突椎板、椎体水平骨折，往往移位较大，脊髓损伤多见。

（七）撕脱型损伤

由于肌肉急骤而不协调收缩，造成棘突或横突撕脱性骨折，脊柱的稳定性不受破坏，骨折移位往往较小。

【诊断】

高处坠下、重物落砸、车祸撞击、坍塌事故等时均有发生脊柱损伤的可能，应详细了解暴力作用过程和部位，受伤时的姿势及搬运情况。在颅脑外伤、醉酒意识不清时，应特别注意排除颈椎损伤。伤后脊柱疼痛及活动障碍为主要症状。额面部皮肤擦伤或挫伤，提示颈椎过伸性损伤；沿脊柱中线自上而下逐个按压棘突，寻找压痛点，发现棘突后凸，表明压缩骨折或骨折脱位；棘突周围软组织肿胀、皮下瘀血，说明韧带、肌肉断裂；棘突间距增大，说明椎骨脱位或棘间韧带断裂；棘突排列不在一条直线上，表明脊柱有旋转或侧方移位。只有轻微压缩骨折时，疼痛及功能障碍多不明显，应注意不要漏诊。对任何脊柱损伤者，均应进行详细的神经系统检查，以排除是否伴有脊髓损伤。

X 线检查对确定脊柱损伤的部位、类型和程度，以及在指导治疗方面具有极其重要的价值，是诊断脊柱损伤的首选方法。任何脊柱损伤均应摄正侧位X线片。

CT扫描能清楚地显示椎体、椎骨附件和椎管等结构复杂的解剖关系和骨折等情况，其突出的优点是不受自身阴影重叠及周围软组织掩盖影响，且对软组织具有很高分辨率。对于观察椎管周围的附件损伤，特别是用一般X线检查很难显示的寰枕部损伤，更具优越性。但如果CT扫描层面间距过大，可遗漏病变区域。另外不能发现脊髓损伤也是其缺陷。

MRI具有多平面成像特点及很高的软组织分辨力，能非常明确地显示脊髓和椎旁组织是否损伤及损伤的具体细节，是脊髓损伤最有效的影像学检查手段。可通过观察脊髓信号改变和椎管内其他结构的创伤情况，来判断脊髓损伤程度，对制定治疗方案、推测预后有较大的指导意义。

电生理检查包括肌电图和体感诱发电位（SEP）检查等，能确定脊髓损伤的严重程度，帮助预测功能恢复情况，并对脊柱脊髓手术起到监护脊髓功能的作用。

脊柱损伤程度根据损伤后脊柱的稳定程度分为稳定性损伤与不稳定性损伤。无论是搬运或脊柱活动，骨折无移位倾向者，称为稳定性损伤，如单纯椎体压缩性骨折，压缩不超过1/2，单纯横突、棘突骨折等。在严重外力作用下，除椎体、附件骨折外，伴有韧带、椎间盘损伤，使脊柱的稳定因素大部分被破坏，而在搬运过程中易发生移位，损伤脊髓或马尾神经，称为不稳定性损伤，如骨折脱位、椎体爆裂性骨折、压缩性骨折超过1/2者。

Denis于1983年提出脊柱“三柱”概念，即前纵韧带、椎体及椎间盘前2/3为前柱，后纵韧带、椎体及椎间盘的后1/3为中柱，椎弓、关节突关节、棘突、椎板、黄韧带、棘间韧带、棘上韧带为后柱（图6－126），脊柱的稳定性主要依赖中柱的完整。凡损伤累及中柱结构均为不稳定性损伤。如爆裂骨折破坏前柱与中柱，屈曲型骨折脱位三柱结构尽坏，故均属不稳定性损伤。

【治疗】

（一）急救处理

脊柱骨折和脱位的恰当急救处理，对患者的预后有重要意义。在受伤现场就地检查，主要明确两点：第一，脊柱损伤的部位。如病人清醒，可询问并触摸其脊柱疼痛部位。昏迷病人可触摸脊柱后凸部位。第二，观察是高位四肢瘫还是下肢瘫，从而确定系颈椎损伤还是胸腰椎损伤，作为搬运时的依据。在搬运过程中，应使脊柱保持平直，避免屈曲和扭转。可采用两人或数人在患者一侧，动作

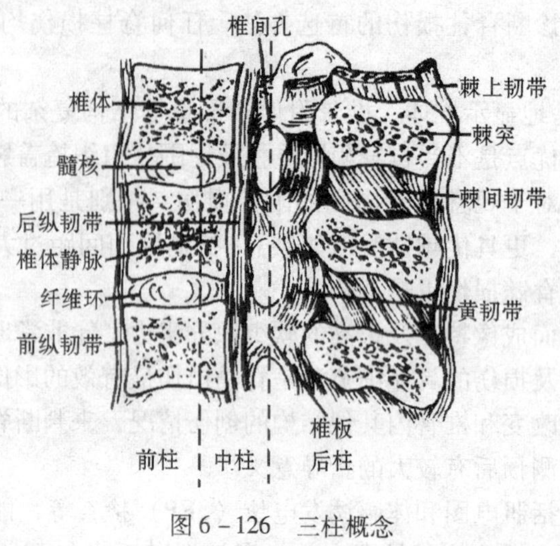

图 6－126　三柱概念

一致地平托头、胸、腰、臀、腿的平卧式搬运，或同时扶住患者肩、腰、髋部的滚动方式，将患者滚到担架上。对颈椎损伤者，应由一人专门扶住头部或用沙袋挤住头部，以防止颈椎转动。用帆布担架抬运屈曲型骨折者应采用俯卧位。搬运用的担架应为木板担架，切忌用被单提拉两端或一人抬肩、另一人抬腿的搬运法，因其不但会增加病人的痛苦，还可使脊椎移位加重，损伤脊髓。由于导致脊髓损伤的暴力往往巨大，在急救时应特别注意颅脑和重要脏器损伤、休克等的诊断并优先处理，维持呼吸道通畅及生命体征的稳定。

（二）整复方法

根据脊柱损伤的不同类型和程度，选择恰当的复位方法。总的原则是根据损伤的病因病理，并充分利用脊柱的稳定结构复位。屈曲型损伤应伸展位复位，过伸型损伤应屈曲位复位。在复位时应注意牵引力的作用方向和大小，防止骨折脱位加重或损伤脊髓。颈椎损伤伴关节交锁应首选颅骨牵引复位法，胸腰椎损伤则可选用下肢牵引复位法或垫枕腰背肌功能锻炼复位法。

1. 持续牵引复位法　轻度移位、压缩而无关节交锁的颈椎骨折，一般采用枕颌布托牵引，将枕颌布托套枕部与上颌部，通过滑车进行牵引，头颈略后伸，牵引重量 2～3kg，持续牵引 3～4 周后改用颈围保护 8～10 周。若颈椎骨折伴有关节交锁者，需用颅骨牵引。

2. 垫枕腰背肌功能锻炼复位法　早期腰背肌肌肉锻炼可以促进血肿吸收。以骨折处为中心垫软枕，致腰椎呈过伸位牵拉，使得由于椎体压缩而皱折的前纵韧带重新恢复原有张力，并牵拉椎体前缘张开，达到压缩骨折部分甚至全部复位，同时后侧关节突关节关系也得到恢复和改善。由于腰背肌不断锻炼，防止了肌肉萎缩，减轻了骨质疏松和晚期脊柱关节僵硬挛缩的可能。操作时，让患者仰卧于硬板床上，骨折处垫高 5～10cm 的软枕，疼痛能够忍受时，尽快进行腰背肌锻炼。于仰卧位用头部、双肘及双足作为支撑点，使腰、臀部及下肢呈弓形撑起（五点支撑法），一般在伤后 1 周内要达到此种练功要求；然后过渡到仅用头顶及双足支撑，全身呈弓形撑起（三点支撑法），在伤后 2～3 周内达到此要求。

3. 牵引过伸按压法　患者俯卧硬板床上，两手抓住床头，助手立于患者头侧，两手持腋窝处，一助手立于足侧，双手握双踝，两助手同时用力，逐渐进行牵引。持续一定时间后，足侧助手逐渐将双下肢提起悬离床面，使脊柱得到充分牵引和后伸，当肌肉松弛、前纵韧带被拉开后，术者双手重叠，压于骨折后凸部位，适当用力下压，借助前纵韧带的伸张力，将压缩之椎体拉开，同时后凸畸形得以复平（图 6－127、128）

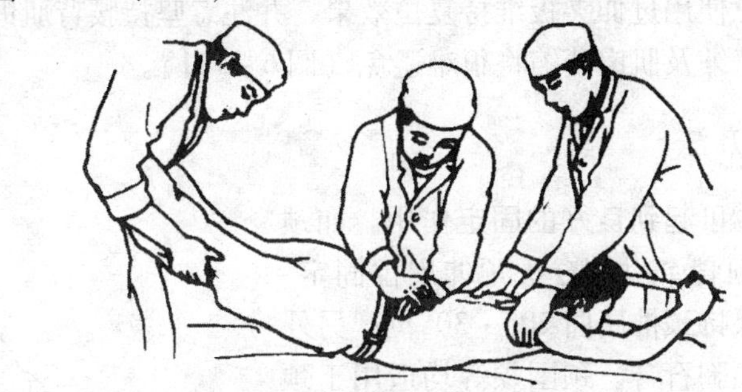

图 6－127　牵引过伸按压复位法

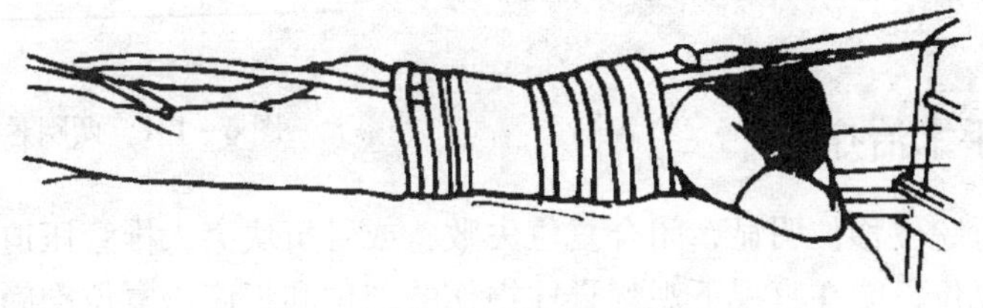

图 6－128　牵引带牵引过伸复位法

4. 二桌复位法　用高低不等的二桌，高低差为 25～30cm，平排在一起，将病人置桌上，患者头部朝高桌，然后将高桌边逐渐移至上臂中段及颏下处，将低桌渐移至大腿处，借助病人体重，使胸腰部悬空。此时术者可用手掌或另加一桌托住病人的腹部，缓慢下沉，以减轻疼痛，达到脊柱过伸的目的，2～5 分钟后，脊柱的胸腰部明显过伸，用石膏背心固定（图 6－129、130）。

5. 两踝悬吊复位法　病人俯卧于复位床上，将两踝悬空吊起。如没有复位

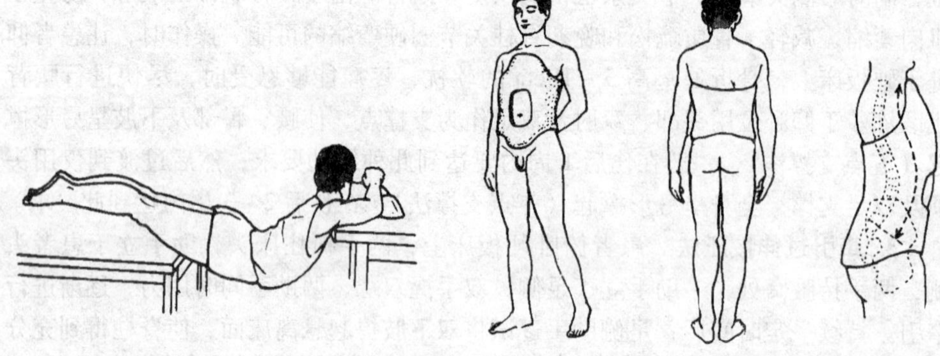

图 6－129　二桌复位法　　图 6－130　石膏背心固定

床，亦可在屋梁上装一滑轮，将双足向上吊起，徐徐悬空，使胸腰段脊柱过伸复位。复位后应注意使用过伸夹板维持复位效果，并注意坚持腰背肌锻炼，否则晚期脊椎关节僵硬挛缩及肌肉萎缩将很难避免（图 6－131）。

（三）固定方法

牵引结合体位可起到良好的固定作用。如颈椎屈曲型损伤用颅骨牵引结合头颈伸展位固定，过伸型损伤则需保持颈椎屈曲 20°～30°位；另外头－胸支架、头颈胸石膏、颈围领等均适用于颈椎损伤。腰椎屈曲压缩性骨折腰部垫枕，使腰椎过伸结合过伸位夹板支具等，能发挥复位和固定的双重作用。

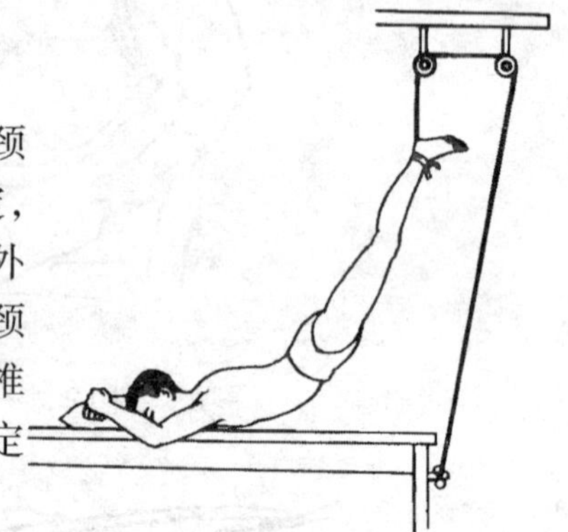

图 6－131　两踝悬吊复位法

（四）手术治疗

对于骨折脱位移位明显，闭合复位失败，或骨折块突入椎管压迫脊髓者应选择手术切开复位，能在直视下观察脊柱损伤的部位和程度，复位准确，还可恢复椎管内径，解除脊髓压迫，重建脊柱稳定性，有利于患者尽早康复训练，并且减轻了护理难度，预防并发症发生。

（五）药物治疗

早期局部肿胀、剧烈疼痛、胃纳不佳、大便秘结、舌苔薄白、脉弦紧，证属气滞血瘀，治宜行气活血、消肿止痛，多用复元活血汤、膈下逐瘀汤，外敷消瘀膏或消肿散。若局部持续疼痛、腹满胀痛、大便秘结、苔黄厚腻、脉弦有力，证属血瘀气滞、腑气不通，治宜攻下逐瘀，方用桃核承气汤或大成汤加减。中期肿痛虽消而未尽，仍活动受限，舌暗红、苔薄白、脉弦缓，证属瘀血未尽、筋骨未复，治宜活血和营、接骨续筋，方用接骨紫金丹。后期腰酸腿软、四肢无力、活动后局部隐隐作痛、舌淡苔白、脉虚细，证属肝肾不足、气血两虚，治宜补益肝肾、调养气血，方用六味地黄汤、八珍汤或壮腰健肾汤加减。

（六）功能锻炼

腰背部肌肉的主动收缩可促进骨折复位，防止肌肉僵硬萎缩及慢性腰背痛，有助于脊柱稳定。

外伤性截瘫

外力破坏了脊柱的结构和稳定性，导致骨折脱位挤压脊髓，即可引起脊髓损伤。最常见的暴力形式是垂直压缩损伤和屈曲损伤，约占90%，其次是伸展性、旋转性及侧屈性损伤，脊柱骨折脱位可在X线片上得到显示。而椎间盘突出、黄韧带皱折挤压、椎体移位后自行复位等引起硬膜内、外或脊髓实质出血水肿，也可出现外伤性截瘫，X线片上却不能发现，只有MRI才能发现。

【病因病理】

（一）脊髓损伤的基本病理改变

脊髓遭受损伤后，最早期可见的组织形态学改变是中央灰质薄壁血管破裂出血或血管壁通透性增加，使红细胞漏出至血管外间隙。数小时后，中心区出现凝固性坏死，进一步灰质碎裂液化形成小囊腔，而白质则主要表现为明显水肿，间杂有出血灶。脊髓水肿使软脊膜绷紧，约束住脊髓，造成内压增高，脊髓内循环障碍，使脊髓损伤后的中心区进行性坏死和神经纤维弥漫性脱髓鞘、轴索破坏裸露。不完全性脊髓损伤的病理改变程度较轻，且伤后24~48小时脊髓内出血等破坏停止而不继续进行，不发生脊髓坏死，保留较多的正常脊髓组织。完全性脊髓损伤中央出血、坏死进行性加重，1周后大部分脊髓坏死，空腔形成并为胶质所填充。

脊髓损伤的程度除与损伤当时致伤能量的大小有关外，亦与损伤后脊髓受压时间的长短、轻重、缺血的程度和持续时间有密切关系。随着受压时间和缺血程度的加重，脊髓损伤也将发生由部分到完全、由可逆到不可逆的病理学改变。

（二）脊髓损伤的类型

按脊髓损伤由轻到重及其临床表现分为以下几类：

1. 脊髓震荡 是脊髓神经细胞遭受强烈刺激而发生的超限抑制，脊髓功能暂处于生理停滞状态，随着致伤外力的消失，神经功能得以恢复。无器质性改变，镜下也无神经细胞和神经纤维的破坏，或仅有少量渗血、出血。临床上表现为损伤平面以下运动、感觉和反射的丧失，一般伤后数十分钟感觉运动开始逐渐恢复，数小时或1周后即可完全恢复，不留任何后遗症。

2. 脊髓不完全横断损伤 脊髓遭受严重损伤，但未完全横断，表现为损伤平面以下运动、感觉、括约肌和反射的不同程度的保留，是临床最常见的实质性损伤，有以下几种类型。

（1）脊髓中央性损伤 脊髓中央灰质损害，由于脊髓丘脑束纤维在此交叉，故可出现损伤平面以下的分离性感觉障碍，即痛觉、温度觉消失而触觉基本存在。因皮质脊髓束纤维的排列是支配上肢的位于脊髓内侧，支配下肢的靠外侧，所以在颈段脊髓中央损伤时，上肢瘫痪重于下肢，手部瘫痪最重。神经功能的恢复按下肢、膀胱、上肢的顺序进行，手的功能恢复最慢。

（2）脊髓前部损伤 主要累及皮质脊髓前束和脊髓丘脑前束，而后侧的薄束和楔束完整。表现为损伤平面以下的完全性瘫痪，痛觉、温度觉迟钝或消失，而位置觉、震动觉等深感觉存在。

（3）脊髓后部损伤 因损伤在薄束和楔束，而前索和侧索完整，表现为损伤平面以下的深感觉障碍，而浅感觉迟钝或正常，运动肌力正常。

（4）脊髓半侧损伤 也称布朗－色夸综合征。浅感觉传导束进入脊髓后先交叉再上行，深感觉传导束则先上行后交叉，因此伤侧出现运动和深感觉丧失，但痛、温觉仍然保存，触觉稍减退。而对侧运动功能和深感觉良好，但痛、温觉丧失，触觉稍减退。

3. 脊髓完全性横断损伤 由于与高级中枢的联系完全中断，失去中枢对脊髓神经元的控制作用，兴奋性极为低下，横断以下出现迟缓性瘫痪，感觉、肌张力消失，内脏和血管反射活动暂时丧失，进入无反应状态，称为脊髓休克。脊髓休克为暂时性，可持续24小时，脊髓休克过后，最先恢复的是球海绵体肌反射或肛门反射。当上述反射之一恢复，而损伤平面以下的深、浅感觉仍然完全丧失，任何一个肌肉的运动收缩也不存在，其他深、浅反射消失，大小便失去控制，预示为完全性脊髓损伤。伤后数月可由弛缓性瘫痪变为痉挛性瘫痪。

【诊断】

（一）临床表现

脊柱损伤时均应考虑到有脊髓损伤的可能。脊髓损伤的发生与多种因素有关，椎体移位程度与脊髓损伤程度也并非完全一致，严重的脊髓损伤可以发生于轻微外力作用下的脊柱轻微损伤患者。因此所有与脊柱损伤有关的患者，均需进行相应的神经和影像学检查，以便能及时做出有否脊髓损伤的诊断。尤其对多发性损伤、颅脑损伤及醉酒后神志不清者更需注意脊髓损伤的可能。

伤后立即出现肢体功能障碍，多为骨折脱位引起；如伤后没有出现而是在搬动病人后发生，表明搬动时引起骨折移位加重，损伤了脊髓。肢体功能障碍由轻渐重，截瘫平面由低渐高，说明脊髓损伤范围增大。脊髓损伤后经过何种治疗以及疗效如何，均有助于对病情的判断。

（二）脊髓各节段损伤的临床特点

1. 上颈段（$C_{1\sim4}$）脊髓损伤　此段脊髓与延髓相连，发出枕大神经、枕小神经和膈神经等，支配枕部、耳廓皮肤，损伤后多因膈肌和肋间肌麻痹不能自主呼吸而迅速死亡。幸存者可出现耳廓、枕部疼痛、麻木及四肢不全瘫痪。

2. 下颈段（$C_{5\sim8}$）脊髓损伤　由于肋间肌麻痹，胸式呼吸丧失，腹式呼吸明显代偿性增强。C_5 节段损伤，肩部因有肩胛提肌和斜方肌牵拉而耸起。C_6 节段损伤，因肩胛提肌、斜方肌、三角肌和肱二头肌收缩而呈肩外展90°，肘屈曲，前臂靠近头部。C_7 节段损伤，由于肘以上肌肉正常，肘以下肌肉瘫痪，前臂置于胸前，伸指肌力减弱，而以食指伸肌减弱尤为明显。C_8 节段损伤，可累及脊髓外侧角的交感神经，出现霍纳征，表现为瞳孔缩小，眼睑下垂及同侧汗腺障碍，以手内在肌瘫痪为主。

3. 胸段脊髓损伤　除有下肢肌肉瘫痪外，上胸髓损伤可出现肋间肌麻痹，呼吸困难，腹式呼吸代偿加强。

4. 腰骶段（$L_1\sim S_2$）脊髓损伤　该段脊髓是腰骶神经根发出处，也称腰膨大损伤。表现为双下肢肌肉不同程度的弛缓性瘫痪，提睾反射、髌腱反射、跟腱反射消失，大小便失禁。皮肤感觉丧失区 $L_{1\sim3}$ 分别为大腿上、中、下1/3，$L_4\sim S_2$ 分别为小腿内侧、足背、足底和小腿后侧。

5. 脊髓圆锥（$S_{3\sim5}$）及马尾神经损伤　主要表现为排尿中枢损伤及肛门括约肌功能障碍，大小便潴留或失禁，会阴部有马鞍状感觉障碍区。第2腰椎以下骨折脱位，仅损伤马尾神经，且多为不完全损伤，出现双侧大腿以下皮肤感觉不对称，以大腿、小腿后部，足部及会阴区皮肤感觉减退或消失较明显，小腿肌肉瘫痪。

（三）神经系统检查

由于脊神经支配的肢体运动与感觉具有节段性分布的特点，因此可根据外伤后运动及感觉丧失区域，来推断脊髓损伤的平面。检查内容包括四肢及躯干的深浅感觉、深浅反射、肌力、肌张力、肌容积、病理反射和植物神经检查等。

1. 浅感觉 包括皮肤黏膜的触觉、痛觉及温度觉，注意其神经节段分布（图 6－132）。检查应按感觉缺失区、减退区、正常区、过敏区的顺序进行，并注意两侧对比和避免对病人的暗示。

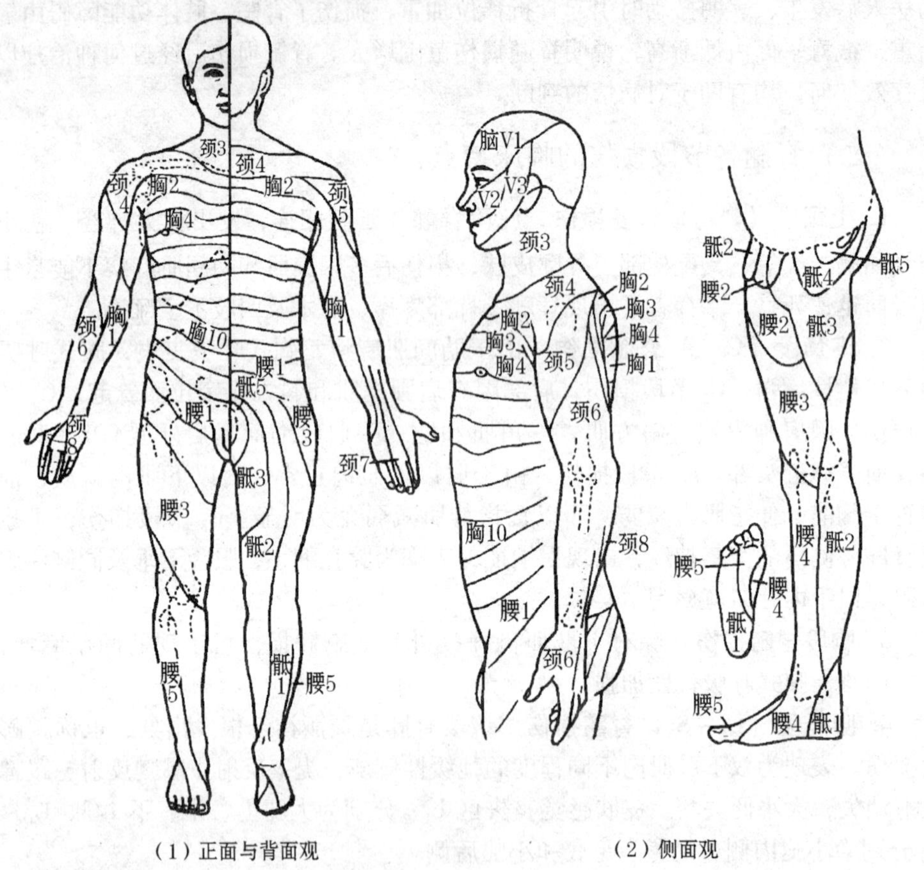

（1）正面与背面观　　（2）侧面观

图 6－132　皮肤感觉的节段分布

2. 深感觉 包括关节位置觉及震动觉，深感觉障碍说明脊髓后索损伤。

3. 肌力和运动评分　检查按0～5级测定肌力并评分。C_5：肱二头肌；C_6：桡侧伸腕长短肌；C_7：肱三头肌；C_8：中指屈指肌；T_1：小指展肌；L_2：髂腰肌；L_3：股四头肌；L_4：胫前肌；L_5：足拇长伸肌；S_1：腓肠肌；$S_{3\sim5}$支配肛门括约肌，也应检查。

4. 肌容积　肌肉萎缩多见于下运动神经元损伤，在上运动神经元损伤早期并不出现肌肉萎缩，但长期瘫痪也可出现不同程度的肌肉萎缩。

5. 肌张力　是指在静息状态下肌肉的紧张度。脊髓损伤时肌张力增高多呈痉挛性的"折刀征"样。在脊髓损伤早期或马尾神经损伤时则表现为肌张力降低。

6. 浅反射　系刺激体表感受器（如皮肤、黏膜等）引起的反射。浅反射减弱或消失表示反射弧中断或抑制。

7. 深反射　是刺激肌肉、肌腱、骨膜和关节的本体感受器而引起的反射。深反射减弱或消失表示反射弧中断或抑制，亢进则表示上运动神经元病变。双侧不对称性改变（如一侧增强、减弱或消失）是神经系统损害的重要体征，髌、踝阵挛是腱反射极度亢进的表现。

8. 病理反射　是中枢神经系统损害，主要是锥体束受损，对脊髓的抑制作用丧失而出现的异常反射。病理反射双侧明显不对称或过于强烈时，结合深反射亢进，浅反射减弱，提示为脊髓锥体束损害的上运动神经元病变。

（四）辅助检查

1. X线检查　既可判断脊柱损伤的部位、类型、程度和移位方向，又可间接了解损伤平面，估计其损伤程度。当致伤暴力结束后，移位的骨折脱位可因肌肉收缩或搬运而复位，虽然脊髓损伤很重，但X线照片却不能显示骨折脱位情况，因此X线照片必须与临床检查相结合，才能做出正确诊断。

2. CT检查　可显示X线片不能显示的骨折、椎管形态及骨块突入侵占情况，对脊柱、脊髓损伤特别重要。

3. MRI　能清楚地三维显示脊椎及脊髓改变和其相互关系，尤其对软组织所致脊髓受压的部位、原因、程度和病理变化的判断十分准确。

4. 电生理检查　最主要的目的是确定截瘫程度。完全性脊髓损伤时SEP无诱发电位波形出现，不完全损伤时则可出现诱发电位，但波幅降低和/或潜伏期延长，其中尤以波幅降低意义更大。

5. 腰椎穿刺及奎肯试验　在脊柱、脊髓损伤时，进行腰椎穿刺及奎肯试验，可帮助确定脑脊液的性质和蛛网膜下腔是否通畅，了解脊髓损伤程度和决定是否手术减压。如脊髓震荡或脊髓水肿，脑脊液多澄清，少数有蛛网膜下腔出血者，脑脊液混有不同数量的血细胞，陈旧者可呈褐黄色。蛛网膜下腔梗阻的轻重与脊髓受压程度虽有密切关系，但并非总能反映脊髓损伤情况。如脊髓横断伤，在搬动病人时，移位的椎体已经复位，原来可能有完全性梗阻，但检查时脑脊液通畅或仅有轻度梗阻。单纯脊髓水肿也可能引起完全梗阻，随着血肿吸收和水肿消退，原来的完全性梗阻可变为部分性梗阻。因此，不能单纯依靠奎肯试验结果判断伤情，而应结合损伤程度、类型、临床表现、影像学检查及病情发展等进行全面考虑，才能做出正确判断。

（五）脊髓损伤程度的评定标准

为了判断脊髓损伤的程度、疗效及估计预后，制定了一些评级标准，主要有以下几种判断方法。

1. 截瘫指数法 深浅感觉完全丧失为2，完全存在为0，部分丧失为1；肌肉运动完全丧失为2，正常肌力为0，部分丧失为1；膀胱及直肠括约肌（大小便功能）完全失去控制为2，正常为0，部分丧失为1。三者之和，6者为全瘫，0者为正常，1~5者为不全瘫。此方法简单易记，便于掌握，但在不全瘫中，对恢复程度之表示有时不够确切。

2. Frankel 评定标准

（1）无感觉及运动功能。

（2）感觉功能不完全丧失，无运动功能。

（3）感觉功能不完全丧失，无有用的运动功能。

（4）感觉功能不完全丧失，存在有用的运动功能。

（5）正常功能，可能有痉挛状态。

3. 美国脊髓损伤协会（ASIA）根据 Frankel 分级修订的标准

（1）完全性损害。在损伤平面以下（包括骶段 $S_{4\sim5}$）无任何感觉和运动功能保留。

（2）不完全损害。在损伤平面以下（包括骶段 $S_{4\sim5}$）存在感觉功能，但无运动功能。

（3）不完全损害。在损伤平面以下存在感觉和运动功能，但大部分关键肌肌力在3级以下。

（4）不完全损害。在损伤平面以下存在感觉和运动功能，且大部分关键肌肌力≥3级。

（5）感觉和运动功能正常。

【治疗】

（一）正确的急救与运送

必须采用防止脊柱、脊髓损伤加重的搬运方法和器具，其次直达有相应救治条件的医院。瘫痪发生率的高低与有无急救训练及运送工具有显著相关，故应加强宣传教育，提高全民急救防瘫的意识和能力。

（二）早期治疗

脊髓损伤发生后，局部将出现出血－水肿－细胞变性－脊髓坏死系列进行性的病理变化，只有在脊髓发生坏死之前进行有效的治疗，才能对保存脊髓的完整和促进功能的恢复发挥作用。脊髓损伤后6～10小时内是治疗的黄金时期，如已超过24小时，也应积极创造条件尽早手术。高压氧疗法要在伤后6～12小时内进行。

（三）整复脊柱骨折脱位

整复脊柱骨折脱位是恢复椎管口径、解除脊髓压迫的最直接的方法，对改善血运、防止脊髓损伤的进一步加重和促进神经功能恢复，具有非常重要的意义。在切开复位的同时行可靠的内固定，可重建脊柱稳定性，防止椎骨再次移位，为早期康复训练打下基础，也有助于防止迟发性创伤性脊髓病的发生。有效的内固定可减轻护理难度，有助于病人早日离床活动，防止长期卧床并发症的发生。

（四）药物治疗

外伤性截瘫的早期，多为瘀血阻滞，经络不通，宜活血祛瘀、疏通督脉以壮筋续骨，方用活血祛瘀汤加地龙、丹参、穿山甲、王不留行等，或用补阳还五汤。受伤2～3个月以后，因督伤络阻，多属脾肾阳虚，宜补肾壮阳，方用补肾壮阳汤加补骨脂、穿山甲等。后期血虚风动，呈痉挛性瘫痪，宜养血柔肝、镇痉熄风，方用四物汤加蜈蚣、土鳖虫、钩藤、伸筋草等。另外针灸也可促进神经恢复。

除中药治疗外，目前较成熟的已用于临床的药物为甲基强的松龙，在伤后8小时内应用越早越好，可减轻脊髓水肿，稳定细胞膜的完整。20%甘露醇快速静滴，可减轻脊髓水肿。

（五）预防和治疗并发症

除上颈髓损伤可致病人很快死亡外，脊髓损伤后呼吸肌麻痹、呼吸道及泌尿系感染、褥疮等，都是截瘫早期的常见并发症和死亡的主要原因。因长期截瘫导致的心肺肾功能不全、慢性消耗营养不良等则是截瘫后期的常见并发症及主要死因。从受伤发生截瘫的急救运送之时起，直至其恢复期中，都应积极预防及治疗并发症，而且预防重于治疗，才能使患者顺利康复。

（六）功能锻炼

功能锻炼强调损伤患者的康复应从伤后之日开始。早期练功可促进全身气血运行，加强新陈代谢，提高机体抵抗力，防止肺炎、褥疮、尿路感染等并发症，调动患者主观能动性去战胜截瘫是一项重要措施。被动活动肢体可防止肌肉挛缩、关节僵硬，未瘫肌肉的主动锻炼对防止肌肉萎缩是十分重要的。由于患者存在不同程度的肌肉瘫痪，其每一个动作和做每一件事，都要经过训练及锻炼才能逐步学会，经过康复治疗的截瘫患者能够逐渐生活自理，参加工作及进行体育锻炼等。现代康复治疗已经是截瘫治疗过程中很重要的、不可缺少的一个组成部分。

骨盆骨折

骨盆是由骶骨、尾骨和两侧髂骨、耻骨、坐骨连接而成的坚强骨环，形如漏斗。两髂骨的耳状面与骶骨的耳状面构成骶髂关节，关节面粗糙不平，但彼此嵌合非常紧密，有骶髂前韧带、骶髂后韧带和骶髂骨间韧带加强连接。两侧耻骨借纤维软骨性的耻骨盘相连，有耻骨上韧带和耻骨弓状韧带加强。骨盆上连脊柱，支撑上身的体重，同时又是连接躯干与下肢的桥梁，是负重的重要结构。人体站立时，重力通过髋臼向上，经骶髂关节传达到骶骨，称为骶股弓。而在坐位时，重力则由坐骨结节经坐骨体、骶髂关节传达到骶骨，称为骶坐弓。耻骨联合将骶坐弓和骶股弓连接构成一个闭合三角形系统，使之更加稳定。

骨盆外面有臀大、中、小肌附着，坐骨结节有股二头肌、半腱肌和半膜肌附着；缝匠肌起于髂前上棘，股直肌起于髂前下棘，在耻骨支、坐骨支及坐骨结节处有内收肌群附着；骨盆的上方，在前侧有腹直肌、腹内斜肌、腹横肌分别止于耻骨联合和髂嵴上，在后侧有腰方肌抵止于髂嵴。这些肌肉的急骤收缩均可引起附着点的撕脱骨折，同时也是骨盆骨折发生移位的因素之一。

骨盆对盆腔内的膀胱、直肠、输尿管、尿道以及女性的子宫和阴道等脏器和组织起保护作用。由于骨盆内有着丰富的交织成网的血管系统，组织间隙疏松，故外伤后可致大量出血，极易发生休克。盆腔脏器破裂可致严重感染，危及生命。

【病因病理】

骨盆骨折多由强大外力直接作用所致，如高处坠落伤、重物压砸伤和交通事故伤等。根据致伤暴力作用方向和部位不同可分为五种类型（图6-133）。

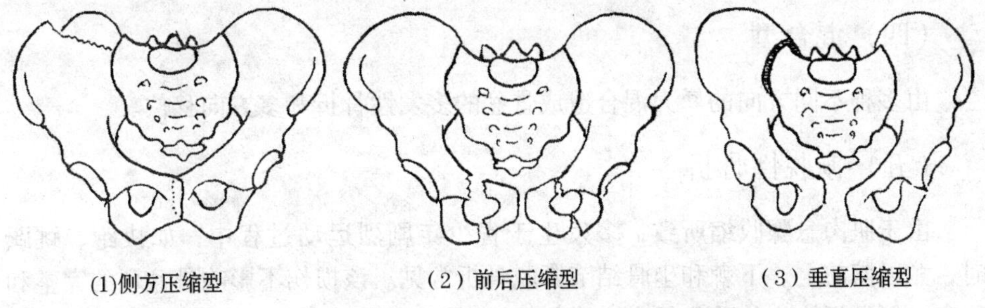

图6-133　骨盆骨折类型

（一）侧方压缩型

外力作用于骨盆侧面，使伤侧骨盆向中线旋转，造成单侧或双侧耻骨支骨折，或耻骨联合交错重叠，髂骨翼骨折内旋移位，或骶髂后韧带断裂，而骶髂前韧带保持完整，出现骶髂关节旋转性半脱位。也可发生骶髂后韧带附着处的髂骨后半部骨折，该骨折块留在原位，称为半月形骨折。侧方压缩型损伤的特点是骶髂后韧带断裂，而骶髂前韧带完整，在内旋位是不稳定的，而在垂直平面上是稳定的。

（二）前后压缩型

前后方向暴力挤压骨盆，使骨盆以骶髂关节为轴向两侧分离，故又称“开书本”样损伤。外力造成耻骨联合分离或耻骨支骨折，骶髂前韧带断裂，而骶髂后韧带保持完整，骶髂关节向外旋转性半脱位，或髂骨翼骨折向外旋转移位。该型损伤的特点是骶髂前韧带断裂，而骶髂后韧带完整，在外旋位是不稳定的，但在垂直平面上是稳定的。当持续的外旋暴力超过了骶髂后韧带的屈曲强度，可导致完全的半骨盆分离，此时则不再是开书型损伤，而是最不稳定的骨盆骨折。前后暴力造成骨盆外旋，使骨盆内软组织、动静脉及神经受到牵拉撕裂，而出现内脏损伤、盆腔内大出血和腰骶神经丛损伤。

（三）垂直压缩型

由高处跌落双下肢着地后，骨盆受到上下方的剪切暴力致伤。表现为耻骨联合分离，耻骨支骨折，骶髂关节纵向分离脱位，或骶骨孔处的纵向骨折、骶髂关节髂骨侧的纵向骨折，其特征是半侧骨盆向头侧的纵向移位。

（四）混合型

由多种不同方向的暴力混合造成骨盆的多发性骨折和多方向移位。

（五）撕脱性骨折

由于肌肉急骤收缩所致，多发生于青少年剧烈运动过程中，如快跑、跳跃时，尤以髂前上、下棘和坐骨结节撕脱骨折常见。该损伤不影响骨盆环的完整和稳定，但骨折块往往移位较大，局部软组织撕裂较明显。

【诊断】

（一）骨盆骨折的诊断

多为交通事故、重物压砸或高处坠落等高能量外力所致。要了解受伤时间、受伤方式、受伤原因及作用部位等。注意了解伤后大、小便情况，女性病人要询问月经史和是否妊娠等。

由于致伤暴力强大，可能同时有颅脑、胸部和腹部脏器损伤，出现意识障碍、呼吸困难、发绀、腹部疼痛、腹膜刺激症状等。骨盆骨折易造成大出血，出现面色苍白、头晕、恶心、心慌、脉速、血压下降等失血性休克的表现。

骨盆局部疼痛、肿胀、皮下瘀血和皮肤挫擦伤痕，均提示有骨盆损伤的可能。按顺序触按髂嵴，髂前上、下棘，耻骨联合，耻骨支，坐骨支，骶尾骨和骶髂关节，在骨折处压痛明显，髂前上、下棘和坐骨结节撕脱性骨折，常可触及移位的骨折块。下肢因疼痛而活动受限，被动活动伤侧肢体可使疼痛加重，无下肢损伤而两下肢不等长或有旋转畸形。

检查骨盆分离、挤压试验阳性，“4”字试验阳性，直腿抬高试验阳性，脐与两侧髂前上棘的距离不等长。肛门指诊应作为骨盆骨折患者的常规检查，肛门指诊指套上有血迹，直肠前方饱满、张力大，或可触及骨折端，说明有直肠损伤。对耻骨支、耻骨联合处损伤者，应常规做导尿检查，如导尿管无法插入及肛门指诊发现前列腺移位者，为尿道完全断裂。阴道检查可发现阴道撕裂的部位和程度。

X 线检查是诊断骨盆骨折的主要方法。对高处坠落伤、交通事故伤及重物压砸伤者，均需常规投照骨盆前后位 X 线片；对有可疑隐匿骨折者，可根据情况加照特殊体位 X 线片，以明确诊断。

CT 扫描对于判断骶髂关节损伤的部位、类型和程度，骶骨骨折及骨盆旋转畸形，髋臼骨折，有其独到优势。

（二）骨盆骨折并发症的诊断

1. 失血性休克　严重的骨盆骨折，在短时间内出血量可达到全身血量的 40%～50%，而很快出现失血性休克，是骨盆骨折死亡的主要原因。由于骨盆骨骼大部分由松质骨构成，骨折端的渗血量多且不易自止，骨盆内有丰富的互相交通的血管网络，尤其是静脉管壁薄，弹性回缩差，周围又多为疏松组织，无压迫止血作用，所以损伤后可引起大量失血。在合并有内脏如子宫、阴道、直肠、膀胱损伤时，则出血量更多，主要表现为骨盆骨折后迅速出现面色苍白、出冷汗、躁动不安或意识淡漠、肢体发凉、口渴、少尿或无尿、脉搏细数、血压下降等。

2. 泌尿系损伤　主要为后尿道损伤和膀胱破裂，多由耻骨支或耻骨联合分离对其挤压、牵拉和穿刺所引起。主要表现为有尿意但排不出尿，会阴或下腹部胀痛，尿潴留或尿外渗，尿道口流血或有血迹，试插导尿管受阻，肛门指诊发现前列腺向后上回缩，尿道逆行造影可明确诊断。

膀胱破裂多由移位明显的骨折端穿刺所致，也可在膀胱充盈时，下腹部突然遭受挤压，使膀胱顶部发生破裂。如同时发生腹膜破裂，则可有大量尿液流入腹腔，但早期可无腹膜刺激征，稍后才出现明显的腹膜刺激征。膀胱破裂时导尿管可以顺利插入，但无尿液或仅有少许血尿，注入生理盐水 200～300ml 后回抽，却不能抽出或抽出量明显少于注入量。膀胱造影可以确诊。

3. 直肠损伤　直肠的上 1/3 在腹膜内，中 1/3 前面有腹膜覆盖，下 1/3 在腹膜外。直肠损伤多由骶骨骨折端直接刺伤，或骨折移位撕裂所致。骨盆骨折后出现肛门出血、下腹疼痛及里急后重感等症状，肛门指诊可见指套上有血迹并可触及骨折端。

4. 女性生殖道损伤　女性骨盆内器官拥挤而固定，当直接暴力作用于骨盆，骨盆被碾压而成粉碎或严重变形时，易发生子宫、阴道及周围脏器联合伤。可出现下腹部、会阴部疼痛，非月经期阴道流血，体检发现下腹部、会阴部的皮下瘀血、局部血肿，阴道指诊触痛明显、可触及骨折端及阴道破裂伤口。B 超检查可发现有子宫破裂、下腹部血肿等。

5. 神经损伤　多因骨折移位牵拉或骨折块压迫所致，可引起腰丛、骶丛、闭孔神经或股神经损伤。伤后可出现臀部或下肢麻木、感觉减退或消失、肌肉萎缩无力，也可引起阳痿，多为可逆性，一般经治疗后能逐渐恢复。

【治疗】

（一）急救

由于骨盆骨折后大量失血导致的失血性休克，是其主要并发症和患者死亡的主要原因，因此应把抢救重点放在控制出血、纠正休克、恢复血液动力学稳定上。在病人出现休克时应当在检查床（车）上就地抢救，禁止搬动病人进行X线检查等，以免加重休克。如同时合并全身其他系统危及生命的损伤时，需请相关专业人员协助处理。

1. 迅速控制出血 外出血用敷料压迫止血。内出血则主张使用抗休克裤压迫止血，因其能将下肢800～1000ml血液驱向横膈以上，使血液重新分配，保证了在紧急情况下心、肺、脑等最重要器官的血液供应，同时能够有效地控制腹腔和下肢出血。缺点是影响腹部检查和操作，且使用时间过长会减少下肢血流，有造成下肢缺血的危险。使用时应先充气加压裤套下半部分并观察病人的血压、脉搏反应，如效果不良则继续完全加压上半部分。相反，放气时则应先腹部后腿部，且在逐步缓慢放气过程中，注意监测血压变化，如收缩压下降大于10mmHg以上，应停止进一步放气。

2. 快速补充血容量 迅速建立2～3个静脉通道，争取在20分钟内灌注1000～1500ml平衡液，而后迅速补充新鲜全血，纠正严重休克时，至少应备足2000～3000ml全血。当经输血、输液后仍不能维持血压或血压上升但液体减慢后又下降，说明有明显的活动性出血，此时应紧急手术止血，或行血管数字减影栓塞止血。

3. 临时固定 对于“开书型”等不稳定骨盆骨折，选择骨盆兜或骨盆外固定架，尤其是前方外固定架，可减少骨盆容积，从而减少静脉性和骨折端出血，更重要的是能够稳定骨盆，显著缓解疼痛，有利于休克的预防和纠正，是骨盆骨折急救的重要措施之一。

（二）整复方法

1. 手法复位 前后压缩型骨折，术者用双手从两侧向中心对挤髂骨翼，使之复位；也可使患者侧卧于硬板床上，患侧在上，用推按手法对骨盆略施压力，使分离的骨折复位。侧方压缩型骨折，患者仰卧，术者用两手分别置于两侧髂前上棘向外推按，分离骨盆使之复位。髂前上、下棘撕脱骨折，患者仰卧，患侧膝下垫高，保持髋、膝关节呈半屈曲位，术者捏挤按压骨折块使之复位，可同时在局麻下，用钢针经皮交叉固定骨块。

2. 牵引　对垂直方向移位明显的骨盆骨折，需行股骨髁上骨牵引，且需同时应用前方外固定架，可获得安全而充分的治疗。牵引重量为体重的1/5～1/7，牵引时间必须维持8～12周，否则可因软组织或骨折端愈合不良而再移位或下地后再次移位。牵引重量不足和牵引时间过短是治疗中常易发生的错误。

（三）固定方法

1. 外固定　前后压缩型骨折复位后，用多头带加压包扎或用骨盆帆布兜悬吊固定。

2. 骨盆外固定器固定　外固定器品种多样，但均由针、针夹和连接棒三部分组成。在距髂前上棘3～5cm和6～10cm处的髂嵴上做皮肤小切口，经髂嵴内外板之间钻入直径5mm的螺纹针，用针夹把持住螺纹针尾，再用连接棒将两侧针夹连成一体。通过调整连接棒并结合手法纠正骨盆向外或向内旋转移位，摄X光片证明复位满意后，拧紧外固定器旋钮，保持外固定器的固定作用。由于外固定多不能有效地纠正骨盆向头侧移位，对此类损伤应加用患侧股骨髁上骨牵引。外固定器固定简便易行，创伤极小，故在急诊期尤为适用，以稳定骨盆，减小骨盆腔，有利于控制出血，纠正休克。外固定器的主要并发症是针道感染，应注意消毒和保持敷料清洁。

（四）手术治疗

除撕脱性骨折外，骨盆环稳定的骨折（前后和侧方压缩型）不需内固定，而大多数不稳定的（垂直压缩和混合型）骨盆骨折，可通过外固定和牵引得到充分而安全的治疗。虽然内固定可获得骨折的解剖复位，并能维持骨盆环的稳定性，但手术的干扰可使凝血块脱落而引发大出血，而骨盆后侧切口的骶臀部大面积皮肤坏死和固定螺钉误入骶孔造成的神经损伤等，也是不容忽视的严重并发症。对于涉及直肠、阴道的开放性损伤，则是所有内固定的禁忌证。前方内固定主要适用于开书型损伤耻骨联合分离，或侧方压缩型耻骨支骨折突向阴道，以及髋臼前柱骨折，可选择耻骨联合上方横弧形切口或髂腹股沟入路，以钢板或加压螺钉固定为宜。后方内固定主要适用于骶髂关节脱位和骶髂关节附近的髂骨骨折，用拉力螺钉或钢板固定骶髂关节，也可使用骶骨棒固定。

（五）药物治疗

早期宜活血祛瘀、消肿止痛，内服活血汤或复元活血汤加减，亦可用接骨丹冲服，外用消瘀膏、消肿散。中、后期应强筋壮骨、舒筋通络，内服选用舒筋汤、生血补髓汤或健步虎潜丸，外用海桐皮汤或骨科外洗一方煎水熏洗。

（六）功能锻炼

骨盆周围有坚强的筋肉，且骨盆为松质骨，血运丰富，容易愈合。未损伤骨盆后部负重弓者，伤后第一周练习下肢肌肉收缩及踝关节屈伸活动，伤后第二周练习髋关节与膝关节的屈伸活动，伤后第三周可扶拐下地站立活动。骨盆后弓损伤者，牵引期间应加强下肢肌肉舒缩和关节屈伸活动，解除固定后即可下床开始扶拐站立与步行锻炼。

第七章　关节脱位

第一节　概　论

凡因损伤或疾病导致构成关节的骨端关节面脱离正常的位置，发生关节功能障碍者称为脱位。多发生在人体活动范围较大的关节，临床以肩、肘、髋及颞颌关节脱位较为常见，也可出现在诸多小关节部位。

脱位古称脱臼、脱骱、出臼、骨错等，即关节面相对位置失常。《故唐疏义》曰："跌体者谓骨关节错跌，失于常处。"《备急千金要方》记有"失欠颊车"（下颌关节脱位）的复位手法。《仙授理伤续断秘方》记载了"肩胛骨出"（肩关节脱位）的椅背复位法。

【病因病理】

造成关节脱位的原因是多方面的，但归纳起来不外乎是内、外因综合作用的结果。

（一）外因

关节脱位多由直接或间接暴力所致，其中以间接暴力所致者较多见，如跌仆、挤压、扭转、冲撞、坠堕等损伤。只要暴力达到一定程度，使构成关节的骨端脱离正常范围，就能引起脱位。暴力方向不同，引起关节脱位的类型也不同。

（二）内因

关节脱位与性别、年龄、职业、体质等因素有着密切关系。如年老体衰、肝肾亏虚、筋肉松弛者易发生颞颌关节脱位；小儿因关节韧带发育尚不健全，易发生桡骨头半脱位。此外，关节先天性发育不良、体质虚弱、关节囊周围韧带松弛者，亦较易发生脱位。某些患者由于治疗不及时或治疗不当，关节囊及其周围韧带未能很好地修复，常导致习惯性脱位。关节本身的病变可引起关节破坏而导致病理性脱位。某些疾患，如小儿脑瘫和老年人的半身不遂等，由于患肢关节周围的肌肉、韧带松弛，也可以引起关节脱位或半脱位，特别多见于肩、髋关节。关节脱位还与关节的解剖结构特点有关，如肩关节的关节盂小而浅，肱骨头较大，关节囊的前下方较为薄弱，加上关节活动范围大与活动机会多，故肩关节脱位较易发生，且多向前下方脱位。

（三）分类

关节脱位可按不同的标准进行分类，大致如下：

1. 按脱位的病因 分为外伤性脱位、病理性脱位和先天性脱位。

2. 按脱位的程度 分为全脱位（组成关节的各骨端关节面完全脱出）、半脱位（又称不全脱位，组成关节的各骨端关节面部分脱出）；单纯性脱位以及复杂性脱位（脱位合并骨折或血管、神经损伤）。

3. 按脱位的时间 分为新鲜脱位（脱位时间在2～3周以内）和陈旧性脱位（脱位时间超过2～3周），多次反复发生的脱位称为习惯性脱位。

4. 按脱位的方向 分为前脱位、后脱位、上脱位、下脱位及中心性脱位等。四肢与颞颌关节以远侧骨端移位方向为准，脊柱脱位则依上位椎体移位方向而定。

5. 按脱位关节是否与外界相通 分为闭合性脱位和开放性脱位两大类。闭合性脱位治疗较容易，预后较好；开放性脱位易发生感染，破坏筋骨形体，如处理不当，常留有关节功能障碍等后遗症。

【诊断】

（一）一般症状

1. 疼痛和压痛 关节脱位时，常伤及周围的韧带、肌腱与肌肉，脉络受损，气血凝滞，阻塞经络，因而局部出现不同程度的疼痛和压痛，活动时疼痛加剧。

2. 关节肿胀 脱位后，由于关节周围受损，筋肉出血和组织液渗出充满关节囊内外，因而在短时间内可出现肿胀。如损伤大的血管则出血较多，形成血肿。

3. 功能障碍 由于暴力致关节脱位，失去正常的形态结构，关节周围筋肉发生损伤，因而关节屈伸不利，活动功能障碍。

（二）特有体征

1. 关节畸形　关节脱位后，骨端关节面脱离了正常位置，关节骨性标志的正常关系发生改变，破坏了肢体原来的轴线，与健侧对比不相对称，因而出现畸形。如肩关节脱位时呈现明显的方肩畸形；髋关节后脱位时，患肢呈屈曲、内收、内旋畸形；肘关节后脱位呈靴状畸形，肘后三角正常关系改变。

2. 关节囊空虚　原来位于关节盂的骨端脱出，关节头处于异常位置，致使关节囊空虚。如肩关节前下脱位，肩峰下关节囊空虚，可在喙突下、盂下或锁骨下触及肱骨头。

3. 弹性固定　脱位后，由于关节囊、韧带的紧张和肌肉的痉挛收缩，可将脱位后的骨端保持在特殊的位置上。对关节进行被动活动时，仍可轻微活动，但可感觉到弹性阻力，被动活动停止后，脱位的骨端又恢复原来的特殊位置，这种现象称为弹性固定。

（三）并发症

脱位的并发症分为两种，一种是与脱位同时发生的损伤，称为早期并发症；另一种是脱位当时并未发生，而在脱位整复以后逐步出现的症状，称为晚期并发症。早期并发症若能早期发现并妥善处理，则预后多佳；晚期并发症的治疗很难达到满意的程度。故对早期并发症应以早期积极治疗为主，而对晚期并发症则应以预防为主。

1. 早期并发症

（1）*骨折*　多发生于关节邻近的骨端或关节盂的边缘，如肩关节前脱位并肱骨大结节撕脱骨折，肘关节后脱位合并尺骨喙突骨折，髋关节脱位合并髋臼后上缘骨折等。大多数在脱位整复以后，骨折片亦随之复位。

（2）*血管损伤*　一般多因压迫牵拉伤所致。如肩关节前下脱位多伴有腋动脉挫伤，肘关节后脱位伴肱动脉挫伤，膝关节脱位可致腘动脉损伤。随着脱位的整复，除动脉断离外，多能逐渐恢复。若是伴有动脉硬化症的老年患者，可因动脉挫伤导致血栓形成，影响患肢血液循环。发生大动脉破裂者极为少见，应作急诊处理，通过手术修补或结扎血管，同时整复脱位，并内服活血祛瘀中药，预防血栓形成。

（3）*神经损伤*　多为脱位骨端压迫或牵拉所致，如肩关节脱位时腋神经被肱骨头牵拉，髋关节脱位时坐骨神经被股骨头压迫或牵拉等。由于复位后解除了压迫牵拉因素，大多数神经挫伤可在 3 个月左右逐渐恢复功能，不必行手术治疗。

(4) 感染　开放性脱位如不及时清创或清创不彻底，可引起关节与创口化脓性感染，或发生特异性感染，如破伤风、气性坏疽等，严重者可危及生命，故应特别注意预防。

2. 晚期并发症

(1) 关节僵硬　由于关节内、外的血肿机化后形成关节内滑膜反折等处粘连，关节周围组织粘连或瘢痕挛缩，导致关节活动严重受限，甚至僵硬，不能屈伸活动。

(2) 骨的缺血性坏死　关节囊、韧带被撕裂，破坏了骨端的血液供应，可发生骨的缺血性坏死。髋关节脱位可并发股骨头缺血性坏死。

(3) 骨化性肌炎　脱位时损伤了关节附近的骨膜，并处于周围血肿之中，随着血肿机化而形成骨样组织；尤其在复位时关节被强烈牵伸活动时，更易引起骨膜下血肿扩散，形成广泛的骨化性肌炎。最好发的部位是肘关节，其次是膝和肩等处。

(4) 创伤性关节炎　脱位时关节软骨面受损伤，造成关节面不平整，由于负重、活动时，关节面不断受到磨压，引起退行性变与骨端边缘骨质增生，产生创伤性关节炎，常见于下肢负重的髋、膝、踝关节。

【治疗】

(一) 新鲜外伤性脱位

1. 麻醉　可选用局部麻醉、臂丛神经阻滞麻醉、硬膜外麻醉等，配合应用肌肉松弛剂，必要时行全身麻醉，以减轻疼痛和使痉挛的肌肉组织松弛，有利于脱位复位。对于肌肉不紧张的新鲜脱位患者，可不用麻醉，或仅用镇痛剂便可进行复位。

2. 整复方法　《圣济总录》说："凡坠堕颠仆，骨节闪脱，不得入臼，遂致蹉跌者，急须以手揣搦，复还枢纽，次用药调养，使骨正筋柔，营卫气血不失常度，加以封裹膏摩，乃其法也。"指出了关节脱位的治疗原则以及与之相应的固定、药物治疗等。早期、正确、无损伤的手法复位效果优良，日后可完全恢复关节的活动功能。若延误治疗时间，将给复位带来困难，效果亦差。手法复位时，应根据脱位的类型、脱位的病理部位和局部解剖，运用拔伸牵引、旋转屈伸、提按端挤等手法，利用杠杆原理将脱位的骨端轻巧地通过关节囊破裂口送回原位，并结合理筋手法，按摩推拿，理顺筋络，从而达到解剖复位。儿童的关节脱位，复位时动作要特别轻柔，否则易造成骨骺分离。多数新鲜脱位可通过手法获得复位，复位不成功者，应找出阻碍复位的原因。当撕脱或游离的骨片、关节囊或肌腱被夹在关节之间阻碍复位时，勿用暴力强行复位，以免加重关节囊或肌腱的撕裂，甚至发生骨折、血管神经损伤等，必要时考虑手术复位。

3. 手术复位　手术适应证：①关节囊破裂口与肌腱呈纽扣状，将脱位的骨端绞锁，手法复位失败者；②脱位并发骨折或韧带、肌腱断裂，复位后可能产生关节不稳者；③脱位并发严重血管、神经损伤者；④开放性脱位。

4. 固定方法　脱位整复后，必须将伤肢固定于功能位或关节稳定的位置，以利于损伤部位的修复，防止发生习惯性脱位和骨化性肌炎。一般用胶带、绷带、夹板或石膏固定2~3周即可，不宜过长，否则易致软组织粘连而发生关节僵硬。

5. 药物治疗　复位后，初期宜活血祛瘀、消肿止痛，可内服舒筋活络汤、活血止痛汤、云南白药、活血丸等，外用药可选用双柏散、消肿止痛膏、活血散等；中、晚期宜舒筋活络、强筋壮骨，可内服补肾壮筋汤、虎潜丸、生血补髓汤等，外治以熏洗为主，可选用五加皮汤、海桐皮汤，以及其他骨科外洗方等。

6. 功能锻炼　功能锻炼应遵循动静结合、循序渐进的原则。复位后其他未固定的关节应开始作主动活动锻炼，受伤关节附近的肌肉也应作主动收缩活动。解除固定之后，可逐步锻炼受伤的关节。练功的目的在于避免发生肌肉萎缩、骨质疏松和关节僵硬等并发症，并可增进气血运行，促进损伤组织的修复。功能锻炼应避免粗暴的被动活动，并可适当配合按摩，以促进关节早日恢复功能。

（二）陈旧性关节脱位

关节脱位后，因延误治疗，时间超过3周以上者，称为陈旧性关节脱位。脱位日久，由于关节内、外血肿机化，关节囊破裂口、关节囊与周围软组织之间产生瘢痕组织及粘连，关节周围的肌肉、韧带也出现不同程度的萎缩，可造成整复的困难。近年来，采用中西医结合治疗，提高了整复率和疗效。但应根据患者的年龄、脱位的时间、临床表现及解剖情况，严格掌握手法整复的适应证与禁忌证。脱位时间在3个月以内、无合并症的青壮年患者，关节周围粘连不严重者，可试用手法复位；脱位时间长，关节周围有明显骨化性肌炎，合并骨折且有大量骨痂，合并血管神经损伤，骨质普遍疏松或年老体弱者，均不宜采用手法复位。

手法复位前，应作全身和局部的详细检查，并根据X线片所示仔细研究其病理变化，确定治疗方案及步骤，估计治疗中出现的问题，制定出防治措施。

1. 牵引舒筋　脱位时间长、关节活动范围较小、关节周围肌肉丰厚或软组织挛缩较明显者，应先行持续牵引1周左右，成人用骨牵引，儿童用皮肤牵引。在牵引的同时，局部配合手法按摩推拿，辅以舒筋活血的中草药煎汤熏洗，使挛缩的组织逐步延伸，直到脱位的骨端回到关节囊破裂口相对应的位置为止；若脱位时间短，关节活动范围较大，则牵引时间可缩短或不牵引。

2. 活动解凝 在麻醉下，由轻而重，活动范围由小到大，缓慢稳健有力地进行关节屈伸、收展和回旋等各方向的被动活动，使关节与周围软组织的粘连和挛缩得以松解。施行手法时应耐心操作，如操之过急则可能造成骨折，这一步骤是复位成功的关键。若发现某些浅表部位的软组织挛缩尚不够松弛，如髋关节附近的内收肌腱与髂胫束等挛缩阻碍复位时，可作皮下筋腱切断术，使复位易于进行。

3. 整复脱位 经上述手法，当患部筋肉粘连已松解，关节活动较充分时，可根据不同关节脱位，采用适当的手法进行复位。

手法复位不成功或陈旧脱位后关节强直在非功能位置者，可采用手术治疗，不要再强行手法整复，以免造成关节软骨面或血管、神经损伤，甚至发生骨折。

第二节 颞颌关节脱位

颞颌关节脱位，又称为下颌关节脱位。

颞颌关节由颞骨的一对颞颌关节窝和下颌骨的一对髁状突构成。颞颌关节的前界为关节结节，后界为关节后突。颞颌关节囊上起于关节突的周缘，下附于下颌颈，囊的前壁薄而松弛。关节腔内有一卵圆形的纤维软骨板，并与关节囊周围相连。关节周围有韧带和肌肉包绕以维持关节的稳定性。

颞颌关节脱位是临床常见的脱位之一，好发于老年人及身体虚弱者。按脱位的时间和复位次数，可分为新鲜性、陈旧性和习惯性脱位三种；按一侧或两侧脱位，可分为单侧脱位和双侧脱位两种；按脱位后髁状突在颞颌关节窝的前方或后方，分为前脱位和后脱位两种，临床上以前脱位最多见。

【病因病理】

（一）过度张口

张口时，髁状突和关节盘向前滑动至关节之下方，此时颞颌关节处于不稳定状态。如果再继续过度张口，如大笑、打呵欠、拔牙等时，髁状突和关节盘继续向前滑动，经过薄弱的前壁关节囊，越过关节结节最高点，又由于咀嚼肌痉挛和颞下颌韧带紧张，将髁状突交锁于关节结节前方颧弓下，不能返回原位，即发生颞颌关节前脱位。

（二）暴力打击

下颌部遭受侧方暴力打击，或单侧咬硬物时，关节囊侧壁韧带和咀嚼肌张力失去平衡，使下颌骨向一方扭转，即形成单侧前脱位；如果暴力过大，也可发生双侧前脱位。

（三）身体虚弱

年老体衰、久病体质虚弱、肝肾亏虚、气血不足、关节韧带过于松弛为颞颌关节脱位的常见原因；此外，颞颌关节发育不良及其他各种病症，也是造成脱位的因素之一。

【诊断】

患者有过度张口史或典型的外伤史，伤后疼痛，张口闭口均困难。

体征：双侧脱位时，患者常呈半张口状，不能闭嘴，下颌骨下垂、向前突出，言语含糊不清，不能下咽，口涎外溢；咬肌痉挛呈块状隆起，面颊变成扁平状，在颧弓下可触及髁状突，在耳屏前方可触及一明显凹陷。单侧脱位时，口角㖞斜，下颌骨向健侧倾斜，患侧颧弓下方可触及髁状突，耳屏前方可触及一凹陷（图7－1）。

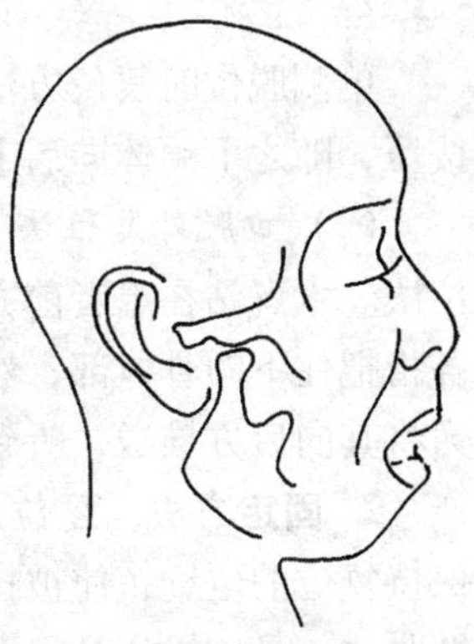

图7－1　颞颌关节脱位

【治疗】

（一）新鲜颞颌关节脱位的治疗

1. 手法复位

（1）口腔内复位法　患者坐位，助手立于后侧扶住头部或患者头倚墙，术者立于患者之前，可先用伤筋药水在颊车穴处揉擦数遍，以缓解咀嚼肌的紧张。术者将两拇指裹以数层消毒纱布后，伸入患者口腔，分别置于两侧下臼齿的嚼面上，其余四指在外面托住下颌。复位时先以两拇指向后下方按压，力量逐渐增大，当髁状突达到关节结节下方时，其余各指配合拇指握住下颌体向下向后推送，使髁状突滑过关节结节达到下颌关节窝的前下方，其余各指协调地将下颌骨向上端送。当听到弹响时，说明脱位已复入，此时拇指迅速向两旁滑开，从口腔内退出，以免被无意咬伤。如果由于局部肌肉痉挛，复位数次不能成功，可局部用2%利多卡因液2～3ml封闭，待咀嚼肌痉挛缓解后再行复位（图7－2）。

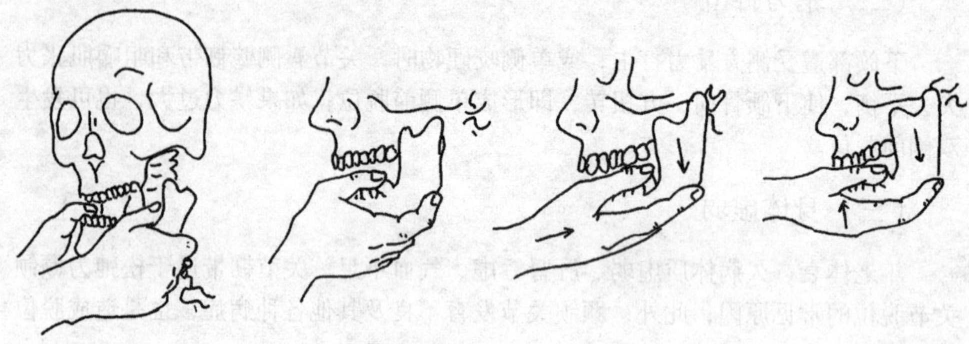

图7－2　口腔内复位法

单侧脱位时复位方法与上述基本相同，只是健侧稍用力，而患侧用力向后下按压，随之下颌体向后上端托，即可复位。

（2）口腔外复位法　对于韧带松弛者，或年老体弱齿落者，可用口腔外复位法。术者站在患者前方，双手拇指分别置于两侧下颌骨下颌支的后上方，其余各指把住下颌骨体部，然后双手拇指由轻而重向下按压下颌骨，双手余指同时用力将其向后方推送，听到滑入关节之响声，说明脱位已复位。

2. 固定方法　复位后，托住颏部，维持于闭口位，再进行固定。其目的是保持复位的位置，使被拉长的关节囊得到良好的修复，以防止再脱位或形成习惯性脱位。具体操作是将四头带兜住下颌部，其余四头分别在头顶打结，固定时间2～3天。固定期间嘱患者不要用力张口，不要吃硬物。

（二）习惯性颞颌关节脱位的治疗

习惯性颞颌关节脱位，多见于颞下颌韧带、咀嚼肌过于松弛的年老体弱者，或是因新鲜脱位复位未能充分固定而过早活动，致使损伤的筋肉未得到修复而引起关节松动。其治疗方法如下：

1. 妥善固定　可用四头带或绷带固定下颌骨，限制张口活动，减少脱位发生次数。

2. 硬化剂注射法　常规局部消毒，关节区局部麻醉，于张口位时在两侧关节囊内注入5%鱼肝油酸钠0.5ml，约经2～3次治疗，多可使关节囊纤维化和收缩，即可减少脱位发生的次数和预防再脱位。

3. 按摩理疗　患者可自行按摩，两手食指或食、中两指置于翳风穴上，按压揉摩，以痛为度，每日3～5次，每次揉按50～100下，直至痊愈为止。此外，局部蜡疗、电疗也有较好效果。

4. 药物治疗　局部用药较好，如局部外用舒筋活络药水、红花油等均可以消除局部水肿，活络止痛；对于年老体虚者，可用补中益气汤、补肾壮筋汤加减。

第三节　上肢关节脱位

肩关节脱位

肩关节脱位，亦称盂肱关节脱位，古称肩胛骨出、肩骨脱臼等。

肩关节是一个典型的球窝关节，由肩胛骨的关节盂与肱骨头所构成。其解剖结构的特点是：肱骨头大，呈半球状，关节盂小而浅，约为肱骨头关节面的1/3，关节囊和韧带薄弱松弛，关节囊的前下方缺少韧带和肌肉覆盖，运动范围较大。上述特点形成了肩关节的灵活性和不稳定性。

肩关节脱位较多见，好发于20～50岁的男性。根据脱位的时间和复发次数，可分为新鲜、陈旧和习惯性三种；根据脱位后肱骨头的位置，又可分为前脱位和后脱位两大类（图7－3）。前脱位还可分为喙突下、盂下、锁骨下和胸腔内脱位四型。前脱位较为常见，其中又以喙突下脱位最多见。后脱位极少见。

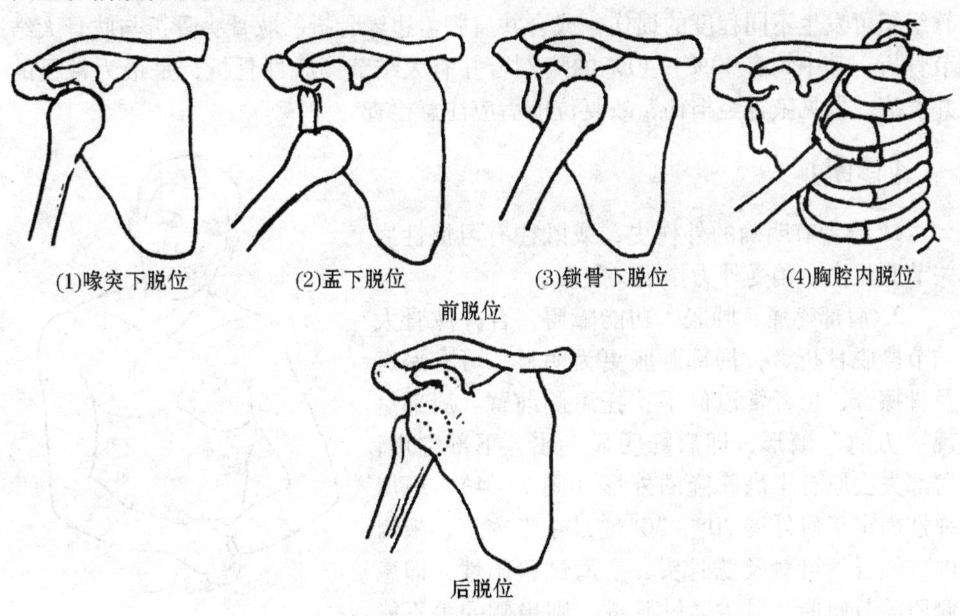

图7－3　肩关节脱位类型

【病因病理】

肩关节脱位的病因有直接和间接暴力，其中以间接暴力多见。

（一）直接暴力

较少见，多因打击或冲撞等外力直接作用于肩关节而引起。患者常是向后跌倒，肩部着地，或因来自肩后方的冲击力，使肱骨头向前脱位。

（二）间接暴力

可分为传达暴力和杠杆作用力两种。

1. 传达暴力 患者侧向跌倒，患肢外展、外旋，手掌或肘后着地，暴力沿肱骨纵轴向上传达到肱骨头，使肱骨头冲破较为薄弱的关节囊前壁，向前滑出至喙突下间隙，形成喙突下脱位，较为多见。若暴力继续向上传达，则肱骨头可被推至锁骨下部形成锁骨下脱位，较少见。

2. 杠杆作用 当上肢高举、外展、外旋位跌倒时，肱骨大结节受到肩峰冲击，并形成杠杆力的支点，使肱骨头向前下部滑脱，成为盂下脱位。因受到胸大肌和肩胛下肌的牵拉，肱骨头又滑至肩前成为喙突下脱位。

肩关节脱位的主要病理变化为关节囊撕裂及肱骨头移位。同时肩关节周围的软组织可发生不同程度的损伤，或合并肩胛盂边缘骨折、肱骨头骨折与肱骨大结节骨折，其中约有30%～40%的病例合并有大结节撕脱性骨折，是最为常见的并发症。偶见腋神经损伤，故复位前后应注意检查。

【诊断】

1. 患者有明确的外伤史，或既往有习惯性肩关节脱位史，稍受外力作用又复发。

2. 肩部疼痛、肿胀、功能障碍，合并肱骨大结节撕脱骨折者，局部肿胀更为明显，可有瘀斑及骨擦音，患者常以健手扶托患侧前臂。肩部呈现“方肩”畸形，即肩峰明显突出，下部空虚，肩部失去原有丰满膨隆的外形（图7－4）。患肩弹性固定于肩外展20°～30°位，在喙突下、腋窝内或锁骨下可触及肱骨头。搭肩试验阳性，即患侧肘关节屈曲，肘尖紧贴胸壁，则患侧的手不能搭在健侧肩部。盂下脱位时伤肢较健侧长。

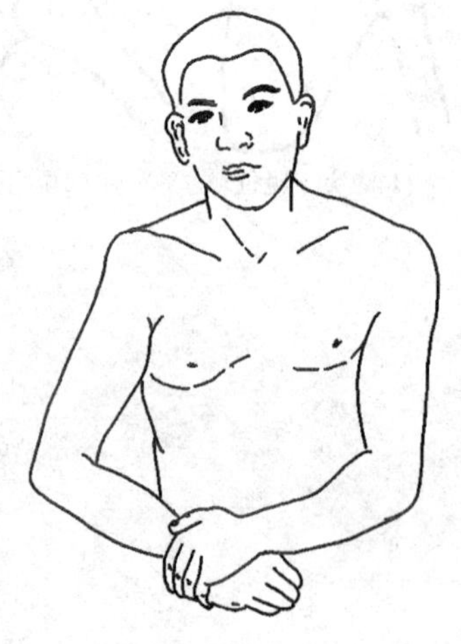

图7－4　方肩畸形

3. 注意有无合并血管、神经损伤。腋神经被肱骨头牵拉或压迫，可出现三角肌麻痹及肩后部感觉减退，故复位前应检查患肢的感觉和三角肌的收缩功能。若有血管损伤，多为挫伤，可出现患肢变冷、麻木、苍白、桡动脉搏动减弱或消失等。

4. X 线检查可了解肱骨头移位的方向与位置，确定脱位的类型，并可了解有无并发骨折。

【治疗】

（一）手法复位

1. 新鲜肩关节脱位　新鲜肩关节脱位应尽可能争取早期手法复位，因早期局部瘀肿、疼痛与肌痉挛较轻，给予止痛药物即可，不必麻醉。脱位超过 24 小时者，可选用血肿内麻醉、针刺麻醉或全身麻醉，局部亦可先用中药热敷或配合手法按摩，以松解紧张痉挛的肌肉。操作时手法要轻柔准确，切忌暴力，以免带来副损伤。

（1）拔伸足蹬法　患者仰卧，用大小适宜的软布垫于患侧腋下，以保护软组织，术者立于患侧，用两手握住伤肢腕部，并以足（右侧脱位用右足，左侧脱位用左足）伸入腋窝内，在肩外旋、稍外展位置沿伤肢纵轴方向缓慢而有力地牵引，继而徐徐内收、内旋，利用足跟为支点的杠杆作用，将肱骨头挤入关节盂内，当有回纳感觉，复位即告成功（图7－5）。在足蹬时，不可用暴力，以免引起腋窝部血管、神经损伤。若经此法而肱骨头尚未复位，可能系肱二头肌长头腱阻碍，可将伤肢进行内、外旋转，使肱骨头绕过肱二头肌长头腱，然后再按上法进行复位。

（2）椅背整复法　唐代蔺道人在《仙授理伤续断秘方》中首次描述了应用椅背作为杠杆支点整复肩关节脱位的方法。让患者坐在靠背椅上，把患肢放在椅背上面，腋肋紧靠椅背，用衣服（或大卷脱脂棉）垫于腋下，避免损伤，然后一人扶住患者和椅背，术者握住患肢，先外展、外旋拔伸牵引，再慢慢内收将患肢下垂，然后内旋屈肘复位，用绷带固定。

（3）拔伸托入法　患者坐位，第一助手立于患者健侧肩后，两手斜形环抱固定患者，第二助手一手握住患侧肘部，另一手握住腕上部，由轻到重地向前外下方作拔伸牵引。术者立于伤肢的外侧，在两助手作对抗拔伸牵引的同时，以两手拇指压住其肩峰，其余各指插入腋窝，将肱骨头向外上方钩托，第二助手逐渐将患肢向内收、内旋位继续拔伸，直至肱骨头有回纳感觉，复位即告完成（图7－6）。

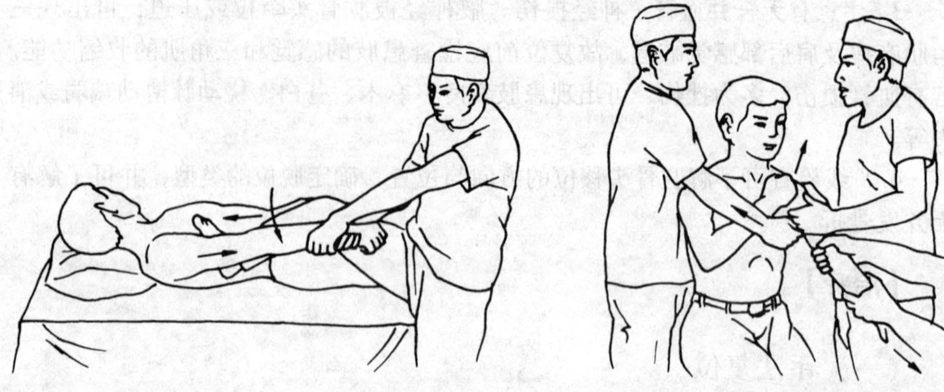

图 7－5　拔伸足蹬法　　　　图 7－6　拔伸托入法

（4）*屈肘旋转法*　患者坐位或仰卧位。术者立于患侧，以右肩关节前脱位为例，术者左手握住患肢腕部，右手握住肘部，在屈肘 90°位沿肱骨纵轴方向徐徐牵引，同时外展、外旋上臂，使肱骨头转到关节盂的前上缘，继而在牵引下逐步内收上臂，使肘部与胸壁接触，此时肱骨头由关节盂前上缘向外移动，关节囊的破裂口逐渐张开。然后将上臂内旋并迅速向外上方推送，肱骨头即可通过张开的关节囊破口滑入关节盂（图 7－7）。此法应力较大，故多在其他手法失败后应用，但操作宜轻稳谨慎，因肱骨颈受到相当大的扭转力量，若用力过猛，可引起肱骨外科颈骨折，尤其是骨折疏松的老年患者更应注意。

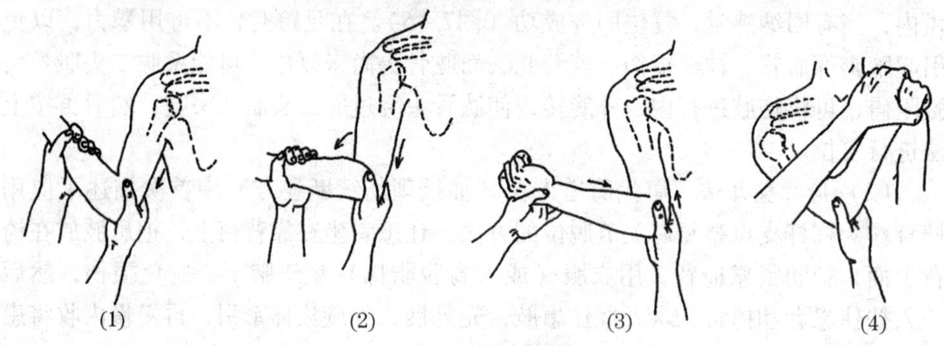

(1)　(2)　(3)　(4)

图 7－7　屈肘旋转法

2. 陈旧性肩关节脱位　肩关节脱位超过 2～3 周以上未复位者，称为陈旧性肩关节脱位。这种脱位手法复位疗效虽然较好，但操作较困难，处理不当会造成严重的并发症，如臂丛神经损伤、外科颈骨折等，应严格掌握适应证。手法操作宜轻柔稳健，复位前，先作肩外展牵引 1 周左右，成人可用尺骨鹰嘴骨牵引，儿童可作皮肤牵引。在牵引期间应逐步变动牵引方向，使关节周围挛缩的肌肉能逐渐松弛和延伸，使肱骨头尽可能拉至关节盂附近，牵引重量要适当。必要时可配合推拿按摩和中药熏洗。若脱位时间短，关节活动受限较轻，可缩短牵引时间或不作持续牵引。然后在麻醉下，作肩关节各个方向的被动活动，力量由轻到重，范围逐渐增大，以松解关节挛缩和周围软组织的粘连。操作时须耐心细致，有时可长达1~2个小时，经过牵引舒筋和活动解凝后，便可采用下列手法复位。

(1) 卧位杠杆整复法　在全身麻醉下，患者取仰卧位，第一助手用宽布套住患者胸廓向健侧牵引，第二助手扶住立于台旁的木棍，第三助手牵引患肢，外展到120°左右。术者双手握住肱骨头，三个助手同时用力，第三助手徐徐内收患臂，利用木棍为杠杆支点，迫使肱骨头复位（图7-8）。在复位过程中各方用力要适当，动作要缓慢，相互配合，协调一致。

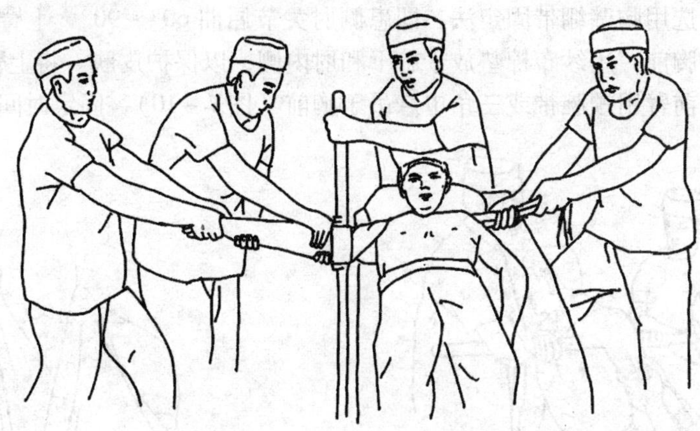

图7-8　卧位杠杆整复法

(2) 坐位杠杆整复法　在臂丛麻醉或局部麻醉下，患者取坐位，两助手分别站在患者前、后侧，用肘部同抬一圆木（硬木制成，直径3~4cm，中部均匀地包卷棉花）并置于患者腋下，向上抬高，使患肩处于抬肩位。术者站在患肢前外侧，双手分别握住患侧上臂的中、下部，使肩部外展45°，并用力向下拔伸，同时摇转上臂，当肱骨头松动后抽去木棍，一助手站在健侧，双手指交叉扣紧，抱住患侧胸廓下部，使身体不向患侧倾斜。术者一手继续握住患肢上臂中部进行持续牵引，另一手拇指置于患侧肩峰，余指插入患侧腋下拖拉肱骨头，同时外旋，逐渐内收上臂，听到入臼声响，表明已复位（图7-9）。

对于陈旧性肩关节脱位者，除详细体检外，尚需详细询问病史，若患者已在脱位状态下获得可以接受的功能活动，则不必强求复位。

（二）复位后的检查

1. 检查搭肩试验是否阴性。
2. 观察肩部外形是否丰满圆隆，双肩是否对称，方肩畸形是否消失。
3. 患侧腋窝下、喙突下、锁骨下是否已摸不到脱出的肱骨头。
4. 肩关节能否作被动活动。
5. X 线摄片检查，确定肩关节是否复位。

（三）固定方法

复位后必须予以妥善固定，使受伤的软组织得以恢复，以防日后形成习惯性脱位。通常选用胸壁绷带固定法，即患侧肘关节屈曲 60°～90°，上臂内收内旋，前臂依附于胸前，用纱布棉垫放于腋下和肘内侧，以保护皮肤。将上臂用绷带固定于胸壁，前臂用颈腕带或三角巾悬吊于胸前（图 7－10），固定时间 2～3 周。

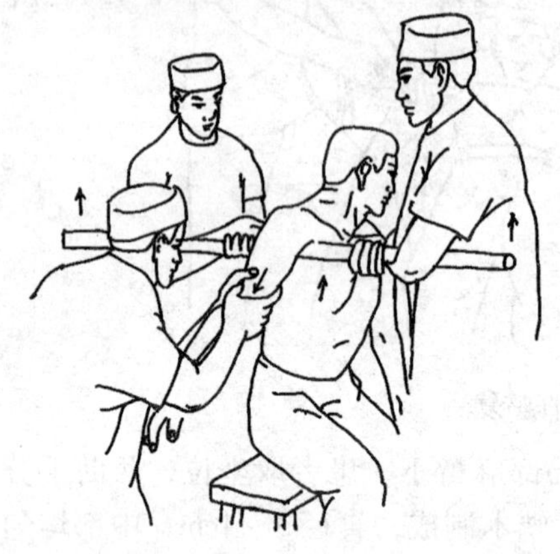

图 7－9　坐位杠杆整复法

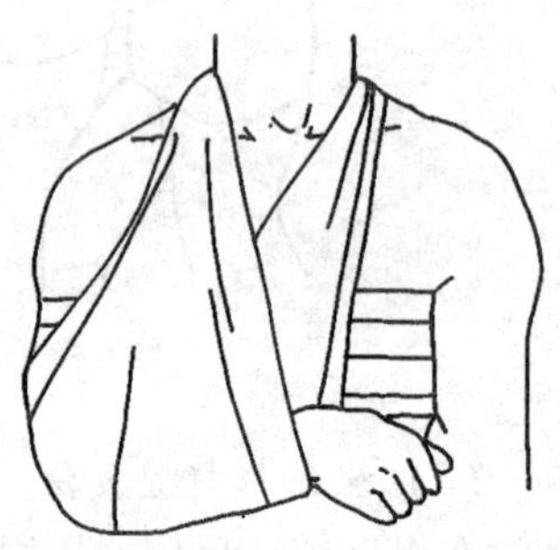

图 7－10　胸壁绷带三角巾悬吊固定

（四）药物治疗

早期疼痛、肿胀明显，治宜活血祛瘀、消肿止痛，可内服舒筋活血汤、肢伤一方、活血止痛汤，外敷活血散、消瘀退肿药膏或双柏散等。肿痛减轻后，治宜舒筋活血、强筋壮骨，可内服壮筋养血汤、补肾壮筋汤、左归丸等，外洗药可选用骨科外洗方、上肢损伤洗方熏洗。习惯性脱位应内服补肝肾、强筋骨方药，如补肾壮筋汤、健步虎潜丸等。

（五）功能锻炼

固定早期即可练习腕部和手指活动。1 周后去除上臂固定，仅悬吊前臂，此时可开始练习肩关节屈伸活动。2～3 周后解除固定，应逐步作肩关节各方向主动活动锻炼，并配合推拿按摩、针灸、理疗，以防肩关节软组织粘连。禁止作强力的被动牵伸活动，以防并发损伤性骨化。

肘关节脱位

肘关节脱位较为常见，多见于青壮年，儿童与老年人少见。

肘关节是由肱桡关节、肱尺关节和尺桡近侧关节等三个关节所组成，这三个关节共同包在一个关节囊内，有一个共同的关节腔，关节囊的前后壁较为薄弱，但两侧分别有尺侧和桡侧副韧带加固。肘部的三点骨突标志是肱骨内、外上髁及尺骨鹰嘴突。肘关节伸直时，这三点成一直线；屈肘 90°时，这三点构成一等腰三角形，称为“肘后三角”。当肘关节脱位时，上述三点的位置关系即发生改变。

肘关节脱位按脱位的方向，可分为前脱位、后脱位两种。后脱位最为常见，前脱位甚少见。

【病因病理】

多由传达暴力或杠杆作用所致。患者跌倒时，肘关节伸直、前臂旋后位、掌面着地，传达暴力使肘关节过度后伸，鹰嘴突尖端撞击肱骨下端鹰嘴窝，在肱尺关节处形成杠杆作用，使止于喙突上的肱前肌腱及关节囊的前壁被撕裂，肱骨下端向前移位，桡骨头和尺骨喙突同时滑向后方而形成肘关节后脱位。由于环状韧带和骨间膜将尺、桡骨比较牢固地束缚在一起，所以脱位时尺、桡骨多同时向背侧移位。由于暴力作用不同，尺骨鹰嘴和桡骨头除向后移位外，有时还可向内侧或外侧移位。

若屈肘位跌倒，肘尖触地，暴力由后向前，可将尺骨鹰嘴推移至肱骨的前方，造成肘关节前脱位，多并发鹰嘴骨折。

脱位时肘窝部和肱三头肌腱常因肱前肌腱被剥离，骨膜、韧带、关节囊的撕裂而产生血肿，血肿容易发生骨化，为整复困难及后期功能障碍的主要原因。另外，肘关节脱位可合并肱骨内上髁骨折，有的还夹入关节内影响复位。移位严重时，可引起尺神经损伤，应予以注意。

【诊断】

（一）肘关节后脱位

1. 有典型的外伤史，肘部疼痛、肿胀、关节活动障碍。

2. 体征：常用健手托住患侧前臂，肘关节弹性固定于45°左右的半屈位。肘窝前饱满，可摸到肱骨下端，尺骨鹰嘴后突，肘后部空虚，呈靴状畸形。肘后三角关系改变，这一点可与伸直型肱骨髁上骨折相鉴别。前臂短缩与上臂比例失常。此外，侧方移位时，还呈现肘内翻或肘外翻畸形。

3. X 线检查可明确脱位的类型以及有无合并骨折。

（二）肘关节前脱位

1. 明确的外伤史，肘关节疼痛、肿胀、活动功能障碍。

2. 体征：肘关节过伸，屈曲受限，呈弹性固定。肘前隆起，可触到脱出的尺桡骨上端，在肘后可触到肱骨下端及游离的鹰嘴骨折片。前臂较健侧长，并可有不同程度的旋前或旋后畸形。

3. 肘部侧位 X 线片上，可见尺骨鹰嘴突位于肘前方或合并尺骨鹰嘴骨折，尺、桡骨上段向肘前方移位。

【治疗】

（一）手法复位

1. 新鲜肘关节后脱位 新鲜肘关节后脱位病史短（24 小时内）者，一般可不用麻醉即能复位；病史长（超过 24 小时）或患部肌肉韧带紧张者，可选用针麻、局麻或臂丛麻醉。常用的复位方法有以下两种：

（1）膝顶拔伸法 患者端坐位，术者立于伤侧前面，一手握住其上臂，另一手握住腕部，同时以足踏于凳面上，以膝顶在患肢肘窝内，沿前臂纵轴方向用力牵引，并逐渐屈肘（图 7－11），使关节复位。

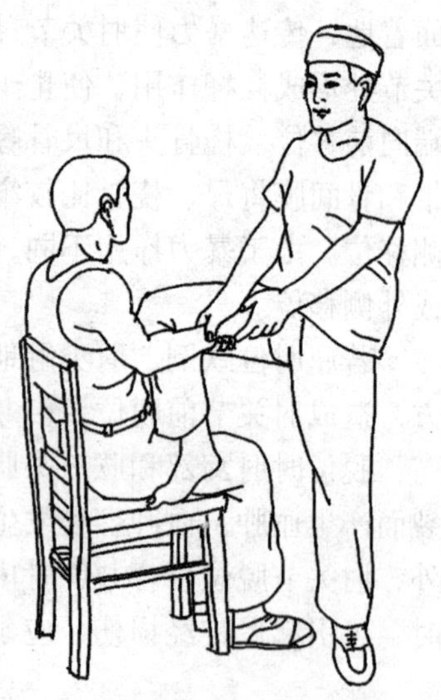

图 7－11 膝顶拔伸法

（2）拔伸屈肘法 患者坐位，助手立于患者背后，以双手握其上臂，术者站在伤侧前面，以双手握住其腕部，置前臂于旋后位，两人同时作对抗拔伸牵引数分钟，然后术者以一手握腕部继续保持牵引，另一手拇指抵住肱骨下端向后推按，其余四指抵住鹰嘴向前端提，并慢慢将肘关节屈曲（图7－12）。或患者仰卧，伤肢靠床边，术者一手按其上臂下端，另一手握住伤肢前臂顺势拔伸，当听到或触诊到关节复位弹响感觉时，屈曲肘关节。

一般情况下，合并肱骨内上髁骨折者，脱位复位后，骨折块亦随之复位。但有少数病例骨折块夹于关节腔内，手法复位不能成功者，可采用手术复位。

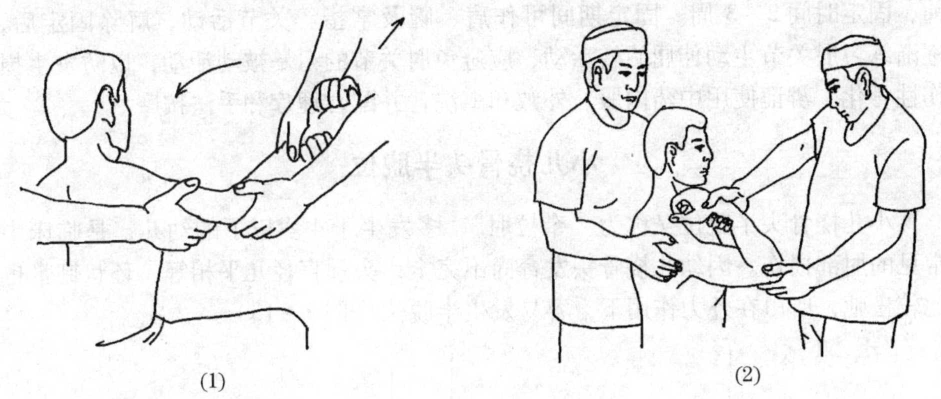

(1)　　(2)

图7－12　拔伸屈肘法

2. 新鲜肘关节前脱位　麻醉方法同肘关节后脱位。患者取坐位或卧位，一助手固定患肢上臂，另一助手握住患肢腕部，顺势牵引前臂，术者用两手拇指由肘前顶住脱出的尺桡骨上端向下后推入，其余手指由肘后抵住肱骨下端向上向前端提，有入臼声，说明已复位。肘关节前脱位常伴有鹰嘴骨折，脱位整复后按鹰嘴骨折处理。

3. 陈旧性肘关节脱位　肘关节脱位未行复位已超过2～3周，由于血肿机化和瘢痕的形成，关节周围软组织发生不同程度的粘连和挛缩，给复位带来较大的困难。对于部分不合并骨折、血管神经损伤及骨化性肌炎的单纯陈旧性肘关节后脱位，脱位时间在2～3个月以内，可试行手法复位。

手法复位前可作尺骨鹰嘴牵引1周左右，配合推拿按摩及舒筋活血的中药煎汤熏洗局部，使关节周围挛缩组织逐渐松弛。然后在臂丛麻醉下，作肘关节屈伸、旋转及左右摇摆活动，范围由小到大，力量由轻到重。随着活动范围增大，肘关节周围的纤维粘连和瘢痕组织以及肱二头肌、肱三头肌等逐渐松解，伸展延长。待肘关节相当松动后，方可进行整复。

复位时患者取坐位或卧位，一助手固定上臂，另一助手握住前臂和腕部，作缓慢强力对抗牵引，术者用两拇指紧紧顶住鹰嘴突并用力向前推，其余各指把住肱骨下端并往后拉，同时逐渐将肘关节屈曲到90°，若鹰嘴向后突出的畸形消失，肘后三角关系正常，即表示脱位已复位。复位后，应及时行X线检查，特别注意鹰嘴有无骨折。

若手法复位不成功，不必强求，以免造成损伤，可改行手术治疗。

（二）复位后的处理

复位后，用夹板或石膏托将肘关节固定于屈曲90°位，并用三角巾悬吊于胸前，固定时间2～3周。固定期间可作肩、腕及掌指等关节活动，解除固定后，逐渐练习肘关节主动伸屈旋转活动，应避免肘关节的粗暴被动活动，以防发生损伤性骨化。辨证使用中药内服、外敷和熏洗，并配合理疗和手法按摩。

小儿桡骨头半脱位

小儿桡骨头半脱位又称为“牵拉肘”，多发生于4岁以下的幼儿，是临床中常见的肘部损伤。因幼儿桡骨头发育尚不完全，头颈直径几乎相等，环状韧带也比较松弛，所以在外力作用下，容易发生半脱位（图7－13）。

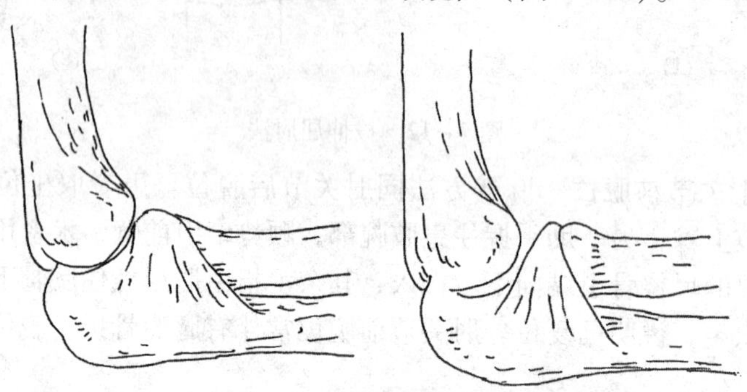

图7－13　小儿桡骨头半脱位

【病因病理】

多为间接外力引起。幼儿在肘关节伸直时前臂受到牵拉，关节容积加大，关节内负压骤增，关节囊和环状韧带被吸入肱桡关节间隙，桡骨头被环状韧带卡住，阻碍回复而形成桡骨头半脱位。

【诊断】

幼儿患肢有被牵拉的损伤史。患儿哭闹，不肯举动，常拒绝别人触动伤肢及拒绝检查，肘关节呈半屈曲，前臂呈旋前位，桡骨头处压痛，患部多无肿胀、瘀斑、畸形等，X 线检查亦无异常改变。

【治疗】

（一）手法复位

不需麻醉，家长抱患儿正坐。以右侧为例，术者左手拇指放于桡骨头外侧处，右手握住其腕上部，并慢慢地将前臂旋后，一般半脱位在旋后过程中常可复位。若不能复位，则右手稍加牵引至肘关节伸直旋后位，左手拇指加压于桡骨头处，然后屈曲肘关节，常可听到或感到有轻微的滑入声。也可屈肘 90°向旋后方向来回旋转前臂，亦可复位（图 7－14）。

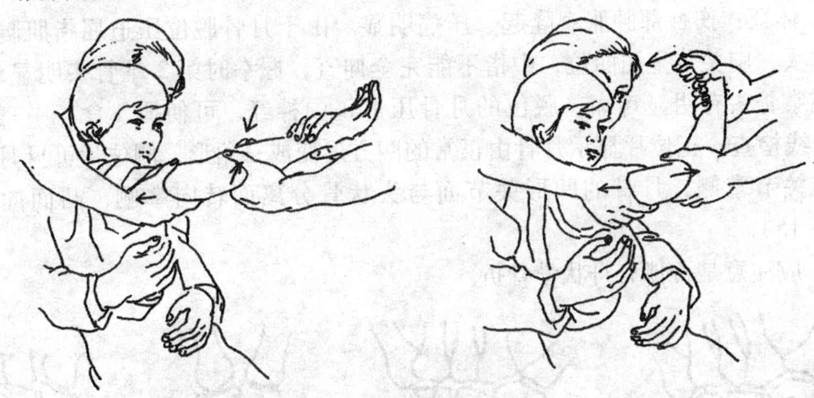

图 7－14　小儿桡骨头半脱位手法复位

（二）复位后的处理

复位后患儿疼痛即可解除，停止哭闹，屈肘自如，能上举取物。不需外敷或口服药物，可适当固定，悬吊前臂 2～3 天即可，并嘱家长在近期内为小儿穿脱衣服时多加注意，避免牵拉患肢，以防发生再脱位。

月骨脱位

腕骨中以月骨最易脱位，且以月骨向掌侧脱位最常见。月骨居近排腕骨中线，正面观为四方形，侧面观呈半月形，掌侧较宽，背侧较窄。月骨近端与桡骨下端，远端与头状骨，内侧与三角骨，外侧与舟状骨互相构成关节面。月骨四周均为软骨面，与桡骨下端之间仅有桡月背侧、掌侧韧带相连，细小的营养血管经过韧带进入月骨，以维持月骨的血供。月骨的前面相当于腕管，有屈指肌腱和正中神经通过。

【病因病理】

多由传达暴力所致，跌倒时手掌先着地，手腕极度背伸，月骨被桡骨下端和头状骨挤压而向掌侧移位，关节囊破裂，而引起月骨向掌侧脱位。此时前面的腕管受压，可使屈指肌腱与正中神经产生受压症状和功能障碍。脱位时桡月背侧韧带断裂，若桡月掌侧韧带也受到损伤和断裂，则将影响到月骨的血液供应，容易引起缺血性坏死。

【诊断】

1. 有明确的外伤史，伤后腕部掌侧疼痛。

2. 体征：伤腕部肿胀、隆起、压痛明显。由于月骨脱位压迫屈指肌腱使之张力加大，腕关节呈屈曲位，中指不能完全伸直，握拳时第 3 掌骨头明显塌陷，叩击该掌骨头有明显疼痛。脱位的月骨压迫正中神经，可使拇、食、中三指麻木。X 线检查：正位片显示月骨由正常的四方形变成三角形，侧位片可见月骨移位于腕关节掌侧，月骨的凹形关节面与头状骨分离而转向掌侧，凸面向背侧(图 7 – 15)。

3. 应注意是否伴有舟状骨骨折。

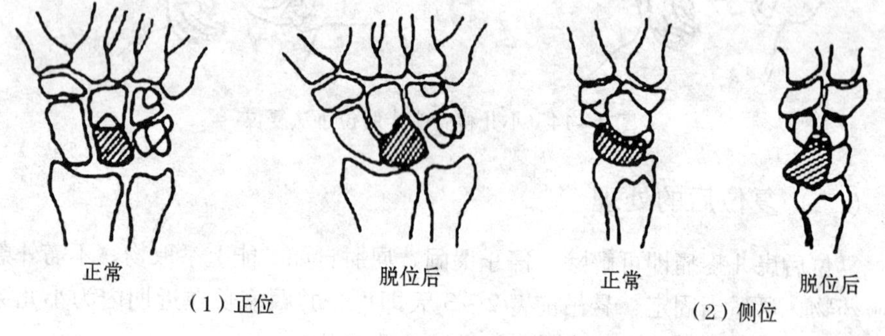

图 7 – 15　正常月骨与脱位后 X 线片对照

【治疗】

（一）手法复位

1. 拇指整复法　患者行臂丛麻醉或局麻后，肘关节屈曲 90°，两助手分别握住其前臂和手指对抗牵引，在拔伸牵引下前臂旋后，腕关节背伸，使桡骨与头状骨的关节间隙加宽，术者两手握住患者腕部，两拇指用力推压月骨凹面的远端，迫使月骨进入桡骨和头状骨的间隙，然后逐渐使腕掌屈，当月骨有滑动感，中指可伸直时，多数表明已复位（图 7－16）。

2. 针拨整复法　因月骨较小，拇指整复有时难以成功，可选用本法。麻醉后，在无菌操作牵引下，向背侧顶拨，协助复位（图 7－17）。然后将腕掌屈，如中指能伸直，表示脱位已复位。在 X 线下复查，若月骨凹形关节面已与头状骨构成关节，其形态恢复为四边形，证明复位良好。

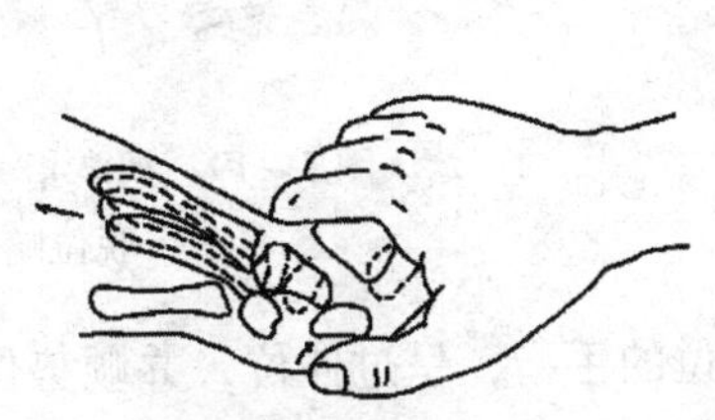

图 7－16　拇指整复法

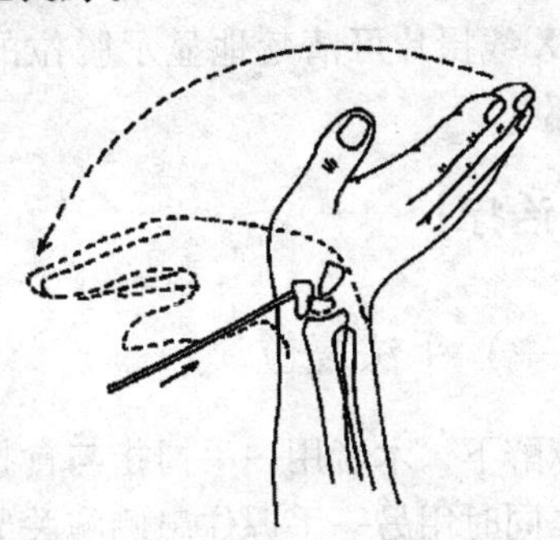

图 7－17　针拨整复法

（二）复位后处理

复位后，用塑形夹板或石膏托将腕关节固定于掌屈 30°～40°位（图 7－18），1 周后改为中立位。固定期间应经常做掌指关节与指间关节的屈伸活动，2 周后解除固定，开始作腕关节主动屈伸活动，辨证使用中药内服和熏洗。若伴有舟状骨骨折，应于手腕功能位管型石膏固定 3 个月。

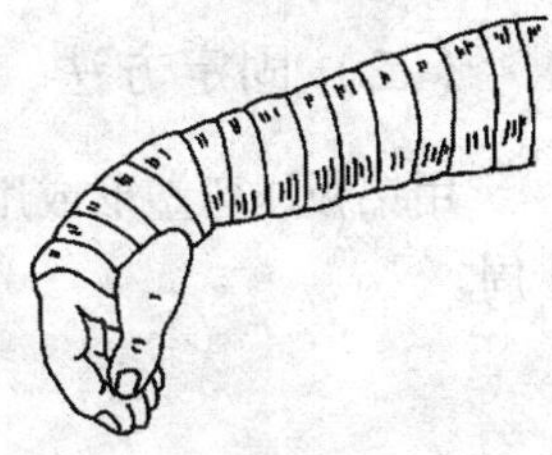

图 7－18　固定后外观

掌指关节脱位

掌指关节由掌骨头与近节指骨基底部构成。掌指关节的活动主要是屈伸，屈力比伸力大，伸直时有 20°～30°的侧方活动，屈曲时侧方活动微小，故掌指关节伸直时易因外力作用而发生脱位。临床上掌指关节脱位以向背侧者最多，尤以第 1 掌指关节最为多见。

【病因病理】

多由杠杆作用和关节过伸所引起。如篮球、排球运动员手指指端触球过猛时，易发生掌指关节半脱位或全脱位。掌指关节极度背伸，掌侧关节囊被撕裂，掌骨头穿过关节囊的破裂口脱向掌侧皮下，近节指骨基底向背侧移位。

【诊断】

患处疼痛、肿胀、畸形明显，指间关节屈曲，掌指关节过伸，并弹性固定，功能丧失。掌侧面隆起，在远侧掌横纹皮下可摸到脱位的掌骨头，手指缩短（图 7－19）。X 线摄片可清楚地显示脱位的掌骨头及近节指骨基底部。

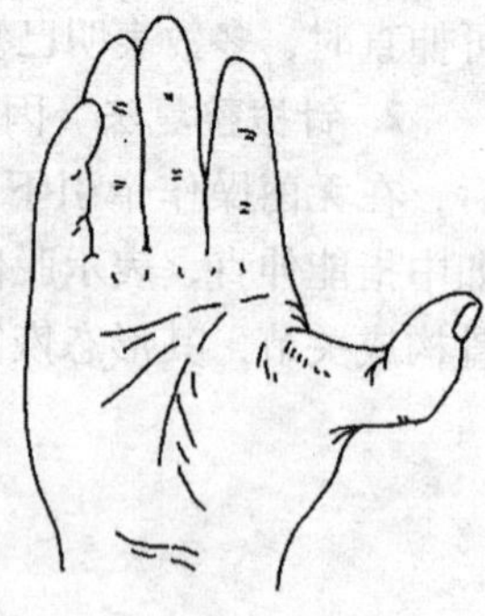

图 7－19　拇掌指关节脱位畸形

【治疗】

（一）手法复位

麻醉下，术者用一手拇指与食指握住脱位的手指，呈过伸位，并顺势作拔伸牵引，同时用另一手握住患侧腕关节，以拇指抵住患指基底部推向远端，使脱位的指骨基底部与掌骨头相对，然后向掌侧屈曲患指，即可复位。

（二）固定方法

用铝板压弯塑形或用绷带卷垫于掌指关节掌侧，使掌指关节固定于半屈曲位 3 周。

指间关节脱位

指间关节由近节指骨滑车与远节指骨基底部构成，该关节可作屈伸运动，关节囊的两侧有侧副韧带。指间关节脱位较为多见，各手指的近侧或远侧指间关节都可发生。

【病因病理】

多因外力使关节极度过伸、扭转或侧方挤压，造成关节囊破裂、侧副韧带撕断而引起，甚至伴有指骨基底小骨片撕脱。脱位的方向大多是远节指骨向背侧移位。

【诊断】

伤后关节肿胀、疼痛、畸形、活动受限、局部压痛、弹性固定。若侧副韧带已断，则出现明显侧方活动。X 线摄片可显示脱位关系，并可确定是否并发指骨基底撕脱性骨折。

【治疗】

（一）手法复位

术者一手固定患侧掌部，另一手握伤指末节顺势拔伸牵引，同时用拇指将脱出的指骨基底部推向前方，然后屈曲手指，即可复位。

（二）固定方法

整复后，用胶布固定2～3周，可外敷消瘀散肿药膏，使损伤的关节及侧副韧带得到良好的修复。早期除患指外，其余关节可作练功活动；去除固定后，可用中草药熏洗患指，并开始主动锻炼。

第四节　下肢关节脱位

髋关节脱位

髋关节脱位古称“胯骨出”、“机枢错努”、“大腿根出臼”等。

髋关节由髋臼与股骨头构成，属多轴的球窝关节。髋臼的周缘附有纤维软骨构成的髋臼唇，以增加髋臼的深度。股骨头和股骨颈通过坚韧致密的关节囊和圆韧带与髋臼相连，且前面有强大的髂股韧带，后面有耻股和坐股韧带加强，具有较大的稳固性（图7－20）。因此，髋关节一般不易发生脱位，只有在强大暴力作用下才可能发生。患者多为活动力强的青壮年男性。

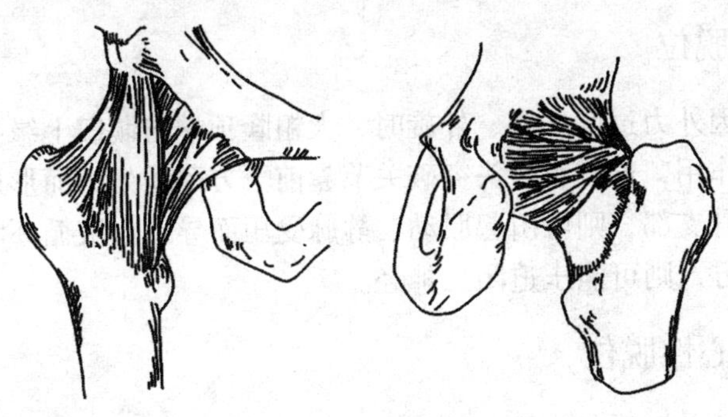

图7－20　髋关节的韧带结构

根据髋关节脱位后股骨头移位的情况，可分为前脱位、后脱位、中心性脱位三种（图 7－21）。临床上以后脱位最为常见，前脱位少见，中心性脱位更少见。

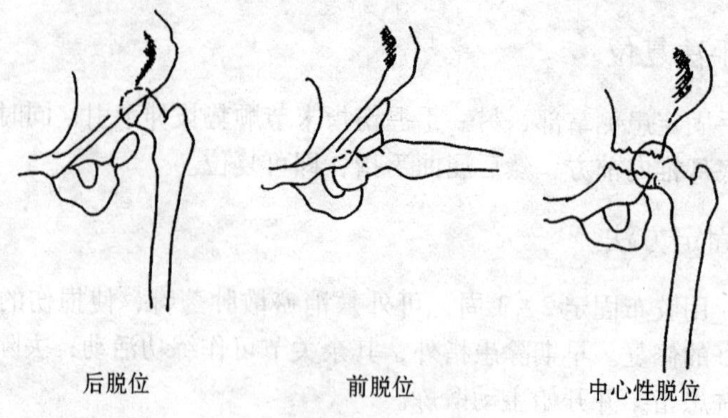

图 7－21　髋关节脱位的类型

【病因病理】

（一）后脱位

多由间接暴力所致。当髋关节处于屈曲内收位时，股骨头的大部分不能抵触于髋臼内，而移到较薄弱的关节囊后下方，股骨颈前缘紧抵髋臼前缘而形成杠杆的支点，此时来自腿与膝前方或腰部背侧的暴力，可使股骨头受到杠杆作用而冲破关节囊，脱出髋臼造成后脱位。例如坐位时，膝前部撞于前方的固定物；屈髋位自高处坠落；在弯腰姿势下，下腰部被重物挤压打击等等，均可引起髋关节后脱位。有时还合并髋臼后缘骨折、股骨头骨折，或坐骨神经受到移位的股骨头压迫、牵拉而被损伤。

（二）前脱位

当髋关节因外力过度外展、外旋时，大粗隆顶端与髋臼上缘接触，并以此为支点形成杠杆作用，迫使股骨头突破关节囊前下方薄弱处，而形成前脱位。如股骨头停留在耻骨支部，则可引起股动、静脉受压而导致血液循环障碍；如股骨头移位于闭孔前方，则可能压迫闭孔神经。

（三）中心性脱位

当强大的暴力作用于股骨大粗隆外侧，或髋关节在轻度外展屈曲位时，暴力沿股骨纵轴上传，股骨头撞击髋臼底部可引起臼底骨折。如果外力继续作用，股骨头可连同髋臼骨折片部分或全部突入盆腔，形成中心性脱位。中心性脱位必然合并髋臼底骨折，骨折多呈星状或粉碎性。严重的脱位，股骨颈可被臼底骨折片卡住，造成复位困难。

【诊断】

有明显的外伤史，伤后患髋疼痛、肿胀、功能障碍、畸形并弹性固定。不同类型的脱位具有不同的体征，严重者还可发生骨折及血管、神经损伤等并发症。

（一）后脱位

患肢呈屈曲、内收、内旋、短缩畸形，患侧膝关节亦轻度屈曲，并搭于健侧膝上（称为粘膝征）（图7－22）。患侧臀部膨隆，股骨大粗隆上移凸出，位于髂前上棘与坐骨结节连线以上，即奈拉通（Nelaton）线以上。患肢不能主动活动，在作外展、外旋动作时呈弹性固定。X线拍片可确定诊断，并可观察有无并发骨折。髋关节后脱位应注意与股骨颈骨折和股骨粗隆间骨折相鉴别。

（二）前脱位

患肢增长，呈外展、外旋及轻度屈曲畸形，在腹股沟处可触及股骨头（图7－23）。患侧大粗隆处平坦或内陷。患肢不能主动活动，在作内收、内旋动作时呈弹性固定。粘膝征阴性。X线拍片检查可见股骨头向前下方移位。

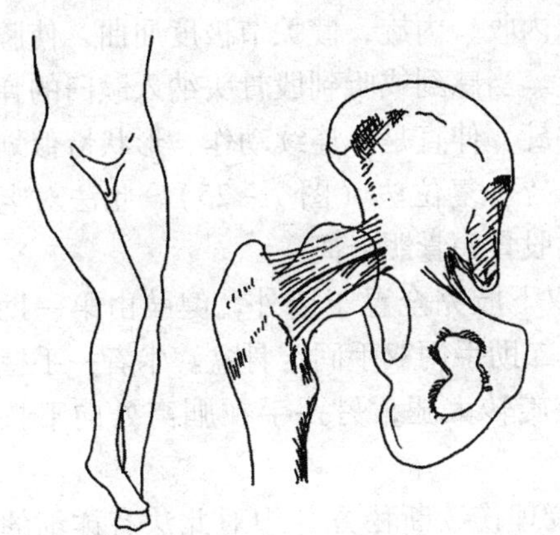

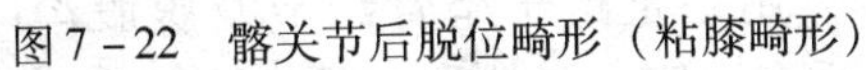

图7－22　髂关节后脱位畸形（粘膝畸形）

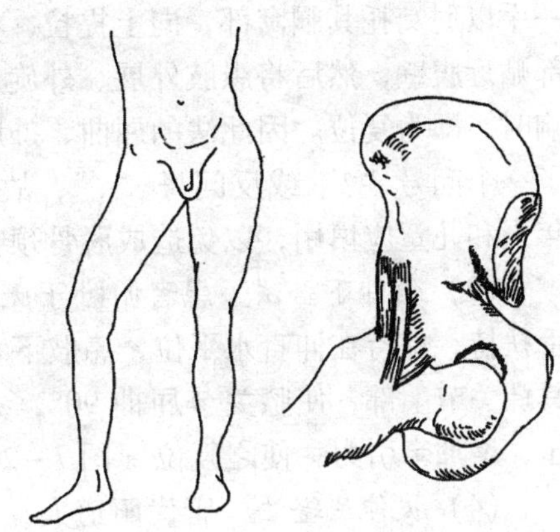

图7－23　髂关节前脱位畸形

（三）中心性脱位

股骨头移位不多者，往往只有局部疼痛、肿胀及轻度髋关节功能障碍，无特殊体位畸形；移位明显的脱位有肢体短缩、内旋或外旋畸形，大粗隆内移。若髋臼骨折形成血肿，患侧下腹部有压痛，肛门指检常在患侧有触痛和触到包块。X线摄片可显示髋臼底骨折，股骨头随骨折片向盆内突入。

【治疗】

（一）手法复位

1. 髋关节后脱位

（1）*屈髋拔伸法* 患者仰卧，伤侧屈髋屈膝各90°，助手用两手按压髂部以固定骨盆，术者面向患者，骑跨于伤肢上，用前臂、肘窝部扣在伤肢腘窝部，逐渐拔伸使股骨头接近关节囊破裂口，在向上牵引的同时，徐徐内外旋转髋关节，促使股骨头滑入髋臼，感到入臼声响后，再将伤肢慢慢伸直（图7－24）。

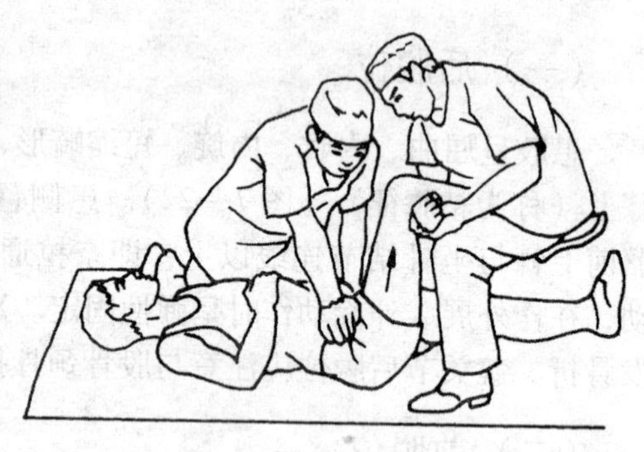

图7－24 屈髋拔伸法

（2）*回旋法* 这种方法在《伤科补要》中有详细的记载。其方法为患者仰卧，助手以双手按压双侧髂嵴固定骨盆，术者立于患侧，一手握住患肢踝部，另一手以肘窝托其腘窝部，向上提拉，将大腿内收、内旋，髋关节极度屈曲，使膝部贴近腹壁，然后将患肢外展、外旋、伸直。当感到或听到股骨头纳入髋臼的弹响时，即为复位。因此法的屈曲、外展、外旋、伸直是一连续动作，形状恰似划了一个问号“？”或反问号“⸮”，故亦称“？”复位法（图7－25）。此法对老年人和儿童应慎用，以免造成股骨颈骨折或股骨头骨骺分离。

（3）*俯卧下垂法* 患者俯卧于床缘，双下肢完全置于床外，健肢由第一助手扶持，保持在伸直水平位，患肢下垂，第二助手用双手固定骨盆。术者一手握其踝关节上部，使膝关节屈曲90°，并轻轻旋转大腿，另一手在腘窝处向下按压，增加牵引力，使之复位（图7－26）。

（4）*拔伸足蹬法* 唐代蔺道人在《仙授理伤续断秘方》中对此法有详细的记载。患者仰卧，术者两手握患肢踝部，用一足蹬于坐骨结节及腹股沟内侧（左髋脱位用左足，右髋脱位用右足），手牵足蹬，身体向后仰，协同用力，即可复位。

2. 髋关节前脱位

（1）*屈髋拔伸法* 患者仰卧，一助手按住双侧髂嵴固定骨盆，另一助手屈曲其膝关节并握住患肢小腿，在髋外展、外旋位逐渐向上拔伸牵引至屈髋90°

位。与此同时，术者用双手环抱大腿根部，将大腿根部向后外方按压，股骨头即可复位。

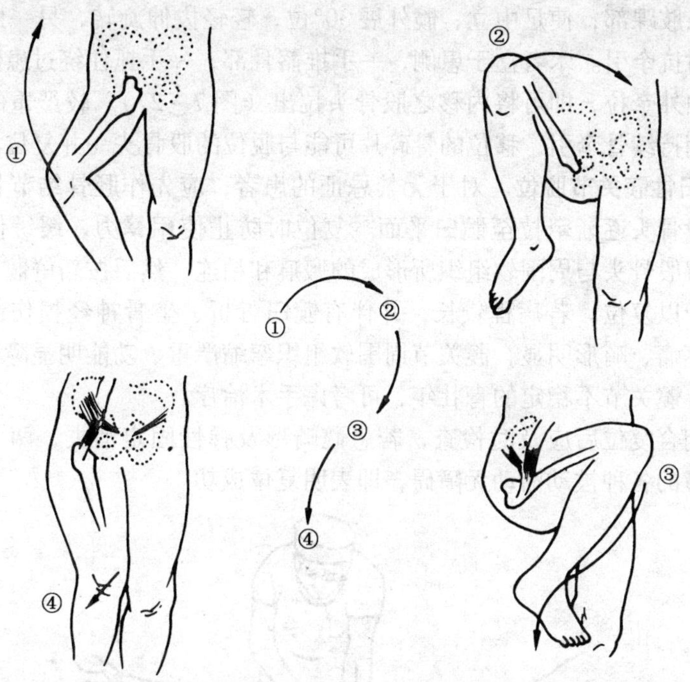

图7－25　回旋法（右侧）

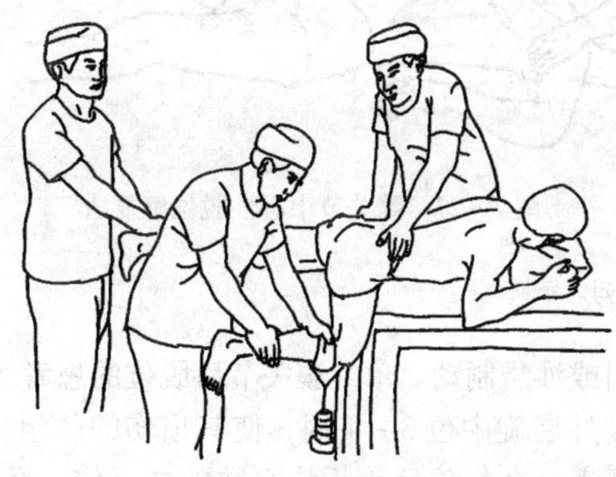

图7－26　俯卧下垂法

（2）*反回旋法*　其操作步骤与后脱位相反。患者仰卧，一助手用两手固定骨盆，术者一手握住患肢踝部，另一手握其膝部，先将髋关节外展、外旋拔伸牵引，再将髋关节极度屈曲，当膝部贴近腹壁时，再将患肢内收、内旋，并逐渐伸直。

3. 髋关节中心性脱位 对于轻度脱位者，可试行手法复位。患者仰卧，一助手握住患肢踝部，使足中立、髋外展 30°位，轻轻拔伸旋转，另一助手把住患者腋窝部对抗牵引。术者立于患侧，一手推髂骨部，一手抓住绕过患侧大腿根部的布带，向外牵拉，即可将内移之股骨头拉出（图 7－27）。较严重的中心性脱位，宜采用持续骨牵引，移位的骨碎片可能与脱位的股骨头一并复位。

4. 陈旧性髋关节脱位 对于无禁忌证的患者，应先作胫骨结节骨牵引 1 周左右，将股骨头逐渐牵拉至髋臼平面。复位时防止使用暴力，缓缓使用松解手法，以松解股骨头与周围软组织所形成的瘢痕和粘连，然后按新鲜髋关节脱位的整复方法予以复位。若病程较长，并伴有髋臼骨折、坐骨神经损伤或骨化性肌炎，局部疼痛、畸形明显，髋关节周围软组织挛缩严重、功能明显障碍，以及关节面破坏、髋关节不稳定的青壮年，可考虑手术治疗。

手法闭合复位后应及时检查，若患髋畸形及弹性固定消失，两下肢恢复等长，髋关节的各种被动活动无障碍，即表明复位成功。

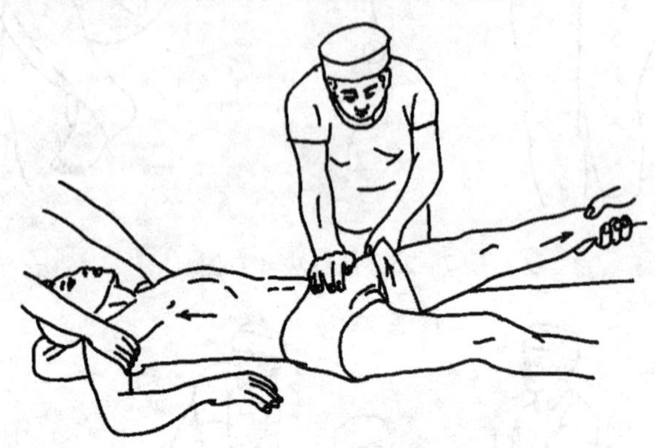

图 7－27 髋关节中心性脱位整复法

（二）固定方法

一般用皮肤牵引或沙袋制动。单纯髋关节后脱位的患者经手法整复后，可用皮肤牵引固定在轻度外展旋中位 3～4 周，使其损伤的软组织得到良好的修复。合并髋臼后上缘骨折者，在复位后骨折块多数随之复位，经 X 线摄片检查证实骨折复位良好者，在髋部外侧用外展夹板固定，并配合持续皮牵引或骨牵引，固定时间应延长至 6 周左右。髋关节前脱位在皮肤牵引或骨牵引时，应将患肢维持在内收、内旋、伸直位。髋关节中心性脱位可在外展中立位牵引 6～8 周。

（三）药物治疗

初期以活血祛瘀、消肿止痛为主，可内服舒筋活血汤或活血止痛汤，外敷消瘀退肿药膏。中、后期以舒筋活络、补益气血、强筋壮骨为主，内服可选用八珍汤、补肾壮筋汤、健步虎潜丸等，外敷接骨续筋药膏或舒筋活络药膏。解除固定后，可用海桐皮汤等煎汤熏洗。

（四）功能锻炼

在固定期间，应嘱患者行股四头肌及踝关节功能锻炼。解除固定后 3 个月内患肢不能负重，以减少股骨头缺血性坏死及创伤性关节炎的发生。以后每隔2～3个月摄髋关节 X 线片一次，证实股骨头血供良好，方能逐步负重锻炼。

附：先天性髋关节脱位

先天性髋关节脱位又称为发育性髋关节脱位，是婴幼儿常见的一种髋关节畸形。特点是婴儿在初生时，多数为部分或少数为全部股骨头脱出髋臼。病变累及髋臼、股骨头、关节囊和髋关节周围的韧带和肌肉。

先天性髋关节脱位的发生率在不同的种族、地区有较明显差别，这与遗传因素、环境影响和生活习惯有关。习惯背背婴儿的民族发生率低，如南非、中非一些地区；喜欢用捆绑方法的民族，使新生儿髋关节固定于内收位，其发生率明显增高，如北意大利、北美印第安人、德国。我国并没有完整的统计资料，估计我国的发生率大概为1‰。

双侧同时发病者约占 1/4，多为单侧发病，左侧多于右侧；女性多于男性，为4～6∶1。

【病因病理】

（一）病因

先天性髋关节脱位的原因迄今不明，约 20% 的先天性髋关节脱位有阳性家族史，可能与下列因素有关：

1. 胚胎发育不良　表现为髋臼上缘发育不良、变浅及关节囊、韧带过于松弛。

2. 机械性因素　胎儿在子宫内由于胎位异常或承受不正常的机械性压力，如羊水过少，则可能改变甚至破坏髋关节的正常解剖关系，继而发生髋关节脱位。在诸多的机械因素中，臀位生产更具有代表性。

3. 产伤　由于胎位不正造成难产，使在分娩时受伤。

4. 产后人为因素 新生儿出生后髋关节较为松弛尚不够稳定，如果过早地将婴儿包裹于伸髋位，则发病率就会明显增高。

（二）病理

1. 髋臼变形，主要表现为髋臼窝浅小，呈三角形，内有纤维组织填充，髋臼唇内翻。

2. 股骨头位于髋臼上方，头小而扁，骨骺出现晚，长期与髂骨挤压而变形，并在该处髂骨上形成假臼，股骨上段外旋，股骨颈前倾角增大。

3. 关节囊因脱位而被牵拉变形，呈管状或葫芦状（图7－28）。

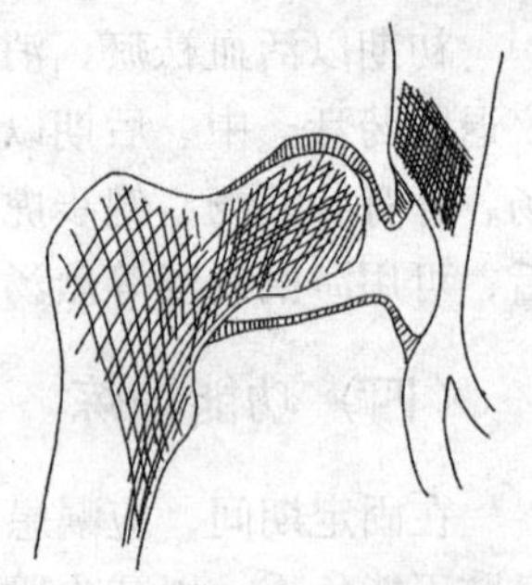

图7－28 先天性髋关节脱位的关节囊改变

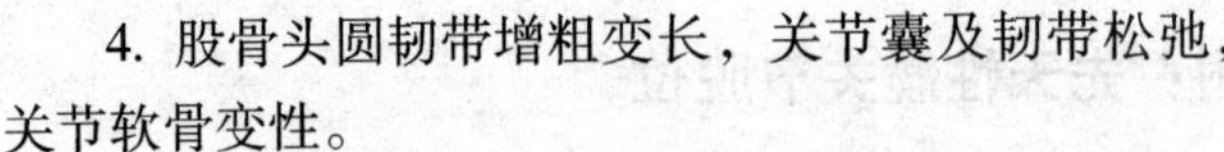

4. 股骨头圆韧带增粗变长，关节囊及韧带松弛，关节软骨变性。

5. 关节周围的肌肉紧张、挛缩（以臀中肌、内收肌、髂腰肌最明显），压迫髋臼的入口。

6. 骨盆与脊柱重心前移，骨盆前倾，腰椎生理前凸加大。

【诊断】

先天性髋关节脱位的临床表现和检查在不同的年龄阶段有较大的区别。为便于早期诊断和治疗，现将其分为新生儿婴儿期和幼儿期，分别叙述。

（一）新生儿婴儿期（站立前期）

1. 临床表现 患侧下肢活动少，蹬踩力量低于另一侧；肢体短缩，单侧脱位为双下肢不等长，双侧大腿内侧皮肤褶皱不对称，患侧皮纹较健侧深陷，会阴部增宽，臀横纹不对称；在下肢伸直位或屈髋位时，髋关节外展受限；患肢股动脉搏动减弱或消失；髋关节周围肌肉紧张、挛缩。

2. 临床检查

（1）蛙式试验阳性 表现为患髋外展、外旋受限。

（2）欧特拉尼（Ortolani）试验阳性 检查者双手握住患儿双下肢，拇指放在大腿内侧，其他手指放在股骨大粗隆处。首先要保持双髋、双膝关节屈曲90°，然后轻轻外展双髋关节，并用手指向前方推顶股骨大粗隆，此时检查者可感到股骨头滑入髋臼内时的弹动声音，即为阳性。

（3）下肢短缩试验（Allis征）阳性 双髋、双膝关节各屈曲90°，两腿并拢，双足跟对齐，患侧膝平面低于健侧。

3. X线检查　髋臼角增大。正常出生时为26°~29°，6个月时为20°~23°，如超过30°即为异常。柏金（Perkin）方格测定：一般股骨头骨骺应在内下象限，若股骨头骨骺在外上象限为全脱位，在外下象限为半脱位（图7-29）。

（二）幼儿期（站立期）

1. 临床表现　站立行走晚。单侧脱位者呈跛行步态；双侧脱位者，走路左右摇摆，步态不稳，即所谓“鸭步”。臀部扁而宽，股骨大粗隆突出，如为双侧脱位，表现为会阴部增宽，臀部后耸，腰前凸增大。

2. 临床检查

（1）望远镜征阳性　患儿仰卧，下肢伸直，检查者一手固定骨盆，另一手握住膝部，屈髋45°，沿股骨干长轴，用手上下推动股骨，若觉察有抽动感或音响者，即为阳性。

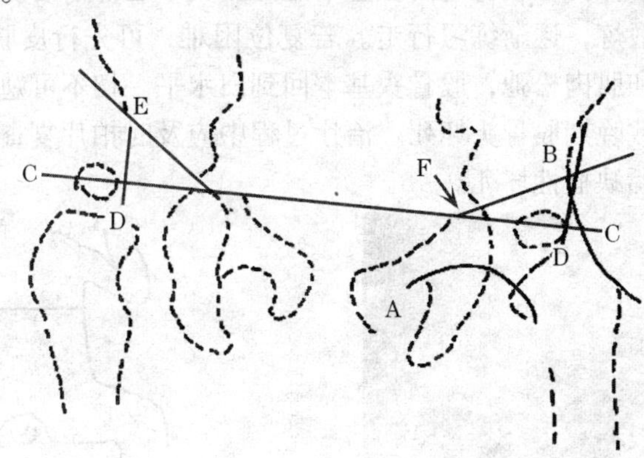

图7-29　柏金方格测定

（2）髋关节承重机能试验（Trendelenburg征）阳性　患儿背向检查者，先一腿持重，另一腿抬起，注意骨盆的动作，然后两腿交替持重和抬腿。如果持重的髋关节正常，则抬腿侧骨盆上升；如果持重侧有病变，则抬腿侧骨盆不但不能上升，反而下降，下降者即为阳性。

（3）下肢短缩试验（Allis征）阳性

3. X线检查　髋臼发育不良，其上半部失去正常的弧形结构，变为斜坡状，股骨头骨骺发育落后于健侧；沈通（Shonton）线不连续（测量方法是沿闭孔上缘划线并向外侧延伸与股骨颈下缘相连，正常髋关节呈一连续性弧线，如该线中断说明股骨头上移）；股骨头骨骺位于柏金方格外下或外上象限；髋臼角大于20°（图7-30）。

【治疗】

先天性髋关节脱位的治疗要根据不同年龄，采用不同的方法。总的原则是早期诊断、早期治疗。早期治疗方法简单，患儿痛苦小，效果好，合并症少。

（一）外治法

1. 婴儿期（3个月内） 要保持双髋外展位，如用外展支架、外展夹板、骑尿枕等，使两股夹角不小于40°，一般在70°左右，并维持6～12个月。

2. 1岁以内者 可在麻醉下行手法复位，复位后蛙式石膏或外展支架固定3个月（图7－31）。3个月后在麻醉下改为双下肢外展30°、内旋30°，髋关节伸直0°位，行单髋人字石膏固定。再过3个月拆除躯干部石膏，保留下肢石膏，使已复位的髋关节保持在较稳定的位置下练习髋关节屈伸活动。满9个月彻底拆除石膏，做功能锻炼，逐渐练习行走。若复位困难，可先行皮肤牵引7～10天，使挛缩的关节囊和肌肉松弛，股骨头基本回到臼水平。切不可勉强复位，以免头臼压力过大而导致晚期股骨头坏死。治疗过程中应及时拍片复查，观察复位情况及有无股骨头骨骺缺血性坏死。

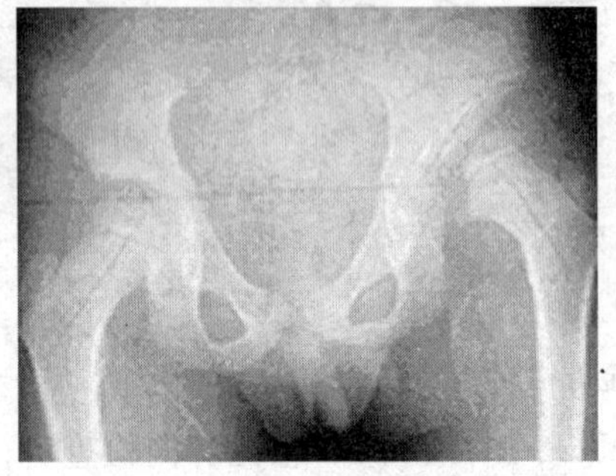

图7－30 先天性髋关节脱位

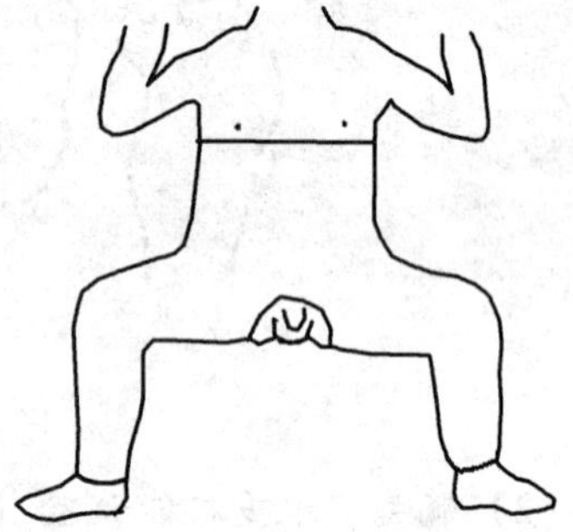

图7－31 蛙式石膏固定

（二）手术治疗

1. 切开复位术 适用于髋臼基本能覆盖股骨头，且前倾角不大于30°～40°者，术后髋人字石膏固定6周，拆除后做患髋功能锻炼。

2. 髂骨截骨术（Salter截骨术） 适用于18个月至6岁之间的患儿。术前患肢应充分牵引，最好将股骨头牵拉至髋臼相同位置。以线锯自坐骨大切迹至髂前下棘之间截断髂骨，将其远端（即臼的一侧）向前、外、下旋转以覆盖股骨头。截骨间隙植入一楔形骨块（取自同侧髂骨），以克氏针贯穿固定（图7－32）。术后髋人字石膏固定6周。术中应注意保护臀上动脉及坐骨神经。

3. 骨盆内移截骨术（Chiari截骨术）　适用于6～12岁患者的髋关节半脱位，股骨头、髋臼比例不协调，髋臼浅，股骨头大，部分股骨头未被髋臼所覆盖者。在髋臼上缘紧贴关节囊，向内上方呈20°倾斜截断髂骨，将截骨远端连同髋关节一同内移至髂骨厚度的1/2，使截骨近端骨面完全覆盖股骨头（图7－33）。术后患肢外展30°，单髋人字石膏固定8～12周。

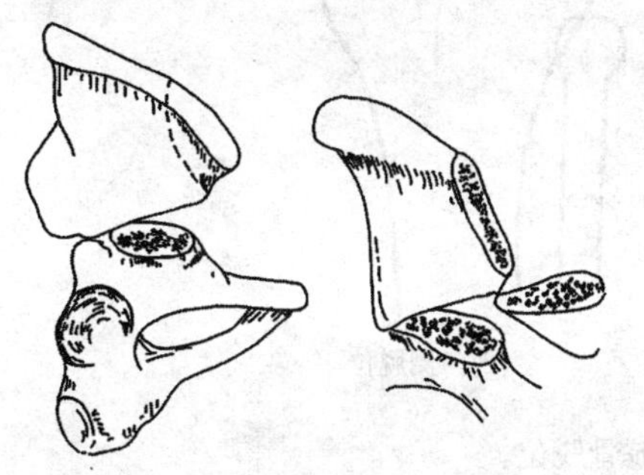

图7－32　髂骨截骨术

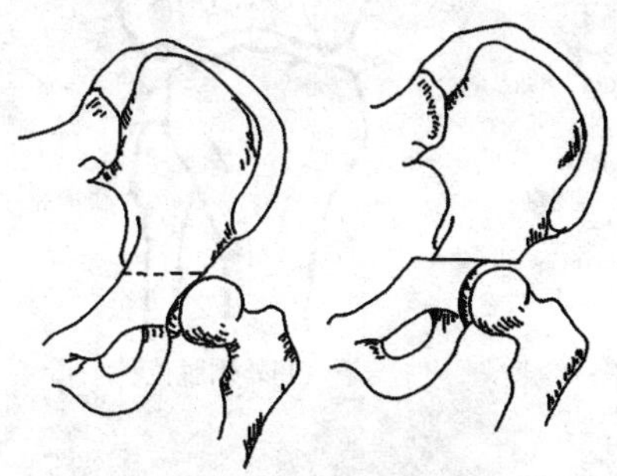

图7－33　骨盆内移截骨术

4. 髋臼成形术（Acetabuloplasty）　适用于年龄较大儿童，髋臼发育不良，头大臼小很不相称，髋臼角大于45°者。首先进行切开复位及股骨短缩，再行髋臼成形截骨。术后单髋人字石膏固定2～3个月。

髌骨脱位

髌骨为人体最大的籽骨，是构成膝关节的一个组成部分。髌骨上缘与股四头肌腱相连，其两侧为股四头肌腱扩张部所包绕，腱膜向下延伸为强韧的髌韧带，止于胫骨结节，具有保护股骨髁、维持关节外形的作用，更主要是增强股四头肌的伸膝力量，协助完成膝关节的伸膝功能。

髌骨脱位按其发病机理，可分为外伤性脱位与习惯性脱位两种。新鲜外伤性脱位治疗不当，可以转变为习惯性脱位，而习惯性脱位也多有外伤史。按移位的方向，可分为外侧、内侧及向下脱位。临床上以外侧脱位多见，内侧脱位极为少见。

【病因病理】

髌骨新鲜外伤性脱位多由于直接暴力所引起。当暴力直接作用于髌骨的一侧，或突然猛力伸膝时，由于股四头肌强力收缩，可将股四头肌腱内侧扩张部撕裂而引起髌骨外侧脱位，临床较多见［图7－34（1）］；如股四头肌腱外侧扩张部及髌骨外侧支持带撕裂，则引起髌骨内侧脱位，较少见［图7－34（2）］；股四头肌腱于髌骨上极止点处完全断裂，则引起髌骨向下脱位，亦少见。

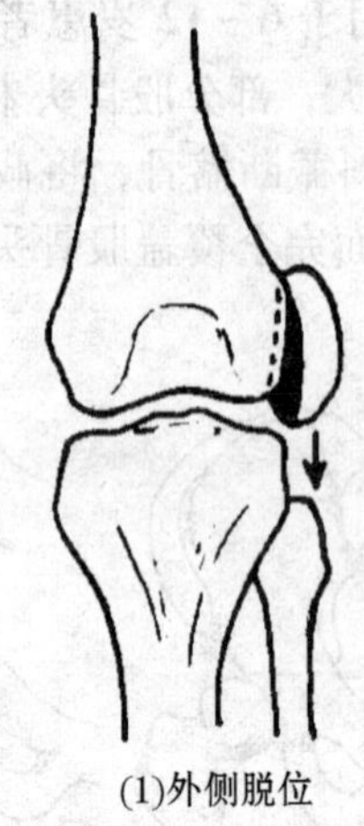
(1)外侧脱位

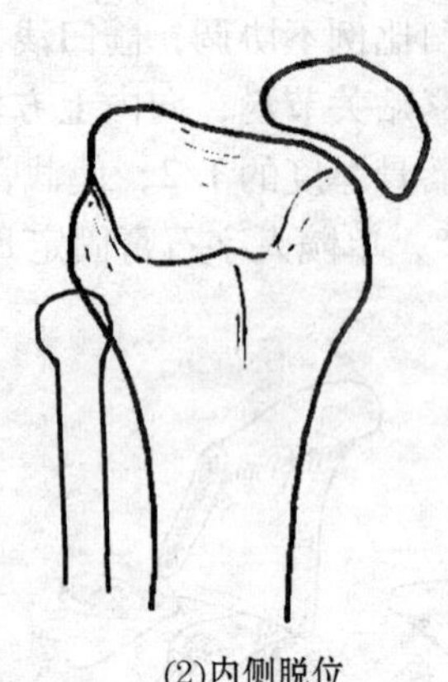
(2)内侧脱位

图 7－34　髌骨脱位

习惯性脱位临床上较常见，多发生于青年女性，主要为外侧脱位，多为单侧病变。造成习惯性脱位的主要因素是先天性骨或软组织发育异常，如股骨外髁发育不良、髌骨发育不全、高位髌骨、膝外翻畸形、髂胫束止点异常等；此外，创伤后愈合不良及各种骨病的后遗症也是发病因素。

【诊断】

1. 髌骨新鲜外伤性脱位均有明确的外伤史。伤后膝关节疼痛肿胀，伸屈活动受限，损伤重时可有关节血肿、皮肤瘀斑。

2. 体征：膝关节呈微屈曲位，膝前方平坦，股骨下端的外侧或内侧可触及脱位的髌骨，股四头肌和髌韧带被拉紧。X 线检查，在一般情况下，拍膝关节正侧位片即可确诊，必要时可拍轴位 X 线片。

【治疗】

新鲜外伤性脱位可施行手法整复。

（一）手法复位

一般不需要麻醉。患者平卧，术者立于患侧，一手扶踝，一手拇指按于髌骨外下方，其余四指托于腘下，使患膝于微屈曲状态下轻轻作屈伸活动，在伸直动作的同时，拇指向内前方推按髌骨，使其复位，然后使患膝伸直（图 7－35）。内侧

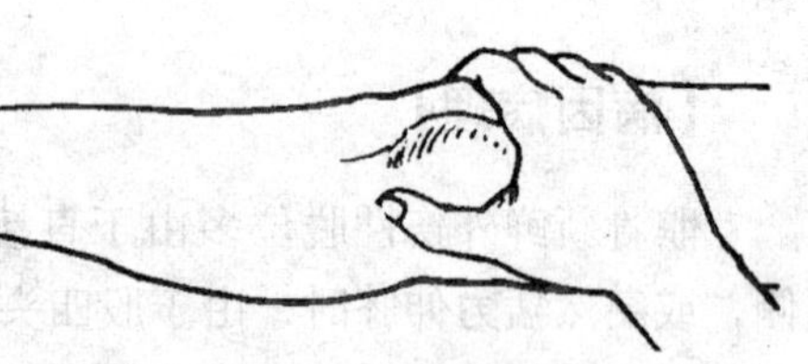
图 7－35　髌骨脱位的手法复位

脱位则手法相反。

（二）固定方法

手法整复后可用长夹板或石膏托固定膝关节于伸直位3～4周。

（三）手术治疗

髌骨习惯性脱位可考虑手术治疗，根据髌骨脱位的原因而采取相应的手术方法。

（四）药物治疗

早期应活血祛瘀、消肿止痛，内服活血止痛汤，外用消瘀膏；中、晚期以续筋壮骨为主，内服补肾壮筋汤或健步虎潜丸，外用下肢损伤洗方熏洗。

（五）功能锻炼

固定后早期可练习趾、踝关节活动，解除固定后逐渐锻炼膝关节屈伸功能，注意不能过早负重、用力伸膝及下蹲，以防发生再脱位。

第八章 筋伤

第一节 概 论

凡因各种急性外伤或慢性劳损以及风寒湿邪侵袭等原因造成筋的损害，统称为“筋伤”。

筋的范围是比较广泛的，主要指人体的皮肤、皮下组织、筋膜、肌肉、肌腱、腱鞘、韧带、关节囊、关节软骨、滑膜囊、椎间盘、关节盘、周围神经及血管等软组织。可以这样说，除了坚硬的骨骼和五脏六腑外，各种软组织都属于筋的范畴。筋伤相当于现代医学的软组织损伤范畴。

筋伤是一类独立发病的疾病，也常继发于骨折、脱位、骨病等疾病，是骨伤科学研究的重要内容。中医伤科学在治疗筋伤方面积累了丰富经验，具有自身特点。近年来，在中西医结合的推动下，又有不少进步和发展，为我们治疗软组织损伤提供了更多的手段。

【病因病理】

（一）病因

筋伤的病因系指引起筋伤的发病因素，归结起来主要有内因与外因两大类。

1. 外因 外因是指因外力作用于人体而致筋伤，与外感六淫之邪也有密切关系。

（1）外力伤害 跌仆、坠落、撞击、闪挫、扭捩或压轧等外界暴力是导致筋伤发生的重要原因。根据外力的性质不同，一般可分为直接暴力、间接暴力和持续劳损三种。

①直接暴力：是指直接作用于人体而引起筋损伤的暴力。多指钝性挫伤的暴

力，如棍棒打击、撞压碾轧等。

②间接暴力：是指远离作用部位，由传导而引起筋损伤的暴力。如因肌肉急骤、强烈而不协调地收缩和牵拉，造成肌肉、肌腱、韧带的撕裂或断裂，即属于此类。

③持续劳损：是指反复、长期地作用于人体某一部位的外力作用。中医学对劳损有“久坐伤肉，久立伤骨，久行伤筋”的描述，指出慢性劳损也可以引起伤筋。慢性劳损引起的筋伤多因久行、久坐、久卧、久立，或长期以不正确姿势作业，或不良生活习惯而使人体某一部位长时间过度用力所致。如长期弯腰工作而致的腰肌劳损，反复伸腕用力而致的网球肘等。

(2) *风寒湿邪侵袭*　系指由于风寒湿邪所致的经络阻塞，气机不宣畅，引起肌肉痉挛或松弛无力，导致关节活动不利，肢体功能障碍。

2. 内因

(1) *年龄*　年龄不同，筋伤的好发部位和发生率也不一样。例如，少儿多易发生扭伤、错缝等。青壮年活动能力强，筋肉的撕裂、断裂伤较为常见。老年人易发生关节僵硬、腰椎椎管狭窄症等。

(2) *体质*　体质的强弱和筋伤的发生有密切关系。体质因素每与先天禀赋和后天摄养、锻炼有关。先天充盛，又善摄养，经常参加体育锻炼者，气血充沛，体力健壮，则不易损伤；即使遇有损伤，一般恢复也较快。

(3) *局部解剖结构*　解剖结构正常，承受外力的能力就强，因而也就不易造成筋伤；反之，解剖结构异常，承受外力的能力相应减弱，也就容易发生筋伤。如腰部先天隐性脊柱裂患者就容易发生腰腿痛。另外，人体解剖结构强弱不同，易损伤的程度也相应不同。例如外踝部的外侧副韧带不如内踝侧的三角韧带坚强，较易发生扭伤。

(4) *职业*　也是筋伤的一种致病因素。

（二）分类

临床上常见的分类方式有：

1. 按受伤的性质分类

(1) *扭伤*　间接暴力导致关节产生不协调的扭转而引起的闭合性筋伤。关节部位由于旋转、牵拉，使其突然发生超出正常生理范围的活动时，而引起肌肉、肌腱、韧带、筋膜或关节囊扭曲、撕裂、断裂、移位或错缝等损伤。例如踝关节因行走或奔跑于不平的道路上，使足突然发生内翻或外翻引起踝关节侧副韧带的损伤，即属于扭伤。

(2) *挫伤*　指直接钝性暴力所致闭合性筋伤。挫伤以外力直接作用的局部皮下或深部组织损伤为主。如棍棒直接打击胸部，或胸部受重物挤压而造成的胸壁软组织损伤，即属于挫伤。

（3）碾压伤　是由于钝性物体的推移挤压与旋转挤压直接作用于肢体，造成以皮下及深部组织为主的严重损伤。如被运行的汽车轮挤压等造成的损伤，即属于碾压伤。

（4）切割伤　指锐器直接作用于筋所致的损伤。如跟腱切割伤等。

（5）劳损　指长时间、反复单一的姿势或运动所致的积累性筋伤。如肱骨外上髁炎等。

2. 按受伤的时间分类

（1）急性筋伤　一般指伤后不超过 2 周的新鲜损伤。急性筋伤的特点是，一般有明显的外伤史，局部疼痛、肿胀、血肿及瘀斑、功能障碍等症状较明显。

（2）慢性筋伤　一般是指急性损伤治疗不当而形成的慢性损伤。筋伤后超过 2 周以上未愈者，即属慢性筋伤。

3. 按受伤的程度分类

（1）撕裂伤　指由于扭、挫、牵拉等强大外力造成的某一部位的筋发生撕裂损伤。由于致伤外力的大小、作用方向和致伤部位不同，导致的筋伤程度也各异。

（2）断裂伤　造成断裂伤的外力要比撕裂伤所受的外力大，可导致严重的功能障碍和明显的局部疼痛、肿胀、瘀斑、畸形等临床表现。

（3）骨错缝　指可动关节和微动关节在外力作用下发生的微细错位，多因扭伤而发生。骨错缝可引起关节功能活动的障碍和局部疼痛、肿胀等。

4. 按受伤后皮肤有无伤口分类

（1）开放性损伤　由于外力造成肢体损伤，皮肤有伤口与外界相通，称为开放性损伤。如切割、爆炸及枪击多造成开放性损伤，此类损伤容易发生感染。

（2）闭合性损伤　外力作用于肢体造成筋伤，但皮肤尚保持完整者，称为闭合性损伤。如扭伤及挫伤多属于闭合性损伤。

5. 按伤情分类

（1）外伤　泛指皮、肉、筋、骨的损伤。

（2）内伤　指伤及脏腑、气血、经络的损伤，如头、胸、腹腔内部等的损伤。

一般来说，外伤是显性损伤，内伤是隐性损伤。

【诊断】

（一）临床表现

筋伤的临床表现主要是疼痛、肿胀和功能障碍等，但因致伤外力的大小、性质和程度的不同，也各不相同。临床表现多与损伤的程度和部位有关。

1. 疼痛　肢体受外来撞击、强力扭转或牵拉压迫后首先引起受伤处局部疼痛。一般来说急性损伤疼痛较剧烈，慢性损伤疼痛较缓和，多为胀痛、酸痛，或与活动牵拉有关。神经挫伤后有麻木感或电灼样放射性剧痛。肌肉、神经或血管损伤一般在受伤后立即出现持续性疼痛，而肌腱、筋膜、肋软骨等损伤产生的疼痛常在突然发作后缓解一段时间，然后疼痛又逐渐加重。

2. 肿胀　主要是由于局部血管破裂出血或局部血管渗透性增加所致。一般筋伤均有不同程度的局部肿胀，其程度多与外力的大小、损伤的程度有关。此外，临床上还常见一种慢性肿胀，多表现为患肢远端肿胀，末端温度降低，肤色暗或发绀，晚期呈现慢性充血，患肢远端处于低位时肿胀明显加重，又称为体位性水肿。

3. 畸形　多由肌肉、韧带断裂收缩所致。如肌肉、韧带断裂后，可出现收缩性隆凸，断裂缺损处有空虚凹陷畸形。与骨折脱位所造成的脱位不同，应注意鉴别。

4. 功能障碍　肢体由于疼痛和肿胀，大多会出现不同程度的功能障碍。了解功能障碍的情况有助于软组织损伤性质、程度的诊断。如神经系统损伤后可以引起支配区域感觉障碍或肢体功能丧失。若主动活动功能障碍，被动活动功能正常，则提示可能由于神经损伤、肌腱断裂所引起。若关节主动活动和被动活动都受限者，一般是因为损伤后肌肉、肌腱、关节囊粘连挛缩而引起的关节活动障碍。

（二）并发症

筋伤除可产生局部症状外，在早期或晚期还会引起一系列的反应和并发症。筋伤常见的并发症有以下几种：

1. 小骨片撕脱骨折　多由间接暴力所造成，由于附着于关节骨突的肌腱骤然强烈地收缩，而发生骨质的撕脱骨折。

2. 神经损伤　根据肢体运动、感觉功能丧失范围，肌肉有无明显萎缩等，可判定神经损伤部位和程度。

3. 损伤性骨化　多因关节部严重的扭挫伤，损伤了关节附近的骨膜，软组织内血肿与骨膜下血肿互相沟通，若治疗不当、手法粗暴等，可致使血肿吸收差，通过血肿机化、骨膜下骨化、关节周围组织的钙化和骨化等病理过程，导致关节功能障碍。X 线摄片显示不均匀的骨化阴影，多见于肘关节。

4. 关节内游离体　关节内的软骨损伤，软骨脱落、钙化而形成游离体，常随关节的伸屈活动而发生位置的改变，亦称“关节鼠”，多发生于膝关节。

5. 骨性关节炎　关节部位的筋伤，早期处理不当，后期关节软骨面发生退行性改变，承重失衡，可出现关节疼痛、功能障碍。

（三）现代诊断检查方法

1. X 线检查　X 线平片对软组织的损伤诊断意义不大，主要用于骨折、脱位和骨病的鉴别诊断。造影则有助于某些软组织损伤的诊断。如膝关节腔造影有助于半月板损伤的诊断等。

2. CT 检查　在诊断椎间盘突出症、腰椎椎管狭窄症等方面有重要的参考价值，并可以推断软组织病变的性质和范围。

3. 磁共振（MRI）检查　可广泛用于软组织损伤的检查及对其预后的了解。

4. 神经阻滞诊断　主要用来检查疼痛来源、确定疼痛部位，同时对许多疼痛性疾病神经阻滞又具有良好的治疗作用。所谓神经阻滞诊断就是用局部麻醉药物将神经传导通路阻断，使疼痛消除的一种方法。目前临床常用的有触发点、痛点阻滞，末梢神经、神经根阻滞及交感神经节硬膜外腔阻滞等方法。

5. 肌电图检查　可用于检查神经和肌肉疾患。临床常用于周围神经损伤、神经根压迫性疾病等疾病的检查和诊断。

6. 关节镜检查　是近年来开始用于诊疗关节疾患和损伤的简单、实用和有价值的诊断方法。在临床上应用越来越广泛，可以明确诊断，证实临床诊断，确定病变部位和程度及在直视下取活检，还可以在关节镜下进行治疗。总之，关节镜检查已被公认为一种有价值的辅助诊、疗方法，准确率高，合并症少。

【治疗】

筋伤的治疗原则主要归纳为 16 个字：筋骨并重、内外兼治、分期论治、防治结合。筋伤疾病的治疗，目的是恢复其功能。

筋伤的治疗方法同其他疾病的治疗一样，应以辨证论治为基础，遵循筋伤的治疗原则，常用的治疗方法包括理筋手法、内外用药、针灸、火罐、小针刀、理疗、练功等，可根据筋伤的不同类型、病程、部位，分别选择应用。

（一）手法治疗

手法治疗一般以按、摩、推、拿四法为主，并辅以揉、捏、擦、搓等手法，同时根据不同的情况还可选用拔伸牵引、颤抖摇晃、旋转斜扳等手法，以起到活血化瘀、消肿止痛、舒筋活络、松解粘连、软化瘢痕、整复小关节错位、减轻或解除肌肉痉挛、增强新陈代谢、预防关节强直的作用。在手法治疗筋伤时要注意新伤手法操作宜轻，陈伤手法操作宜较重。手法轻时不宜虚浮，手法重时切忌粗暴。对骨错缝者，可将受伤关节作一次或两次伸屈、旋转活动，以图复位。新伤局部血脉损伤，皮下出血，肿胀较重者，手法应轻柔，以免加重损伤；有骨折的患者应待骨折愈合后，再进行手法治疗。

（二）药物治疗

筋伤的治疗应以辨证论治为基础，贯彻局部与整体兼顾、内治与外治相结合的原则。既要注意局部损伤的变化，又要重视脏腑、气血的盛衰；既要注意内服药物的治疗，又要重视外用药物的运用；并以八纲辨证和经络、脏腑、气血等辨证为治疗依据，根据损伤的虚实、轻重或缓急等具体情况采用不同的治疗方法。

内治法是通过内服药使局部与整体得以兼治的一种方法，可根据损伤的虚实、轻重、缓急等具体情况选用先攻后补、攻补兼施，或消补并用、先补后攻等不同治法进行治疗。

1. 初期治法（伤后1~2周） 以气滞血瘀、疼痛、肿胀或瘀血化热为主。宜用攻利法，常用攻下逐瘀法、行气活血法和清热凉血法。常用方有桃仁承气汤、复元活血汤、凉血地黄汤。

2. 中期治法（伤后3~6周） 此期病情虽已减轻，患部肿痛初步消退，但筋脉拘急并未完全消除，治疗上宜攻补兼施，调和营卫，以和法为主，多用和营止痛法、舒筋活络法。常用方有和营止痛汤、舒筋活血汤。

3. 后期治法（损伤6周以后） 因损伤日久，而耗损气血，肝肾亏虚，其治法应同慢性筋伤，以补养气血法、补益肝肾法、温经通络法为主。常用方有补肾壮筋汤、大活络丹、小活络丹。

外用药：中药有多种剂型，应按照内服中药之三期用药原则用药。还可用熏洗方熏洗、热敷患部。

（三）小针刀疗法

该方法是通过松解、剥离软组织瘢痕粘连，从而达到疏通阻滞、舒筋通脉、促进气血运行的目的，使人体的经络、气血、脏腑功能恢复正常。

（四）物理疗法

物理疗法是利用各种物理刺激作用于机体，以调节、加强或恢复各种生理功能，促进病理过程向有利于疾病康复的方向发展，从而达到治疗目的的一种方法。常用的有电、磁疗法，超声疗法，热疗法等。

（五）牵引疗法

牵引疗法是用布兜等托缚住患部，通过机械的力量牵拉患部关节，以达到舒筋活络、通利关节目的的一种治疗方法。较常使用的是颈椎和腰椎牵引。

（六）拔火罐疗法

拔火罐疗法主要是利用罐内负压吸附在皮肤上形成的机械性刺激和温热刺激作用使局部血管扩张，促进局部血液循环，改善新陈代谢和组织营养状态，有利于炎症的消散。适用于软组织扭挫伤、关节肌肉风湿痹痛等。

（七）手术疗法

手术治疗筋伤主要用于肌腱、韧带的断裂，神经、血管的严重损伤及关节盘的损伤等。其适应证有：①肌肉、肌腱、韧带的完全断裂伤。②腱鞘疾病反复发作，保守治疗无效。③重要的神经、血管损伤者。④颈、腰椎间盘突出症经半年以上规范手术治疗无效，或首次发病症状严重，出现神经压迫症状，影响工作和生活者。⑤关节内游离体影响关节功能活动者。⑥膝关节半月板损伤经非手术疗法治疗无效者。

（八）封闭疗法

封闭疗法是在损伤或病变部位，通过局部或穴位注射所需药物，可起到抑制炎症渗出、改善局部营养状况、消肿止痛等作用的一种方法。

第二节　上肢筋伤

肩部扭挫伤

肩部扭挫伤是指肩部受到直接或间接外力的打击或扭捩致伤，使肩部软组织损伤，韧带撕裂，局部肿胀、疼痛、功能活动障碍的病症。本病属于中医“肩部伤筋”的范畴。可发生于任何年龄。

【病因病理】

因碰撞、跌仆、牵拉过度或投掷物体用力过度而致，伤后脉络破损，血溢脉外，瘀积皮下，以致气血运行不畅，瘀阻经脉“不通则痛”，故肩部疼痛，功能障碍，肿胀明显。如碰撞性暴力来自肩关节外侧方，喙锁韧带将首先受到影响；跌仆时来自冠状面的侧向暴力则易伤及肩锁关节，故损伤多见于肩部上方或外侧方。一般以闭合伤为常见。损伤后导致局部出血、水肿、肌肉痉挛。后期可导致组织增生肥厚及粘连变性。

【诊断】

有明显外伤史，应辨清损伤程度、体位、暴力性质、作用方式及受伤时间。肩部肿胀、疼痛逐渐加重，或皮下青紫，局部有片状钝性压痛，肩关节活动受限，被动或主动地做某种活动累及受伤部位则疼痛加重。晚期个别可因粘连而活动受限。

X 线检查，肱骨、肩胛骨、锁骨及肩关节、肩锁关节、胸锁关节等结构无骨折或脱位征象。

临床上应与以下疾病进行鉴别诊断。

1. 肩峰下滑囊炎　疼痛及压痛位于肩峰下滑囊处，急性期局部可有肿胀，上肢外展时疼痛，活动受限，疼痛有时可向上下放射。

2. 冈上肌肌腱炎　肩部外侧疼痛及压痛，位于肱骨大结节的冈上肌腱止点处。疼痛弧征阳性，即当上臂外展于60°~120°之间时出现疼痛，在此范围以外则无疼痛。

3. 肱二头肌长头肌腱炎　肱骨结节间沟处疼痛并有压痛，肱二头肌抗阻力试验阳性。

【治疗】

（一）手法治疗

常用手法：拿法、推法、按法、揉法、滚法、搓法、拨法、旋法。

1. 按揉法　患者取端坐位，医者站立于患侧，用拇指按揉患肩部，重点在缺盆、天宗，肩髃、肩外俞等穴及肩部压痛点处按揉，以患者有酸胀感为度。

2. 滚搓法　患者仍取坐位，让患者患侧上肢架在桌上，医者用滚法施术于肩、上肢部，滚法力量宜柔和，反复操作 5 ~6 次。再让患肢放下，医者用双手搓法从肩部至腕部进行施术，反复操作 5 ~ 6 次。

3. 拨法 患者体位同前，医者用拇指指腹拨患肩疼痛点，拨 3 ~ 4 次。力度与范围适度，以免加重损伤。

4. 旋转法 患者取坐位，医者站立于患者身后，用手虎口背托于其右腕上，屈肘内收带动患者屈肘，由下内胸前上举，再外旋外展后伸放下，重复数次，幅度可由小到大。

（二）固定疗法

患侧上肢屈肘 90°，掌心向胸，为了防止急性损伤变成慢性筋伤，应注意处理好伤后固定与练功的关系。较重者早期宜制动，三角巾悬吊 10 ~ 15 天，以后逐渐加大肩部活动锻炼。

（三）药物治疗

1. 内服药 损伤初期，肿痛明显，功能受限，或见瘀斑，治宜行气、活血、消肿止痛，舒筋活络汤加减。后期肩部以酸胀痛为主，有沉重感，治宜祛风散寒、舒筋通络，三痹汤或麻桂温经汤加减。中成药可服大活络丸。

2. 外用药 正骨水、跌打万花油等外擦，外敷跌打膏。

（四）功能锻炼

以主动活动为主，被动活动为辅。其目的是恢复肌肉的力量及韧带、肌腱、关节周围组织的弹性，改善和恢复肩关节的基本功能。肩部运动包括外展、内收、前屈、后伸、旋外、旋内和环旋 360°等，可反复进行，每次 3 ~ 5 分钟。

（五）物理疗法

红外线理疗治肩部扭挫伤，能促进局部炎症吸收，增强组织再生能力。超声波具有镇痛、缓解肌肉痉挛和加强组织代谢的作用，疗效较好。

（六）封闭疗法

封闭疗法是常用的一种治疗方法，一般以泼尼松龙 12. 5mg 加 1% 普鲁卡因 5ml，行痛点封闭。

肩关节周围炎

因肩周围组织劳损和感受风寒湿邪，造成以肩关节疼痛、活动功能障碍为特征的疾病，称为肩关节周围炎，是肩关节囊及其周围韧带、肌腱和滑膜囊的慢性非特异性炎症，简称“肩周炎”，中医称“漏肩风”。本病常发生在单侧肩部，多见于50岁左右患者，50岁以上者占发病者的60%～88%，故亦称“五十肩”。此外还有“肩凝症”、“冻结肩”等名称。

【病因病理】

中医学认为，本病与体虚感邪或跌仆闪挫有关。

1. 体虚感邪　五旬之人年老体虚，肝肾亏损，气血渐亏，筋脉失于濡养，加上肩部过度劳伤，又卧露感受风寒湿邪导致寒凝筋膜、血不荣筋，则可发为本病。《诸病源候论》说：“此由体虚，腠理开，风邪在于筋故也。”由此可见体虚是本病的重要因素。

2. 跌仆闪挫　由于外伤而发病，如锁骨骨折、肱骨外科颈骨折、肩关节脱位、上肢骨折固定时间太长或固定期间内不注意肩关节功能锻炼等造成气血凝滞不通，筋脉失养，以致拘挛、萎废、肌肉萎缩而发为本病。

现代医学认为，肩周炎的发生与以下原因有关：

1. 肩部原因　关节周围结缔组织、肌筋膜的退行性病变引起。

2. 肩外原因　①包括颈椎病或颈椎间盘突出症，由于颈神经根放射性疼痛，使肩肌痉挛，从而发生活动限制和肩关节粘连、挛缩。②高血压病及代谢性疾患，引起肩部肌肉充血和异常紧张。③交感神经过度紧张。④过劳、寒冷、疲劳、精神刺激和外伤都是致病因素，可使肩关节周围的肌肉长期持续地紧张，使局部处于充血状态。

【诊断】

患者多为50岁左右，女性多于男性。多数病例慢性发病，患者先感到肩部、上臂部轻微疼痛，随后逐渐加重并感到肩部僵硬，疼痛可为钝痛、刀割样痛，夜间加重，甚至痛可放射到上臂和手。检查肩部有广泛压痛，上臂紧贴胸廓，肩关节各个方向活动均受限，但以外展、旋外、后伸障碍最显著，如不能梳头、穿衣等。肩周炎一般分为疼痛期、僵硬期和恢复期。

疼痛期发病早期疼痛常在三角肌附着点范围内，多为持续性并逐日加重，肩部广泛压痛。上臂外展、后伸或旋外活动最早受限，而旋内、内收动作受影响较晚且较轻。此期病程约1个月，亦可延续2～3个月。

僵硬期肩痛逐渐减轻，但肩关节活动越来越明显受限，活动范围可比正常减少约1/2；严重者只有肩胛骨在胸壁上移动，伴随而出现肩部肌肉萎缩。一般需要6个月左右逐渐缓解，进入恢复期。

恢复期肩痛基本消失，肩活动范围亦逐渐增加，首先旋外活动逐渐恢复，继之为外展和旋内等。

表现虽有分期，但临床中有时亦会交替出现各期症状，几乎所有患者都能自发性终止。若身体营养状态不良，单侧起病后可出现双侧性病变，或病痛治愈后又复发。

X 线检查病程日久者可见关节间隙变窄，肱骨头有斑点状骨质疏松，肱骨大结节有不规则增生和致密阴影，余无异常表现。

【治疗】

（一）手法治疗

常用手法：拿法、按法、揉法、拨法、摇法、抖法、捏法。

1. 按揉 患者取坐位，医者站于患者患侧，用手握住患肢手臂，另一手用拇指按揉肱二头肌长头腱、短头腱附着处，并在肩髃、曲池、合谷穴等处按揉。医者再站患者患侧后方，依次按揉肩井、肩贞、肩内陵穴和肩胛冈上缘、小圆肌上缘。

2. 拨络 医患体位同前，用拇指指腹拨肱二头肌长头腱、短头腱附着部位，及肩胛冈上缘、小圆肌上缘，然后再用拇指揉法操作于上述部位，以缓解疼痛。

3. 摇臂 患者取坐位，医者站于患者患侧，以与患肢同侧手扶患者肩部，以与患肢对应的手扶患者手腕使之作环形运动，使患者肩关节左、右旋转，其旋转范围由小渐大，反复各 3 ~ 5 次。

（二）药物治疗

1. 内服药 治宜补气血、益肝肾、通经络、祛风湿为主，可内服独活寄生汤或补筋丸等，体弱血亏较重者，可以用当归鸡血藤汤或加味归脾汤加减。

2. 外用药 急性期疼痛，肩关节触痛敏感，肩关节活动障碍者，可外贴麝香壮骨膏，亦可用海桐皮汤作局部熏洗。

（三）功能锻炼

鼓励患者作肩外展、前屈、后伸、耸肩、旋后等动作。以主动活动为主，被动活动为辅。

（四）针灸疗法

取穴有肩髃、肩井、曲池、阿是穴等，用泻法，结合艾灸进行治疗。

（五）物理疗法

可用红外线或 TDP 照射患处，每日 1 次，每次约 30 分钟。

（六）封闭疗法

用 1% 普鲁卡因 2～4ml、泼尼松龙 12.5mg 作痛点封闭，每周 2 次。或透明质酸钠 1 支，加利多卡因 2ml 作关节腔内注射。

（七）小针刀疗法

对痛点固定、局部发生粘连、影响功能者，可采用小针刀疗法进行治疗。

肱二头肌长头肌腱炎

肱二头肌长头肌腱炎是指肱二头肌长头肌腱发炎粘连，肌腱滑动发生障碍的病症。本病属于中医“筋痹”范畴。肱二头肌长头肌腱炎发病率较高，这与其解剖位置有关（图 8－1）。

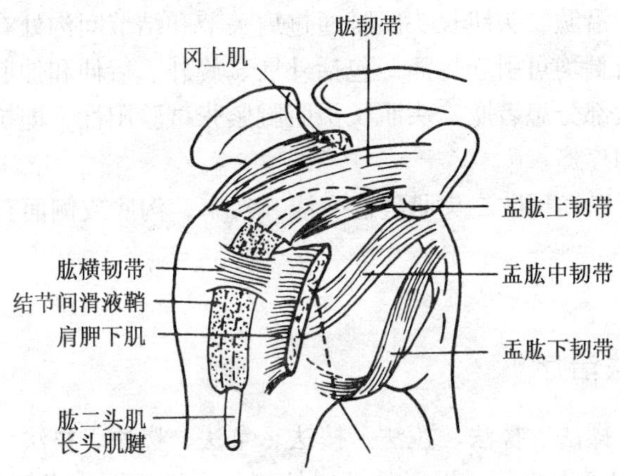

图 8－1　肱二头肌长头肌腱解剖位置

【病因病理】

肱二头肌长头肌腱炎病因不外乎内因和外因两方面。

1. 跌仆闪挫　肩关节的直接外伤或肱二头肌用力不当，造成局部充血、血肿而又未及时恢复；或陈旧性损伤，如肩关节脱位、肱骨外科颈骨折，形成粘连变性。

2. 慢性劳损　使用肩部从事体力劳动者，如搬运工和从事投掷、棒球等运动的运动员，因长期、反复使肩关节处于活动范围极限的情况下用力转肩活动，肱二头肌长期劳累，长头肌腱在结节间沟的骨质上反复摩擦，而使腱鞘水肿、增厚，导致粘连和肌腱退变，产生本病。

3. 精亏血虚 年老体衰，肾气不足，精血亏损，筋脉失养，则拘紧挛急。临床上可见到肱骨颈部的骨刺、肩腱袖的退行性变。

【诊断】

多见于中年人，急性期肩前部疼痛主要位于肱骨结节间沟处，可反射至三角肌止点，有时难以指出确切的疼痛部位，肩部活动受限，肩部运动时加重，休息后缓解，夜间重，常将上臂紧贴身体，避免上肢旋转活动。一般受凉后症状加重；凡引起肱二头肌长头肌腱滑动的动作，如肘关节屈伸，均可引起肩部疼痛加重。

慢性劳损致伤者，往往叙述不清病史，仅诉三角肌部疼痛，压痛点常局限于结节间沟处，上臂外展、上举和后伸时肩关节疼痛，若不及时治疗可发展成为冷凝肩。

特有体征是沿肱二头肌长头肌腱通过肩关节和结节间沟处有明显的压痛。主动或被动牵张肌腱均可引起疼痛，包括外展、旋外、后伸和伸肘旋外，以及伸肘抗阻力外展。大部分患者肱二头肌长头肌腱紧张试验阳性，即抗阻力屈肘旋后位时，肩部前内侧疼痛。

X线检查可以发现肱二头肌腱沟变浅、狭窄，沟底或侧面有骨赘形成等。

【治疗】

（一）手法治疗

常用手法：揉法、擦法、拨法、按法、拿法、搓法、抖法、扳法、摇法。

1. 擦法 患者取坐位，医者站其后外侧，一手托握住患侧上臂并使其旋外，一手用掌擦法于肿胀处，以温热且有深透感为佳。随后在局部给予热敷。

2. 揉法 患者取坐位，患肢自然下垂，医者站其患侧，一足踩踏在患者的坐凳上，用膝部顶托患臂的腋下，并使患臂架托在医者大腿的前侧，此时患臂已处于外展位（外展角度应限制在患者无明显疼痛范围之内）。医者一手施掌揉法于肩前、天府、尺泽、曲泽穴及肱二头肌长头肌腱附着处，另一手握患肢肘部做肩关节的旋外活动。

3. 拨法 用拇指或四指指腹在肱二头肌肌腱压痛点拨动数十次。使用拨法时，应垂直于肌腱方向拨动，使该腱如同被动的琴弦一般。然后将该肌腱理顺数遍。

4. 按法 患者坐位，医者站其前外侧，分别按揉天府、曲池穴及肱二头肌长头肌腱附着处。

5. 搓法 患者取坐位，患肢自然放松下垂，医者站在外侧，用搓法从肩向前臂方向移动，反复3~5次。

6. 抖法 医者双手握住患侧腕关节，作幅度小而频率快的抖法，抖动幅度以传至肩部为佳。

（二）固定治疗

固定疗法要求病人避免过度使用肩关节，疼痛较重者用三角巾悬吊前臂加以保护，在疼痛缓解后注意练习肩关节活动。

（三）药物治疗

1. 内服药 正骨紫金丹加减。

2. 外用药 外敷消炎止痛膏或狗皮膏，以及中药熏洗。

（四）功能锻炼

当局部疼痛缓解后，主动开始进行有规律地锻炼，以防止发生冻结肩。练功活动方法同“肩部扭挫伤”。

（五）封闭疗法

保守治疗对大部分没有并发症的患者有效，局部封闭是其中有效的方法之一，临床可选择应用。

（六）手术疗法

少数经保守治疗无效者，可行手术治疗。手术的目的是保证肱二头肌长头肌腱滑动装置在结节间沟内正常活动。最常应用的方法是将肱二头肌长头肌腱起点转移到喙突，并与短头肌腱行边－边缝合。

肘部扭挫伤

是指肘关节受直接或间接暴力作用下的软组织损伤。肘关节扭挫伤是常见的肘关节损伤，多在劳动、运动、玩耍时致伤。

凡使肘关节发生超过正常活动范围的运动，均可引起关节内、外软组织损伤。常见有肘关节尺、桡侧副韧带撕裂，关节囊、肱二头肌腱部分撕裂及其他肘部肌肉、韧带、筋膜撕裂。

【病因病理】

间、直接暴力可造成肘关节扭挫伤，如跌仆滑倒、手掌撑地时，肘关节处于过度外展或半伸半屈位，可致肘关节扭伤。由于关节的稳定性主要依靠关节囊和韧带约束，而侧副韧带有防止肘关节侧移的作用，所以肘关节扭挫伤常可损伤尺、桡侧副韧带，而以桡侧韧带损伤最为常见，尺侧次之，后侧较少。

严重的肘关节扭挫伤，伤后不固定或固定不恰当，或因进行不适当的反复按摩，都可使血肿扩大。这种血肿有软组织内血肿和骨膜下血肿，常相互沟通。在血肿机化时，通过膜下化骨，以及骨质进入结缔组织肿块内，造成关节周围软组织的钙化、骨化，即造成骨化性肌炎。

【诊断】

有明显的外伤史，伤后肘关节呈半屈位，活动受限。重者关节伤侧肿痛明显，皮下瘀斑，甚至有波动感。

初起时肘部疼痛，活动无力。肿胀常因关节内积液和鹰嘴窝脂肪垫炎，或肱桡关节后滑膜囊肿胀逐渐加重，以致伸肘时鹰嘴外观消失。

部分严重的肘部扭挫伤，有可能是肘关节脱位后已自动复位，只有关节明显肿胀，而无脱位征，易误认为单纯扭伤。其中关节囊和韧带、筋膜若有撕裂性损伤，作关节被动活动时有“关节松动”的不稳定感，并引起肘部剧烈性疼痛。

X 线检查常规肘关节正、侧位 X 线摄片，以排除是否有撕脱性骨折等。对可疑病例局部麻醉后，伸直肘关节，作被动肘外翻 30°摄片，若内侧关节间隙明显增宽，则说明肘关节尺侧副韧带撕裂。同样，也可作桡侧副韧带损伤检查。

【治疗】

（一）手法治疗

在触摸到压痛点后，以两手掌环握肘部，轻揉按压数次，有疏散血肿、减轻疼痛的功效。以患侧为中心，医者用大拇指沿侧副韧带走行方向理顺剥离的肌纤维，一般 2 周左右逐渐修复。

（二）固定治疗

急性期可将肘关节屈曲 90°位以三角巾悬吊，或采用屈肘石膏托外固定 1～2 周。

（三）药物治疗

1. 内服药　根据损伤轻重不同，选用活血化瘀、消肿止痛之药，如桃红四物汤加减。

2. 外用药　早期外敷消肿止痛膏或狗皮膏，后期用中药上肢损伤洗方熏洗。

（四）功能锻炼

早期功能锻炼可作握拳活动，中、后期作肘关节屈伸等活动。

（五）其他疗法

肘关节尺侧副韧带断裂较轻者，被动肘外翻畸形亦轻，一般中药外敷效果尚好。若肘关节尺侧副韧带完全断裂，宜手术治疗。

肱骨外上髁炎

由急慢性损伤造成肱骨外上髁周围软组织疼痛称为肱骨外上髁炎。由于本病多见于网球运动员，故又称网球肘（图 8－2）。

【病因病理】

本病属于中医学“痹证”的范畴。多由体虚感邪，跌仆闪扭，工作劳动时前臂及腕部用力过度，或较长时间提拧重物等原因所致。

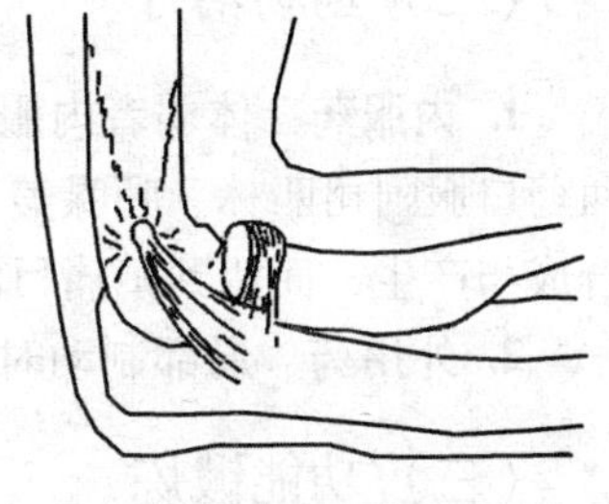
图 8－2　肱骨外上髁炎示意图

1. 体虚感邪　中年以后，气血渐亏，人体正气开始衰弱，加之身劳汗出，遇风或衣着冷湿，风寒湿邪侵袭肌表，留滞关节经络，使肌表经络关节受损，气血阻滞不通，久则发为本病。

2. 跌仆闪扭　跌仆闪损，伤及人体经络气血，气血运行不畅；或因长时间用力，伤及肘部经脉，久则气血瘀滞，筋脉失养，均可引发本病。

【诊断】

肱骨外上髁处有明显疼痛，患手用力则疼痛加重。肱骨外上髁有敏感压痛，常为锐痛，压痛点还出现在环状韧带及肱桡关节处，可在局部触及条索状及硬核状物，触痛明显。密耳试验阳性，即肘、腕、指屈曲，前臂被动旋前并逐渐伸直时，肱骨外上髁部出现疼痛。肘关节活动基本正常，但前臂旋转明显不利，严重者伸指、伸腕即可诱发疼痛。患肢在屈肘、前臂旋后位时疼痛常缓解，故患者多取这种位置。

X线摄片一般无异常表现。病程长者在肱骨外上髁附近有钙化沉积。

【治疗】

（一）手法治疗

常用手法：揉法、拿法、弹法、拨法、搓法、摇法、抖法。

1. 拨筋法 在肱骨外上髁及前臂桡侧用拨法和指揉法刺激桡侧腕伸肌和肱桡肌，如有明显痛点可用拇指拨筋。

2. 弹筋法 患者坐位，术者一手握腕，前臂托于肘下，另一手拇食指相对呈钳形，提弹肘桡侧深、浅之筋，先弹深层，再弹浅层，各3～5次。

3. 屈肘旋前过伸推肘法 患肢伸直，医者一手虎口对手腕背面，握住腕部，另一手掌心顶托肘后部，拇指置于肱桡关节处。然后，握腕部之手使桡腕关节掌屈，并使肘关节做屈曲和伸直相交替的动作；另一手于肘关节由屈曲变伸直时在肘后部向前顶推，使肘关节过伸，此时可听到“咯吱”声，有时发出撕布样声音，患者立即可感轻松。

（二）药物治疗

1. 内服药 体弱者内服补中益气汤加钩藤、威灵仙、桂枝等，或用补筋丸。西药口服阿司匹林、吲哚美辛等非甾体类抗炎药物，此类药物可抑制前列腺素的合成与产生，而达到镇痛目的，

2. 外用药 局部制动时，外敷消炎止痛膏或用热醋洗患处。

（三）功能锻炼

为防止肘关节僵硬及周围软组织粘连，每日主动进行握拳、屈肘、旋前、用力伸直出拳等锻炼。

（四）局部封闭疗法

以泼尼松龙12.5～25mg加1%普鲁卡因4～6ml，在肱骨外上髁处消毒后，直接进针至骨后稍退0.4～0.5cm作缓慢加压注射。每3～5日行一次，可连续封闭2～3次。

（五）小针刀疗法

对一些顽固性肱骨外上髁炎患者，可试用小针刀治疗。

（六）手术疗法

一些严重病例，局部骨质增生明显，也可考虑手术治疗。如伸肌总腱附着点松解术、环状韧带部分切除术、皮下血管神经束切除术等。

腕部扭挫伤

腕关节部位的软组织因受到间接暴力或直接暴力所致的损伤称为腕关节扭挫伤。损伤后如治疗不当，后期容易引起腕骨间彼此关系的改变，即所谓桡腕关节不稳。本病属于中医学“腕骱伤筋”范畴。

【病因病理】

桡腕关节的扭挫伤是由外力造成的。桡腕关节处于背伸、尺侧偏斜位时，如受到过猛的外力作用，使桡腕关节活动超出正常范围，会引起相应的腕部韧带、筋膜等组织损伤。同样，桡侧偏斜位，由于桡腕关节活动依靠止于腕骨远侧的肌肉作用，远侧列腕骨因与掌骨紧密相连，故与掌一起活动，当腕背伸时远侧列腕骨也随之背伸，腕掌屈时远侧列腕骨也随之掌屈，桡腕关节桡、尺侧偏斜时，远侧列腕骨也随之运动；当外力超越一定范围，即可发生桡腕关节扭挫伤。

（一）跌仆闪挫

由于直接暴力或间接暴力损伤气血，腕部筋脉、筋膜、气血瘀滞，筋脉失荣。

（二）扭曲失度

多因常做腕部或前臂极度用力旋转的动作造成局部筋脉受损，血液瘀滞。

【诊断】

根据受力的部位与方向不同，在腕部相应或相反的部位发生肿胀，酸痛无力，局部有压痛，致使桡腕关节功能活动受限。一般挫伤较扭伤重，血肿较明显，超过6~8小时后局部逐渐出现皮下瘀斑。桡骨茎突疼痛及压痛多为桡侧副韧带损伤；尺骨茎突疼痛及压痛多为尺侧副韧带损伤；腕背伸疼痛或掌屈疼痛多为掌、背侧副韧带损伤或掌屈伸肌腱损伤；前臂旋转疼痛并尺偏疼痛，多为腕部三角纤维软骨板损伤；不同方向的活动痛，也常可伴有腕骨间的错缝等。

桡腕关节正、侧位 X 线摄片一般无异常发现。怀疑合并骨折，可在伤后 2 周再摄片复查。

【治疗】

（一）手法治疗

常用手法：拿法、揉法、按法、摩法、捏法、分筋法、抖法、摇法。

1. 舒筋法 扭挫伤初期，腕部肿胀在特定的位置，压痛不明显时，可先作轻缓地按、摩、揉、捏等手法舒筋，以消除肌肉痉挛。

2. 摇抖法 拿住拇指及第 1 掌骨左右摇晃 3～5 次，然后逐个拔伸抖动第 2～5 指，使筋急、筋挛得以松弛。最后，屈伸腕部数次，理顺筋络。

（二）药物治疗

1. 内服药 损伤初期，肿痛明显，治宜行气、活血、止痛，舒筋活络汤加减。后期肿胀消退，关节活动不利，腕部以酸胀痛为主，治宜祛风散寒、舒筋通络，可用小活络丸或三痹汤加减。

2. 外用药 正骨水、跌打万花油等外擦，外敷跌打膏、活血散等。

（三）功能锻炼

由于腕部皮下组织结构松弛，伤后肿胀明显，手背皮肤张力增加，牵拉掌指关节及拇指使之过度背伸，有时很难将受伤腕部控制在功能位上。后期容易发生掌指关节侧副韧带挛缩，出现掌指关节僵硬，故桡腕关节扭挫伤后应以主动活动为主。

（四）物理疗法

可用红外线理疗及超声波治疗。

（五）封闭疗法

以泼尼松龙 12.5mg 加 1% 普鲁卡因 5ml，行痛点封闭。

腕三角软骨损伤

桡腕关节的三角纤维软骨盘因受直接暴力或间接暴力作用引起的损伤，称为腕关节盘损伤。腕关节盘又称三角纤维软骨。

【病因病理】

桡腕关节在工作时多呈旋前位，桡腕关节尺侧偏斜和背伸时，三角骨的近侧面紧压腕关节盘的腕侧关节面，并在一定程度上限制了它的活动；同时在关节盘的尺骨侧则因随同桡骨旋转，需要在尺骨头上滑动，如此在同一关节盘的上下面出现了动与不动的矛盾。当前臂旋前和桡腕关节尺侧偏斜、背伸及手被固定时，可发生腕关节盘撕裂（图8-3）。

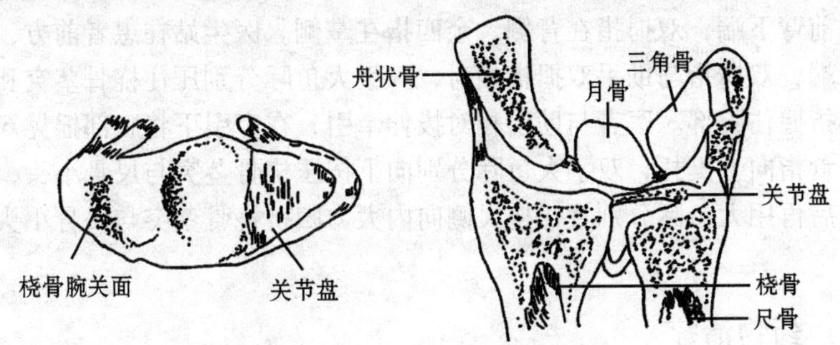

图8-3 腕三角软骨损伤示意图

在手部固定并前臂旋转时，旋转应力以手部为杠杆而作用于桡骨，同时旋转中心不再是尺骨，这种情况可使桡尺远侧关节发生异常活动。如旋转力过大，则能引起腕关节盘破裂。此外，由于桡骨远端骨折等损伤，也可使腕关节盘破裂。

【诊断】

腕部有明显的外伤史。初期肿胀，疼痛局限于桡腕关节之尺侧，桡腕关节功能受限，腕作伸屈、旋转动作时引起疼痛。后期肿胀基本消退，但尺骨头局部仍有肿胀和压痛，酸楚乏力。将桡腕关节尺侧偏斜并作纵向挤压时，可引起局部疼痛。作桡腕关节被动旋转活动时，尺骨头向背侧移位，桡尺远端关节有异常活动，并发出弹响声。

压痛在关节间隙与尺骨茎突远端，关节各个方向旋转均有不同程度受限，下尺桡关节背侧间隙松弛，有异常活动或弹响，但无绞锁现象。三角软骨挤压试验阳性，即握拳尺偏、旋转疼痛加重，或伴有弹响声。

桡腕关节X线摄片可见桡尺远侧关节间隙增宽，尺骨头向外背侧移位。

【治疗】

（一）手法治疗

腕关节盘无直接的血液供应，仅在周围与关节囊和骨附着处有少量的血液供应，大部分依赖关节腔内的滑液营养。若系边缘损伤，有可能自行修复。急性损伤者，手法后可进行外固定 3 ~4 周。

1. 拔伸捺正法 患者坐位，臂伸位掌心向下。医者在患者前方，先行适当的相对牵引，在牵引下将腕部摇晃 2 ~3 次，再轻轻揉按、揉捏尺骨头与桡骨远端的尺侧缘，使其突出处复平，随之将分离的桡尺远侧关节捺正并保持稳定位置。

2. 对挤合筋法 患者坐于凳上，伤臂伸出，掌心向下。助手站在伤臂外侧，用双手拿前臂下端，双拇指在背侧，余四指在掌侧。医生站在患者前方，双手握住前臂下端，双拇指与助手双拇指相对，双手大鱼际分别压住桡骨茎突和尺骨小头，余四指握住腕部。医者与助手相对拔伸牵引，在牵引下将腕部摇晃 6 ~7 次。医者双手食指向上挺托，双手大鱼际分别向下按压桡骨茎突与尺骨小头，使二骨分离，然后再用大鱼际分别置于桡尺侧向内大力归挤桡骨茎突与尺骨小头，使二骨合拢。

（二）药物治疗

1. 内服药 初期治宜祛瘀消肿，方选七厘散等；后期治宜活络补筋，方选补筋丸或小活络丸。

2. 外用药 早期外敷消肿止痛膏，后期用海桐皮汤熏洗。

（三）功能锻炼

损伤早期尽量避免腕部旋转活动。初期用纸板腕圈将下尺桡关节固定于功能位。后期仍用上法将下尺桡关节固定于功能位，疼痛不明显者，可以用弹力护腕固定腕关节，并作抓空增力锻炼。

（四）手术治疗

严重妨碍腕部运动、疼痛难忍、非手术治疗无效者，可手术治疗，即切除尺骨小头，以缓解疼痛。

腕管综合征

腕管综合征是指由于腕管内容积减少，腕管内容物增大或增多，使腕管内压力增高，正中神经在管内受压而形成的综合征。表现为桡侧 3 ~4 个手指麻木疼痛，鱼际肌萎缩，拇指外展、对掌无力，正中神经分布区感觉迟钝。

【病因病理】

本病的形成，多由于损伤后瘀血阻滞，或伤后感受风寒之邪所致。本病常突然发生，因新伤多实，故早期以瘀血凝滞为主，若失治误治，迁延日久，则成虚中兼瘀之证，加之风寒之邪侵袭，多缠绵难愈（图8－4）。

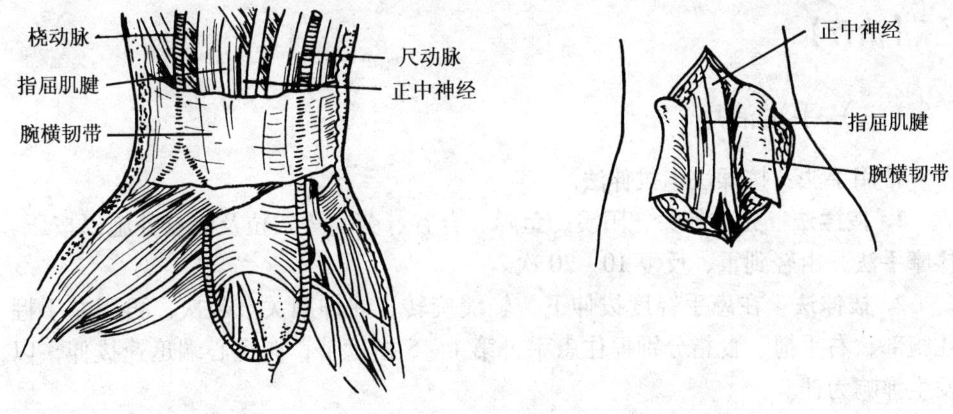

图8－4　腕管掌面观

（一）腕管内压力增大

长期反复用力进行手部活动可使手和腕发生慢性损伤，临床常见于木工、裁缝等，尤其是女性。

（二）腕管容积减小

如月骨脱位、桡骨下端骨折畸形愈合等都可使腕管腔缩小，腕横韧带的增厚亦可使腕管腔缩小，压迫正中神经。

（三）腕管内容物增多

如常见的腱鞘囊肿、脂肪瘤、钙质沉着等。

【诊断】

中年患者居多，女性多于男性，以单侧多见，主要症状为患手正中神经支配区疼痛、麻木，手指运动无力及血管、神经营养障碍等。轻者仅在夜间或持续用手劳动后出现手指感觉异常，但运动障碍不明显，仅少数患者用指做精细动作时有不灵活的感觉；重者手指刺痛、麻木，且持续而明显，有时疼痛可向前臂乃至上臂、肩部放射，夜间或用手工作时加剧。

屈腕同时压迫正中神经 1 ~ 2 分钟，麻木感加重，疼痛可放射至中指、食指；用手指叩击腕掌部、中指等麻木为阳性；屈腕试验可进行两侧对比，更有助于明确诊断。

X 线检查可有骨性关节炎、桡腕关节狭窄，或陈旧性骨折及月骨脱位等征象。肌电图检查可有大鱼际神经变性改变。

【治疗】

（一）手法治疗

常用手法：按揉法、拔伸法。

1. 按揉法 先在外关、阳溪、鱼际、合谷、劳宫等穴位及痛点处施以按压、揉摩手法，由轻到重，反复 10 ~ 20 次。

2. 拔伸法 在患手轻度拔伸下，轻缓旋转，屈伸腕关节数次，再用左手握住腕部，右手拇、食指分别捏住患手，第 1 ~ 5 指远节，向远心端迅速拔伸，以发生弹响为佳。

（二）药物治疗

1. 内服药 治宜舒筋活络为主，方用补阳还五汤加当归、桂枝等。

2. 外用药 一般手法治疗后在腕管处敷以消肿膏，以绷带包扎固定，并配合海桐皮汤熏洗。

（三）封闭疗法

以泼尼松龙 12. 5 ~ 25mg 加 1% 普鲁卡因 2 ~ 4ml 作腕管内局封，并予加压包扎。

（四）手术疗法

反复发作者，可作手术切除腕横韧带，扩大腕管，解除正中神经压迫。

桡骨茎突狭窄性腱鞘炎

桡骨茎突部位的肌腱在腱鞘内较长时间地过度摩擦或反复损伤后，滑膜呈现水肿、渗出、增厚等炎性变化，引起腱鞘管壁增厚、粘连或狭窄，称为桡骨茎突狭窄性腱鞘炎。本病多发生于家庭妇女及经常用腕部操作的劳动者，如瓦工、厨师、木工等，女性发病率高于男性。

【病因病理】

拇指经常活动或短期内活动过度，即腱鞘受到急、慢性劳损或慢性寒冷的刺激是导致本病的主要原因。人们在日常生产劳动中，如果拇指经常用力捏持操作，使肌腱在狭窄的腱鞘内不断地运动摩擦，日久可以引起肌腱、腱鞘发生筋脉不和，气机阻滞（图8－5）。

拇长展肌腱与拇短伸肌腱经桡骨茎突时，形成一尖锐角度，两肌腱在桡骨茎突处穿过由韧带覆盖而具有滑膜内层的腱鞘，拇长展肌腱常有分裂的肌腱束，因此造成腱鞘内相对狭窄，加之拇指活动度较大容易间接摩擦，造成劳损或引起创伤。

【诊断】

多数缓慢发病。偶因手腕部过度用力活动，自觉腕部桡侧疼痛，提物乏力而发现患病。桡骨茎突部可微有肿胀，局部有压痛。疼痛严重者可放射到全手，甚至夜不能寐。有时于桡骨茎突部可触及有摩擦音。亦有因疼痛而拇指运动无力，以握拳时为甚。

握拳尺偏试验阳性：将患者拇指屈曲，然后握拳同时将腕向尺侧倾斜时，会引起局部剧痛（图8－6）。

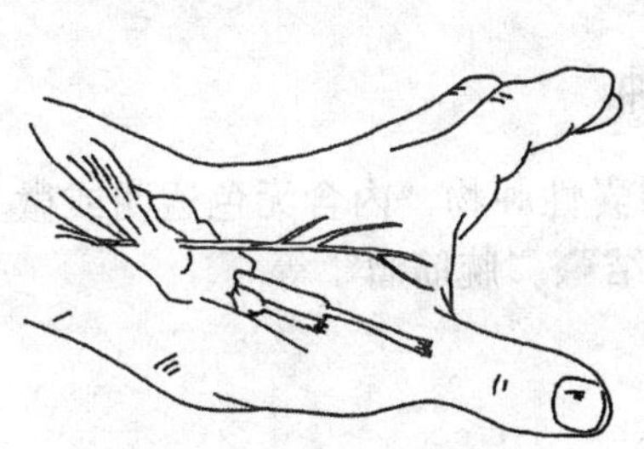

图8－5　桡骨茎突狭窄性腱鞘炎示意图

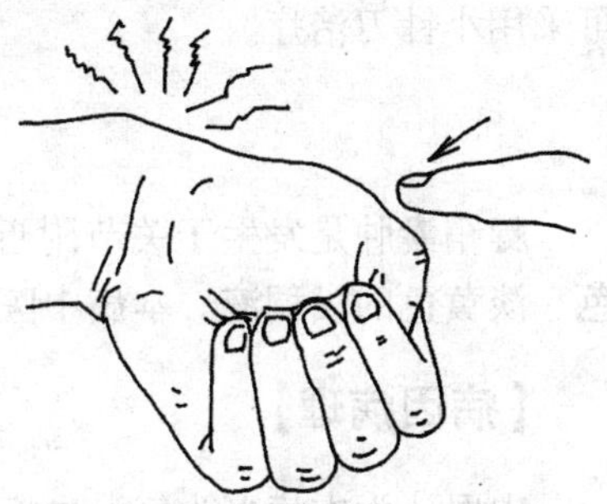

图8－6　握拳尺偏试验

【治疗】

（一）手法治疗

常用手法：按法、揉法、弹法、拨法、推法、摇法、抖法、点穴法。

1. 按揉弹拨法　患者取坐位，医者一手握住患手，另一手拇指和食指沿桡侧上下摩动，再用拇指指腹在阳溪、合谷、曲池、手三里、列缺、外关、腕关节桡侧处疼痛点揉按及作横向推揉和弹拨，由轻到重，反复 10 ~ 20 次。

2. 推按阳溪法 以右手为例。医者左手拇指置于阳溪穴（相当于桡骨茎突部），右手食指及中指夹持患肢拇指，余指握住患者其他四指，并向下牵引，同时向尺侧极度屈曲；然后，医者用左拇指捏紧桡骨茎突部，用力向掌侧推压挤按，同时右手用力将患者腕部掌屈，最后伸展，反复 3 ~ 4 次。

（二）药物治疗

1. 内服药 治宜调养气血、舒筋活络为主，方用桂枝汤加当归、威灵仙、姜黄、桑枝等。

2. 外用药 一般手法治疗后在桡骨茎突处敷以消肿膏，以绷带包扎固定，并配合海桐皮汤熏洗。

（三）封闭疗法

以泼尼松龙 12.5 ~ 25mg 加 1% 普鲁卡因 2 ~ 4ml 作鞘管内注射，每周 1 次，3 次为 1 疗程。

（四）手术疗法

病程较长、鞘管壁较厚、局部隆起较高、反复发作者，应采用手术治疗，亦可采用小针刀治疗。

腱鞘囊肿

腱鞘囊肿是发生于关节附近或腱鞘内的囊性肿物，内含无色透明或微呈白色、淡黄色的黏稠液。本病中医称为“腕筋结”、“腕筋瘤”等。

【病因病理】

中医认为本病多为气滞血瘀而致气血瘀结成肿块。症状初期多为气滞，此时肿块柔而可动，大小不定；疼痛肿胀反复发作可成瘀结，此时变硬，难以移动，患肢可有不同程度的活动障碍。

本病多为劳损所致，或外伤诱发，与关节囊、韧带、腱鞘中结缔组织营养不良，发生退行性变有关，是关节囊周围结缔组织退行性变的结果。

【诊断】

任何年龄都可发病，多见于青年及中年，女性多于男性。最常见于腕背，起自手舟状骨及月骨关节的背侧，位于拇长伸肌腱及指伸肌腱之间；其次多见于腕掌面偏桡侧，在桡侧腕屈肌腱与拇长展肌腱之间；发生于腘窝内者，伸膝时可见如鸡蛋大的肿物，屈膝时则在深处，不易触摸清楚。此外，踝背部也是多发部位之一。

多数患者除出现肿物外，无其他不适，少数有局部胀痛。如发生在腕部，则腕力减弱，握物时有挤压痛。囊肿的大小与症状的轻重无直接关系，囊肿小而张力大者疼痛多较明显，囊肿大而柔软者多无明显症状。也有的囊肿坚如骨质，但仍存在一定弹性。

【治疗】

（一）手法治疗

常用手法：挤按法、推挤法。

对囊壁较薄者，可用指压法压破囊肿。如囊肿在腕部，将手腕尽量掌屈，使囊肿尽量高突和固定，医者用两拇指相对挤压囊肿，并加大压力压破之，再用按摩手法散肿活血。局部用绷带加压包扎1～2日。

对囊壁较厚、囊内张力不大、难以压破者，可先用三棱针刺入囊肿，起针后在囊肿四周加以手法挤压，使囊肿内容物散入皮下，然后外用消毒敷料加压包扎。

（二）药物治疗

囊壁已破、囊肿变小、局部仍较肥厚者，可外搽茴香酒，或外贴万应膏，使肿块进一步消散。

（三）封闭疗法

腱鞘囊肿有的为多囊性，可于局部麻醉后，换用大号注射针头，尽可能抽尽囊内黏液，然后固定针头，更换注射器，以泼尼松龙12.5～25mg加1%普鲁卡因2～4ml作局封，并予加压包扎。

（四）手术疗法

反复发作者，可作手术切除。应将囊腔基底起源处的囊腔环绕肌腱，在肌腱周围全部切除。

指屈肌腱腱鞘炎

指屈肌腱腱鞘炎又称弹响指、扳机指。多见于拇指，病变发生在掌指关节部位籽骨与韧带所形成的环状鞘管内。

【病因病理】

每一掌骨和掌指关节掌侧的浅沟与鞘状韧带组成骨性纤维管，拇长屈肌腱和指深、浅屈肌腱分别从各相应的管内通过。手指经常屈曲，使指屈肌腱与骨性纤维管反复摩擦；或长期用手握持硬物，使骨性纤维管受硬物与掌骨头的挤压而发生局部充血、水肿，继之纤维管变性，使管腔狭窄，指屈肌腱受压而变细，两端膨大呈葫芦状。屈指时，肌腱膨大部分通过狭窄的纤维管，便出现手指的弹跳动作和响声（图 8－7）。

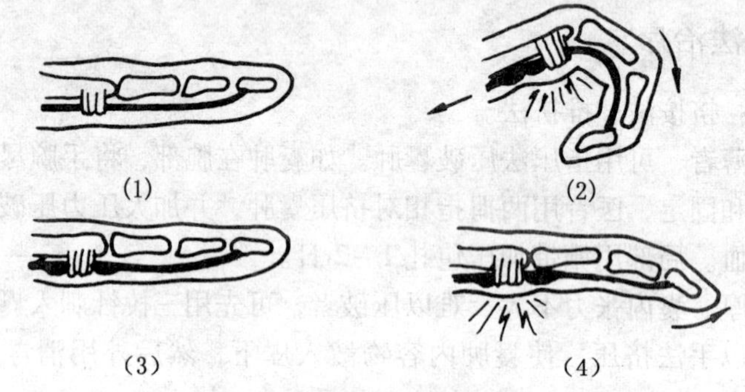

图 8－7　弹响声发生机理示意图

（1）正常肌腱和腱鞘；（2）发病后，肌腱肿胀，呈葫芦状肿大；

（3）手指主动屈曲时，远侧膨大挤过狭窄的韧带－骨隧道，发生弹响；

（4）手指屈而伸时也同样发生弹响

【诊断】

早期患指不能屈伸，用力屈伸时疼痛，并出现弹跳动作。晨起和手工劳动后症状较重，活动或经热敷后症状减轻。

小儿拇指屈肌腱腱鞘炎的病理变化与成人多有相似之处，但症状不同。发现小儿拇指一侧或两侧指骨间关节屈曲、运动困难时，扳动后方能被动伸直，并出现弹响声。

检查时压痛点在掌骨头的掌侧面，并可触摸到米粒大的结节。压住此结节，再嘱患者作充分屈伸活动时，有明显压痛，并感到弹响由此发出。病情严重时，患者屈曲后因疼痛不能自行伸直，需助手帮助伸直。小儿拇指屈肌腱腱鞘炎扪诊掌指关节处有腱鞘肥厚感。

【治疗】

（一）手法治疗

医者左手拇指及食指捏住患指掌骨基底部，右手拇指及食指捏持其指骨间关节，向相反方向牵引。此时医者以右手中指尖向上顶推患部，即顶推拇指掌骨远端掌侧，并屈曲其掌指关节。每日1次，每次2~3回。

（二）封闭疗法

早期或症状较轻者，以泼尼松龙12.5mg加1%利多卡因1ml作鞘管内注射，一般症状可以缓解。

（三）小针刀疗法

保守治疗无效者，用眼科小手术刀或小针刀作挑割治疗，行腱鞘松解术。

第三节　下肢筋伤

髋部扭挫伤

髋部的肌肉、韧带、关节囊等因外力作用而导致损伤，产生以局部疼痛和功能障碍为主的症候群，称髋部扭挫伤。

【病因病理】

髋关节是全身最大的关节，能作屈曲、伸直、内收、外展、旋转和环转等活动。髋臼窝内富有移动性脂肪组织，随着关节内的压力改变而时出时入，以维持关节内压力的平衡。本病多因跌仆、坠堕、跳跃时，关节过度收、展、屈、伸，致髋关节周围肌肉、韧带和关节囊撕裂、水肿嵌顿等。

【诊断】

受伤后局部疼痛、肿胀，功能障碍。患肢呈保护性姿态，如跛行、拖拉步态、骨盆倾斜等。

患侧腹股沟内有明显的压痛及轻度肿胀。在股骨大转子后方也有压痛。髋关节作各方向运动时均可出现疼痛加剧。部分病人患肢外观变长，呈外展外旋位。

X 线检查无异常发现。

【治疗】

(一) 手法治疗

常用手法：揉法、推法、擦法、点法、旋转法等。

患者取俯卧位，医者旋擦患侧臀部，2~3 分钟后，可配合髋关节后伸和外展的被动运动。侧卧位推擦髂前上棘区，配合髋关节前屈和后伸的被动运动。仰卧位推擦腹股沟 1~2 分钟后配合外展和内旋、外旋的被动运动。俯卧位按揉环跳穴。

(二) 药物治疗

1. 内服药 舒筋活血汤或舒筋丸加减应用。

2. 外用药 用下肢损伤洗方作局部熏洗或用活血散敷贴。

(三) 固定治疗

不需严格的固定，但患者应卧床休息。小儿不愿卧床，亦应禁止站立或行走，可将其放在床上，但患肢不负重，以利于早日恢复。

梨状肌综合征

指坐骨神经受梨状肌压迫或刺激而出现的下肢疼痛、肌力减弱、感觉异常的症候群。

【病因病理】

梨状肌综合征属于中医学“腰腿痛”、“痹证”之范畴。《医宗金鉴》关于“胯骨……若素受风寒湿气，再遇跌打损伤，瘀血凝结，肿硬筋翻，足不能直行”和“跌打损伤，气血虚衰，下部腰、胯、膝、腿疼痛，酸软无力，步履艰难”的叙述，与本病的发病特点和临床表现比较类似。

常见病因有先天变异和后天急、慢性损伤等。

1. 梨状肌变异 梨状肌变异较多。正常的结构是坐骨神经在梨状肌下方出来。梨状肌变异有两种类型：一为坐骨神经从梨状肌中穿出；另一种为坐骨神经高位分支，即坐骨神经在梨状肌处就分为腓总神经和胫神经，胫神经在梨状肌下出来，而腓总神经则从梨状肌腹中穿出。

突然用力外展外旋或蹲位起立，梨状肌过度收缩；或下肢负重内旋，梨状肌过度牵拉等原因造成梨状肌损伤，肌腱破裂，肌肉发生保护性痉挛，对肌肉下方的组织产生压迫，从而影响梨状肌上、下方的神经血管，尤其是对坐骨神经影响最大。由于神经走行的变异，当梨状肌稍有损伤时便易导致梨状肌综合征。

2. 急、慢性损伤 梨状肌损伤多由间接外力所致，如闪、扭、跨越、反复下蹲等；或由于某些动作，尤其是下肢外展、旋外或蹲位直立时，使梨状肌被牵拉过长而导致损伤；臀腰部感染或外邪侵袭亦可造成梨状肌炎症性损伤。梨状肌的损伤可能为肌膜破裂或部分肌束断裂，致局部充血、水肿，肌肉痉挛，若再加上坐骨神经与梨状肌关系的变异，常可压迫、刺激坐骨神经而引起臀部及大腿后外侧疼痛、麻痹。一侧下肢疼痛，活动减少，久之可引起臀大肌、臀中肌的萎缩。

某些妇女由于盆腔炎、卵巢或附件炎等波及梨状肌，也可引起梨状肌综合征。

【诊断】

大部分患者有外伤史或慢性劳损史，部分患者有夜间受凉史。

患者自觉患肢变短，臀部深在性疼痛，且向同侧下肢的后面或后外方放射，偶尔小腿外侧发麻，会阴部不适，走路时身体半屈，严重者臀部呈现“刀割样”或“烧灼样”疼痛，两下肢屈曲，生活不能自理，大小便或大声咳嗽增加腹压时，患肢窜疼加重。

走路跛行，腰部一般无压痛点，亦无明显压痛。患侧臀肌可有萎缩，梨状肌部位（环跳穴处）可触及弥漫性钝厚，成条索状，局部变硬，局部肌紧张者深压痛明显，并可出现反射痛。髋旋内、内收受限，疼痛加剧。直腿抬高在60°以前出现疼痛为试验阳性；超过60°疼痛反而减轻，此与梨状肌先拉紧、后松弛有关。

X线检查多无异常表现，可帮助排除髋部骨性病变。

【治疗】

（一）手法治疗

常用手法：按法、擦法、揉法、拨法、点法、一指禅推法、摇法、扳法。

病人俯卧，先用滚、按、揉等手法放松患侧臀大肌，然后用拇指按压梨状肌部，并用力向下按压片刻后，顺梨状肌纤维走行方向反复拨动和按摩。医者再以两手重叠，着重于痛点上，揉推梨状肌，以缓解其痉挛。然后拇指相叠，触摸变硬的梨状肌，用力深压并来回拨动梨状肌，弹拨方向应与肌纤维方向垂直，一般可进行10～20次。

（二）药物治疗

根据臀腿痹证的风、寒、湿、热、瘀血的偏重，可选用祛风胜湿汤、宣痹汤、独活寄生汤或桃红四物汤等加减，临床上常配以全蝎、蜈蚣、地龙、僵蚕等药物。

（三）功能锻炼

急性期疼痛严重者应卧床休息，疼痛缓解后应加强髋关节及腰部活动和功能锻炼，以减少肌肉萎缩，促进血液循环。

（四）封闭疗法

取2%普鲁卡因4ml加强的松龙12.5mg或5%葡萄糖液10ml，用7号腰穿针缓慢刺入梨状肌部位，回抽无血液时，缓慢注入药物，每周1次。

（五）针灸疗法

选用环跳、殷门、阳陵泉、承山等穴交替使用。

（六）手术疗法

经保守治疗无效而诊断确切者可考虑进行探查手术。

膝关节侧副韧带损伤

膝部外伤后，引起侧副韧带损伤、关节不稳定及疼痛者称为膝部侧副韧带损伤。

【病因病理】

膝关节轻度屈曲时，膝或腿部外侧受到暴力打击或重物压迫，迫使膝关节作过度的旋外、外翻动作，可使膝内侧间隙拉宽，胫侧副韧带发生扭伤或断裂。其病理变化分为韧带扭伤，部分断裂或完全断裂。在外力迫使膝关节过度内翻时，可发生腓侧副韧带的损伤或断裂。若暴力强大，损伤严重，可伴有关节囊的撕裂和腘绳肌及腓总神经的损伤。

【诊断】

膝关节侧副韧带损伤后，膝关节呈半屈曲位，主动、被动功能活动受限，局部肿胀，关节内积血或积液，关节疼痛，侧方痛明显，跛行。皮下瘀血，继而出现广泛性的膝及膝下部位的瘀斑，压痛明显。若合并半月板损伤，膝关节出现交锁痛。如膝部急性严重损伤合并半月板和前交叉韧带损伤或胫骨棘撕脱骨折，即称为“膝关节损伤三联征”。胫侧副韧带损伤时，压痛点在股骨内上髁；腓侧副韧带损伤时，压痛点在腓骨小头或股骨外上髁。膝关节侧向试验阳性。

患膝内侧（或外侧）局麻后置两膝关节于外翻（或内翻）位作 X 线正位摄片，可发现韧带损伤处关节间隙增宽。若有骨折撕脱者，可在膝关节内见有骨碎片。X 线还可以帮助了解损伤的程度。正常时，股骨髁面的水平线与胫骨平台水平线应相互平行，若两线交角在 5°以内为侧副韧带松弛；5°～10°为韧带损伤；10°～15°为部分断裂；15°以上为韧带完全断裂。

【治疗】

侧副韧带损伤或不完全断裂者进行手法、牵引治疗即可获愈；对关节损伤严重，积血、积液较明显，侧副韧带损伤较重者，可用超膝夹板或石膏固定，以伸膝 10°～15°为宜，3 周后去固定；完全断裂者要手术修复，术后屈膝 45°位置石膏固定，3 周后去固定。

（一）手法治疗

常用手法：摩法、推法、点法、揉法、㨰法、擦法、摇法。

患者仰卧，伤肢伸直并外旋。然后在损伤局部及其上、下方施揉、摩、擦等法。新鲜损伤肿痛明显者手法宜轻；1～2 周后随着肿胀的消退，手法可逐渐加重，并可使用摇法，以防关节粘连。

（二）药物治疗

1. 内服药　急性损伤内服桃红四物汤或舒筋活血汤，后期可服健步虎潜丸或补肾壮筋汤。

2. 外用药　急性损伤外敷活血散。局部红热较明显者，可敷金黄散，后期可用四肢损伤洗方或海桐皮汤熏洗患处。

（三）固定治疗

对于膝关节损伤严重、侧副韧带不完全断裂、关节失稳者，要给予石膏或超膝夹板固定，以屈曲 10°～15°为宜。对于侧副韧带完全断裂、没有手术条件者，可在屈膝 45°位石膏固定，3 周后去除固定。若膝关节肿胀明显，可先将膝关节内血肿抽吸干净，用弹力绷带包扎，再以石膏托固定膝关节在功能位 3～4 周。

（四）功能锻炼

解除固定后进行膝关节屈伸锻炼。损伤轻者在第 2 日或第 3 日后鼓励患者作股四头肌的功能锻炼，渐渐练习直腿平举活动，平举时间逐渐增加，肌肉力量也逐渐增强，以防止肌肉萎缩和软组织粘连。

（五）针灸治疗

取穴同手法治疗，每日 1 次。

（六）手术治疗

对于侧副韧带完全断裂，以及韧带断裂合并半月板、前十字韧带损伤者要实行手术修复。

膝关节半月板损伤

膝关节扭挫伤后造成半月板的撕裂或松动称为膝关节半月板损伤。

半月板可分为内侧半月板和外侧半月板。内侧较大，弯如新月形，前宽后窄，边缘肥厚，其后半部与胫侧副韧带相连，故较外侧半月板易损伤；外侧半月板稍小，似“O”形，前后角距离较近，不与腓侧副韧带相连，故外侧半月板的活动度较内侧大。外侧半月板常有先天性盘状畸形，称先天性盘状半月板。半月板具有缓冲作用和稳定膝关节的功能。

【病因病理】

半月板属中医“筋”的范畴，由于损伤而致“筋失其位”，不能“以协调为顺”，加之外伤时患者受到惊吓而致全身经气逆乱以及血溢脉外而致血瘀，故见疼痛肿胀，功能障碍；后期因患肢活动减少，气血运行不畅，血不养筋而致筋痿。

膝关节在屈曲 135°位左右作强力外翻或内翻、旋内或旋外，半月板的上面因粘住股骨髁部而随之活动，下面与胫骨平台之间形成旋转摩擦剪力，若动作突然，力量很大，关节面之间对半月板的压力也加大。当旋转、碾挫力量超过了半月板所能承受的极限时，即可引起半月板的损伤。

半月板损伤一般分为：边缘型撕裂、前角撕裂、后角撕裂、横形撕裂、水平（纵形）撕裂、桶柄式撕裂等类型。其中水平撕裂、边缘型撕裂常因破裂处套住股骨髁而发生“交锁”，而横形撕裂多位于半月板中央部，不易发生交锁。

【诊断】

患者多见于青壮年。多有膝关节突然旋转、跳起落地时扭伤史，或有多次膝关节扭伤、肿痛史，损伤时患膝内有撕裂感，随即关节疼痛、肿胀，关节积血。

一般关节一侧或后方痛，位置较固定。关节间隙压痛，有时伴有响声。上、下楼梯时会发生关节交锁、不稳或滑落感，膝关节突然伸直障碍，经人或自己将患肢旋转、摇摆后才能恢复，解锁时常伴有膝错动响声。

股四头肌萎缩，肌力减弱，腿变细，常见于半月板损伤后期；膝关节过伸、过屈试验可引起疼痛，回旋挤压试验阳性，研磨试验阳性。

X 线摄片虽对半月板损伤诊断意义不大，但可排除其他疾病，故仍不失为一种常规检查方法。膝关节充气造影、碘造影或充气和碘剂结合造影具有一定诊断价值，可以确定半月板损伤部位。膝关节镜检查可直观显示关节内结构，但不能以它来完全代替其他检查。

【治疗】

以手法治疗为主，配合药物、固定和练功治疗，必要时手术治疗。

（一）手法治疗

常用手法：按法、揉法、推法、搓法、擦法、㨰法、摇法。

1. 按揉法　患者取仰卧位，医者位于患侧，用拇指按揉患膝关节两侧及内外膝眼、风市、阳陵泉、阴陵泉等穴，以患者有酸胀感为度。

2. 一指禅推法　按揉法之后，再用一指禅推法施于患膝关节两侧，重点在内外膝眼处，使局部有酸胀感。

3. 旋转牵引法　患者取仰卧位，下肢伸直，医者一手扶住患膝，一手握住小腿，使患肢屈膝屈髋，握住小腿的手使小腿作轻度旋转。然后再让患者屈膝屈髋 90°，助手握持股骨下端，医者握持踝部，二人相对牵引，医者可内外旋转小腿几次，使小腿尽量屈曲，再伸直下肢。

4. 交锁复位手法　对膝关节交锁的患者，亦可用屈伸手法解除交锁。患者仰卧，屈膝、屈髋 90°。一助手握持股骨下端，医者握持踝部，两人相对牵引。医者可内外旋转小腿几次，然后使小腿尽量屈曲，再伸直下肢，即可解除交锁。

（二）药物治疗

1. 内服药　早期治宜消肿止痛，内服桃红四物汤或舒筋活血汤。后期治宜温经、通络、止痛，内服健步虎潜丸或补肾壮筋汤。

2. 外用药 早期局部外敷活血散，局部红肿者可敷金黄散、清营退肿膏。后期可用四肢损伤洗方或海桐皮汤熏洗患膝。

（三）固定治疗

急性损伤期可用夹板或石膏托固定膝关节于屈曲170°休息位3～4周。

（四）功能锻炼

进行股四头肌的主动收缩锻炼，防止肌肉萎缩。去除固定后，可指导进行膝关节的屈伸活动和步行锻炼。

（五）手术治疗

严重的半月板损伤，经非手术疗法无效者，可行手术治疗。

膝交叉韧带损伤

膝交叉韧带位于膝关节之中，有前后两条，交叉如十字，常称十字韧带，相当于中医骨骱的“内连筋”。

【病因病理】

交叉韧带位置深在，非强大暴力不易引起交叉韧带的损伤或断裂。一般单纯的膝交叉韧带损伤少见，多伴有侧副韧带及半月板的损伤。

当暴力撞击小腿上端后方时，可使胫骨向前移位，造成前交叉韧带损伤，有时伴有胫骨髁间隆突撕脱骨折；当暴力撞击小腿上端前方时，使胫骨向后移位，可造成后交叉韧带损伤，甚至伴有后关节囊破裂、胫骨髁间隆突撕脱骨折和外侧半月板的损伤。

【诊断】

交叉韧带的损伤常是复合损伤的一部分。患者自觉受伤时关节内有撕裂感，关节即觉松弛并失去稳定性。由于组织撕裂，关节内积血，可见膝关节特别肿胀，关节疼痛，功能障碍，膝关节一般呈半屈曲状态，抽屉试验阳性。

做膝关节抽屉试验应先抽出关节腔内积血或积液，并在局麻下进行检查。

X线检查侧位片必须在膝屈曲90°，用手推拉下进行摄片，并与健侧作对照。膝正位片常发现胫骨髁间隆突撕脱骨折。侧位片由于交叉韧带松弛，而多见胫骨移位。

【治疗】

（一）手法治疗

膝关节交叉韧带损伤早期多以石膏托固定患膝关节于140°～150°位，使韧带处于松弛状态，以利修复。后期可适当进行膝部和股四头肌部的手法治疗，并适当帮助作屈伸关节锻炼。

（二）药物治疗

1. 内服药 早期宜活血祛瘀、消肿止痛，如桃红四物汤、舒筋活血汤。后期治宜补养肝肾、舒筋活络，内服补筋丸、活血酒。肌力不足者，可服用健步虎潜丸或补肾壮筋丸。

2. 外用药 早期外敷消瘀止痛或清营退肿膏，后期外贴宝珍膏。

（三）功能锻炼

早期膝关节用石膏托固定于140°～160°位，指导患者进行股四头肌功能锻炼，预防肌萎缩。去除外固定后，可练习膝关节屈曲，并逐步练习扶拐行走。

（四）手术疗法

交叉韧带完全断裂、关节不稳定、撕脱骨片移位较多或伴有侧副韧带和半月板损伤者，应考虑手术治疗。

膝关节创伤性滑膜炎

膝关节创伤性滑膜炎是指膝关节损伤后引起的滑膜无菌性炎症反应，临床上分急性创伤性和慢性劳损性炎症两种，后者以肥胖女性多见，中医学属于“痹证”范畴。

【病因病理】

由于外伤引起血溢脉外而瘀血或慢性劳损，兼外感湿邪引起膝部气血痹阻而为痹痛。痹痛日久，下肢活动量减少而成筋痿。

急性滑膜炎多因暴力打击，如创伤、扭伤、挫伤、关节附近骨折或外科手术等，使滑膜受伤充血，迅速产生大量积液所致。若滑膜损伤破裂则会大量渗出血液，关节滑膜可在长期慢性刺激和炎性的反应下逐渐增厚，出现纤维化，引起关节粘连，影响正常活动。慢性滑膜炎一般由急性创伤性滑膜炎失治转化而成，或由其他慢性劳损导致滑膜的炎症渗出，产生关节积液造成。

【诊断】

临床表现可分为急性和慢性两种。

急性者膝部肿胀、疼痛，一般呈膨胀性疼痛或隐痛。膝关节活动受限，尤以伸直及完全屈曲时胀痛难忍。压痛点不定，可在原损伤处有压痛。肤温可增高，按之有波动感。浮髌试验阳性。

慢性滑膜炎，膝关节肿胀，伸屈困难，两腿沉重不适，日久可出现股四头肌萎缩。关节腔穿刺抽出液为淡粉红色液体，表面无脂肪滴。

实验室检查，膝关节抽液送检，其抽出液应为淡粉红色液，表面无脂肪滴，白细胞计数小于 $0.5\times10^9/L$。

X 线检查摄片骨质多无异常表现，或者有退行性改变和关节内游离体。可排除骨折以及其他膝关节疾患。关节积液者可见关节囊膨胀影。

【治疗】

（一）手法治疗

常用手法：按法、揉法、推法、搓法、点法、摇法、擦法、摩法。

膝关节肿胀消退可采用手法治疗，以活血化瘀，消肿止痛，预防粘连。患者仰卧位，医者先点按髀关、伏兔、膝眼、足三里、阴陵泉、三阴交、解溪等穴；然后将患者髋、膝关节屈曲 90°，医者一手扶膝部，另一手握踝上，在牵引下摇晃膝关节 6～10 次；再将膝关节充分屈曲并伸直；最后在膝部周围施以擦法、摩揉法等。动作要轻柔，以防再次损伤滑膜组织。

（二）药物治疗

1. 急性创伤性滑膜炎　瘀血积滞者，治宜散瘀生新为主，内服桃红四物汤加三七末 3g，外敷消瘀止痛膏。慢性期水湿潴留，肌筋弛弱，治宜祛风燥湿，强肌壮筋，内服羌活胜湿汤加减或健步虎潜丸，外贴万应膏或用熨风散热敷，用四肢外洗方外洗。

2. 慢性创伤性滑膜炎　若寒邪较盛，可用散寒祛风除湿之法，方选乌头汤。若风邪偏盛，则以祛风除湿、消肿止痛为主，用蠲痹汤。

（三）固定治疗

用石膏托或小夹板固定于伸直位 2 周以减轻症状。

（四）功能锻炼

本病的治疗应正确处理膝关节活动与固定的辩证关系，活动可能增加关节积液和继续出血，但适度活动亦可防止肌肉萎缩和关节粘连。

（五）关节穿刺

在局部麻醉和严格无菌操作下，于髌骨外缘行关节穿刺。穿刺针达到髌骨后侧，抽净积液和积血，并注入泼尼松龙 12.5～25mg 加 1% 普鲁卡因 3～5ml。穿刺点用消毒纱布覆盖，再用弹力绷带加压包扎。若积液反复发生，可重复穿刺数次。

髌骨软骨软化症

髌骨软化症是髌骨软骨面及与其相对的股骨髌面的关节软骨由于损伤而引起的退行性变。

【病因病理】

本病多因肝肾亏虚，加之劳累过度或病后虚弱，筋骨失于精血之养，痰湿痹阻，气血运行不畅，肾不足，骨髓空虚，所致腿足萎弱而不能行动。

本病多发生于运动员、体力劳动者，常由慢性或急性损伤引起。

【诊断】

患者初为膝部不适，继而有髌骨后方疼痛无力，膝内侧隐痛，休息后症状减轻或消失，气候变化可加重病情。活动时或活动后疼痛加重，上、下楼梯尤为明显。日久则出现持续性疼痛，并可产生股四头肌萎缩，随后自觉髌股之间有摩擦感，压迫髌骨有疼痛，尤以膝内侧压痛明显，膝关节活动度正常，但有细小摩擦音，髌骨研磨试验阳性。

髌骨研磨试验：挤压髌骨或左右、上下滑动髌骨时有粗糙感和摩擦音，并伴有疼痛不适；或一手尽量将髌骨推向一侧，另一手直接按压髌骨，若髌骨后出现疼痛，均为阳性。单腿下蹲试验患肢单腿站立，逐渐屈膝下蹲时出现膝软、膝痛为阳性，髌下出现摩擦音亦为阳性。

X 线检查摄片早期无病变可见，中、晚期在侧位片上可见关节间隙变窄，髌骨软骨面粗糙不平，软骨下骨硬化和髌骨边缘骨质增生。

【治疗】

（一）手法治疗

常用手法：揉法、滚法、擦法、摩法、拿法、推法、摇法、点穴法。

1. 患肢伸直，股四头肌放松。医者用手掌轻轻按压髌骨体作研磨动作，以不痛为度。

2. 用拇、食指扣住髌骨的两侧，作上下捋顺动作，以松解髌骨周围组织痉挛，减轻髌股之间超过生理限度的压力和刺激。

3. 在膝关节周围施以滚法、揉法、摩法等。

（二）药物治疗

治宜活血温经止痛，内服小活络丹，每日早晚各服5g，外用熨风散作局部热熨。

（三）固定与功能锻炼

早期宜用夹板或石膏托将膝关节固定于伸直位3～4周，同时进行股四头肌收缩锻炼。去除固定后，可进行膝关节屈伸活动和步行锻炼，患者应避免半蹲位，膝关节屈伸动作宜缓慢。

（四）封闭疗法

用泼尼松龙12.5mg加1%普鲁卡因2ml作髌下脂肪内注射，每周2次，4次为1疗程。

（五）手术治疗

上述治疗无效者，可用手术切除肥厚的脂肪垫。

踝关节扭挫伤

踝关节是由胫、腓骨下端的踝关节面与距骨滑车组成的窝状关节。胫骨下端内侧向下的骨突称为内踝，胫骨下端后缘向下突出者称为后踝，腓骨下端的突出部分称为外踝。

踝关节周围的主要韧带有内侧副韧带、外侧副韧带和胫腓韧带。内侧韧带又称三角韧带，上方起于内踝，向下呈扇形附于足舟骨、距骨和跟骨，是一条坚韧的韧带，不易损伤；外侧副韧带起自外踝，止于距骨前外侧的为距腓前韧带，止于跟骨外侧的为跟腓韧带，止于距骨后突的为距腓后韧带；胫腓韧带又称下胫腓韧带，为胫骨与腓骨下端之间的骨间韧带，是保持距小腿关节稳定的重要韧带。

踝关节扭伤甚为常见，可发生于任何年龄，但以青壮年居多。临床上一般分为内翻扭伤和外翻扭伤两大类，以前者较为多见。

【病因病理】

多因行走或跑步时突然踩踏不平的地面，或上下楼梯、走坡路不慎踏空，或骑自行车、踢球等活动中不慎跌倒，使足过度内翻或外翻而致。

踝关节韧带扭伤类型与暴力大小、受伤的姿势有密切关系。本节所述为间接暴力所致。

（一）内翻损伤

由于行走或奔跑于不平的道路上，或由高处跌下，或踏入凹陷处，使足突然内翻、内收，常引起外踝的骨缝和筋的损伤。

（二）外翻损伤

病员自高处坠下，足着地面后，重力继续向内侧偏移，或站立时小腿外侧受到向内撞击，而引起踝关节突然外翻，然而由于三角韧带比较坚强，很少引起撕裂，所以外力作用下往往形成下胫腓韧带撕裂与内踝撕脱骨折，即内踝的骨缝分离。

（三）外旋损伤

足部不动，小腿内旋，或小腿不动，足部外旋，距骨体使外踝向后移动，从而造成内侧韧带的扭伤与撕裂。

【诊断】

有明显的踝关节扭伤史，伤后踝部疼痛、功能障碍。损伤轻者仅局部肿胀，损伤重者整个踝关节均可肿胀，并有明显的皮下瘀斑，皮肤呈青紫色，跛行步态，伤足不敢用力着地，活动时疼痛加剧。

内翻损伤者，外踝前下方压痛明显，若将足作内翻动作时则外踝前下方剧痛；外翻扭伤者，内踝前下方压痛明显，强力作踝外翻动作时则内踝前下方剧痛。严重损伤者，在韧带撕裂处可摸到有凹陷，甚至摸到移位的关节面。

距小腿关节正侧位 X 线摄片，可以帮助排除内、外踝的撕脱性骨折。损伤较严重者，应作强力内翻、外翻位的摄片，可见到距骨倾斜角度增大，甚者可见到移位现象。

【治疗】

（一）手法治疗

常用手法：拿法、揉法、捏法、摇法、牵引法、分筋法。

1. 损伤严重、局部瘀肿较甚者不宜行重手法。对单纯的踝部伤筋或部分撕裂者，可使用理筋手法。患者平卧，医者一手托住足跟，另一手握住足尖部，缓缓作距小腿关节的背伸、跖屈及内翻、外翻动作，然后用两掌心端提内外踝，轻轻用力按压，理顺筋络，有消肿止痛作用（图 8－8）。再在商丘、解溪、昆仑、丘墟、申脉、悬钟、太溪、足三里等穴按摩，以通经活络。

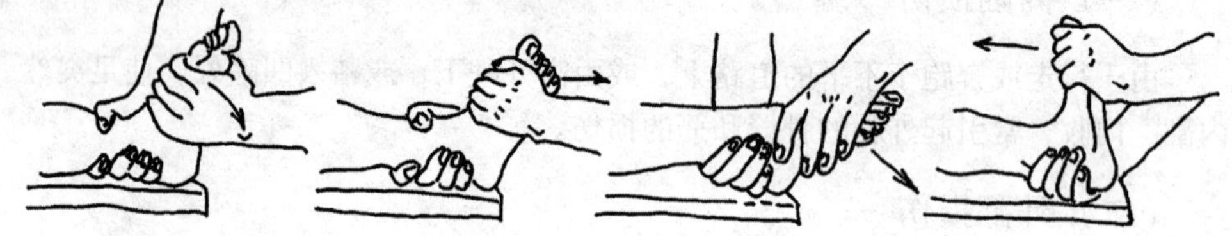

图 8－8　单纯踝部伤筋的理筋手法

2. 恢复期或陈旧性关节扭伤，手法宜重，特别是血肿机化、产生粘连、关节功能受限者，则可施以牵引摇摆、摇晃屈伸等法，以解除粘连，恢复功能。

3. 外踝筋缝损伤患者侧卧，伤肢在上，助手双手握住伤肢小腿下端，固定伤肢，医者双手相对拿住踝部作踝关节摇法，再用力将足跖屈、内翻，在牵引下将足背屈、外翻，同时一手拇指置韧带损伤处捋顺其筋。患者正坐，医者一手由外侧握住足跟，用拇指压于韧带所伤之处，另一手握住跖部，用摇法，在拔伸力量下将足跖屈，再背伸，同时按压韧带损伤部位的拇指向内、向下用力戳按以使骨缝离而复合。

4. 内踝骨缝离位治疗手法同外踝，但内、外翻方向相反。

（二）药物治疗

早期治宜活血祛瘀、消肿止痛，内服七厘散及舒筋丸，外敷三黄散或三色敷药。后期宜舒筋活络、温经止痛，内服活血酒或小活络丹，并可用四肢损伤洗方熏洗。

（三）固定治疗

根据损伤程度不同而选用绷带、胶布或夹板固定踝关节，内翻扭伤采用外翻固定，外翻扭伤采用内翻固定。一般固定3周左右，固定期间作足趾屈伸活动。若韧带完全断裂者，固定4～6周。

（四）功能锻炼

解除固定后，开始锻炼踝关节的伸屈功能，并逐渐练习走路。

跟腱损伤

跟腱由腓肠肌与比目鱼肌的肌腱组成，是人体最强有力的肌腱之一，止于跟骨结节，能使踝关节作跖屈运动，承受负重步行、跳跃、奔跑等的强烈牵拉力量而不易被拉伤。多发于20～40岁男性，临床上分为完全性断裂与不完全性断裂。

【病因病理】

直接暴力伤多为刀、铲、斧等锐器直接切割所致，造成跟腱开放性断裂。断裂口较整齐，腱膜也多同时受损伤。间接暴力伤多由于跟腱本身存在的病理变化引起，如职业性运动损伤造成的小血管断裂及肌腱营养不良、退行性改变或跟腱钙化等，再受到骤然猛力牵拉，如从高处跳下前足着地或剧烈奔跑等，均可使跟腱受到过度牵拉而产生部分甚至完全性的跟腱断裂。

【诊断】

开放性损伤，易于诊断，肉眼可见到跟腱部断裂。

闭合性损伤，局部有明显肿胀、疼痛，跖屈无力，不能踮脚站立，跛行，外观可见跟腱部失去原有形态而凹陷。局部有压痛，断裂处可摸到裂陷，肌腹上移。检查小腿腓肠肌，嘱患者跖屈踝关节时，看不到肌腹的收缩反应。

提跟试验患者不能提跟30°（踝关节跖屈60°）站立，仅能提跟60°（踝关节跖屈30°）站立，为试验阳性，说明跟腱断裂。因为提跟30°是跟腱的作用，而提跟60°站立是胫骨后肌和腓骨长、短肌的协同作用。

X线检查摄片可排除距骨结节部的撕裂性骨折。

【治疗】

（一）手法治疗

对跟腱部分撕裂者，可将患足跖屈，在肿痛部位作轻轻地按压、揉摩，并在小腿三头肌肌腹处作按摩，使肌肉松弛以减轻近端跟腱回缩。

完全性或开放性跟腱断裂手术后期，可于解除外固定后在局部施用按压、揉摩，以及在小腿三头肌部作按压、揉摩，促进功能恢复。

（二）药物治疗

1. 内服药 早期治宜活血祛瘀、消肿止痛，选用续骨活血汤、七厘散、活血丸、舒筋丸等。后期可选用六味地黄丸、壮筋续骨丹以补肾滋肝。

2. 外用药 后期可配合中药外擦、熏洗，如海桐皮汤外洗，跌打酒外擦等。

（三）固定与功能锻炼

早期应用夹板或胶布将踝关节保持完全跖屈位，禁作踝关节背伸活动。可作股四头肌的收缩锻炼，3 ~4 周后，作踝关节的屈伸活动及行走锻炼。

（四）手术疗法

对新鲜的完全性断裂或开放损伤，宜早期手术治疗。术后膝关节屈曲、踝关节跖屈位，管型石膏固定4 ~6 周。

跟痛症

跟痛症是足跟部周围疼痛疾病的总称。好发于40 ~60 岁的中、老年人。《诸病源候论》述："夫劳伤之人，肾气虚损，而肾主腰脚。"说明劳累过度、肾气不足可引起腰脚痛。

【病因病理】

本病因气滞血瘀，足跟筋脉失养，经脉瘀阻，从而不荣则痛，不通则痛；又因年老体衰，病久不治，正气渐亏，肝肾亏虚，肝主筋，肾主骨，足跟筋骨失却濡养，经脉不通；风寒湿邪侵袭机体，寒湿凝滞气血，损伤阳气，阳气虚损，气血无以温煦鼓动，血行不畅，滞于经络，故筋骨疼痛、肿胀、屈伸不利。足跟部的皮肤厚，且有特殊的脂肪垫，以缓冲压力，减轻震动。脂肪垫是由许多自真皮伸展至跟骨下面的纤维隔及其形成的小房组成，每个小房又由斜行及螺旋排列之纤维带所加强，小房中充满有特殊弹性的脂肪组织以抵抗压力。在压力下，小房形状改变，但其内容不改变，压力解除后，又恢复原来形状。

跟骨跖侧面有三个结节，即前结节、外侧结节及内侧结节，承受身体重量压迫，又受跖腱膜之牵拉，日久则造成慢性损伤。跟痛症可分为痹证性跟痛症、跟骨骨骺炎、足底腱膜炎、跟腱滑膜囊炎、跟骨下脂肪垫炎、肾虚性跟痛症等。

【诊断】

跟部肿胀、疼痛，皮肤色红，皮温稍高，跟骨部压痛，活动稍有跛行，跟部受力时疼痛加重。

X 线检查早期可无异常表现，后期可有跟部骨质增生征象。

【治疗】

（一）手法治疗

常用手法：滚法、揉法、擦法、按法、一指禅推法、理筋法、叩击法。

1. 滚擦法　患者取俯卧位，患侧屈膝 90°，足底向上，医者以滚法施于足跟底部，重点在足跟的压痛点及其周围，约 10 分钟，然后辅以掌擦法使足跟温热即可。

2. 按揉法　患者仰卧位，医者以拇指从足跟沿跖筋膜按揉数遍，重点按揉三阴交、金门、中封、太冲、昆仑、申脉等穴。

3. 理筋法　患者俯卧位，医者从患肢小腿腓肠肌起至跟骨基底部，自上而下以抚摩、揉捏法按摩 3 ~ 5 分钟，再以一指禅推法及拨法自上而下，做 2 ~ 3 遍，使局部产生热胀与轻松感。重点取三阴交、金门、中封、太冲、照海、昆仑、申脉等穴。

4. 叩击法　患者俯卧屈膝位，足心向上，医者摸准骨刺部位压痛点，一手握住踝部固定，一手以掌根叩击痛点，由轻至重逐渐加力，连续十数次，再以手掌在足跟部擦 10 次。

（二）药物治疗

治宜养血舒筋、温经止痛，内服当归鸡血藤汤，外用八仙逍遥汤熏洗患足，或用熨风散作热熨。

（三）针灸治疗

取昆仑、仆参、太溪、大敦等穴，用补法，隔日 1 次。

（四）封闭疗法

可用泼尼松龙 12. 5mg 加 1% 普鲁卡因 2ml，从侧面进针，作痛点封闭，药液最好注射至腱膜或骨的表面。

第四节　躯干部筋伤

颈部扭挫伤

因各种暴力使颈部过度扭转或受暴力冲击，引起的颈部软组织损伤称为颈部扭挫伤。颈部急性扭挫伤是常见的颈部筋伤。本病属于中医学“伤筋”的范畴。

【病因病理】

颈部的屈伸活动有赖头夹肌、肩胛提肌、斜方肌和颈部的筋膜与韧带来完成。当颈部突然扭动，或扛重物、攀高等用力过猛，可使颈部筋肉受到过度牵拉而发生扭挫伤，肌肉可在其起点或肌腹处部分纤维撕裂致伤。颈部软组织急性损伤的原因很多。

颈部扭挫伤可以具体分为扭伤、挫伤及错缝三型。

【诊断】

有外伤史。可出现颈部疼痛，有负重感，转动不灵。疼痛常在 24 ~ 48 小时后加剧，可向肩背部放射。如有咽后壁血肿，可以吞咽困难，出现交感神经症状，如头重、头痛、嗳气、雾视、耳鸣。在疼痛处常可触及肿块成条索样硬结。

一般颈部扭挫伤，X 线片多无异常。必要时可行 MRI 检查。

【治疗】

（一）手法治疗

常用手法：拿法、揉法、擦法、捏法、捻法、摇法、扳法、点穴法。

1. 点穴法　患者正坐凳上，医者站在患者背后，逐次点压痛点、百会、风池、天柱、大椎、肩井等穴。

2. 揉捻法　医者用拇指指腹在疼痛处作由上而下的揉捻，反复几次。

3. 推按法　以右侧伤筋为例。患者正坐凳上，医者站在患侧右侧，以右手手掌推按住伤处的上方，左手拿住患者右手手指，并使其屈曲，然后双手缓缓用力，向相反方向推按，使颈部肌肉舒展。

4. 提捏法　患者正坐凳上，医者站在患者背后，用一手拇、食二指拿住颈部僵硬之筋，提捏数次。

5. 旋转复位法 对于有颈椎关节错缝的患者，可以采用此手法。患者坐位，医者站立后侧方，一手托住其下颏向同侧方旋转，另一手拇指顶按住患椎棘突旁，当颈部旋转到有阻力时，用快速的动作突然扳动。与此同时，顶按棘突的拇指要协同使颈向对侧推按，此时常可听到“咔嗒”响声，同时拇指下有棘突移动感，表示手法成功。应用此手法必须谨慎，颈部旋转幅度不宜过大，手法不可粗暴，以免发生危险。

以上手法，具有消散瘀血、理顺筋络、松弛肌肉、减轻疼痛的功效。一般手法后，即可缓解疼痛，增加颈部活动范围。在施用手法时要注意手法的轻重，一般以患者能够耐受为度，手法不可过重，以免加重损伤。

（二）固定治疗

若损伤较严重，疼痛剧烈，有神经症状，应配带颈托，卧床休息1周，也可配合牵引，以减轻肌肉痉挛。

（三）药物治疗

1. 内服药 早期治宜祛瘀活血为主，可用桃红四物汤加减。如受伤时间较久，则治宜舒筋活血止痛为主，可用大活络丹或小活络丸等。

2. 外用药 治宜祛瘀消肿止痛为主，可用正红花油或麝香舒活灵外擦。

（四）功能锻炼

陈旧性损伤常有颈部不适感，应配合颈部功能锻炼，做到有意识地放松颈部肌肉，尽量保持头部正常位置，并练习颈部的屈伸旋转活动。

落 枕

因睡眠姿势不良或外感风寒侵袭，晨起后引起颈部酸痛、活动不利症状称为落枕。

落枕也称失枕，因病起于睡眠之后，与睡枕有密切关系故名。发病特点是睡前正常，睡醒后颈部突然发生疼痛，保护性颈僵直，活动受限或活动后疼痛加重，影响工作和生活。多见于青壮年，男性多于女性，冬春两季发病较高。

【病因病理】

由于睡眠时姿势不正或枕头高低不适，头颈长时间处于过度扭转位置，使颈部的肌肉发生静力性损伤，引起局部疼痛，活动受限。本症常产生保护性肌痉挛，将颈椎固定在某一特殊位置。

颈椎关节结构较平坦，关节囊松弛，活动度大，故稳定性差。如果睡眠时枕头高低不合适，没有支托住头颈部或睡觉姿势不良，在肌肉完全放松的情况下，头颈部因长期屈曲或过度伸展而关节受损错缝，使关节囊及滑膜充血、水肿，其增厚的滑膜可嵌入关节，次日醒来即觉疼痛。

睡眠时感受风寒，使颈背部气血凝滞，经络痹阻，亦可致僵硬疼痛，动作不利。另外，患者已有轻微的颈椎退变，活动度减少，经不良姿势睡眠后或颈部活动突然超过正常范围时，也可发病。

【诊断】

往往是睡醒后突然起病，也可在一个突然的急速动作后发病。主要表现为颈部疼痛，一侧肩臂部疼痛。头部被迫采取强制体位，呈僵直状态，活动受限，头颈不敢向后旋转，向后看时，必须整个躯干向后旋转。

检查可见受损肌肉痉挛，局部压痛，椎旁或风池穴可有压痛点，头颈转向健侧不受限制，但可牵拉受损肌肉加重疼痛。

X 线照片检查可排除颈椎骨质病变。

【治疗】

（一）手法治疗

常用手法：拿法、捏法、搓法、点法、擦法、摇法、扳法、揉法、拨络法。

1. 点穴法 用拇指指腹按压痛点及其邻近穴位如肩中俞、肩井、肺俞、风池等。

2. 拿捏法 用双手拿捏颈肩肌肉，向上提起后迅速松开，起到弹拨作用，使气血通畅，肌肉松弛。

3. 旋转法 术者一手扶住患者后头部，另一手托住下颌部，左右缓缓摇摆，然后乘其不备，骤然将头部向右侧旋转，动作要迅速，用力要适当，不可过猛，以听见关节响声为度。如患者无明显不适，可再作一次向左侧旋转，如有关节弹响声，可增加患者舒适感。应用此法须特别谨慎，手法不可粗暴，以免发生危险。

4. 牵引法 患者坐低凳上，术者一手托住患者下颌，一手托住患者枕部，两手同时用力向上提。如患者颈部紧张，则有提不动的感觉，此时应嘱患者心意一致，放松颈部肌肉，然后缓慢向上拔伸提拉。此种牵引拔伸手法有理顺筋络、活动关节的作用，一次牵引约 1 ~2 分钟，可将头部缓缓向左右、前后摆动并旋转 2 ~3 次。

（二）药物治疗

1. 内服药　治宜疏风散寒、舒筋活血，可用羌活胜湿汤、蠲痹汤、葛根汤，也可配合口服消炎镇痛西药如吲哚美辛、布洛芬等。

2. 外用药　外贴伤湿止痛膏、风湿跌打膏等。亦可用麝香舒活灵等外擦。

（三）功能锻炼

作头颈部的俯仰旋转活动，以舒筋活络，增强颈部肌肉力量。

（四）其他疗法

针灸、中药热熨、理疗或颈托牵引等都有一定疗效。

颈 椎 病

颈椎间盘退行性改变和劳损所致邻近组织（脊髓、神经根、椎动脉、交感神经）受累而引起的一系列相应症状和体征，称为颈椎病。

【病因病理】

本病的发生中医认为与风寒湿、痰、瘀及正虚诸因相关。一般多以肝肾亏虚、气血不足为内因，风寒湿邪入侵及长期劳损为外因。一般初起以邪实为主，病在皮肉经络，为风寒湿邪乘虚侵入人体，阻滞经络所致。本病多正虚邪实或虚实夹杂，病位在筋骨。

颈椎位于活动度较小的胸椎和头颅骨之间，其活动度较大，又需保持头颈部平衡，故颈椎和腰椎一样容易发生劳损，尤其以下部颈椎更易发生。由于颈部外伤、劳损或风寒湿邪侵袭，使颈椎间盘组织以及骨与关节逐渐发生退行性变，影响邻近的神经、脊髓及椎动脉而出现各种临床症状。其病变机制主要有以下几点：

（一）椎间盘变性

由于急性创伤或慢性劳损，而致颈椎间盘发生退行性变。

1. 髓核脱水　颈椎间盘纤维和黏液样基质逐渐为纤维组织和软骨细胞所代替，最后成为一个纤维软骨性实体而导致椎间盘变薄。这种病理性变化，开始的年龄（或时间）并不一致，大体上从 30 岁以后开始变化，50 岁以后则更为明显。

2. 纤维环变性　纤维环 20 岁以后停止发育，开始发生纤维变粗和透明变性，纤维弹性减弱，而易于破裂。裂缝一般发生在纤维环的后外侧，髓核内容物可从裂缝向外突出。

3. 软骨板变性、变薄 由于劳损、软骨板损伤或缺损使体液营养物质的交换减少，促使纤维环及髓核变性。

（二）椎体骨刺形成

由于颈椎间盘变性和颈椎间隙变窄，使颈椎体周围韧带松弛，椎体间活动度增大，颈椎的稳定性降低，而增加了创伤的机会。四周膨隆的椎间盘组织推挤周围的骨膜与韧带（前纵韧带、后纵韧带），使之受到张力的牵拉即可形成骨刺，加之病变间隙稳定性差，韧带、骨膜所受到的张力必然加大，骨刺更容易形成。

（三）关节突及其他附件的改变

由于椎间盘脱水变薄，附近的组织如小关节囊、棘上韧带（项韧带）、前后纵韧带、黄韧带均有相应改变。特别是黄韧带肥厚，临床上经常可见。

（四）脊神经根或脊髓受压

脊神经根或脊髓由于受到颈椎及椎间盘向前（后）外侧突出物的挤压，可发生炎症、变性以及血运障碍而引起不同程度的病理变化。颈段脊髓侧柱接近前角灰质处有交感神经细胞，这种交感神经细胞可与前角细胞混合，若颈椎病理改变刺激脊神经，可以产生与刺激交感神经相同的症状和体征。

（五）椎动脉受压

椎动脉从锁骨下动脉分出，经颈椎横突孔向上进入颅腔，组成基底动脉，常受颈椎病理改变如骨刺、椎间盘病变、动脉硬化，特别是骨刺的影响而引起同侧椎－基底动脉的供血不足。此外，当颈椎间盘发生变性后，颈椎长度缩短而椎动脉则相对地变长。当椎动脉本身畸形或有动脉硬化时，无论是颈部活动对它的牵拉，还是血流冲击作用，均可使之变长，产生折叠或扭曲而影响血液循环。正常情况下，转头时虽可使一侧椎动脉的血运减少，但另一侧椎动脉可以代偿，故不出现症状。在病理改变的情况下，因转头过猛或颈部挥鞭样损伤，或因拔牙、全身麻醉插管等均可使椎动脉血液循环受到影响而产生椎动脉型颈椎病症状。

【诊断】

根据临床症状可大致分为神经根型、脊髓型、椎动脉型、交感神经型和混合型。

（一）神经根型

多见于30~40岁，一般有颈部外伤史，无明显外伤史而起病缓慢者多与长期低头或伏案工作有关。

1. 症状　表现为颈肩背疼痛，并向一侧或两侧上肢放射。疼痛为酸痛、钝痛或灼痛，伴有针刺或电击样痛。重者为阵发性剧痛，影响工作和睡眠。颈部后伸或咳嗽、打喷嚏时疼痛可加剧。部分患者伴有头晕、头痛、耳鸣，劳累或受寒后易诱发疼痛。上肢觉沉重，酸软无力，握力减退或持物易坠落。麻木和疼痛部位往往相同，多出现在手指和前臂。

2. 体征　颈部活动明显受限，病变颈椎棘突、横突下方和患侧肩胛骨内上角、胸大肌区常有压痛、放射痛。上肢及手指的感觉减退，可有肌肉萎缩。臂丛神经牵拉试验阳性，椎间孔压缩试验阳性，头顶叩击试验阳性，肱二头肌和肱三头肌腱反射活跃，或者反射减退甚至消失。以上检查均宜双侧对比。

3. X线检查　X线侧位片可见有颈椎生理曲度改变，如生理前凸减小、消失或反角，椎间隙狭窄，骨刺增生，轻度滑脱和项韧带钙化。斜位片可见钩椎关节骨刺突向椎间孔，椎间孔变小。

（二）脊髓型

1. 症状　表现有感觉、运动、颈脊神经或脊髓神经束等症状，呈慢性、进行性四肢感觉及运动功能障碍。上肢可出现一侧或两侧单纯运动功能障碍或单纯感觉障碍或感觉障碍与运动障碍同时存在，如无力、颤抖、打软腿、易绊倒，或有踩棉花感或麻木、疼痛、烧灼感，甚至四肢瘫痪、小便潴留或失禁。常伴头颈部疼痛、面部发热、出汗异常等。

2. 体征　颈部活动受限不明显，上肢活动欠灵活，肌张力可能增高，腱反射（肱二头肌和肱三头肌、髌韧带、跟腱反射）可亢进。常可引出病理反射，如霍夫曼征、巴彬斯基征阳性，甚至踝阵挛或髌阵挛等。部分患者出现偏侧症状、交叉症状。

3. 检查　X线检查可见颈椎生理曲度改变，颈椎骨质增生，椎间隙狭窄，椎间孔缩小。CT检查可见颈椎椎间盘变性突出或骨质增生，脊髓明显受压。MRI检查可见颈脊髓明显受压。此外，肌电图检查对诊断也有帮助。

（三）椎动脉型

1. 症状　表现主要为眩晕、耳鸣、耳聋、恶心、呕吐、猝倒等，症状常因头部转动而加重。颈肩痛、颈枕痛与神经根型颈椎病相似。

2. 检查 椎动脉造影可辨别椎动脉是否正常，有无压迫、迂曲或者阻滞。脑血流图可见基底动脉两侧不对称。

X线检查正位片可见椎体钩椎关节侧方有骨赘；斜位片可见钩椎关节骨质增生，椎间孔变小。

（四）交感神经型

临床表现为出现交感神经兴奋症状如头晕、头痛、枕部痛、视物模糊、眼窝胀痛、心跳加快、心律紊乱、血压升高、肢体发凉、畏寒、多汗；或交感神经抑制症状如头晕、眼花、眼睑下垂、流泪、心动过缓、血压偏低、胃肠蠕动增加或嗳气等。

若出现交感神经症状，同时合并有神经根型或脊髓型颈椎病的临床表现，或者颈椎X线摄片有典型的颈椎病改变即可考虑为本病。但对单纯交感神经型颈椎病而不伴有颈脊神经根刺激或脊髓束症状的患者，诊断较为困难。

（五）混合型

临床同时见两型或两型以上症状者，谓之混合型，如神经根椎动脉型、神经根交感型、椎动脉交感型、交感脊髓型等。

【治疗】

（一）手法治疗

常用手法：㨰法、拿法、一指禅推法、拨法、揉法、牵法、摇法、扳法、拍击法、点穴法。

1. 舒筋通络 病人坐位。用轻柔的㨰、按、拿、一指禅推等手法在颈椎两侧及肩部治疗，使紧张痉挛的肌肉放松，从而加强局部气血运行，促进水肿吸收，为下一步手法治疗创造条件，同时可减轻因肌张力增加而造成的对颈椎的牵拉力。

2. 理筋整复

（1）病人坐位，头部前屈至适当的角度。医生一手用拇指按住患椎棘突，一手用肘部托住病人颏部，向前上方牵引，同时向患侧旋转头部，此时往往可听到整复的弹响声。

（2）病人仰卧，肩后用枕垫高。医生立于床头，右手紧托病人枕部，左手托住颏部，将病人头部自枕上拉起，使颈与水平面呈45°，牵引持续1～2分钟。然后轻轻将头向左右旋转和前后摆动，此时往往可听到整复时的弹响声。

（二）牵引治疗

轻症患者可采用坐位间断牵引，每日1~3次，每次1~2小时，重量从3~4kg开始加至5~6kg。重症者采用卧位牵引，根据患者性别、年龄、体质强弱、颈部肌肉情况和临床症状酌情处理。

（三）低枕疗法

睡眠时要用低枕，切忌高枕，以防颈部前屈，加重颈部韧带和肌肉的劳损。

（四）药物治疗

中医根据颈椎病的不同临床特点，一般将其分为痹证型、眩晕型和瘫痪型进行辨证论治。治疗多采用祛风除湿、活血化瘀和舒筋止痛等法。

1. 痹证型 以肩颈、上肢的疼痛、麻木为主。治宜温经活血，用桂枝加葛根汤或蠲痹汤加减。

2. 眩晕型 以发作性眩晕、头痛或猝倒为主。若属中气虚损者，治宜补中益气，用补中益气汤加减。属痰瘀交阻者，治宜祛湿化痰、散瘀通络，用温胆汤加减。属肝肾不足、肝阳上亢者，治宜滋水涵木、调和气血，用六味地黄汤或芍药甘草汤加减。

3. 瘫痪型 以下肢运动障碍、颤抖、间歇性发作为主，起病缓慢。治宜活血化瘀、疏通经络，用补阳还五汤加减。

（五）功能锻炼

颈椎病患者需要适当休息。急性发作期以静为主，以动为辅。慢性期以动为主，特别是长期伏案工作者应注意工间休息，作颈项活动锻炼。

（六）封闭疗法

痛点局部封闭，可用泼尼松龙12.5~25mg加1%普鲁卡因4~6ml。

（七）热敷疗法

用桂枝加葛根汤加味作局部湿热敷。

（八）手术治疗

对于脊髓型颈椎病，非手术治疗无效，或出现进行性感觉运动障碍时，应考虑手术治疗。

腰部扭挫伤

急性腰扭伤是临床常见病，易发生于下腰部，常见于青年和体力劳动者，并多见于男性患者。

【病因病理】

本病是在某种状态下，腰部肌肉强烈收缩，使肌肉和筋膜受到过度牵拉、扭曲，甚至撕裂，而致剧烈腰痛。局部组织损伤，血脉离经，血瘀于内，气机受阻，不通则痛。致病原因很多，最常见的有以下几种。

（一）动作失调

多数是由于持物动作不协调，或突然失足，患者瞬间处于姿势不当且毫无思想准备的状态下，身体为了保持平衡，反射性引起腰肌强烈收缩，导致腰肌及胸腰筋膜损伤。

（二）姿势不良

猛然搬提过重物体或搬物时姿势不正确，所提物体的重心离躯干的中轴线过远，使腰部肌肉负荷过大，或腰肌收缩运动不协调，常可使腰骶部肌肉、筋膜受到过度的牵拉或撕裂（图8－9）。

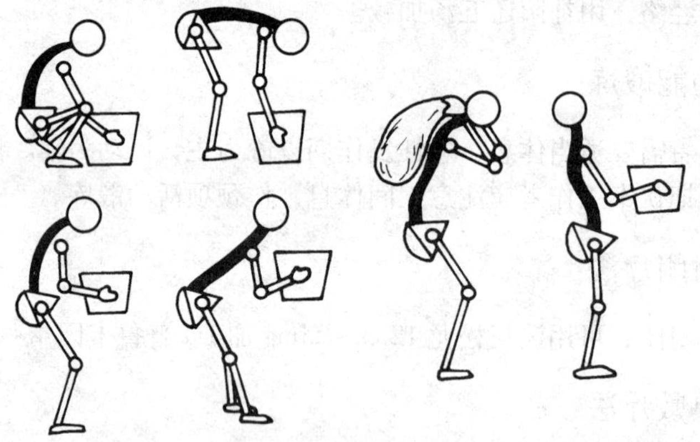

图8－9　搬重物的姿势

（三）重心失衡

不慎摔倒时，身体重心突然失去平衡，腰肌骤然收缩；或跌倒时腰部屈曲，下肢伸展，造成腰骶部肌肉及筋膜损伤。

（四）腰部活动准备不足

日常生活中，如泼水、弯腰、起立，甚至挂手巾、打喷嚏、打哈欠等，由于准备不足，可造成腰肌及筋膜扭伤，即“闪腰”。

【诊断】

多有腰部扭伤史。腰部一侧或两侧疼痛剧烈，腰部活动、咳嗽、打喷嚏，甚至深呼吸时疼痛加剧。轻者伤时疼痛不明显，数小时后或次日症状加重。严重者腰部当即呈撕裂样疼痛，不能坐立、行走，疼痛有时可牵涉一侧或两侧臀部及大腿后侧。腰肌紧张。有时可见脊柱腰段生理性前曲消失，甚至侧弯。

损伤早期，多有明显的局限性压痛，常位于腰骶关节、髂嵴后部或第3腰椎横突处，同时可扪及腰部肌肉明显紧张。

腰部活动受限，特别是腰前屈受限，行走时常用手支撑腰部，卧位时难以翻身等。直腿抬高试验、拾物试验阳性，但加强试验为阴性。

X线检查一般无明显病理性改变。

【治疗】

（一）手法治疗

1. 按揉法　患者俯卧位，尽量使肢体放松。医者用两手拇指指腹或掌根，先自大杼穴开始由上而下按揉，再点按环跳、承扶、委中、承山、昆仑等穴，以膀胱经腧穴为主，目的在于舒通经脉。

2. 捏拿腰肌　医者以两手拇指和其余四指对合用力，捏拿腰肌。捏拿方向与肌腹垂直，重点是两侧竖脊肌和压痛点处，反复2~5分钟。

3. 按腰扳腿　患者俯卧位，医者一手按住患者腰部，另一手前臂及肘部托住患者一侧小腿上段，手反扣在大腿下段。双手配合，下按腰部及托提大腿相对用力，有节奏地使下肢起落数次，随后摇晃、拔伸，有时可闻及响声。两侧均做。

4. 揉摸舒筋　医者以掌根或小鱼际着力，在患者腰骶部行揉摸手法。以患侧及痛点处为主，边揉摸边滑动，使局部感到微热为宜。

（二）药物治疗

1. 内服药　本病多以血瘀气滞为主，故治宜活血散瘀、行气止痛，可用身痛逐瘀汤或复元活血汤加减。

2. 外用药 局部有瘀肿发热者，可用活血散与金黄散各半外敷，也可用狗皮膏、麝香壮骨膏外贴。

（三）功能锻炼

损伤早期不宜强行锻炼，应卧硬板床休息，以防止进一步损伤，并有利于组织修复。疼痛缓解后宜做腰背伸锻炼。后期宜加强腰部的各种功能练习，以防止粘连，并增强肌力。

（四）其他治疗

可采用针灸、拔火罐、牵引或局部封闭等疗法。

慢性腰肌劳损

慢性腰肌劳损是引起慢性腰痛的常见原因之一，系指腰部肌肉、韧带等积累性、机械性、慢性损伤，或急性腰扭伤后未获得及时有效的治疗而转为慢性者。

本病往往无明显的外伤史，常在不知不觉中出现腰痛。

【病因病理】

常见原因为腰部长期过度负重或长期腰部姿势不良，使腰部肌肉、韧带持久地处于紧张状态。如搬运工腰背部经常过度负重、过度疲劳，长期伏案工作者姿势不良，弯腰持续工作时间太长等。

腰部急性扭伤后，局部肌肉、韧带等组织受损，若失治或误治，损伤未能恢复，可迁延成为慢性。

腰椎先天畸形的解剖缺陷，也会引起慢性腰肌劳损。

【诊断】

患者可无明显外伤史，腰部隐痛反复发作，劳累后加重，休息后缓解。弯腰困难，持久弯腰时疼痛加剧，适当活动或经常变换体位后腰痛可减轻。睡觉时用小枕垫于腰部能减轻症状，常喜用两手捶腰。

腰部外观多无异常，有时可见生理性前曲变浅。压痛点，常位于棘突两旁的竖脊肌处，或髂嵴后部或骶骨后面的竖脊肌附着点处。若伴有棘间、棘上韧带损伤，压痛点则位于棘间、棘突上。直腿指高试验阴性，神经系统检查无异常。

X 线检查多无异常，有时可发现先天性异常，如第 5 腰椎骶化、第 1 骶椎腰化、骶椎隐裂，或见有骨质增生现象等。

【治疗】

（一）手法治疗

手法治疗的目的在于促进血液循环，理顺肌纤维，剥离粘连，加速炎症消退，缓解肌肉痉挛。先按揉腰腿部腧穴，如肾俞、腰阳关、八髎穴、阿是穴、委中、承山等。再滚揉两侧竖脊肌，推理腰部肌肉，推拿或弹拨腰肌或韧带，必要时施以过度屈、伸腰部或扳腰手法。手法应轻快、柔和、稳妥，忌用强劲暴力，以免加重损伤。

（二）药物治疗

1. 内服药

（1）肾虚型　肾阳虚者，治宜温补肾阳，用补肾活血汤或右归丸加减；肾阴虚者，治宜滋补肾阴，用知柏地黄丸或左归丸加减。

（2）气滞血瘀型　治宜活血化瘀、行气止痛，用身痛逐瘀汤加减。

（3）风寒湿型　治宜祛风散寒胜湿，方用羌活胜湿汤或独活寄生汤加减。

（4）湿热型　治宜清化湿热，用二妙散加减。

2. 外用药　有万花油、正骨水、骨友灵等，或外贴麝香壮骨膏、狗皮膏等。

（三）功能锻炼

应避免长时间过度弯腰工作，同时增强腰背肌的功能锻炼，如行仰卧五点、三点或拱桥式练习，亦可采用俯卧位的飞燕式锻炼。

（四）针灸、拔火罐疗法

取肾俞、腰阳关、委中、承山、昆仑等穴位针灸，痛点拔火罐。

（五）封闭疗法

局部痛点封闭，可用泼尼松龙 12.5～25mg 加 1% 普鲁卡因 1～4ml。每周 2 次，4 次为 1 疗程。

（六）物理疗法

可采用红外线、超短波、频谱仪或中药离子导入等法。

腰椎间盘突出症

腰椎间盘在退变过程中由于载重和脊柱的运动，使腰椎间盘受到挤压、牵拉和扭转，引起腰椎间盘的纤维环破裂，髓核突出，刺激或压迫神经根而产生腰腿痛等一系列症状，称为腰椎间盘突出症。腰椎间盘突出症又名“腰椎间盘纤维环破裂症”。本病属于中医学“腰腿痛”、“痹证”范畴。

【病因病理】

人体椎间盘一般在20岁以后开始退变，纤维环变性，失去弹性，产生裂隙，外力作用时则可能使裂隙加大，髓核突出。腰椎间盘纤维环后外侧较为薄弱，后纵韧带纵贯脊柱的全长，加强了纤维环的后面，但自第1腰椎平面以下，后纵韧带渐渐变窄，至第5腰椎和第1骶椎间，宽度只有原来的一半。腰骶都是承受动、静力最大的部分，故后纵韧带的变窄，造成了自然性结构方面的弱点，使髓核易向后方两侧突出。

发生本病的原因有内因和外因两方面。内因是椎间盘本身的退行性变，外因则有损伤、劳损以及受寒着凉等。

椎间盘没有血液循环，修复能力较弱，而且在日常生活和劳动中，由于负重和脊柱运动，椎间盘经常受到来自各方面的挤压、牵拉和扭转应力，因此容易发生萎缩、弹性减弱等退变，这是本病发生的主要因素。

根据髓核突出的方向不同，腰椎间盘突出症可分为以下几型：

1. 单侧型 临床最为多见，髓核突出和神经根受压只限于一侧。

2. 双侧型 髓核向后纵韧带两侧突出，两侧下肢皆有坐骨神经痛，但往往是一先一后。当一侧症状出现时，另一侧的症状多已减轻或消失，似有交替现象。两侧症状同时存在时，多是一轻一重，或一侧症状消失，一侧存留。此种类型在临床上较少见。

3. 中央型 椎间盘自后中部突出。若突出物较小，在突出平面既不能压迫左侧神经根，亦不能压迫右侧神经根，而受压的是马尾神经。因此，无论突出平面为$L_{3\sim4}$、$L_{4\sim5}$还是$L_5\sim S_1$，受压者均为第3～5骶神经，所产生症状多为鞍区麻痹和大小便功能障碍。除非突出物很大，否则一般不会引起双侧的典型坐骨神经痛。与马尾肿瘤的鉴别是症状出现快，休息时症状减轻。

4. 极外侧型 是指椎间盘突出或脱出位于椎弓根内外缘之间或椎弓根外缘以外，压迫相应的神经根而引起一系列症状和体征。

【诊断】

（一）临床表现

1. 腰部疼痛　多数病人有数周或数月的腰痛史，或有反复腰痛发作史。腰痛程度轻重不一，严重者可影响翻身和坐立，一般休息后症状减轻，咳嗽、喷嚏或大便用力时，疼痛加剧。

2. 下肢放射痛　一侧下肢坐骨神经区域放射痛是 $L_{4\sim5}$ 或 $L_5\sim S_1$ 间盘突出症的主要症状，疼痛由腰部开始，逐渐放射至大腿后侧、小腿外侧，有的可至足背外侧、足跟或足掌，影响站立和行走。如果突出部在中央，则有马尾神经症状；双侧突出，则放射可能为双侧性或交替性。$L_{1\sim2}$ 或 $L_{2\sim3}$ 椎间盘突出者，一侧下肢出现股神经和闭孔神经放射性疼痛。

3. 腰部活动障碍　腰部活动在各方面均受影响，尤以后伸障碍为明显，少数病人在前屈时明显受限。

4. 脊柱侧弯　多数病人有不同程度的腰脊柱侧弯。侧凸的方向可以表明突出物的位置及与神经根的关系。突出物位于神经根的腋部，即神经根与马尾成角处时，脊柱为了使神经根躲开突出物，乃凸向健侧；反之，突出物位于神经根的上方，则脊柱凸向患侧，以避开突出物对神经根的压迫（图8－10）。

5. 皮肤感觉障碍　受累神经根所支配区域的皮肤感觉异常。多局限于小腿后外侧、足背、足跟或足掌。中央型髓核突出可发生鞍状麻痹。

6. 患肢温度下降　不少病人患肢感觉发凉。客观检查，患肢温度较健侧降低，有的足背动脉搏动亦较弱。此乃交感神经受刺激所致，需与栓塞性动脉炎相鉴别。

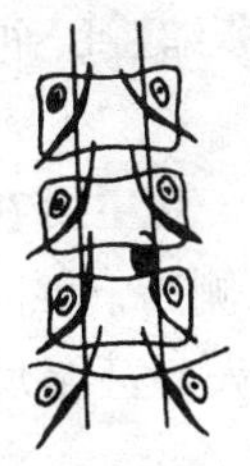

（1）突出物在神经根内侧（腋下型）

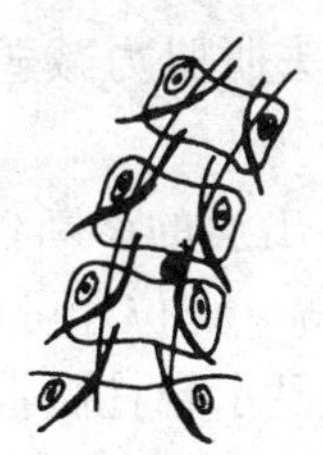

（2）脊柱侧凸向健侧可缓解突出物的压力

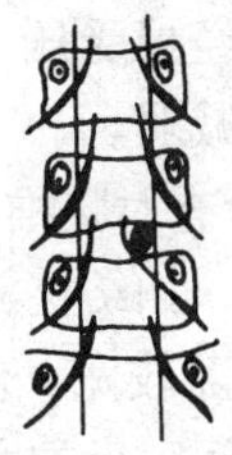

（3）突出物在神经根上方（肩上型）

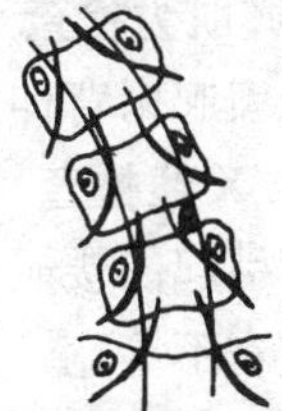

（4）脊柱侧凸向患侧可缓解突出物的压力

图8－10　脊柱侧弯与神经根受压的关系示意图

（二）检查

1. 腰部畸形 腰椎间盘突出症先有脊柱腰段生理性前凸减小或消失，甚至变为反向性后凸。

2. 腰椎功能受限 急性期因保护性腰肌紧张，腰椎各方向活动均受限。慢性期主要以腰部前屈和向患侧侧屈受限较明显，强制弯曲时加重放射痛。

3. 压痛伴放射痛 腰椎间隙棘突旁有深压痛，压痛点对诊断定位有重要意义。若俯卧位检查局部压痛不明显时，患者可取站立后伸位，向一侧弯曲，使腰肌松弛，再压棘突旁，若为椎间盘突出，可产生明显压痛及放射痛。

4. 直腿抬高试验及直腿抬高加强试验阳性 直腿抬高30°以下为强阳性，40°～50°为中等，60°以上为弱阳性。

5. 健侧直腿抬高试验 若健侧抬高诱发患侧坐骨神经痛，表明为椎间盘较大的中央型突出或为腋下型突出，称为 Fajerztain 征或 Lewen 征阳性。肩上型突出呈阴性。

6. 股神经牵拉试验 为上腰部椎间盘突出的阳性体征。患者俯卧，膝关节完全屈曲，足跟接近臀部，后伸髋关节，则 $L_{2\sim5}$ 神经根张力增加，股神经受牵拉，患者感到腹股沟及大腿前方疼痛者为阳性。

7. 屈颈试验 头颈部被动前屈，使硬脊膜囊向头侧移动，牵张作用使神经根受压加剧，引起或加重疼痛者为阳性。

8. 颈静脉压迫试验 压迫患者的颈内静脉，使其脑脊液回流暂时受阻，硬脊膜膨胀，神经根与突出的椎间盘产生挤压，引起腰腿痛者为阳性。

9. 皮肤感觉异常 突出的椎间盘压迫神经根会出现相应的神经所支配区域皮肤感觉减退或麻木（图8－11）。

10. 肌力检查 L_4 神经根受压，股四头肌肌力减弱，肌肉萎缩；L_5 神经根受压，引起踇背伸肌肌力减弱。

11. X 线检查 X 线检查对腰椎间盘突出症的诊断仅供参考，其主要在于排除骨病引起的腰骶神经痛，如结核、肿瘤等。正位片可显示腰椎侧凸，椎间隙变窄或左右不等宽，患侧间隙较宽；侧位片显示脊柱腰曲前凸消失，甚至反张后凸，发生椎间盘突出的椎间隙后方宽于前方。

12. 脊髓造影检查 髓核造影显示椎间盘突出的具体情况，硬膜外造影显示神经根受压情况。脊髓造影检查属于有创检查，不应作为常规检查。

13. 肌电图检查 根据异常肌电图的分布范围可判定受损的神经根及其对肌肉的影响程度。

14. CT、MRI 检查 可清晰地显示椎间盘突出的影像，通过断层反映出硬脊膜囊及神经根受压的状态，诊断的正确率可高达98%。目前已作为该病的常规检查。

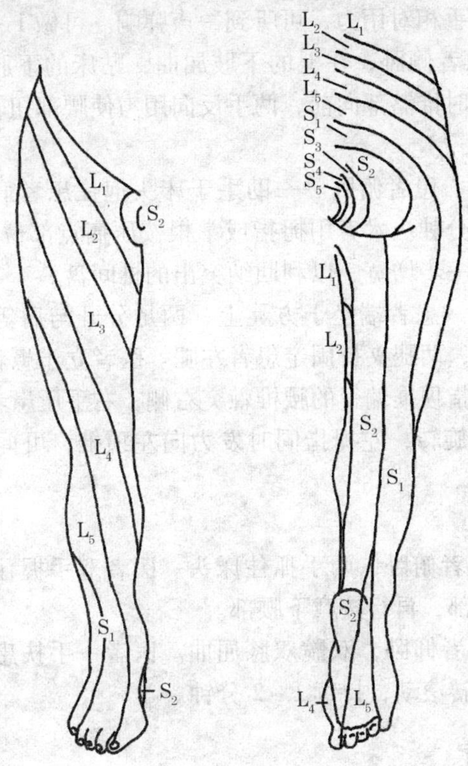

图8－11　腰骶神经节段分布图

【治疗】

（一）手法治疗

1. 准备手法

（1）按摩法　患者俯卧。医者用两手拇指或掌部自上向下按摩脊柱两侧膀胱经，至患肢承扶处改用揉捏，下抵殷门、委中、承山，反复数次。

（2）推压法　医者两手交叉，右手在上，左手在下，手掌向下用力推压脊柱，从胸椎至骶椎，反复数次。

（3）滚法　医者以滚法作用于背、腰及臀腿部，着重于患者腰侧，调理、松解肌肉。

2. 调理关节回纳法

（1）*俯卧扳腿法* 医者一手按患者腰部，另一手托住患者两腿或单腿，使其下肢尽量后伸，两手相对用力，可听到一声弹响。可做 1～2 次。

（2）*斜扳法* 患者侧卧，在上的下肢屈曲，贴床的下肢伸直。医者一手扶患者肩部，另一手同时推髂部向前，两手反向用力使腰部扭转，可闻及或感觉到“咔嗒”响声。

（3）*牵引按压法* 患者俯卧。一助手于床头抱住患者肩部，另一助手拉患者两踝，对抗牵引数分钟。术者用拇指或掌根按压痛点部位，按压时由轻到重，使腰后伸，椎间隙进一步增宽，以利回纳突出的椎间盘。

（4）*旋转复位法* 患者端坐于方凳上，两足分开与肩等宽。以患侧是右侧为例。助手面对患者，两腿夹持固定患者左腿。医者立于患者身后，右手经患者腋下绕至颈部，左拇指顶推偏歪的腰椎棘突右侧，右手压患者颈部，使其腰部前屈 60°～90°，再向右旋转，左拇指同时发力向左顶推，可闻及或感觉椎体轻微错动弹响。

3. 结束手法

（1）*牵抖法* 患者俯卧，两手抓住床头。医者双手握住患者两踝，用力上下牵抖下肢，带动腰部，再行按摩下腰部。

（2）*滚摇法* 患者仰卧，双髋双膝屈曲。医者一手扶患者两踝，另一手扶患者双膝，将腰部旋转滚动，持续 1～2 分钟。

（二）药物治疗

1. 内服药 急性期或初期治宜活血通络止痛为主，可用舒筋活血汤加减。疼痛剧烈者可加用吲哚美辛、布洛芬等。慢性期或晚期治宜补益肝肾、温经通络，可用右归丸、阳和汤加减。

2. 外用药 局部可用海桐皮汤煎汤热敷，每日 2 次，每次 30 分钟。

（三）功能锻炼

急性期应完全卧床休息。症状缓解后应积极进行增强腰背肌的功能锻炼，可采用飞燕式、拱桥式，经常后伸、旋转腰部，悬吊或压腿等，以增强腰腿部肌力，有利于腰椎的平衡稳定。久坐、站立时可佩戴腰围以保护腰部，避免腰部过度屈曲或劳累。

（四）牵引疗法

主要采用骨盆牵引法，适用于早期患者或反复发作的急性患者。患者仰卧于病床，缚骨盆牵引带，有时为增加胸胁部力量可用固定带拴于床头以增加抗牵引能力。牵引重量可根据患者感受进行调节，一般在20kg左右，每日牵引1次，每次约30分钟。

（五）手术疗法

经非手术治疗无效、症状严重者及中央型突出压迫马尾神经者，可行椎板切除及髓核摘除术，伴椎间不稳的应行相应固定；亦可采用经皮穿刺髓核透出术或溶核术等。

腰椎椎管狭窄症

凡造成腰椎椎管、神经根通道及椎间孔隧道的变形或狭窄而导致马尾神经或神经根受压，并产生相应的临床症状者称为腰椎椎管狭窄症。本病又称腰椎椎管狭窄综合征，多见于中老年人，约80%发生于40～60岁之间，男性较女性多见，体力劳动者多见。

【病因病理】

本病主要分为原发性和继发性两种，原发性多为先天性所致，继发性多为后天性所致。其中原发性多见于侏儒症、椎弓根短缩等患者。此类型临床较为少见。

后天性腰椎椎管狭窄主要由于椎间盘退变，腰椎椎体间失稳，椎间关节突关节松动，导致腰椎退行性变。腰椎骨质增生，黄韧带松弛、肥厚或内陷，关节突关节松动、增生或肥大，椎板肥厚等均可使腰椎椎管内径缩小，椎管内有效容量减少，达到一定程度后可引起脊神经根或马尾神经受挤压而发病。

腰椎椎管狭窄症属中医学“腰腿痛”、“痹证”范畴。中医认为本病发生的主要内因是先天肾气不足，后天肾气虚衰，以及劳役伤肾等。反复外伤、慢性劳损和风寒湿邪的侵袭则为其常见外因。其主要病理机制是肾虚不固，邪阻经络，气滞血瘀，营卫不和，以致腰腿筋脉痹阻而产生疼痛。

【诊断】

主要症状是长期腰痛、腿痛、间歇性跛行。腰痛仅表现为下腰及骶部痛，多于站立或行走时发生，躺下、蹲下或骑自行车时疼痛多可自行消失。局部有明显酸胀痛感，无固定压痛点。常处于强迫前屈位，后伸时因腰骶神经根受压使腰痛加剧。腿痛常累及两侧，亦可单侧或左右交替出现。间歇性跛行是本病的主要特征，常在行走和锻炼以后出现单侧或两下肢麻木、沉重、疼痛、无力，越走症状越严重，常被迫停下休息。下蹲后症状马上缓解，若继续行走则出现同样症状。病情严重者可引起尿急或排尿困难，马鞍区麻木，肢体感觉减退及二便障碍。

腰椎椎管狭窄症状和体征不一致是本病的主要特点。部分患者可出现下肢肌肉萎缩，以胫前肌和趾长伸肌最明显，小腿外侧痛觉减退或消失常见，跟腱反射消失，膝反射无变化。如有马尾神经受压者可出现马鞍区麻木，肛门括约肌松弛、无力或男性阳痿。

腰椎正位X线片见椎体骨质增生；两侧关节突关节增生、肥大，关节面的方向接近矢状位；椎弓根增粗，椎弓根间距变窄，椎板增厚，密度增高。侧位片见椎间隙狭窄，椎弓根变短，椎弓及关节突关节骨质增生，密度增高，椎体滑脱。

椎管造影正位片见碘柱呈节段性腰椎狭窄，甚至部分或全部受阻；完全梗阻时，断面呈梳齿状。侧位片见碘柱较细。当前后径小于或等于8mm时即可诊断为腰椎椎管狭窄症。

CT、MRI检查有助于明确诊断及量化标准，可显示椎体后缘骨质增生呈骨唇或骨嵴，椎管矢径变小，关节突关节增生肥大向椎管内突出，椎管呈三叶形，中央椎管、侧隐窝部狭窄，黄韧带肥厚等征象。

【治疗】

（一）手法治疗

1. 掌按揉法 患者俯卧位，医者立于患者一侧，在腰骶部采用掌根按揉法，沿督脉、膀胱经向下，经臀部、大腿后部、腘窝部直至小腿后部上下往返2～3次，然后点按腰阳关、肾俞、大肠俞、次髎、环跳、承扶、殷门、委中、承山等穴。弹拨腰骶部两侧的竖脊肌及揉拿腰腿部。

2. 腰部按抖法 一助手握住患者腋下，一助手握住患者两踝部，两人对抗牵引。医者两手交叠在一起置于第4、5腰椎处行按压抖动。一般要求抖动10～20次。

3. 直腿屈腰法 患者仰卧或两腿伸直端坐于床，两足朝向床头端。医者面对患者立于床头一端，尽量用两大腿前侧抵住患者两足底部，然后以两手握住患者的两手或前臂，用力将患者拉向自己面前，再放松回到原位。一拉一松，迅速操作，重复8～12次。最后屈伸和搓动下肢后，结束手法。

（二）药物治疗

1. 肾气亏虚型 偏于肾阳虚者治宜温补肾阳，可用右归丸加减；偏于肾阴虚者治宜滋补肾阴，可用左归丸、大补阴丸。

2. 外邪侵袭型　属寒湿腰痛者治宜祛寒除湿、温经通络。风湿盛者以独活寄生汤为主，寒邪重者以麻桂温经汤或阳和汤加减，湿邪偏重者以加味术附汤为主。属湿热腰痛者治宜清热化湿，用加味二妙汤为主。

（三）固定治疗

急性期应卧床休息，一般 2～3 周。严重者可采用屈曲型石膏背心或支架固定，以减少腰骶后伸。

（四）功能锻炼

病情缓解后应加强腹肌锻炼及腰背肌功能锻炼，还可练习行走、下坐、蹬空、侧卧外摆等动作以增强腿部肌力。

（五）封闭疗法

可进行硬脊膜外封闭，能松解粘连，缓解症状。常用泼尼松龙 12.5mg 加 1% 普鲁卡因 10～20ml，每周 1 次，3 次为 1 疗程。

（六）手术疗法

手术的目的是解除椎管内、神经根管内或椎间孔内的神经组织和血管所受的压迫。手术适应证是疼痛剧烈，影响日常生活，行走或站立时间不断缩短，有明显的神经根传导功能障碍，尤其是某些肌肉无力和萎缩者。常用的手术方式为椎板切除、神经根减压术。根据临床表现、脊髓造影、X 线征象和 CT 检查，确定术中探查减压范围。一般应切除 2～3 个椎板，直至被压迫的脊髓完全膨起或见到硬脊膜搏动时为止。

第九章 骨疾病

第一节 化脓性骨髓炎

化脓性骨髓炎是一种常见的骨关节化脓性感染性疾病。凡是由化脓性细菌侵入髓腔、骨质、骨膜，引起化脓性炎症病变者称为化脓性骨髓炎。

中医对本病早有认识，古代文献中的“骨痈疽”与其相似，有时称为“附骨痈”或“附骨疽”。如《诸病源候论·附骨痈候》说：“附骨痈，亦有体盛热而当风取凉，风冷入于肌肉，与热气相搏，伏结近骨成痈，其状无头，但肿痛而阔，其皮薄泽，谓之附骨痈也。”《千金要方》曰：“以其无破，附骨成脓，故名附骨疽。”《医心方》将附骨疽分为急、缓两种。“附骨急疽”症见“其痛处壮热，体中乍寒乍热”；而“附骨疽久者则肿见结脓”。这与急、慢性化脓性骨髓炎的概念相吻合。急性化脓性骨髓炎一般是指最初的6周，表现为急性炎症反应、骨膜反应，以及X线片上的异常。而在疾病的后期，当形成包壳和死骨，X线片上出现环绕的致密影及窦道时，称为慢性化脓性骨髓炎。

急性化脓性骨髓炎

急性化脓性骨髓炎是指由于化脓性细菌感染骨髓、骨皮质、骨膜而引起的骨与周围组织的急性化脓性疾病。本病多见于10岁以下儿童，男性多于女性。好发于四肢长骨的干骺端，以胫骨上段和股骨下段多见，其次为肱骨、髂骨、桡骨、尺骨、跖骨、指（趾）骨，脊柱也偶有发生，肋骨和颅骨少见。

【病因病理】

（一）病因

1. 热毒注骨 由于患疔毒疮疖或咽喉、耳道的化脓性感染，以及麻疹、伤寒、猩红热等病后，余毒未尽，滞留体内，深陷于里，热毒内盛；或六淫入侵，化热成毒，余邪热毒循经脉流注入骨，致经脉被阻，气血瘀结，血凝毒聚，蕴热化脓，遂成本病。

2. 外伤感染　由于外来伤害，尤其是开放性损伤，邪毒从创口侵入，深达入骨，阻滞经络，气血瘀滞，久而化热，热盛肉腐，附骨成痈；或因跌打闪挫，气滞血凝，经络壅塞，积瘀成痈，久之成毒，凝滞筋骨为患。

3. 正气不足　《外科正宗》说："夫附骨疽者，乃阴寒入骨之病也。但人之气血生平壮实，虽遇寒冷则邪不入骨。"正气虚弱，邪毒乘虚而入，郁结于内，不能外散反而深注入骨，繁衍为害。这是本病发生的内在因素。

总之，热毒是骨髓炎的致病因素，正虚是其发病的基础，损伤是其发病常见的诱因。

现代医学认为，急性化脓性骨髓炎最常见的致病菌是金黄色葡萄球菌，约占75%，其次为溶血性链球菌和白色葡萄球菌，偶为大肠杆菌、绿脓杆菌、肺炎双球菌、淋病双球菌、伤寒杆菌等感染。

本病的感染途径主要有三个：①血源性感染，大多数是致病菌由身体其他部位如呼吸道、皮肤、扁桃体等处的化脓性病灶，经血液循环注入骨组织内，引起感染，故又称为血源性骨髓炎。②外伤性感染，如因开放性骨折，由创口感染细菌引起，或因穿透性损伤，或手术伤口感染直接累及到骨组织，造成感染。③直接蔓延，邻近软组织感染直接蔓延到骨骼，如脓性指头炎引起指骨骨髓炎，齿槽脓肿累及上、下颌骨等。

急性血源性骨髓炎好发于长骨的干骺端，因小儿长管状骨生长活跃，干骺端有丰富的毛细血管网，血流缓慢，血中细菌容易在此沉积繁殖，有的细菌如葡萄球菌常聚集成团，在细小动脉中形成栓塞，使血管末端阻塞，导致局部组织坏死，而给细菌生长繁殖提供有利的条件。或因外伤使干骺端毛细血管网破裂出血，局部抵抗力降低，易受感染，外伤造成的血肿也会给细菌的生长造成机会。或因全身性疾病、营养不良等，使全身抵抗力下降而造成本病的发生。无论感染途径如何，化脓性细菌的存在是造成急性化脓性骨髓炎的先决条件。机体抵抗力差，局部抵抗力弱，细菌毒力大，是造成急性化脓性骨髓炎必须具备的发病条件。

（二）病理

急性化脓性骨髓炎的病理特点是骨质破坏、坏死与反应性骨膜增生和新骨形成相互并行。早期以破坏、坏死为主，后期以增生、新骨形成为主。

骨内感染病灶形成后，因周围为骨质，引流不畅，多有严重的毒血症表现。

其发展后果取决于病人的抵抗能力、细菌的毒力和治疗的措施。身体抵抗力强、细菌毒力低、能获得及时有效的治疗，病变可能痊愈或形成局限性脓肿。身体抵抗力弱、细菌毒力强、治疗不及时或不得当，则病灶迅速扩大而形成弥漫性骨髓炎，产生一系列病理变化。

1. 形成脓肿 随着脓肿的扩大，感染沿局部阻力较小的方向向四周蔓延。此时因骨骺板抵抗感染的能力较强，脓液不易进入关节腔，多向骨髓腔扩散，致使骨髓腔受累。髓腔内脓液压力增高，可经骨小管达骨膜下，形成骨膜下脓肿。也可先穿破干骺端的骨皮质，达骨膜下，形成骨膜下脓肿，再经骨小管进入骨髓腔。骨膜下脓肿压力进一步增高时，可突破骨膜流入软组织，形成蜂窝织炎或软组织脓肿，然后穿破皮肤，流出体外，形成窦道。小儿骺板是一道天然屏障，脓肿不易进入关节腔，但当干骺端位于关节囊内（如股骨颈位于髋关节囊内），则脓肿可穿破干骺端骨皮质进入关节，而成人骺板融合，屏障消失，脓肿可直接穿入关节，形成化脓性关节炎。

2. 形成死骨 当脓肿将骨膜掀起时，骨皮质失去来自骨膜的血液供应，严重影响骨的循环，可造成骨坏死。脓液进入骨髓腔和哈佛管后，管腔内通过的滋养血管因炎症而形成血栓和脓栓，骨内血供被阻断，造成骨坏死。坏死骨如与周围骨未完全分离，待炎症控制，侧支血液循环建立，尚有再生复活的可能；如死骨周围形成炎性肉芽组织或脓腐物逐渐将其包围，而与周围活骨完全分离，形成游离的死骨，则影响骨的坚固性，容易发生病理性骨折。小块死骨可吸收或经窦道排出，大块死骨则不能，死腔不能闭合，伤口长期不愈，常需手术摘除。

3. 形成包壳 骨膜下脓肿形成时，被剥离的骨膜深层成骨细胞受炎性刺激而生成大量新骨，新骨逐渐增厚，包裹于死骨外面，形成包壳。包壳骨在大块骨坏死后出现，成为保持骨干连续的唯一保证。包壳上常有多个小孔与皮肤窦道相通，脓液由此流出。

【诊断与鉴别诊断】

（一）诊断要点

1. 病史 常有感染病史或外伤史。

2. 全身表现 发病急骤，全身症状来势凶猛，常可掩盖局部表现。先有全身不适、寒战，继而高热，体温达39℃～40℃，汗出而热不退。有明显的中毒症状，头痛及周身关节酸痛，口干，脉快，纳差，尿赤，便秘，或有恶心、呕吐、惊厥。

3. 局部表现 初起患处持续剧痛，发热，有深压痛，压痛范围小而固定，无明显肿胀，肌肉紧张，邻近病灶的关节屈曲固定，肢体处于强迫位置，不能主动和被动活动。几天后，局部出现皮肤发红、水肿，表示已形成骨膜下脓肿，患肢剧烈胀痛或跳痛，压痛显著，皮温升高，约持续1周左右，剧痛可骤然减轻，(此乃脓肿穿破骨膜之征)。局部压痛加剧，整个患肢肿胀，皮肤红热，可触及波动感，局部穿刺抽出脓液。附近关节内可有积液。

感染如未被控制，患者可能出现中毒性心肌炎、昏迷或休克，危及生命。若能度过急性阶段，则于3～4周后脓液穿破皮肤，形成窦道，体温下降，疼痛缓解，转入慢性骨髓炎阶段。

（二）实验室及其他检查

1. 实验室检查　白细胞计数增多，可高达（20～30）$\times 10^9$/L以上，其中中性粒细胞可占90%以上，血沉可增快，血细菌培养常为阳性。穿刺抽出之脓液可培养出致病菌。

2. X线检查　早期常无阳性发现。一般在发病10～14天后，才可见到局部骨质稍有疏松，骨小梁开始出现紊乱，并有斑点状骨质吸收，髓腔内可出现小的透亮区，骨膜反应轻微，往往要经多个角度投照才能显现。当疾病进一步发展时，X线片上可见明显的骨膜反应和层状新骨形成，松质骨破坏增加，呈虫蚀样散在破坏，其范围逐渐向骨髓腔和骨干方向扩展，使骨皮质内、外侧面亦出现虫蚀样改变，可形成一个透亮区。骨膜新生骨逐渐丰富，可见包壳形成。若有死骨形成，常表现为高密度阴影。如骨膜剥离严重，血供破坏彻底，可以使全部骨干均成为死骨，出现病理性骨折。

（三）鉴别诊断

1. 急性风湿热　急性风湿热与急性化脓性骨髓炎的临床表现有时相似。但急性风湿热的发病比较缓慢，疼痛、肿胀局限于关节，多呈关节游走性肿痛，局部骨质有压痛，白细胞计数增加较急性化脓性骨髓炎患者为低。

2. 急性化脓性关节炎　一般症状与急性化脓性骨髓炎相似，但局部肿胀仅限于关节，疼痛与压痛多在关节处而非骨的干骺端，早期关节活动即明显受限，周围肌肉痉挛，关节穿刺可抽出脓性关节液。

3. 软组织化脓感染　全身化脓性感染症状比骨髓炎轻，局部红肿热痛较表浅，且多偏于肢体一侧。

4. 恶性骨肿瘤　特别是尤文肉瘤常伴有发热、白细胞增多、“葱皮样”骨膜下新骨形成等现象，需与骨髓炎鉴别。恶性骨肿瘤的局部炎症反应比较轻，病变范围较广，有明显夜间痛。X线摄片表现为骨的虫蚀样破坏，并且有科德曼三角，有时如日光放射状表现，常有软组织肿瘤阴影。局部穿刺活组织检查，可以确定诊断。

【治疗】

（一）治疗原则

急性化脓性骨髓炎发病急骤，演变迅速，以往死亡率高，自从应用了抗生素后，死亡率已明显下降。但由于诊断不及时和耐药菌株不断出现，急性化脓性骨髓炎往往转变为慢性骨髓炎，增加了治疗难度。因此治疗的目的应该是尽早阻止骨髓炎由急性期向慢性阶段发展，关键在于早期诊断与治疗，早期应用大剂量抗生素和进行适当的局部处理。中医认为早期属于邪盛正实，治疗应以祛邪为主，采取清热解毒、活血化瘀、托里排脓等治则。

（二）非手术治疗

1. 药物治疗

（1）中药内治法

初期：即急性炎症期。治宜清热解毒、化瘀通络。选用仙方活命饮、黄连解毒汤、五味消毒饮加减。高热神昏、烦躁不安者，需配合服用安宫牛黄丸或紫雪丹。

成脓期：即骨膜下脓肿形成期。治宜清营托毒、托里透脓。选用五味消毒饮、黄连解毒汤合透脓散加减。

溃脓期：治宜扶正托毒、去腐生新。初溃时脓多稠厚，略带腥味，气血充实者，宜托里排脓，选用托里消毒饮加减；溃破日久，脓液清稀，量多质薄，气血虚弱者，宜补益气血，用八珍汤或十全大补汤加减。

（2）中药外治法

初期和成脓期：局部可用如意金黄膏、玉露膏或双柏散等外敷。

溃脓期：疮口局部可用冰黄水冲洗，然后根据脓液情况，选用九一丹、八二丹、七三丹、五五丹、生肌散药线引流，外敷红油膏或冲和膏。若创口太小或僵硬者，可用千金散、五五丹、白降丹药捻，插入疮口，使疮口扩大，脓腐易出，后改用八二丹药线，太乙膏或红油膏盖贴。疮口腐肉已脱，脓水将尽时，应选用八宝丹、生肌散换药，使其生肌收口。

（3）抗生素的应用　骨髓炎为全身感染的一部分，在早期诊断的基础上，应尽早采用足量而有效的抗生素肌肉注射或静脉点滴。同时应立即作血及尿的细菌培养和药敏试验，指导选择有效的抗生素。

常用的抗生素有青霉素类、头孢菌素类、万古霉素、林可霉素、氨基糖苷类、喹诺酮类、褐霉素、红霉素、甲硝唑等。

在细菌培养和药敏结果出来之前，应根据所怀疑的致病菌进行经验性抗生素治疗，宜选用两种以上广谱抗生素联合使用，待致病菌分离和药物敏感试验有结果后，再针对性地选择抗生素。抗生素的使用至少应持续至体温下降、症状消失2周左右。

(4) 全身支持疗法 在高温时应及时给予降温、补液、纠正水电解质平衡的紊乱。必要时少量多次输血，以增强病人抵抗力。此时，由于患者蛋白质摄取不够，并且消耗量增加，应给予易消化、富含蛋白质的饮食。

2. 固定疗法 局部制动是急性化脓性骨髓炎的重要治疗方法之一。早期应用夹板、石膏托或持续皮肤牵引，抬高患肢并保持功能位，以利患肢休息，防止畸形和病理性骨折，并有利于炎症消退。急性炎症消退后用管形石膏固定，如有窦道可在石膏上开窗换药。固定2~3个月后摄X线片检查，如包壳不够坚固，则继续用石膏托保护2~3个月。

(二) 手术治疗

手术适应证有以下几类：①已形成骨膜下脓肿或脓肿突破骨膜引起软组织肿痛者；②早期足量应用抗生素后，24小时仍无法使临床症状缓解者；③经4~6日非手术治疗后，全身和局部症状无好转甚至恶化者；④无论全身症状有无缓解，X线片显示骨骼病损不断加重者。

手术治疗宜早，最好在抗生素治疗后48~72小时仍不能控制局部症状时进行手术，也有主张提前为36小时的。

手术治疗的目的是：①引流脓液，减少毒血症症状；②阻止急性化脓性骨髓炎转变为慢性化脓性骨髓炎。诊断一经明确，如果大剂量抗生素不能控制症状或诊断穿刺时在骨膜下或骨髓腔内抽吸到脓液或渗出液，则必须尽早切开骨膜，进行钻孔，开窗引流。

手术方法有钻孔引流和开窗减压两种。

【预防与调护】

1. 急性化脓性骨髓炎的发生与机体的抵抗力及感染细菌的数量、致病力有关。因此，必须增强机体的免疫力，改善全身的营养状况，减少感染的机会，以有效预防急性化脓性骨髓炎。

2. 急性化脓性骨髓炎发生后，全身症状严重者，要密切观察患者的皮肤、尿量、血压、体温等变化，防止出现脱水及水电解质紊乱。对体温高于39℃者，应配合使用物理降温，根据病情需要给予输液、输血。

3. 对于开放性损伤要及时清创，力求彻底。

4. 手术时要严格执行无菌操作，杜绝医源性骨髓炎的发生。

5. 抬高患肢，以利减轻肿胀，限制患肢活动，必要时用石膏托固定患肢，防止发生病理性骨折。

【临证要点】

1. 目前由于抗生素的广泛应用，急性化脓性骨髓炎的临床表现已不典型，常呈亚急性临床表现，诊断时需要注意，必要时可行活检。

2. 早期诊断、早期治疗，是防止感染扩散的关键。

3. 积极控制全身性感染，防止菌血症、毒血症的发生。

4. 早期用药后，如果全身症状消退，但局部症状加剧，说明药物不能消灭骨脓肿，需要及时手术引流。

5. 随着大量耐药菌株的出现，青霉素不宜作为首选或单独用药，各种抗青霉素酶的半合成青霉素或先锋霉素可作为首选，同时加用卡那霉素或庆大霉素等，可获较好疗效。

6. 对于体质差的病人，应及时给予高营养、富含多种维生素的饮食，纠正贫血或低蛋白血症。

慢性化脓性骨髓炎

慢性化脓性骨髓炎是整个骨组织的慢性化脓性疾病，多数是由于急性化脓性骨髓炎未能得到及时、有效、彻底的治疗，遗留的慢性病灶或窦道所引发的慢性炎症。另外，有一部分化脓性骨髓炎由于致病菌毒力较低或病人抵抗力较强，在发病初始即为亚急性或慢性病变，而缺乏急性期的症状，也属于慢性化脓性骨髓炎。慢性化脓性骨髓炎的特点是感染的骨组织增生、硬化、坏死、死腔与包壳、瘘孔、窦道、脓肿并存，反复化脓，缠绵难愈。病程可达数月、数年以至数十年，往往造成肢体残疾。

【病因病理】

（一）病因

本病的致病菌种类、来源、感染途径与急性化脓性骨髓炎相同。绝大多数由急性化脓性骨髓炎治疗不及时或不彻底转变而来，少数为开放性骨折合并感染所致。从急性骨髓炎转变为慢性骨髓炎是一个逐渐发展变化的过程，一般认为发病4周后为慢性期。当急性骨髓炎炎症消退后，若留有死骨、窦道或死腔，即为慢性骨髓炎。

（二）病理

由于急性期未能得到及时控制，形成死骨，虽脓液穿破皮肤后得以引流，急性炎症逐渐消退，但因死骨未能排出，其周围骨质增生，成为死腔。有时大片死骨不易被吸收，骨膜下新骨不断形成，可将大片死骨包裹起来，形成死骨包壳，包壳常被脓液侵蚀，形成瘘孔，经常有脓性分泌物自瘘道流出。死腔内含炎性肉芽组织、脓液、死骨、瘢痕组织和残留致病菌。有时窦道虽能暂时愈合，但因脓液得不到引流，或当病人抵抗力降低时，急性炎症即可反复发作。待脓液重新穿破流出，炎症渐趋消退，如此反复发作，使骨质增生硬化，周围软组织有致密瘢痕增生，皮肤不健康，常有色素沉着。窦道附近皮肤长期受炎性分泌物刺激，如治疗不当，久之偶可发生癌变。

在上述病理变化的演变过程中，存在着“正”与“邪”的抗争，机体正气增强，对细菌毒力的抑制和病理损害的修复能力就增强；反之，则下降。

【诊断与鉴别诊断】

（一）诊断要点

1. 病史　有急性化脓性骨髓炎或开放性骨折合并感染史。

2. 全身表现　炎症静止期可无全身症状，急性发作时伴有全身发热等中毒症状，慢性骨髓炎反复发作或长期流脓可表现为形体瘦弱、面色苍白、神疲乏力等衰弱、贫血表现。

3. 局部表现　患肢长期隐痛、酸痛，时轻时重。有数量不一的长期不愈或反复发作的窦道，时常流出稀薄脓液，淋沥不尽，有些病人时有小死骨流出。窦道口常有肉芽组织增生，周围有色素沉着，易形成慢性溃疡。皮下组织增厚变硬，局部肌肉萎缩。急性发作时，窦道口或新发处红肿，压痛明显，皮面出现波动性肿块或浑浊水泡，肿块、水泡穿破后流出脓液或小死骨。经休息治疗后，有的症状又消失，如此反复，缠绵难愈。

4. 并发症及后遗症的诊断

（1）*关节强直*　病变扩散到邻近关节内，破坏关节软骨面，使关节呈纤维性或骨性强直；或因患肢长时间制动所致。

（2）*屈曲畸形*　多因急性期未作牵引，软组织瘢痕挛缩所致。

（3）*患肢增长或挛缩*　多见于儿童患者，因骨骺板受到炎症刺激或破坏，导致过度生长或生长障碍，使患肢较健肢略长或略短。

（4）关节内、外翻畸形　儿童患者，因感染使骨骺板一侧受累，另一侧未受累，以致骨骺生长发育不对称，使关节发生内、外翻畸形。

（5）病理性骨折或脱位　感染造成骨质破坏，以致发生骨折；慢性骨髓炎受累骨质虽粗大但脆弱，也易发生骨折。由于局部肌肉牵拉而发生脱位。

（6）癌变　窦道口皮肤长期受到炎症刺激，可致癌变，常见为鳞状上皮癌。

（二）实验室及其他检查

X 线检查　在 X 线平片上表现有增生硬化、死骨及死腔的特点。在骨膜下有层状新骨形成，骨干增粗、增厚、硬化，轮廓不规则，密度不均匀，骨髓腔变窄或消失。骨质因有圆形或椭圆形透亮区，常可见到与周围脱离的大小不等的死骨，死骨表现为致密的不规则片状影，边缘呈锯齿状。骨质增生和骨质破坏现象并存，且增生范围大于破坏范围。

（三）鉴别诊断

1. 骨结核　两者均有经久不愈的窦道，X 线也都可见死骨和骨质增生、硬化，有时需要依靠细菌培养和病理检查加以鉴别。

2. 骨样骨瘤　以持续疼痛为主要表现的良性肿瘤。位于骨干者，骨皮质上可见致密阴影，整段骨干变粗、致密，其间有小透亮区，直径约 1cm，称为“瘤巢”，中央可见小死骨，周围呈葱皮样骨膜反应。位于骨松质者，也有小透亮区，周围仅有少许致密影，无经久不愈的窦道。病理检查有助于鉴别诊断。

【治疗】

（一）治疗原则

慢性骨髓炎的治疗原则是尽可能清除病灶，摘除死骨，清除增生的瘢痕和肉芽组织，消灭死腔，改善局部血液循环，敷盖创面，为愈合创造条件。为达此目的，单用药物常不能奏效，必须采用手术和药物综合疗法。中医治疗应从整体观念出发，局部与整体结合，扶正祛邪，内外同治。

（二）非手术治疗

1. 中药内治法

（1）急性发作期　治宜清热解毒、托里排脓，方用透脓散合五味消毒饮或托里金钱地丁散加减。症状急剧者参照“急性化脓性骨髓炎”选方用药。

（2）非急性发作期　治宜扶正托毒、益气化瘀，方用神功内托散加减，可配服醒消丸、小金片、十菊花汤。正气虚弱、气血两亏者，宜用十全大补汤、八珍汤、人参养荣汤加减。

2. 中药外治法

(1) *急性发作期*　初起局部微红、微肿，可外敷金黄散、玉露膏、拔毒生肌散；成脓后可排脓引流，药捻换药；已溃或切开的疮口可用三黄液冲洗，黄连液纱布填入创口，外用玉露膏、生肌玉红膏。

(2) *非急性发作期*　局部皮肤无创口或窦道，虽有骨坏死但无大块游离死骨者，外敷拔毒生肌散；皮肤有经久不愈之窦道者，用七三丹或八二丹药捻插入创口内，外用生肌玉红膏；外有窦道，内有死骨难出者，宜用千金散或五五丹药捻插入，以腐蚀窦道，使疮口扩大而有利于死骨和脓毒的排出，脓尽后改用生肌散；死骨、死腔、窦道并存，且脓腐甚多时，用含抗生素盐水灌注引流，亦可用中药制剂持续冲洗创口。

3. 抗生素的应用　根据细菌培养及药物敏感试验结果，采用有效的抗生素。抗生素的作用在于抑制细菌生长，防止感染扩散，术前、术中、术后均应给予足量有效抗生素。手术前应注意全身情况，如给予高蛋白饮食、输血等，增强抵抗力。

（三）手术治疗

1. 单纯死骨摘除术　适用于死骨较小、软组织浸润范围较小、无窦道或窦道较小的慢性化脓性骨髓炎。手术摘除死骨后可用封闭式持续冲洗法，冲洗液可用中药配制或抗生素配制。

2. 碟形凿骨术　手术取出死骨后在病骨处凿成碟形，不缝合创口，创面用明胶海绵和凡士林纱布填充，或用肌瓣填充。多次换药后可形成肉芽创面，逐渐愈合。如创面过大，可配合游离植皮。

3. 庆大霉素珠链置入法　慢性化脓性骨髓炎长期不能愈合者，在病灶清除后，用庆大霉素珠链埋入病灶内，逐日拔除，短期可置放 7 ~ 10 日，长期放 1 ~ 3 个月，以达到局部持续抗菌消炎及最后愈合的目的。

【预防与调护】

1. 慢性化脓性骨髓炎术后需采用封闭式持续冲洗法，此时应保证冲洗管的通畅，术后第一个 24 小时应较快冲洗，每隔 2 ~ 3 小时应快速冲洗半分钟，以免渗血在冲洗管内凝固堵塞。

2. 慢性化脓性骨髓炎经久不愈，多因气血亏虚，表现为全身衰弱，应加强营养，以增强病人自身抵抗力。

3. 对患肢应给予局部制动，以防止畸形和病理性骨折的发生。

【临证要点】

1. 慢性化脓性骨髓炎，由于病灶周围骨质增生、硬化，局部血供差，单纯使用抗生素并不能治愈。因此，必须结合手术才能奏效。

2. 大量抗生素的滥用，造成混合感染病例增多，给非手术治疗带来困难，是一个值得重视的问题，应根据细菌培养和药敏试验结果，选择有效抗生素，或采用中西医结合方法治疗，以提高治愈率。

3. 死骨和死腔的存在，是窦道长期不愈合的原因，因此，手术摘除死骨、消灭死腔是治愈的关键。

第二节　化脓性关节炎

化脓性关节炎是指化脓性细菌引起的关节腔及其组成部分的化脓性感染，属于中医学“关节流注”范畴。临床上多表现为急性过程，可发生于任何年龄，以儿童多见，男性多于女性。好发于髋关节与膝关节，其次是肘、肩、踝和骶髂关节。一般是单个关节受累，但在儿童有时亦可累及多个关节。

【病因病理】

（一）病因

1. 余毒流注　患疔疮疖痈或麻疹、伤寒之后，失于治疗，余毒未尽，邪毒走散，流注关节；或正气不足，外感风寒，表邪未尽，余毒流注于关节而发病。

2. 感受外邪　主要是暑湿之邪，当夏秋之际，先为暑湿所伤，继而露卧贪凉，寒邪外束，暑湿之邪客于营卫之间，阻于经脉之内，流注于关节。

3. 瘀血化热　因积劳过度，肢体经脉受损，或跌仆闪挫，瘀血停滞，郁而化热成毒，流注关节为害。

4. 损伤感染　开放性损伤、穿刺感染或关节手术、关节腔封闭治疗，邪毒随之侵入，深入关节而发病。

现代医学认为，引起化脓性关节炎最常见的致病菌是金黄色葡萄球菌，约占80%以上，其次为溶血性链球菌、肺炎双球菌和大肠杆菌等。在儿童的化脓性关节炎中，流感嗜血杆菌也较多见。

本病的感染途径与急性骨髓炎相似。致病菌可以通过伤口直接进入关节，如因开放性损伤、关节手术、关节穿刺感染所致。也可以通过附近的化脓性骨髓炎或软组织感染直接蔓延所致。但是，最多见的是血源性感染，致病菌从身体其他部位的原发化脓性病灶经血液循环传播至关节，导致关节的化脓性感染，原发病灶可以为泌尿生殖系统、呼吸系统、肠道、牙齿、扁桃体或中耳炎症。

（二）病理

现代医学认为本病的病理发展过程可分三个阶段，这是一个逐渐演变的过程，有时并无明显界限，有时某一阶段可独立存在。

1. 浆液性渗出期 发病的初期，病变仅侵犯关节滑膜，出现滑膜充血、水肿和滑液分泌增加，炎性细胞浸润。关节腔内有浆液性渗出，多呈淡黄色，浆液性渗出液内含有大量细菌、白细胞及浆液性蛋白，关节软骨无破坏。此期如治疗得当，渗出液可以完全吸收，关节功能不受影响。

2. 浆液纤维蛋白性渗出期 如炎症进一步发展，渗出液增多且黏稠浑浊，由浆液性转变为纤维蛋白性。渗出液内有大量多核粒细胞、脓细胞、致病菌和纤维蛋白渗出物。关节腔内有纤维蛋白沉积，常覆盖在关节软骨表面，阻碍软骨代谢产物的释出和滑液营养物质的摄入，由于中性多核细胞释放大量溶酶体类物质，关节软骨因而被破坏。纤维蛋白的存在还将使关节内发生纤维粘连，如不及时处理，常引起不同程度的关节功能障碍。

3. 脓性渗出期 这是最严重的阶段，整个关节及关节周围的组织都被累及。关节腔内充满黄色脓液，含有大量细菌和多核粒细胞。死亡的多核粒细胞释放出大量蛋白水解酶和粘多糖水解酶，使关节软骨溶解，滑膜破坏，脱落成为异物。软骨破坏后骨粗糙面即暴露于关节腔内，炎症继续蔓延可造成化脓性骨髓炎、关节周围脓肿或关节周围蜂窝织炎。关节内脓液的积聚，使压力逐渐升高，其向外穿破形成窦道，甚至造成病理性脱位。此期如治疗不及时，可使关节严重破坏，最终遗留严重的关节活动障碍，甚至完全强直而致残。

【诊断与鉴别诊断】

（一）诊断要点

1. 病史 可能有外伤史或身体其他部位感染史。

2. 全身表现 急骤起病，有寒战、高热、全身不适、食欲减退等急性感染症状。高热可达40℃以上，小儿往往发生惊厥，或表现为脓毒血症或败血症。

3. 局部表现 受累关节剧痛，可有红、肿、热和压痛，皮温升高，患肢不能承重，活动关节有剧痛，常处于半屈曲位。浅表的关节如肘、腕、膝、踝关节等，局部红、肿、压痛、关节积液等均较明显。在膝关节可见浮髌试验阳性。位于深部的关节，如髋关节，因周围有较厚的肌肉，早期皮肤常无明显发红，但局部软组织常肿胀，关节处于屈曲、外展、外旋位，使关节囊较松弛以减轻疼痛，并常有沿大腿内侧向膝部的放射痛。肩关节化脓感染时，患肢常处于半外展位，腋部肿胀。由于关节囊积液膨胀而囊腔扩大，加之强烈的肌肉痉挛，常发生病理性脱位或半脱位，此时关节的主动和被动活动均丧失。

（二）实验室及其他检查

1. 实验室检查 白细胞计数及中性粒细胞计数升高，红细胞沉降率增快。血培养常为阳性，如早期阴性，可多次反复培养，有利于诊断。关节穿刺和关节液检查是确定诊断和选择治疗方法的主要依据。关节液可呈浆液性、血性、浑浊或脓性，显微镜下，早期有红细胞、白细胞，可无细菌；继而出现大量纤维蛋白，白细胞总数可达 $50 \times 10^9/L$ 以上，中性粒细胞达 90% 以上；晚期可见到脓细胞、细菌和坏死组织。

2. X 线检查 早期仅可见到关节周围软组织阴影扩大和关节囊膨胀，关节囊边界模糊，关节间隙增宽，稍后可见附近骨质疏松。以后随着渗出液增多，关节腔膨胀，可见脱位现象。后期关节软骨破坏，关节间隙变窄或消失，骨面毛糙。当感染侵犯软骨下骨质时，可有骨质破坏和增生；附近骨质有骨髓炎时，则有骨髓炎的一系列表现。晚期病变愈合后，关节有纤维性或骨性融合，间隙消失，有时可见骨小梁跨过关节面，附近有骨质硬化。

（三）鉴别诊断

1. 风湿性关节炎 多为关节游走性肿痛，关节内无脓细胞，无细菌。血清抗链球菌溶血素“O”试验常为阳性。

2. 类风湿性关节炎 常为多关节发病，但无游走性，手足小关节受累，病变往往双侧对称，关节肿胀、不红。患病时间较长者，常有关节畸形和功能障碍。类风湿因子试验常为阳性。

3. 创伤性关节炎 常有创伤史，年龄多较大，发病缓慢，逐渐加重，负重或活动多时疼痛加重，休息后缓解。可有积液，关节活动有响声，一般无剧烈疼痛，骨端骨质增生，多发生于负重关节如髋、膝关节。

4. 关节结核 起病缓慢，常有低热、盗汗和面颊潮红等全身症状，关节局部肿胀疼痛，活动受限，无急性炎症症状。关节液检查的结果可作出区别。

【治疗】

（一）治疗原则

早期诊断、早期治疗，是治疗化脓性关节炎的关键。及时、足量、有效的抗生素，不仅能保护患者生命，还可保留肢体功能，最大限度地防止患肢致残。一旦关节内脓液已形成，应尽早切开排脓。如果关节破坏严重，功能受限，必须使关节固定在功能位，以免强直在非功能位而严重影响功能。急性期应采取全身支持疗法，如输血、补液，纠正水电解质和酸碱失衡，物理降温等。如全身中毒反应严重，甚至出现中毒性休克者，应积极抗休克治疗。

（二）非手术治疗

1. 中药内治法

（1）*初期* 治宜清热解毒、利湿化瘀，方用黄连解毒汤、五神汤。因暑湿而发病者，加鲜佩兰、牛蒡子、栀子、薏苡仁、六一散等；因热毒余邪而发病者加生地黄、牡丹皮；因蓄瘀化热而成者，加桃仁、红花、丹参、三七等。

（2）*成脓期* 治宜清热解毒、凉血利湿，方用五味消毒饮合黄连解毒汤加减。湿热重者加薏苡仁、茯苓、泽泻、车前子；热毒内盛，出现高热神昏，身见出血点者，属危症，加水牛角、生地黄、牡丹皮，并可加服安宫牛黄丸、紫雪丹；炽热伤阴，气阴亏损者，加生脉饮。

（3）*溃脓期* 将溃未溃，或初溃泻脓不畅，治宜托里透脓，方用托里清毒饮或透脓散，热毒盛者加薏苡仁、黄连、蒲公英、败酱草等。溃后正虚，应补益气血，八珍汤加减；若伤口久溃不愈，可用十全大补汤；脾胃虚弱，纳差者，加四君子汤和陈皮、山楂、鸡内金、麦芽等。如正气虚弱但热毒未尽，或初溃不久，选用补药不宜过温，以防助热为患。

2. 中药外治法 初期未成脓者，可用玉露膏、金黄散外敷。当关节积液有波动时，可行关节穿刺术，抽出渗出物后注入冰黄液、黄连素或抗生素，如抽出液为脓性，可用冰黄液持续冲洗。冲洗不能好转者，宜切开排脓，彻底冲洗关节腔，用九一丹或红升丹药线引流，收口期可用生肌散、太乙膏或生肌散加玉红膏盖贴之。愈后有功能障碍者用五加皮汤或海桐皮汤熏洗，还可用手法、理疗促进血液循环和松解粘连，同时积极作功能锻炼，以促进关节的功能迅速恢复正常。

3. 西药

（1）*全身治疗* 早期应用足量有效的抗生素，并根据关节液细菌培养和药物敏感试验的结果调整抗生素，对儿童和重症患者注意降温，补液，纠正水和电解质代谢紊乱，增强营养，提高全身抵抗力。出现中毒性休克者，应积极抗休克治疗。

（2）*局部治疗*　关节内使用抗生素。吸出脓液并向关节腔内注入抗生素或局部连续冲洗为有效的治疗方法。选用抗生素应根据第一次关节穿刺液培养出的致病菌和敏感试验的结果，在未明确结果前，使用青霉素、链霉素、庆大霉素或卡那霉素等。对于较小而浅的关节，可每日作一次关节穿刺，吸尽关节内液体，用无菌生理盐水冲洗，然后注入抗生素，直至关节液消退，体温正常。对于较大的关节如膝关节、肩关节，经关节穿刺证实有关节积液和积脓后，选择两个穿刺点用套管针作关节穿刺，一管作滴入管，每日滴入抗生素或无菌生理盐水 2000～3000ml，另一管作吸出管，连接于连续吸引装置，连续冲洗吸引，还可使关节腔保持一定的液体充盈，避免发生关节粘连。

4. 固定疗法　早期应用石膏、夹板或持续皮肤牵引固定患肢于功能位。限制患肢活动可防止感染扩散，使患肢得到休息，减轻肌肉痉挛及疼痛，防止畸形和病理性脱位，减轻对关节软骨面的压力及软骨破坏。一旦急性炎症消退或伤口愈合，即开始关节的主动及轻度的被动活动，以恢复关节的活动度。后期当 X 线片显示关节软骨面已有破坏及骨质增生，关节强直已不可避免时，应保持患肢于功能位，使其强直于功能位。

（三）手术治疗

1. 关节镜下病灶清除术　关节内感染，尤其是浆液纤维蛋白性渗出期和脓性渗出期，都是关节镜下手术的指征。镜下常规冲洗，吸尽炎性渗出液，清除腔内纤维性、脓性渗出物，处理溃烂的滑膜组织和破坏的软骨组织。经彻底冲洗后，置入两根硅胶管，进行持续冲洗和引流，直到感染完全控制后再拔除。

2. 关节切开引流术　关节液已成为稠厚脓液，单纯穿刺、冲洗不能控制病情者，应及时切开引流。

（四）后遗症的治疗

严重的化脓性关节炎，如在治疗过程中未采取有效的预防畸形的措施，治愈后常遗留畸形。严重畸形有明显功能障碍者，需行手术治疗，但手术必须选择在感染控制 1 年以后才能进行，否则感染容易复发。

对关节强直于功能位，关节稳定，而无明显疼痛者，一般无需手术治疗；关节强直于非功能位者，可采用截骨矫形术、关节融合术或全关节置换术。陈旧性病理性脱位，关节功能尚可，功能障碍不大，疼痛轻微者，可不做手术，给予内服、外用中药消除疼痛；对于功能障碍明显，疼痛，影响工作、生活者，需手术治疗，可行关节融合术。对于关节周围软组织瘢痕挛缩，经积极、正规康复治疗无效而影响功能时，应考虑手术治疗。

【预防与调护】

注意饮食营养，增强体质，提高抗病能力。

密切注意患病关节的化脓情况，以便及时采取措施，有效防止后遗症的发生。

对体温高的患者要采取物理降温。

对采用关节持续冲洗疗法者，要密切观察引流管口是否堵塞，并及时清除堵塞。

【临证要点】

1. 早期诊断、早期治疗是治愈本病的关键，要尽量将其控制在浆液性渗出期，以免发生后遗症。

2. 对患肢制动时，一定要固定在功能位，以有效降低致残率。

第三节　骨与关节结核

骨与关节结核，是指结核杆菌侵入人体后，经血行引起的继发性骨与关节慢性感染性、破坏性病变。中医称为骨痨，是因其发于骨，病势缠绵，后期气血津液耗伤，出现虚劳征象。因其蓄毒于骨，酿生脓肿，可流窜它处，溃后脓液稀薄如痰，故又称“流痰”。

因其发病部位不同，命名也有所区别。如生于脊背称“龟背痰”，生于腰椎两旁称“肾俞虚痰”，生于髋部称“环跳痰”或“附骨痰”，生于膝部称“鹤膝痰”，生于足小腿关节部称“穿拐痰”。

骨与关节结核好发于长骨端，多累及骨骺，并扩展至关节腔。常发于血运差、负重大、活动多、易于劳损和生长活跃的关节，发病率由高至低依次为脊柱、髋、膝、足小腿、肘、腕、手足的短骨干和四肢的长骨干等。

本病以 10 岁以下儿童和青壮年为多见。脊柱结核以青壮年为多，髋关节结核以 10 岁以下儿童多见。男性稍多于女性，但差别不大。

【病因病机】

本病多继发于全身性结核感染之后，原发病灶多数在肺、胸膜、消化道、淋巴结等，其中95%以上继发于肺结核。

（一）病因

1. 正气亏虚 脏腑亏虚是本病发生的内因，其中以肾亏为主要原因。儿童多因肾气未充或先天不足，骨骼柔嫩，后天多因脾胃不足，气血亏虚；成人多因房事劳倦，遗精带下，以致肾精亏损，骨骼空虚，风寒侵袭，痨虫乘虚而入。

2. 筋骨损伤 跌仆闪挫，筋骨损伤，气血失和，痰浊凝聚，留于骨骼而发病。

骨痨的形成与脏腑虚弱、气血亏虚有关。其中肾虚髓空为本，筋骨损伤、气血失和、风寒侵袭为标，内外因素相合，则痨虫易感，感则虚处留邪，痰浊凝聚，久而化热，消灼气血津液，蚀骨腐筋。

（二）病理

现代医学认为，本病是全身结核病变的一个环节，多继发于肺结核。结核杆菌一般不能直接侵犯骨与关节，当身体抵抗力减弱时，体内的结核杆菌经血行到骨而发病；关节结核通常是由骨端软骨面下的病灶逐渐蔓延进入关节而成。骨与关节病变发展时，肺部病变有的尚在活动，有的却已经吸收、纤维化或钙化。

病理变化与身体其他部位的结核病相似，在结核性肉芽组织内有干酪样坏死，骨组织变化以溶骨为主，在破坏过程中合并极少量的新骨形成。其病理过程可分为三个阶段：

1. 初起期 由原发病灶进入血液的结核杆菌形成大量的细菌栓子，经血行运送至全身各部，包括骨与关节，其中绝大多数被机体的防御系统所消灭，少数未被消灭的菌栓在有利环境中繁殖，在关节软骨下形成微小结核结节、小动脉栓塞和内膜炎，骨端附近骨干有脱钙现象。此期一般无局部症状，也不引起全身反应。若机体抵抗力强，多数小病灶的结核杆菌被消灭，组织破坏修复，可获痊愈。也有少数小病灶中的结核杆菌未被完全消灭，仍存在着有活力的结核杆菌，但病灶被纤维组织包围，呈静止状态。

2. 进展期 当过劳、营养不良、疾病导致机体免疫力降低时，潜伏病灶可以重新活跃起来，有时个别小病灶迅速扩大，或多数结节渐渐结合，形成一个既有局部症状，又有全身反应的病灶，侵蚀骨质，肉芽和脓液随之形成。感染进入关节后，在关节软骨面上纤维性渗出液被机化形成肉芽组织，同时滑膜也有结核性结节形成，滑膜充血、水肿、变厚，关节软骨面上下被肉芽组织包围，使其坏死与骨端分离，形成干酪样物质。整个组织病理变化过程可概括为渗出期、增殖期和干酪样变性期。

3. 修复期　多在经过正确治疗后出现，主要表现为：肉芽组织机化为纤维组织，脱钙的骨质再度钙化，脓肿吸收和钙化，骨膜纤维化、增厚，关节纤维性僵硬。

骨与关节病灶形成与否、形成时间的早晚、病灶的多少和范围、病灶的好发部位等都与结核杆菌的数量与毒力、病人的体质与免疫力、局部的解剖生理特性有密切关系。

根据病变过程可分为下列三种类型：

1. 单纯骨结核

（1）*松质骨结核*　多见于脊柱、胸骨、肋骨、骨盆、跗骨、腕骨和长短管状骨的两端。根据病灶的位置，又分为中心型和边缘型。①中心型：因病灶部位远离软组织，血供较少，病变以骨质浸润及坏死为主，坏死骨与周围活骨分离后，形成游离死骨，死骨吸收或流出后，遗留一骨空洞。若不早期治疗，可穿入关节内。②边缘型：病灶与血供丰富的软组织相邻，病变多被吸收，常无死骨，以局限性骨缺损为主，易侵犯关节。

（2）*密质骨结核*　病变多自髓腔开始，呈溶骨性破坏，晚期可形成不规则空洞。死骨很少，脓液经 Volkmann 管汇集至骨膜下，将骨膜掀起，反复刺激可呈葱皮样骨膜增殖。儿童骨膜新生骨丰富，成人较少，老年人仅见溶骨性破坏。

（3）*干骺端结核*　干骺端在骨端松质骨与骨干密质骨之间，因此兼有松质骨结核与密质骨结核的特点，既有死骨形成，又有骨膜新生骨形成。

2. 单纯滑膜结核　病变始于软骨边缘的滑膜部分，病变滑膜肿胀、充血、炎性细胞浸润、渗液增加，逐渐侵蚀软骨边缘，晚期肉芽组织形成，滑膜增生肥厚，软骨破坏，脱落形成白色、有光泽的米粒状小体。

3. 全关节结核　结核杆菌侵入滑膜、软骨和软骨下骨质时为全关节结核，可由骨结核或滑膜结核发展而来。一般病变进展缓慢。少数由骨结核演变为全关节结核的病变，由于病灶突然穿破，大量脓液和结核杆菌进入关节腔内，可出现急性症状，表现为高热，局部肿、痛、热，易误诊为急性化脓性关节炎，多见于儿童。

根据患者抵抗力和治疗情况，骨与关节结核病灶有三种结局：①脓肿和死骨被吸收，干酪样物质完全被纤维组织所代替，病灶纤维化、钙化或骨化，骨与关节功能恢复或基本恢复。或关节软骨破坏，关节发生骨性融合，病变愈合。②病灶被纤维组织包围，干酪样物质部分存在，病变暂时处于静止状态，一旦抵抗力减弱，有可能复发。③干酪样物质液化，形成脓肿，病变继续发展。

【诊断与鉴别诊断】

（一）诊断要点

1. 病史 既往可有肺结核病史或结核病接触史。

2. 全身表现 本病发病多隐渐、缓慢，常无明显症状，随着病情发展，可出现低热、盗汗、倦怠乏力、食欲不振、体重减轻、贫血、两颧潮红、舌红少苔、脉沉细数等阴虚内热表现，后期可出现面色无华、舌淡唇白、头晕目眩、心悸怔忡等气血亏虚表现，偶有高热、寒战等全身中毒表现。

3. 局部表现

（1）疼痛 病灶多为单发，初起患处隐痛，活动时加重，可有压痛及叩击痛。疼痛是最早出现的症状。当病变侵及关节时，疼痛加重且夜间痛甚。夜晚熟睡后，肌肉由保护性痉挛变为松弛，关节位置变动时引起疼痛，可使病人痛醒，儿童则表现为“夜啼”。病变刺激附近神经，可引起该神经支配相应区域疼痛，如髋关节结核常引起膝部疼痛。

（2）肿胀 四肢关节早期常有软组织肿胀，但不红不热。浅表关节因关节上下肌肉废用性萎缩，而呈梭形肿胀，如膝、肘关节；深部关节或脊柱因周围肌肉丰厚，肿胀常不易发现，如髋、肩关节，常需与健侧对比。

（3）肌肉痉挛 受累关节局部肌肉紧张，关节拘急、活动不利。腰椎可表现为腰肌僵直如板状，伸屈活动受限。

（4）功能障碍 初期多因疼痛引起的保护性肌肉痉挛而出现肢体功能受限；晚期则因关节结构破坏和肌肉挛缩而产生功能障碍。

（5）畸形 晚期多因骨与关节破坏或病理性脱位、肌肉挛缩而致屈曲畸形。如髋、膝关节屈曲挛缩不能伸直，脊柱角状畸形。儿童患者多因骨骺破坏或刺激而引起生长紊乱，致患肢短缩或增长，内、外翻畸形。

（6）寒性脓肿 由于结核杆菌释放毒素，使小血管因血栓形成而阻塞，致该血管供应的组织发生坏死而形成寒性脓肿，四肢部位的寒性脓肿多局限于病灶附近，肿胀，按之有波动，无明显红热。脊柱脓肿可因解剖部位不同，脓液沿肌间隙流至远离病灶的部位，故又名“流注脓肿”。

4. 合并症

（1）窦道、瘘管形成 骨与关节结核脓液增多后，常沿组织间隙向远方流窜，可向外破溃或切开引流后形成窦道，也可向体内空腔脏器破溃形成内瘘。一般管道曲折迂回，肉芽创面薄而苍白，起初流出大量稀薄脓液和豆腐花样腐败物，以后流出稀水或夹杂碎小死骨，呈矿粒状，经久不愈。多见于单纯骨结核和晚期全关节结核。单纯滑膜结核或早期全关节结核较少发生窦道。

(2) 混合感染 骨与关节结核形成窦道或内瘘后，化脓性细菌可沿管道逆行至骨与关节病灶内，使单纯的结核杆菌感染成为各种细菌的混合感染。这时窦道口的肉芽浮肿，脓液明显增多，病人体温升高，中毒症状加剧。日久可导致全身虚弱、恶病质、内脏淀粉样变性、肾功能障碍和局部骨质硬化，增加治疗的难度，预后多不良。

(3) 脊髓和神经根受压 脊柱结核可使组织破坏，病变产物压迫脊髓可造成截瘫；压迫神经根可引起相应平面的根性放射痛。

(4) 其他 晚期全关节结核可继发病理性半脱位、脱位或病理性骨折。

(二) 实验室及其他检查

1. 实验室检查

(1) 血常规 患者常有轻度贫血，白细胞计数正常或稍高。长期混合感染或多发性结核，可有较严重的贫血，混合感染后，白细胞计数明显增高。

(2) 红细胞沉降率（血沉） 结核活动期一般都增快，病变趋向静止或治愈，则血沉将逐渐下降至正常。病变复发时，可再度升高，血沉的变化要早于X线片的异常，但特异性不强，在其他炎症和恶性肿瘤患者，血沉也可加快。

(3) 结核菌素试验 对未接种过卡介苗的5岁以下儿童可试用，如为阳性，说明已感染过结核。

(4) 豚鼠接种试验 阳性率较高，方法复杂，费用高，时间长（6~7周），在必要时可采用。

(5) 脓液常规检查和培养 脓液结核杆菌培养阳性率为70%左右，混合感染时白细胞总数增高，其中淋巴细胞、单核细胞增加。脓液或干酪样物质的结核菌培养时间较长，必要时可直接取病灶内病理组织（肉芽、干酪样物）或所属淋巴结进行活检。

2. X线检查 对骨与关节结核的诊断和治疗都有重要的参考价值，但早期变化多不明显。

(1) 单纯骨结核

①松质骨中心型结核：早期骨密度增加，骨小梁模糊，呈磨砂玻璃样改变；进一步发展可见形状不规则、密度稍高、边缘不齐的小死骨，因其周围肉芽组织增生，与健康骨之间出现分界线，而呈游离状，死骨吸收或排出后，局部形成空洞。

②松质骨边缘型结核：可见局限性溶骨性破坏，很少有死骨，缺损边缘稍致密，软组织内有脓肿阴影。

③密质骨结核：显示骨干部髓腔内有散在的不规则密度减低区，骨干周围有骨膜新生骨形成，表现为葱皮样改变。新骨内也可见散在的溶骨性破坏灶。

④干骺端结核：兼有松质骨结核与密质骨结核的特点，骨端密度增加，有死骨形成和空洞，骨干有骨膜新骨生成。

（2）单纯滑膜结核 仅表现为关节周围骨质疏松，关节间隙增宽，且模糊不清，周围软组织肿胀，与一般滑膜炎不易区别。

（3）全关节结核 关节间隙变窄，关节面模糊，软骨下有骨质破坏，可见空洞或小的死骨阴影。若关节腔积液增多时，关节间隙也可增宽。由骨结核转变而成者，骨质破坏明显，骨质疏松较轻；由滑膜结核转变而成者，骨质破坏较轻，仅局限于滑膜处，骨质疏松明显。晚期全关节结核除软骨下骨板大部分模糊或破坏外，关节间隙变窄或消失，常合并脱位、半脱位或畸形。

除上述骨与关节变化外，有时尚能见到寒性脓肿的阴影，晚期脓肿可发生钙化。对经久不愈的窦道，可注入碘油，作窦道造影。

3. CT 和磁共振检查 CT 检查一般只用于比较隐蔽或难以明确诊断和定位的脊柱结核和髋关节结核，有助于发现椎体、附件病变和腰大肌脓肿，明确椎管内、外病变，也可早期发现髋关节内结核的病灶位置和破坏范围。磁共振检查可以观察脊柱结核病灶是否累及脊髓。

（三）鉴别诊断

1. 类风湿性关节炎 本病好发于 20～55 岁女性，多侵犯四肢小关节，受累关节常为多处，且呈对称性，类风湿因子可为阳性。单纯滑膜结核与单关节类风湿性关节炎不易鉴别，需依靠细菌检查和滑膜切取活检确诊。

2. 化脓性关节炎与化脓性骨髓炎 ①关节软骨下骨结核穿入关节内，可出现急性症状，易误诊为急性化脓性关节炎。②慢性化脓性关节炎或骨髓炎易误诊为骨与关节结核。③骨与关节结核合并混合感染时，不易与化脓性关节炎或骨髓炎鉴别，两者均有经久不愈的窦道，X 线均可见死骨和骨质增生、硬化。上述情况往往需要依靠病理学检查或细菌培养加以鉴别。

3. 强直性脊柱炎 本病与脊柱结核均有脊柱僵硬和畸形。强直性脊柱炎病变多由骶髂关节、髋关节开始，渐至腰椎，沿脊柱上行发展，可至颈椎。X 线表现：双侧骶髂关节间隙变窄、模糊、消失，脊柱呈竹节样改变，无破坏、死骨和脓肿阴影。血清 HLA－B_{27}抗原多为阳性。

4. 化脓性脊柱炎 发病急剧，出现高热、剧痛等症状，白细胞总数和中性粒细胞增高。X 线片可见骨质破坏和大量新骨形成。细菌培养和病理检查可资鉴别。

5. 脊柱肿瘤　一般只累及单个椎体，表现为椎体骨质疏松、破坏和压缩性骨折。破坏多从椎体中央开始，常早期侵犯椎弓根，相邻椎间隙多保持正常。椎体结核早期常侵犯椎间盘，使椎间隙变窄或消失。

【治疗】

（一）治疗原则

骨与关节结核是全身性结核感染的局部表现，治疗时应整体与局部兼顾。其治疗原则在于提高全身抵抗力，合理使用抗结核药物，必要时配合手术治疗，以控制感染病灶的发展，防止单纯骨结核或单纯滑膜结核转变为全关节结核和混合感染。同时，应尽量保护关节功能，防止畸形发生。若病变严重，关节功能不能保持时，应固定于功能位。

（二）非手术治疗

1. 一般治疗　包括休息、营养、支持疗法等。休息要适当，除一般情况欠佳、体温较高、截瘫或椎体不稳定的患者外，一般不必严格卧床。营养应注意补充热量，蛋白质，维生素B、C，鱼肝油和钙剂。对贫血患者给予抗贫血药物，必要时应间断、少量输血。中药以健脾补肾为主。混合感染者应根据药敏试验结果给予敏感抗生素治疗。

2. 抗结核治疗

（1）西药

①使用原则：早期、联合、按时、按规则长期应用。

②常用药物：目前首选抗结核药有利福平、链霉素、异烟肼、对氨基水杨酸钠等，次选药物有卡那霉素、乙胺丁醇等。长期应用抗结核药物，必须注意药物反应和毒性作用。

（2）中成药　病情确诊后，可服用抗痨丸，直至痊愈。

3. 中药内治法

（1）初起虚寒痰浊凝聚

治则：散寒化痰，补养肝肾，温经通络。

方药：阳和汤加减。

（2）寒性脓肿形成未溃

治则：扶正托毒。

方药：托里排脓汤加减。

(3) 阴虚火旺

治则：滋阴补肾清热。

方药：六味地黄丸、大补阴丸、清骨散等。

(4) 气血亏虚

治则：补气养血。

方药：人参养荣汤加减。

(5) 脾胃虚弱

治则：健脾益气。

方药：四君子汤加陈皮、谷芽、麦芽等。

此外，饮食调养也是改善全身状况的重要措施，应精心调配饮食，增加营养，提高抵抗力。

4. 中药外治法

(1) 局部制动　骨与关节结核发展阶段，疼痛和肌肉痉挛较严重时，可根据患病部位和病情轻重采用不同的制动方法，如石膏绷带、夹板、牵引等。

(2) 外用药膏　初期用回阳玉龙膏、阳和解凝膏掺桂麝散等局部外敷。

(3) 脓肿穿刺　寒性脓肿形成，积脓甚多，又不宜立即进行病灶清除术时，可行穿刺抽脓减压。

(4) 局部注射　局部注射抗结核药物适用于寒性脓肿穿刺抽脓之后。

(5) 脓肿外溃或窦道用药　可选用五五丹、七三丹、八二丹药捻插入引流。脓水将尽时改掺生肌散，促其收口。窦道久不愈合，或形成瘘管，或腐脓难脱落者，可用三品一条枪或白降丹药捻，插入疮口以化腐蚀管。

（三）手术治疗

1. 适应证

(1) 病灶内有较大死骨不能吸收者。

(2) 病灶或其周围有较大脓肿，不能吸收者。

(3) 单纯滑膜结核、骨结核，经药物治疗 1 ~ 2 个疗程无效，有形成全关节结核趋向者。

(4) 晚期全关节结核，久治不愈，有严重功能障碍者。

(5) 脊柱结核经 1 ~ 2 个疗程抗结核治疗无效者；或寒性脓肿形成，死骨出现；或有神经刺激症状，或合并截瘫者。

(6) 经久不愈的窦道、瘘管。

2. 禁忌证

(1) 全身中毒症状明显，活动期骨与关节结核。

（2）有其他脏器的活动性结核病变或心、肝、肺、肾等重要脏器功能不良者。

（3）年龄过大、过小，或全身情况太差，不能耐受手术者。

3. 手术方法　骨与关节结核手术前后均应系统应用抗结核药物2～3周。

（1）病灶清除术　骨与关节结核在全身支持疗法、局部制动及抗结核药物治疗后，若全身情况好转，可进行病灶清除术。选择适当的手术入路进入病灶，将脓液、干酪样物质、死骨、肉芽组织及坏死的关节面软骨或椎间盘组织彻底清除。

（2）矫形术　骨与关节结核病变已静止，但有严重畸形、功能障碍者，具体可依据病变局部的情况选择植骨融合术、关节置换术。

【预防与调护】

1. 对骨关节结核患者，注意居住环境，保持清洁卫生、空气新鲜，补充蛋白质、维生素，按疗程足量服用抗痨药，不要随意停药。

2. 有窦道口经常排脓的病人，要及时换药、更换敷料、更换床单。

3. 采用石膏固定者，密切观察肢体血液循环情况，预防压疮的发生。

4. 并发截瘫病人要按截瘫常规护理。

【临证要点】

1. 早期诊断、及时治疗是取得良好疗效和减少致残率的关键。但是，早期诊断十分困难，应重视影像学、细菌学和病理学检查，对鉴别诊断困难者，可在CT引导下行病灶穿刺，标本行Bectec（或罗氏）培养，3～4周（罗氏培养需8～9周）可获得培养结果。有条件者，可采用PCR（聚合酶链反应）技术，在几个小时之内即能获得阳性结果。

2. 全身抗结核治疗应采用标准化疗方案，并且要保证足够的用药周期，小关节9～12个月，脊柱和大关节18～24个月，停药时间应以治愈为标准。

3. 对单纯骨结核与单纯滑膜结核患者，应采取有效措施（如尽快施行滑膜切除术和病灶清除术）阻止其向全关节结核演变。

4. 手术前后应行药敏试验和菌种鉴定，制定合理的化疗方案；手术应彻底清除脓液、肉芽、死骨、干酪样组织、坏死的椎间盘、肥厚的滑膜组织、硬化骨、纤维化的窦道等，将有助于提高手术疗效，防止复发。

附：脊柱结核

脊柱结核是指发生于脊柱部位的结核病变。在全身骨与关节结核中发病率最高，约占50%。在脊柱结核中，绝大多数为椎体结核，约占99%，附件结核少见，仅占1%，多继发于椎体结核，或与椎体结核同时存在。10岁以下儿童最常见，其次为青年人。好发部位依次为腰椎、胸椎、胸腰段和腰骶段脊椎、颈椎，骶椎发病最少。

【病因病机】

（一）病因

本病多继发于身体其他部位的结核病变。若小儿先天虚弱，元气不足，肾气未充或后天脾胃虚弱，正气不足，督脉空虚时，体内其他部位的结核杆菌乘机扩散，聚留于承重大、松质骨多、易于劳损的脊椎骨，由于其局部血供为终末动脉，细菌容易滞留，因此成为结核的高发部位。

（二）病理

脊柱结核按病灶部位可分为三型：

1. 椎体中心型 多见于儿童，以胸椎居多，病变进展较快，以骨质破坏为主，累及整个椎体后，易被压缩成楔形，并自骨化中心穿破周围软骨，侵入椎间盘和相邻椎体。成人病变进展较慢，可长期局限于椎体中心，并出现死骨，死骨吸收后形成空洞，也可逐渐波及整个椎体，侵入邻近椎间盘及邻近椎体。

2. 椎体边缘型 多见于成人，腰椎居多。10岁以上儿童，第二骨化中心出现以后，边缘型病变才比较常见。边缘型病变可发生于椎体上、下缘，以溶骨破坏为主，可有较小死骨，易侵犯椎间盘和邻近椎体，使椎间隙变窄。椎间盘破坏一般认为是本病的特点之一。椎体后缘病变也容易造成脊髓或神经根受压。

3. 椎体骨膜下型 由于脓液汇集在椎体一侧的骨膜下，形成椎旁脓肿，脓肿在椎体的前方、后方或两侧，向各个方向剥离椎体骨膜，上下蔓延，邻近椎体的骨膜也被掀起，可同时累及多个椎体。

（三）脓肿的形成和发展

椎体结核多形成寒性脓肿，其发展趋势：一是沿椎体骨膜下蔓延，形成广泛的椎旁脓肿。二是沿筋膜间隙蔓延，可在远离病灶部位形成流注脓肿。脓液多因重力向身体的下方流窜，又称为下坠性脓肿。对邻近椎体来讲，广泛的椎旁脓肿比流窜脓肿有更大的危险性。因为椎体骨膜广泛剥离后，会损害椎体的血运，使椎体抗感染和修复能力降低，严重者可出现椎体的大块坏死。长期浸泡在脓液中的椎体，可造成广泛的继发性腐蚀性病变。

各段椎体寒性脓肿的蔓延途径有其不同的规律：①颈椎：常突破椎体前方骨膜和前纵韧带，汇集于颈长肌及其筋膜的后方。颈4以上的病变多位于咽腔后方，称为咽后壁脓肿；颈5以下病变的脓肿多位于食管后方，称为食管后脓肿；颈椎侧方病变，脓肿可出现在颈部两侧，或沿椎前筋膜及斜角肌流注于锁骨上窝。巨大的咽后脓肿可引起睡眠时鼾声大作，重者引起呼吸及吞咽困难。咽后或食管后脓肿会向咽腔或食管穿破，使脓液、干酪样物质或死骨碎片自口腔内吐出或咽下。②颈胸段脊椎：脓肿可沿颈长肌下降至上纵隔两侧，使上纵隔阴影扩大，与纵隔肿瘤或胸骨后甲状腺肿瘤相似；第1~3胸椎病变，脓肿可沿颈长肌上行，在颈根部两侧形成脓肿。③胸椎：椎旁脓肿最常见，由于张力较大，故又称为张力性脓肿。X线表现可呈球形、烟筒形或梭形。这种椎旁脓肿需与心脏及主动脉阴影鉴别。脓肿可经肋骨横突间隙向背部延伸，或沿肋间神经血管束流向肋间隙远端。若脓肿向胸膜内或肺内穿破，则可在靠近脓肿的肺野内出现球形阴影，并与椎旁阴影相连。脓液大量流入胸腔或肺内时，椎旁阴影缩小，肺内阴影增大，病人可出现体温升高或其他中毒症状。脓肿与气管相通，病人可咯出大量脓液、干酪样物质或死骨碎片。④腰椎：病变穿破骨膜后，汇集在腰大肌鞘内，可形成一侧或两侧腰大肌脓肿。腰大肌脓肿位于浅层肌纤维间或腰大肌前方筋膜下者，不致阻碍患侧髋关节的伸直；位于腰大肌深层的脓肿可穿越腰筋膜而流窜到两侧腰三角，也可沿腰大肌下坠到小转子，再绕过股骨上端后方到达腿外侧，沿阔筋膜流窜到膝关节附近。腰大肌脓肿也可穿破髂腰肌滑囊，该滑囊若与髋关节相通，即可引起髋关节结核。⑤胸腰段脊椎：可同时有椎旁脓肿及腰大肌脓肿。⑥骶管：脓液常汇集在骶骨前方，形成骶前脓肿，该脓肿可沿梨状肌经坐骨大孔流窜到大转子附近，或经骶管流窜到骶骨后方，或下坠到坐骨直肠窝及肛门附近。⑦腰骶段脊椎：可同时有腰大肌脓肿及骶前脓肿。

了解脓肿蔓延途径和其显现部位有助于判断病灶所在。寒性脓肿可自行吸收或钙化，也常溃破，形成窦道；或因脓肿壁与胸腔、肺、肠道、膀胱等粘连，穿破后形成内瘘。

【诊断与鉴别诊断】

（一）诊断要点

1. 全身症状　一般起病缓慢，临床可分为三期：①初期：症状多不显著，常有低热、脉数、食欲不振、倦怠乏力等全身反应，患处仅有隐痛，夜间疼痛明显。儿童常有性情急躁，不好玩耍，夜啼等。少数病人症状明显，有多发活动性病变的病人体温常高于38℃。②中期：受累部位逐渐肿起，出现潮热或寒热交作、盗汗、失眠、纳差等。③后期：窦道形成，时流稀脓，或夹有豆腐花或干酪样物质，久则窦口凹陷，周围皮色紫黯，不易收口。全身表现为肌肉萎缩、形体消瘦、精神萎靡、面色无华、心悸失眠、盗汗日重等症状。

2. 局部症状和体征 局部疼痛及放射痛，脊柱畸形，姿势异常，肌肉痉挛和活动受限，寒性脓肿，晚期病变脊髓受压迫可并发截瘫。

（二）实验室及其他检查

1. 实验室检查 可参考骨与关节结核。

2. X 线检查 脊柱平片检查应按一定顺序进行观察，应注意脊柱的生理性前凸是否减少，或生理性后凸是否增加，有无侧凸或反弓，附件有无病变，椎间隙有无模糊、变窄或消失。椎体破坏随部位不同而表现各异：①中心型多见于儿童的胸椎，骨质破坏位于椎体中央，侧位片可见有较大范围的骨质破坏，椎体塌陷后呈前窄后宽的楔形改变，该段脊柱后凸畸形。②边缘型以成人腰椎多见。早期即可出现椎体上或下缘的溶骨性破坏，椎间盘破坏后可见椎间隙变窄或消失，病变范围多限于两个椎体，椎体的破坏和塌陷程度较中心型轻。除此之外，还应注意对椎旁软组织阴影的观察和鉴别。颈椎结核易合并咽后壁脓肿，侧位片可见气管受压前移；颈椎段结核脓肿可引起上纵隔阴影扩大，应与纵隔肿瘤区别；胸椎结核可见椎旁脓肿，其边缘需与心脏右缘和胸主动脉阴影相鉴别；腰椎结核可见腰大肌脓肿。

3. CT 和磁共振检查 可在必要时应用，有助于更清楚地了解骨质破坏的范围和程度，死骨的情况，脓肿的大小、范围，脊髓及马尾神经有无受压等。

（三）鉴别诊断

1. 脊柱化脓性骨髓炎 发病较急，全身中毒症状显著，疼痛剧烈，压痛范围广泛，病情发展迅速，短期内即可出现神经症状。X 线表现为病椎椎体破坏、硬化、增生，椎间隙狭窄或消失，骨桥形成。白细胞计数可增高，早期血培养示金黄色葡萄球菌感染。

2. 强直性脊柱炎 脊柱结核与强直性脊柱炎均可表现为脊柱活动受限，血沉增快，因此应加以鉴别。后者起病多从双侧骶髂关节开始，沿脊柱上行发展，病变范围较大；X 线片示骶髂关节间隙变窄、模糊，脊柱因韧带骨化而形成骨桥，呈“竹节样”改变，无椎体破坏及软组织增宽阴影；实验室检查 $HLA-B_{27}$ 可呈阳性。

3. 脊柱肿瘤 以恶性肿瘤为多见。常局限于一个椎体，表现为椎体破坏、压缩，相邻椎间隙多正常，常伴有椎弓根破坏，椎体两旁有球形阴影。

【治疗】

本病应重视全身治疗，并与局部治疗相结合。

（一）非手术治疗

一般轻症或不适宜手术治疗的患者，应采用非手术治疗。有手术指征的病人，非手术疗法则是其术前、术后的必要治疗方法。

1. 一般治疗　包括营养、休息、支持疗法。补充热量、蛋白质、维生素B和C、鱼肝油、钙剂，及进行抗贫血、抗感染等。病变活动期应绝对卧床休息；病变静止、脊柱尚不稳定时，应采用石膏背心制动，限制脊柱活动，定时起床活动。病变已趋稳定，脊柱尚不够结实，或脊柱融合术后期，融合尚不牢固时，可采用颈托、支架或腰围，以防增加畸形的发生。

2. 抗结核治疗

（1）西药　应积极、系统地使用抗结核药物。为了预防病灶复发和消灭残存的结核杆菌，可应用异烟肼、利福平和乙胺丁醇等三联药物18个月。也可用上述三联药物再加吡嗪酰胺，连续应用12个月的四联药物治疗方案。

（2）中成药　内服抗痨丸，每日2次，每次3~10g。

3. 中药内治法

（1）早期　属阳虚寒凝。治宜温经通络、散寒化痰，方用阳和汤或大防风汤加减。可适当加入葎草、泽漆、十大功劳等抗结核药。

（2）中期　由于病变进展，正气亏虚，骨质破坏，出现低热及寒性脓肿等正虚邪实之象。治宜扶正托毒、补气养血、化瘀消肿，方用托里散或托里透脓汤加减。

（3）后期　属气血两亏。治宜补气养血、补益肝肾，方用人参养荣汤或十全大补汤及先天大造丸加减。阴虚火旺，骨蒸劳热，治宜养阴清热，用大补阴丸合清骨散加减。

4. 外治法

（1）局部制动　根据病变部位，选用不同的固定方法以保护脊柱，如颈托、石膏背心、石膏腰围、皮质腰围或支架、支具等。

（2）脓肿穿刺术　对较大的脓肿，可穿刺排脓。

（3）中药外治法　参考“骨与关节结核”。

（二）手术治疗

1. 手术适应证和禁忌证　参考“骨与关节结核”。

2. 术前准备 应系统使用抗结核药物，同时应用全身支持疗法，提高免疫力，纠正贫血，控制感染，使中毒症状得到控制，血沉下降后可安排手术。

3. 手术方法

（1）*病灶清除术* 脊柱位置较深，解剖关系复杂，重要脏器多，要在准确定位的情况下，根据各部位局部解剖，采用不同的手术入路，充分显露，彻底清除病变组织，包括死骨、脓肿、干酪样物质、肉芽组织和坏死的椎间盘等，消除对脊髓的压迫因素。病灶清除满意后彻底冲洗，并在病灶部放入链霉素1g和异烟肼200mg。

（2）*脊柱融合术* 一般病灶清除术后，可随即行病椎植骨融合术。取术中切下的肋骨或切取患者髂骨，行前路植骨或后路植骨；对脊柱稳定性不良，又不需行病灶清除术者，可行后路植骨融合术。

【预防与调护】

1. 同骨关节结核。

2. 对脊柱结核晚期并发截瘫者，要防止发生褥疮。一旦发生褥疮，要按褥疮常规护理，争取疮面早日愈合。

3. 密切注意由褥疮而引起的并发症，如疮面感染、泌尿系统感染、坠积性肺炎等。

【临证要点】

同骨关节结核。

第四节 代谢性骨病

骨质疏松症

骨质疏松症是指全身性骨量减少和骨强度降低，即单位体积内骨组织含量低于正常，骨质有机成分生成不足，继发钙盐沉着减少，使骨折危险性增加的一种代谢性骨疾病。临床表现为颈腰背疼痛、驼背畸形和骨折。

中医无骨质疏松症这一病名，根据其病因病机和临床表现，可归属于“骨枯”、“骨极”、“骨痿”范畴。如《素问·痿论》曰：“肾气热，则腰脊不举，骨枯而髓减，发为骨痿。”《灵枢·经脉》曰：“足少阴气绝则骨枯，少阴者冬脉也，伏行而濡骨髓者也，故骨不濡则肉不能著也，骨肉不相亲则肉软却，肉软却故齿长垢发无泽，发无泽者骨先死。”《千金要方·骨极》曰：“若肾病者骨极，牙齿苦痛，手足痛，不能久立，屈伸不利……风历骨，故曰骨极。”

【病因病机】

（一）病因

中医理论认为骨质疏松的病因病机主要责之于脾、肾、血瘀。

1. 肾精亏虚　肾精亏虚是本病的主要病机。中医认为“肾为先天之本，肾生骨髓，其充在骨”。如《医精经义》曰：“肾藏精，精生髓，髓生骨，故骨者肾之所合也；髓者，肾精所生，精足则髓足，髓在骨内，髓足则骨强。”骨的生长、发育、强劲、衰弱与肾精盛衰关系密切，肾精充足则骨髓生化有源，骨骼得到骨髓的充分滋养而坚固有力；反之，凡可造成肾精亏虚的病因，如年迈，天癸已竭或先天禀赋不足，或他病日久累肾，房劳过度等，都可使骨髓化源不足，不能濡养骨骼，便会出现骨骼脆弱乏力，形成骨质疏松症。可见，肾虚是骨质疏松症发生的重要原因。

2. 脾肾气虚　肾为先生之本，脾为后天之本、气血生化之源。肾精依赖脾精的滋养才能源源不断地得到补充。如《灵枢·决气》曰：“谷气入满，淖泽注于骨。”如果因为饮食失调，如嗜食偏食，饥饱无常，过服克伐药物；或久病卧床，四肢不动，可致脾气损伤，运化无力，水谷精微化生不足，不能滋养先天之精，无以充养骨髓，骨枯髓减，而发生骨质疏松症。如《医宗必读·痿》曰：“阳明虚则血气少，不能润养宗筋，故弛纵，宗筋纵则带脉不能收引，故足痿不用。”

3. 瘀血阻络　随着年龄的增长，肾气渐虚。肾的生理病理改变，直接影响着血液的正常运行。肾虚元气不足，无力推动血行，可致气虚血瘀；脾肾阳虚，不能温养血脉，常使血寒而凝；肝肾阴虚，虚火炼液，可致血稠而滞涩。骨质疏松症易发生骨折，而骨折的主要病机是瘀血阻滞。现代医学认为，血瘀使机体微循环障碍，改变细胞周围的环境，不利于细胞进行物质交换，导致钙吸收不良，使骨骼失养，脆性增加，而发生骨质疏松症。

现代医学认为骨质疏松症是一种病因和发病机理都比较复杂的骨代谢疾病，虽然发病因素尚未完全阐明，但是已认识到骨质疏松症与激素调控、营养状态、物理因素、遗传因素、免疫机能及某些药物因素有关。这些因素引起骨质疏松症的机理表现为肠道对钙的吸收减少或肾脏对钙的排泄增多，重吸收减少，或是引起破骨细胞数量增多且活性增强，溶骨过程占优势，或引起成骨细胞的活性减弱，骨形成减少，总之出现骨代谢的负平衡，骨基质和骨钙均减少。下面按骨质疏松症的分类阐述其病因。

1. 老年性骨质疏松 又称为原发性骨质疏松、绝经后骨质疏松、退化性骨质疏松症，是最常见的一个类型，女性发病率比男性高。发病原因主要是性激素水平低下、衰老，以及老年人对钙盐和其他营养物质的吸收功能减退等。

性激素包括雌激素和雄激素。雌激素有促进降钙素分泌、抑制破骨细胞的作用，故雌激素不足，破骨细胞就会过于活跃，这是绝经后妇女发生骨质疏松症的主要原因。另一方面，雌激素分泌不足，抑制甲状旁腺素的分泌，甲状旁腺素减少会使维生素 D 活化障碍，活性维生素 D 生成减少，抑制肠的钙吸收，骨矿物质含量下降易导致骨质疏松症。雄激素和雌激素一样，能刺激青春期的迅速发育，使男性肌肉发达，并间接地促进骨的成长。睾酮对维生素 D 的合成有促进作用。雄激素能促进钙负荷的降钙素分泌，绝经后骨质疏松症患者出现雄激素缺乏，可导致降钙素对骨的感受性降低，说明降钙素作用依赖于雄激素，所以骨质疏松症的发生与雄激素下降也有一定关系。

老年人的肠道吸收功能减退，对钙盐和其他营养物质的吸收不足，常发生负钙平衡，影响骨质生成，最终会导致骨质疏松症。

2. 废用性骨质疏松 临床和实验均已证明，长期卧床或不活动，即无重力负荷的状态，可使正常骨代谢遭到破坏，破骨细胞相对活跃，造成骨钙溶出，尿钙排泄增加，血钙上升，骨形成作用减少，骨吸收作用增加，引起骨质疏松症。所以，各种原因引起的肢体废用都可导致骨质疏松症，如瘫痪病人、骨折脱位或骨病长期固定、骨关节病的关节功能障碍或丧失等。

3. 营养性骨质疏松 营养因素包括钙、磷、镁、蛋白质和微量元素氟、锌等，这些物质的缺乏与骨质疏松的发生有密切关系。如蛋白质缺乏，可使骨有机基质合成的原料不足，生成减少。钙是骨骼的重要成分，缺钙是引起骨质疏松症的主要原因。研究发现，每日钙的摄入量与骨矿物质含量、骨密度成正相关。根据区域性骨密度调查的统计结果显示，高钙摄入量区域的人，其骨密度明显高于低钙摄入量区域的人，经常高钙摄入者，其骨矿物质含量较高，骨折发生率明显降低。氟是构成人体牙齿和骨骼的重要微量元素之一，90% 左右的氟存在于骨组织中，它作为钙、磷沉着的基质，起着骨胶原的作用。适当摄入氟有利于钙、磷的利用，有利于钙、磷在骨中的沉积，从而增加骨的强度，但是摄入过量的氟化物，可引起氟中毒。最近发现活性维生素 D 在骨质疏松的诸多因素中颇为重要，骨质疏松患者血中的活性维生素 D 水平较低，卵巢摘除后的骨质疏松动物模型也证实了这一点，说明活性维生素 D 的减少是发生骨质疏松症的辅助因素。

4. 内分泌性骨质疏松 是一种继发性骨质疏松。很多内分泌疾病可以继发骨质疏松。如肾上腺皮质疾病，包括柯兴病、阿狄森病。垂体疾病，包括垂体的嗜碱性腺性瘤、肢端肥大症。还有甲状腺功能亢进、甲状旁腺功能亢进、糖尿病等。垂体的嗜碱性腺性瘤和肾上腺皮质疾病，可使糖皮质类固醇升高，抑制蛋白质合成，促进蛋白质分解，最终影响骨质形成。肢端肥大症病人，由于生长激素分泌过多，肾组织中的枸橼酸浓度低，肾小管对钙重吸收减少，尿钙增加；另一方面，对磷重吸收增加，使血磷升高。甲状旁腺功能亢进，甲状旁腺素分泌过多，能抑制成骨细胞，而使大单核细胞转化为破骨细胞，增加骨吸收，钙盐自骨骼动员至血循环，还使肾小管对钙的重吸收增加，对磷的重吸收减少，故血钙升高，血磷低下。甲状腺功能亢进时，甲状腺素分泌过多，促使蛋白质分解代谢亢进，骨胶原组织破坏增强，骨钙的转换迅速加快，引起钙、磷代谢紊乱，发生负钙平衡，骨骼脱钙，尿钙排泄增加，破骨细胞活性增强，骨吸收大于形成，引起骨质疏松症。

另外，药物因素和遗传因素也可导致发生骨质疏松症。如类固醇药物、肝素、免疫抑制剂等，尤其是类固醇药物更易致本病。长期使用类固醇药物，可使成骨细胞减少，骨形成受抑制，造成负钙平衡，骨基质减少，骨吸收增加，导致继发性骨质疏松症。本病还可继发于遗传性结缔组织病、酒精中毒、肝脏疾病等。还有一种青少年特发性骨质疏松症。

近年来研究发现，局部细胞因子可影响骨代谢，在骨组织微环境中，存在有骨原母细胞、破骨细胞和免疫细胞。细胞因子通过自分泌与旁分泌和细胞粘附作用，在骨代谢过程中发挥重要作用。与骨质疏松有关的细胞因子有白细胞介素1（IL－1）、白细胞介素6（IL－6）、肿瘤坏死因子（TNF）、白细胞介素Ⅱ（IL－2）、白细胞介素4（IL－4）、单核细胞克隆刺激因子（M－CSF）、γ干扰素（IFN－γ）、β转化生长因子（TGF－β）等。

（二）病理

骨质疏松症，按其病理生理学改变可分为三类。第一类是原发性骨质疏松症，又可分为两型：Ⅰ型为妇女绝经后骨质疏松症，为高转换型骨质疏松症；Ⅱ型为老年性骨质疏松症，属低转换型骨质疏松症。第二类为继发性骨质疏松症，主要包括各种疾病和各种药物所致的骨质疏松症，营养缺乏、遗传缺陷所致的骨质疏松，也列为继发性骨质疏松症。第三类为青少年特发性骨质疏松症，多发于8～14岁的青少年，多数有家族遗传史。但上述分类方法并不是固定不变的，随着病理生理学的研究进展，对骨质疏松发病机制的进一步阐明，对某些类型的原发性骨质疏松症，特别是绝经后妇女和老年性骨质疏松症会有更新的认识。

骨质疏松症的病理形态学特征是全身骨量减少，即所谓的贫骨，而骨质的矿化仍然正常。骨质疏松症的主要病理变化是骨矿物质含量减少。骨质疏松症长骨组织的横断面和纵切面，以及椎骨体和骨盆骨的切面，均表现为骨皮质变薄，这是由于骨皮质的内面被破骨细胞渐进性吸收所致。同时，骨质疏松症的骨小梁数量减少，体积变小。其骨小梁减少量可达 30%，因而骨髓腔明显扩大，并被脂肪组织和造血组织所填充，但骨外膜下的成骨细胞仍缓慢地产生新骨，故此骨的周径略有增加。骨质疏松症的骨基质减少尤为突出，50 岁以后，椎体松质骨的蛋白氮及氨基糖逐渐减少，到老年性骨质疏松症的程度时可减少 50% 以上，但是矿物盐减少为 6% ~9%，羟脯氨酸含量增加，脊椎骨每 $1cm^2$ 骨质含量仅为正常人的一半。随着年龄的增长，骨细胞逐渐减少，部分骨细胞固缩，空骨陷窝数量逐渐增加。70 岁以后，在哈佛系统内有 45% 的空骨陷窝，而哈佛系统以外空骨陷窝可达 75%，其周围的鞘增厚，骨小管变短，且数量减少。

骨质疏松症由于骨矿物质含量减少，钙化正常而使骨变脆，因而易于发生骨折，骨折常发生于长骨和骨盆等处，严重的骨质疏松患者常常发生椎体的压缩性骨折。

【诊断与鉴别诊断】

（一）诊断要点

1. 腰背疼痛 腰背疼痛是最常见的症状，疼痛程度与骨质疏松的严重程度相平行，表现形式不一。据有关资料统计，表现为局限性腰背疼痛者占 67%，腰背痛加四肢放射痛占 9%，腰背痛加带状痛占 10%，腰背痛加麻木感占 4%，屈伸腰背时出现肋间神经痛、无力感占 10%。当患者改变体位或受到震动时腰背痛加重，也可表现为全身骨痛、乏力。

2. 身长缩短，驼背畸形 骨质疏松患者，椎体内部骨小梁萎缩，数量减少，疏松而脆弱的椎体受压，导致椎体鱼椎样变形。如每节椎体缩短 2mm，24 节椎体则可缩短 4. 8cm，从而导致身长缩短。椎体发生压缩性骨折，每节前方压缩 1mm，即可导致脊椎前屈，形成驼背畸形。

3. 骨折 好发于下胸椎、腰椎、股骨颈、桡骨远端等部位。脊椎骨折多为压缩性，严重时还可累及脊髓、马尾或脊神经根，出现双下肢的感觉运动障碍，甚至影响膀胱、直肠功能。胸椎骨折可致脊椎后凸，胸廓畸形，呼吸系统功能障碍，使肺活量和最大换气量减少，容易引起肺部感染，甚至影响心功能。

（二）实验室及其他检查

1. 实验室检查 骨质疏松症伴有骨折的患者，血清钙含量低于无骨折者，而血清磷含量高于无骨折者。尿磷、尿钙一般无异常。尿羟脯氨酸增高，其排出量与骨吸收率成正相关。

2. X 线检查　X 线检查包括 X 线平片、皮质骨 X 线测量和小梁骨 X 线测量。前者是定性检查，只能粗略估计有无骨减少或骨质疏松，而不能确切判断骨矿量丢失的程度或多少；后二者是半定量检查，可以确定骨量消长的程度，通常以分度或分级来表示。下面分别加以介绍。

（1）X 线平片　通常认为骨钙量丢失超过 25% 时，才能在 X 线片上表现脱钙，所以早期骨质疏松很难发现，除非骨量明显减少或伴发骨质疏松性骨折可依据 X 线平片作出骨质疏松的明确诊断外，一般只能作为粗筛手段。

X 线特点为：骨密度减低，骨小梁减少、稀疏，沿应力线保存的骨小梁呈垂直栅栏状排列，椎体呈双凹畸形，有时可见一个或数个椎体呈楔形压缩性骨折。如果是很明显的骨质疏松，其他骨骼的 X 线片可表现为骨密度降低，骨皮质变薄，骨内膜骨质吸收，髓腔扩大，周径增宽，骨小梁数目减少、变细，干骺端处可见纵形骨小梁细且稀，小梁间隔变宽。

（2）皮质骨 X 线测量　通常采用 Barnett 形态测量法，在左手正位 X 线片上，以游标卡尺测量第 2 掌骨中部横径 AB 及同一部位两侧皮质的厚度 CD 和 XY，则（CD + XY）/AB 所得百分数称为掌骨分数，正常值为 43%。以同样方法测得股骨干中部横径及两侧皮质厚度，则可求得股骨分数，其正常值为 45%。掌骨分数与股骨分数的和，称为周围骨分数。如果周围骨分数低于 88%，则有骨质疏松的可能。在腰椎侧位 X 线照片上，量出第 3 腰椎椎体中部高度 AB 及前缘高度 CD，则两者之比所得百分数称为腰椎分数或躯干骨分数，正常均值为 80%。如果低于 80%，则有骨质疏松的可能（图 9 - 1）。

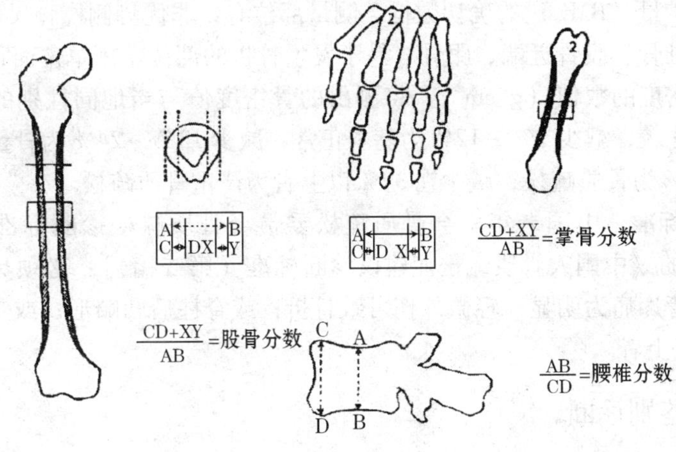

图 9 - 1　Barnett 形态计量法

（3）小梁骨 X 线测量　临床上常采用 Singh 指数，以判断骨量的变化。Singh 指数是依据股骨上端五组骨小梁减少、消失的顺序，而进行分度以反映骨量丢失的半定量检查方法。股骨上端的骨小梁在 X 线片上的消失程度分 7 度，第七度为正常（图 9－2）。

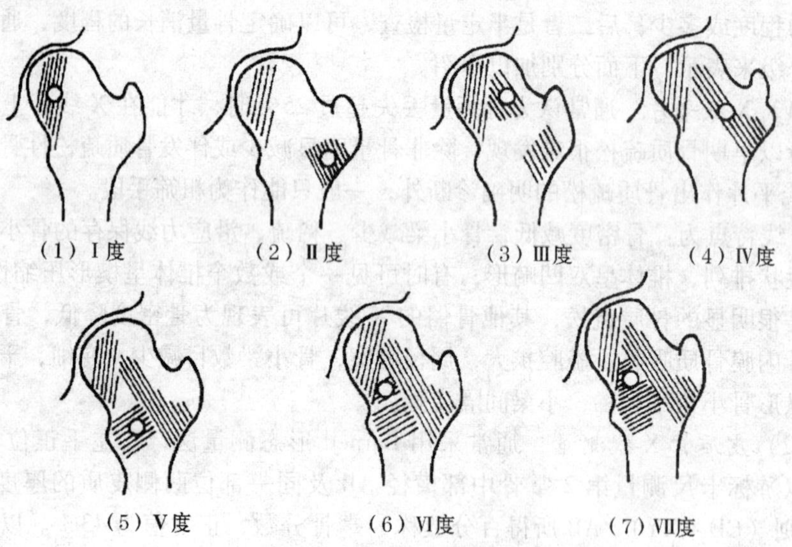

图 9－2　Singh 指数

Ⅰ度：严重骨质疏松；Ⅱ度：重度骨质疏松；Ⅲ度：中度骨质疏松；Ⅳ度：轻度骨质疏松；Ⅴ度：介于轻度骨质疏松与无骨质疏松之间；Ⅵ度：无骨质疏松，在 Wald 三角内也可见骨小梁；Ⅶ度：正常，Wald 三角内的骨小梁与周围密度一样。

3. 骨密度测定　这是一种定量检查，可以测出单位面积骨密度（BMD）或单位容积骨矿量（BMC）的确切数据。测量部位有：非优势侧桡骨尺骨中下 1/3 交界处、脊椎骨、股骨近端、跟骨等易于发生骨折的部位。用单位面积骨重量的克数表示骨密度的数值（g/cm^2）。将测出的骨密度值与当地同性别的峰值骨密度的数值相比较，减少 1%～12% 为基本正常，减少 13%～24% 为骨量减少，减少 25%～37% 为骨质疏松，减少在 37% 以上者为严重骨质疏松。

4. 诊断标准　中国老年学会骨质疏松委员会骨质疏松诊断标准学科组于 2000 年制定的《中国人骨质疏松症建议诊断标准（第二稿）》：必须具备全身疼痛，多以腰背疼痛为明显，轻微外伤可致骨折；或脊柱后凸畸形；或骨密度减少 2 个标准差以上者。

（三）鉴别诊断

1. 强直性脊柱炎　通过年龄、症状、体征、实验室检查、X 线片来鉴别。本病多见于 15～30 岁男性，以腰、髋、骶髂关节和颈部疼痛僵硬为主，往往伴有膝、距小腿关节肿痛。X 线片表现为，双侧骶髂关节间隙模糊、狭窄甚至消失，方形椎，晚期表现为脊柱竹节样变。

2. 骨质软化症　由于维生素D缺乏、严重维生素D活性障碍引起，特点为骨有机质增多，钙化过程发生障碍，临床常有脂肪痢、胃大部切除和肾病病史。好发于青壮年，血Ca、P减低，血AKP升高，X线表现为假骨折线、骨变形。

3. 骨髓瘤　常为多发性溶骨性破坏，病人常有比较严重的贫血，X线片表现为边缘清晰的脱钙区。血浆球蛋白（IgM）增高，尿中出现凝溶蛋白。

4. 成骨不全　又称脆骨病，是一种遗传性疾病，由于成骨细胞数量不足，膜内成骨发生障碍所致，以全身骨骼系统普遍性骨质疏松和脆性增加为特征，常伴有蓝色巩膜、耳聋等症状，X线表现为长骨骨干细长、多发性骨折、颅骨骨化不良，严重时呈薄膜样。

【治疗】

（一）治疗原则

应针对其特定病因采用对因治疗。对脊椎压缩性骨折和髋部骨折手术后，需要卧床休息一个阶段。只能短期使用支具，应尽量早做运动，以防骨量进一步丢失。中医认为骨质疏松症为脾肾两虚，应以调补脾肾为本。

（二）非手术治疗

1. 中医辨证论治

（1）肾精亏虚型　治宜益肾填精、强筋壮骨。方用左归丸加减。阴虚火旺、症状明显者，可与知柏地黄丸合用；肾阳虚、症状明显者，加杜仲、淫羊藿，或合河车大造丸。

（2）脾肾气虚型　治宜健脾益肾。方用参苓白术散合右归丸加减。饮食不佳、胃脘不适者，加焦三仙等。

（3）瘀血阻络型　治宜活血化瘀。方用身痛逐瘀汤或活络效灵丹加减。

2. 中成药　可选用龙牡壮骨冲剂、骨疏康、仙灵骨葆、骨松宝、健步虎潜丸等。

3. 西药

（1）补充钙剂　钙不足是骨质疏松的主要原因。为了维持必需的钙蓄积，一定要补充较平衡维持量更多的钙，通常补钙量为1000～1500mg/d。常用制剂有：葡萄糖酸钙口服液，0.5～2g/次，3次/日；或葡萄糖酸钙针剂，1～2g/次，加等量葡萄糖液缓慢静注；氯化钙，0.5～1g/次，加等量葡萄糖液缓慢静注；乳酸钙片，1～4g/次，3次/日，口服。此外还有钙尔奇D、盖天力、活性钙等。

(2) 维生素D　可促进肠道钙的吸收，促进正钙平衡。常用制剂有：维生素AD胶丸，6粒/日；维生素D_3，30万~60万U/次，肌肉注射，必要时2~4周后重复注射；骨化三醇［1，25-(OH)$_2D_3$］，0.25μg/次，2次/日。大剂量使用维生素D和钙制剂时，应注意观察血钙、尿钙，以免发生尿路结石。

(3) 性激素　雌激素对成骨细胞有剂量依赖性地促进TGF-βmRNA和蛋白质的合成。对骨转换的影响是降低骨吸收，促进骨形成，增加肠钙吸收，减少尿钙排出，对于妇女绝经后骨质疏松有防治作用。但使用不当有诱发生殖系统肿瘤的可能，故应慎重。

雌激素制剂有：雌三醇，1mg/d，14~21天为1疗程；雌二醇0.5~1.5mg/次，每周2~3次；尼尔雌醇5mg/次，每个月1次，症状改善后维持量1~2mg/次，每个月1~2次。

雄激素制剂有：甲基睾丸素，10mg/d，舌下含服；丙酸睾丸素，25mg/次，2~3次/周，肌肉注射；苯丙酸诺龙，25~50mg/次，1次/周，肌肉注射。

(4) 氟化钠　氟对骨有特殊的亲和力，以氟磷灰石的化学方式贮存在骨中，能较强地抵抗破骨细胞的溶骨作用，从而抑制骨吸收。还能刺激成骨细胞，促进骨质形成。每日50~75mg，1年为1疗程。

(5) 降钙素（CT）　可抑制骨吸收，抑制骨自溶作用，使骨骼释放钙减少；还可抑制骨盐的溶解与转移，抑制骨基质分解，提高骨的更新率；可对抗甲状旁腺激素对骨骼的作用。常用制剂有鲑鱼降钙素与鳗鱼降钙素等。

（三）手术治疗

对并发股骨颈骨折、转子间骨折、桡骨远端骨折者，应及时给予恰当的手术内固定治疗，脊柱骨折可用垫枕练功法治疗。亦可手术治疗脊柱骨折，从而有效提高患者生活质量。

（四）其他疗法

1. 营养与体育疗法　适当补充蛋白质、钙盐、各种维生素，适当运动，多晒太阳，避免外伤或跌倒。

2. 病因治疗　对继发性骨质疏松症，要针对原发病进行治疗，如甲状腺功能亢进，应先切除腺体或肿瘤组织，再按上述方法治疗。

【预防与调护】

1. 要注意饮食营养，加强体育锻炼，增强体质，以减少发生骨质疏松症的机会。

2. 重视绝经后和随年龄增大而发生的骨量丢失。

3. 对已患骨质疏松症的老年人应加强陪护，避免外伤，预防发生骨折。

4. 对绝经后妇女和老年人，饮食中要保证足量的钙、蛋白质和维生素。

【临证要点】

1. 骨质疏松症系逐渐形成，开始发病时常无症状或症状轻微，可表现为腰背部酸痛，很少伴发神经根压迫症状。多数患者发生骨折后才就诊。因此，临床上容易漏诊，应及时利用骨密度检查做出早期诊断。

2. 骨质疏松症的治疗关键在于选择有利于抑制骨吸收和促进骨形成的药物。骨形成制剂与骨吸收抑制剂的联合应用，可有效减少骨量丢失。

3. 激素替代疗法（HRT）可增加乳腺癌和静脉血栓的发生率，使用时间宜短，剂量宜低，并需要定期检测。

4. 对骨质疏松性骨折进行手术治疗，应对患者全身情况做综合评估，术中尽量减少手术时间，力求固定方式简便，手术创伤小。术后常规给予抗骨质疏松药物，以防止再骨折的发生。

痛风性关节炎

痛风是一种尿酸代谢障碍性疾病。本病的发生是由于尿酸代谢障碍，血尿酸含量增高，尿酸盐沉积于关节、关节周围组织和皮下组织，引起关节炎的反复发作，急性期有红、肿、热、痛，逐渐产生骨与关节破坏、畸形，关节强直和功能障碍。晚期可发生肾炎、泌尿道结石、高血压和心血管疾病。

【病因病机】

（一）病因

痛风有原发性和继发性两类。

1. 原发性痛风性关节炎 具有家族性，属先天性代谢缺陷疾病。多发于男性，女性少见，可偶发于绝经期。

2. 继发性痛风性关节炎 可继发于肾功能减退。如各种肾脏疾病，尿酸排泄减少。

（二）病理

痛风性关节炎是由于嘌呤代谢紊乱致使尿酸盐沉积在关节囊、滑膜囊、软骨、骨质、肾脏、皮下以及其他组织而引起病损和炎性反应的一种疾病。原发性患者多有家族遗传的特点，继发性患者多继发于血液病、肾脏病和恶性肿瘤。

【诊断与鉴别诊断】

（一）诊断要点

1. 原发性痛风性关节炎 临床症状可分为以下四期：

（1）无症状期 此期可历时很长，患者除血尿酸增高外无其他症状，估计只有1/3的患者以后出现关节症状。

（2）急性关节炎期 常在夜间突然发作，受累关节剧痛，使患者从梦中惊醒。首次发作一般只累及一个关节。最常累及的是踇跖趾关节，其次是踝、膝等关节。受累关节在数小时之内明显肿胀，局部温度高，皮肤暗红，压痛明显。患者体温多升高，并有头痛、心悸、厌食等症状。青年患者常为暴发型，突然高热，并累及多个关节。引起发作的诱因常为暴饮暴食、着凉、过劳、精神紧张、手术刺激等。

（3）间歇期 可为数月或数年，在此期内患者多无明显症状，以后发作次数逐渐增加，间歇期逐渐缩短，受累关节数目增多，最后发展为慢性关节炎期。

（4）慢性关节炎期 约半数患者在急性发作数年或数十年后转入慢性关节炎期，此时多数受累关节僵硬变形，关节炎的发作已不明显。部分晚期病例可在耳郭、尺骨鹰嘴和受累关节附近出现直径1毫米至数厘米的痛风石，局部皮肤破溃后可流出白色牙膏样物质。约1/3的病例同时有肾脏病变。

2. 继发性痛风性关节炎 也可经历上述四个阶段，但间歇期较短。

（二）实验室及其他检查

1. 实验室检查 血尿酸增高，超过297.4μmol/L，可疑痛风。超过356.9μmol/L，可确诊为痛风，最高可达1189.6μmol/L。痛风石用针可吸出粉笔末样的尿酸盐结晶，镜检可见针状结晶。

2. X线检查 在关节附近的骨质中可见穿凿样破坏，周围骨质稍致密，软组织肿胀，尿酸盐沉积多的骨质破坏广泛，局部组织膨隆，痛风石钙化后可见钙化阴影。

（三）鉴别诊断

1. 急性痛风性关节炎需要与急性风湿热、类风湿性关节炎、化脓性关节炎、蜂窝织炎、滑膜炎等疾病相鉴别。一般根据本病急性发作，好发于足的第1跖趾关节，再结合血尿酸明显增高，如能在滑膜炎中的白细胞内找到典型的负性双折光针状尿酸结晶，即可与以上的关节炎区别。

2. 慢性痛风性关节炎和痛风反复发作者，易与类风湿性关节炎相混淆。后者多为缓慢发病，好发于中年女性，最先侵犯四肢小关节，病程数月或数年，类风湿因子阳性，血尿酸含量正常。X线检查，前者有受侵犯关节的典型穿凿样缺损，而后者则表现为骨质疏松、萎缩和关节间隙狭窄。

【治疗】

（一）治疗原则

要迅速终止急性痛风发作，防止急性痛风性关节炎的复发，有效防止或逆转因尿酸盐沉积所引起的关节和肾脏等并发症，防止尿酸性肾结石。

（二）非手术治疗

1. 一般治疗　在急性发作时，应卧床休息，将受累关节制动于功能位，同时进行冷敷，并饮大量冷水。迅速给予抗炎镇痛药物治疗。无症状期和间歇期应节制饮食，禁食富含嘌呤和核酸的食物，如动物的肝、肾、脑等，避免精神刺激、着凉和过劳等。

2. 西药治疗　为增加尿酸排泄可服用丙磺舒，并多饮水。内源性尿酸过多者使用别嘌呤醇、秋水仙碱、保泰松、吲哚美辛、布洛芬等可控制急性发作，是治疗急性痛风性关节炎的有效药物，但需较大剂量，症状控制后改用维持量。

3. 中医治疗　本病属中医的“痛风”，临床将其分为风湿热型、风寒湿型、瘀血型，治疗分别予以祛风除湿、退热清痹，祛风散寒、除湿通络和活血化瘀、通络除痹，方选蠲痹汤、通痹汤和化瘀通痹汤加减。

（三）手术治疗

关节内或关节周围的较大痛风石，因有穿破的危险或压迫组织，妨碍关节活动，或肌腱内的痛风石影响肌腱功能，应予以手术摘除。对已穿破软组织形成肉芽窦道的痛风石，可将尿酸盐结晶刮除，并去除所形成的肉芽后予以植皮。

【预防与调护】

1. 调节饮食，限制高嘌呤食物的摄入，如动物心、肝、肾、脑、沙丁鱼等。严格禁酒，控制蛋白质摄入量，有效预防高尿酸血症。

2. 防治肾脏疾病，纠正尿酸排泄障碍；针对尿酸排泄减少的病因进行治疗，也是防止高尿酸血症的重要方面。

3. 积极防治肥胖症、糖尿病、高脂血症、高血压等并发症。

4. 急性发作时，应绝对卧床休息，抬高患肢，避免受累关节负重。

【临证要点】

1. 对于痛风性关节炎的急性发作期，应首选秋水仙碱，首次剂量为 1mg，隔 2 小时 0. 5mg 口服，直至症状缓解。每天最大剂量为 6mg。

2. 发作间歇期和慢性期，主要是使用排尿酸药或抑制尿酸合成的药物，以控制高尿酸血症，使血尿酸维持在正常范围。也可用中医辨证治疗，预防复发。

第五节　退行性骨关节炎

退行性骨关节炎，又称为骨性关节炎，是一种慢性进行性骨关节病，其主要病变是关节软骨的退行性改变伴有软骨下骨质硬化和继发性骨质增生。多见于中老年人，女性多于男性，好发于负重较大和活动较多的关节，如膝关节、髋关节、脊柱及手指关节等部位。该病也称为骨关节病、增生性关节炎、老年性关节炎和肥大性关节炎等。

在我国 50 岁以上的人口中，发病率为 5%，60 岁以上的老年人中，发病率为 20%，其中 15% 有严重的症状和关节的不稳定而影响生活质量。

在中医文献中没有与本病相应的名称，按其临床表现，一般归为“痿痹”范畴，多由于肝肾不足，气血失和，外感风寒湿邪，或因跌仆损伤，致使气血运行不畅、络脉痹阻不通而发病。不同部位的退行性骨关节炎，中医名称和病机又略有差别，如在膝关节称为“鹤膝风”，多责于“脾虚湿滞”；在髌股关节归于“髌骨劳损”，乃气血不足、筋骨失养所致；在颈椎和腰椎则分别纳入颈椎病和腰腿痛范畴，由于肝肾气血不足和风寒湿邪外侵等所致。

【病因病机】

（一）病因

1. 肝肾不足、筋骨失养　肝藏血，主筋；肾藏精，主骨、生髓。肝肾功能强盛，则精血生化有源，筋骨得到充分滋养和温煦而健壮有力，能御邪抗病。人至五八以后，肝肾两衰，精血化源不足，筋骨因失养而逐渐衰弱，最终发为骨痹。正如《圣济总录》所说：“夫骨者肾之余，髓者精之充也，肾水流行，则满而骨强。适夫天癸亏而凝涩，则肾脂不长。肾脂不长，则髓涸而气不行，骨乃痹而其证内寒也……外证当挛节，则以髓少而筋燥，故挛缩而急也。”

2. 风寒湿邪、深袭骨骱 《灵枢·刺节真邪》说：“虚邪之中人也，洒淅动形，起毫毛而发腠理，其入深，内搏于骨，则为骨痹。”《素问·长刺节论》指出：“病在骨，骨重不可举，骨髓酸痛，寒气至，名曰骨痹。”人体正气不足，卫外不固时，风寒湿邪乘虚而入，深袭骨骱及骨髓，从而发生以骨关节疼痛，骨重难举，甚至四肢拘挛，关节肿胀，骨骼变形为主要症状的骨痹。

3. 跌仆损伤、瘀血阻滞 人体内的气血，只有运行畅通，周流不息，才能营养脏腑经络，温煦四肢百骸及皮肉筋骨。无论急性外伤或慢性劳损，都会影响气血流通，使恶血留内，积而成瘀，阻滞脉络，造成气血运行失常，日久瘀积不散，凝聚于骨骱，形成骨痹。《类证治裁·痹证》也认为：“必有湿痰败血瘀滞经络。”

现代医学从病因上将退行性骨关节炎分为原发性和继发性两类。

1. 原发性退行性骨关节炎 是指发病原因不清，病人没有创伤、感染、先天性畸形的病史，无遗传缺陷，无全身代谢及内分泌异常。多见于50岁以上的肥胖者。它的发生、发展是一种长期、慢性、逐步渐进的病理过程，涉及全身及局部许多因素，可能是综合因素所导致。诸多因素中有软骨营养、代谢异常，生物力学方面的应力平衡失调，生物化学的改变，酶对软骨基质的异常降解作用，积累性微小创伤等。

2. 继发性退行性骨关节炎 是指在局部原有病变的基础上发生者。畸形、创伤和疾病都能造成软骨的损伤，从而导致日后发生骨关节退行性疾病，因而继发性者可以发生于任何年龄。常见的发病因素有以下几方面：①先天性畸形，如先天性髋关节脱位、先天性髋臼发育不良。②创伤或机械性磨损，如关节内骨折后对位不良、膝关节半月板破裂、习惯性关节脱位，使关节软骨经常遭受不协调的摩擦。职业病引起的关节长期劳损，如经常扛重物、弯腰工作等，均可引起脊柱骨性关节炎。③关节面后天性不平整，如儿童时期发生的扁平髋、骨的缺血性坏死、股骨头骨骺滑脱。④关节不稳定，如韧带关节囊松弛等。⑤关节畸形引起的关节面对合不良，如佝偻病后遗的膝内翻、膝外翻等。⑥某些疾病促使关节软骨耗损，如关节感染、血友病、神经性关节病等。⑦医源性因素，如长期不恰当地使用皮质激素，引起股骨头缺血性坏死及软骨病变等。

退行性骨关节炎发展到晚期，以上两种类型的病理改变、临床表现均相同。

（二）病理

最早期的病理变化发生在关节软骨。首先，关节软骨局部发生软化、糜烂，最后软骨下骨外露，继发骨膜、关节囊及关节周围肌肉的改变，从而使关节面上生物应力平衡失调，有的部位承受应力较大，有的部位较小，形成恶性循环，病变不断加重（图9－3）。

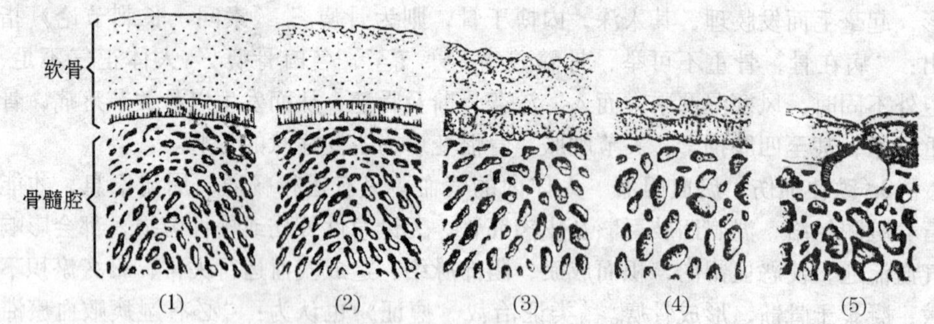

图9－3　骨性关节炎的关节软骨和其下的骨组织病理变化过程示意图

（1）正常；（2）关节面软骨的早期退行性变；（3）关节面软骨软化；（4）关节面软骨糜烂；（5）磨损严重处关节软骨面上的软骨被擦去，其下骨质发生硬化，髓腔内有囊腔形成

1. 关节软骨变性　正常的关节软骨呈淡蓝白色，表面光滑、透明。它由软骨母细胞和软骨基质组成。软骨基质由胶原纤维、蛋白粘多糖、水分合成。软骨细胞的功能是生产软骨基质内的胶原纤维和蛋白粘多糖，还生产酶以控制软骨的生长并使之塑形。关节软骨由于含胶原纤维及蛋白粘多糖，具有弹性及可压缩性。蛋白粘多糖与多个分子的水结合，软骨受压时水释出，压力解除后水又回位，蛋白粘多糖功能失调，导致软骨可压缩性丧失，这是骨关节退行性疾病的基本特点。骨关节退行性疾病时，软骨中蛋白粘多糖由于分解或合成障碍而含量减少，糖胺聚糖的组成也有改变。退行性病变处，蛋白酶及水解酶含量增加。软骨中软骨细胞在正常成人不再分裂及合成 DNA，但在骨关节退行性疾病中，软骨细胞分裂及代谢活性皆又增加。这些现象提示在骨关节退行性疾病中，软骨基质一方面降解增加，另一方面合成也在增加。随病情进展，降解超过合成，最终导致软骨基质逐渐减少，软骨变软、糜烂、变薄。早期关节软骨变为淡黄色，失去光泽，表面出现不规则压迹、麻点样小窝或线形沟，或呈天鹅绒样改变。局部发生软化，失去弹性，胶原纤维变性。在关节活动时发生磨损，软骨可碎裂、剥脱，软骨下骨质外露。显微镜下可见：软骨基质失去均质性，胶原纤维显现，软骨细胞肿胀、崩解；软骨细胞的正常排列发生改变，软骨面糜烂、剥脱，软骨变薄。

2. 软骨下骨　软骨磨损最大的中央部位骨质密度增加，骨小梁增粗，呈象牙质改变。外围部位承受应力较小，软骨下骨质发生萎缩，出现囊样改变。由于骨小梁的破坏吸收，使囊腔扩大，周围成骨反应而形成硬化壁。在软骨的边缘或肌腱附着处，因血管增生，通过软骨内化骨，形成骨赘，即所谓“骨刺”。骨赘如破裂或关节软骨剥脱，可形成关节内游离体。

3. 滑膜　滑膜的病理改变有两种类型：①增殖性滑膜炎：大量的滑膜增殖、水肿，关节液增多，肉眼观呈葡萄串珠样改变。②纤维性滑膜炎：关节液少量，葡萄串珠样改变大部分消失，被纤维组织所形成的条索状物代替。滑膜的改变不是原发病变，剥脱的软骨片及骨质增生刺激滑膜引起炎症，促进滑膜渗出。

4. 关节囊与周围肌肉　关节囊可产生纤维变性和增厚，限制关节的活动。周围肌肉因疼痛产生保护性痉挛，关节活动受到进一步限制，可发生畸形（屈曲畸形或脱位）。

【诊断与鉴别诊断】

（一）诊断要点

原发性骨性关节炎常只累及少数关节。最常受累的是膝、髋、手指、腰椎、颈椎等关节。起病缓慢，有时因受凉、劳累或轻微外伤才感到关节有酸胀痛。在承重时酸胀痛加重。经过一个阶段的不活动，可出现暂时性僵硬。从一个姿势转变到另一个姿势时，活动感到不便并有酸胀痛。例如早晨起床或久坐后起立时，最为明显。经过活动以后，关节又渐灵活，酸胀痛也渐减轻，但过度活动又会引起酸胀痛和运动受限。

局部无肿胀，可有轻压痛。活动时可有粗糙的摩擦音，肌肉极少有痉挛，也无明显萎缩。关节可有中等量渗液，关节软骨的磨损及骨质增生将导致关节畸形。晚期当骨赘刺激肥厚的滑膜皱襞时，关节活动亦因关节变形而显著受限，但不致发生关节强直。上述症状可以1~2年发作一次，间歇期内可无症状。多次发作后，间歇期可逐渐缩短，最后症状变为持续性。病人无明显的全身症状。

（二）实验室及其他检查

1. 实验室检查　本病没有特异的实验室检查，血沉很少超过30mm/h。关节液检查，白细胞计数常在1×10^9/L以下，偶见红细胞、软骨碎片和胶原纤维碎片。

2. X线检查　可见关节间隙狭窄，软骨下骨质硬化，关节边缘尖锐，并有骨赘形成。关节面邻近的骨端松质骨内可见多数直径为1cm左右的小囊腔。有时关节内可见游离体。有轻度骨质疏松和软组织肿胀。晚期关节面凹凸不平，骨端变形。脊柱骨性关节炎的X线片显示椎间隙变窄，椎体边缘尖锐，有唇形骨赘。

3. 关节镜检查　可见滑膜绒毛明显增生、发红、肿胀，多呈细长形羽毛状。

绒毛端分支乱，有薄膜状物，并杂有黄色脂肪或白色纤维化绒毛。关节软骨光泽度减退，关节软骨变色、发黄、粗糙、软化、溃烂及纤维化。骨的边缘隆起，棘突尖锐。半月板光泽度减退、变色、发黄或断裂。

（三）鉴别诊断

1. 脊柱退行性骨关节炎需要与椎间盘突出症、强直性脊柱炎、椎体肿瘤、脊柱结核等相鉴别。应详细询问病史，结合体格检查、X 线、CT、MRI 等综合分析，排除上述疾病并作出正确诊断。

2. 髋关节、膝关节等部位的退行性骨关节炎需要与骨关节结核、风湿性关节炎、类风湿性关节炎、大骨节病相鉴别。

【治疗】

（一）治疗原则

退行性骨关节炎发生后，随着年龄的增长，结缔组织退变老化，疾病的病理变化是不可逆转的。但是，通过合理的治疗，阻断退变的恶性循环，可以解除症状，改进关节的运动范围，增强关节的稳定性，延缓病变的发展进程。

首先解除病人的思想顾虑，本病虽有一些痛苦和不便，但一般不会引起严重残废。在症状缓解期，大都仍可坚持工作，只需注意保暖和防止过度疲劳，即可避免频繁发作。应适当运动，如早操、慢跑、太极拳、气功等，避免骨萎缩，但切勿过度。受累关节应妥加保护，勿再损伤，防止骨赘断裂或增生滑膜绒毛折断，落入关节腔内成为游离体。症状严重时应完全休息，用支架或石膏托固定患肢，防止畸形。热敷和适度按摩以及皮肤牵引可缓解疼痛。

（二）非手术治疗

1. 中医辨证论治

（1）肝肾两虚型

证候：多见于中老年人，腰脊或骨节疼痛隐隐，时作时休，不能久立远行，久痛不已，遇劳痛甚，休息后疼痛减轻，腰膝酸软，神疲乏力，舌淡，苔薄白，脉沉细无力。

治则：补益肝肾。

代表方：补肾壮筋汤加减。

（2）风寒湿痹型

证候：腰脊或骨节冷痛，或重着，或兼有风寒证，活动受限，关节肿胀积液，舌淡，苔薄白腻，脉浮缓或濡细。

治则：祛风散寒除湿，温经通络止痛。

代表方：蠲痹汤或独活寄生汤加减。若湿热症状明显者，以清热利湿为主，用五神汤或宣痹汤加减。

（3）瘀血阻滞型

证候：腰脊或骨节疼痛固定不移，痛如锥刺，局部压痛明显而拒按，俯仰转侧困难，关节活动不利，舌紫暗或有瘀斑，苔薄，脉弦涩。

治则：活血化瘀止痛。

代表方：身痛逐瘀汤加减。

2. 中成药　常用壮骨关节丸、筋骨痛消丸、骨质增生丸、骨刺消痛液等辨证应用。

3. 西药

（1）非甾体类消炎镇痛药　常用的有吲哚美辛、萘普生、双氯灭痛、布洛芬等。这些药物主要通过抑制环氧化酶，减少前列腺素（PG）的合成，达到消炎镇痛的目的。

（2）软骨生物活性物质　透明质酸是关节软骨的重要成分，在关节液中具有重要的生理作用，可润滑关节、防止软骨变性。目前已有透明质酸钠制剂（玻璃酸钠）供关节内注射用。硫酸氨基葡萄糖对延缓软骨退变有较好效果。维骨力是硫酸氨基葡萄糖的口服制剂，对疼痛的缓解率优于芬必得和炎痛喜康，且耐受性是后者的12倍。

（3）类固醇　类固醇可明显抑制PG合成而有抗炎镇痛效应，有实验发现，其对关节软骨也有保护作用。关节水肿和疼痛严重时，可将其直接注入关节局部，临床上较为常用。然而，有报道，类固醇关节内注射可能发生严重的并发症，如感染、结晶诱发性滑膜炎和过敏反应，有时会引起突发性关节破坏。但也有学者认为，类固醇能迅速切断关节炎症－疼痛－软骨破坏－炎症的恶性循环，对延缓疾病进程有效。关于类固醇制剂在骨性关节炎治疗中的利与弊以及如何合理使用等问题，目前争论较大，有待进一步探讨。

4. 支具疗法　常用的支具有保温、增加稳定性的护膝及外侧楔状足底板、拐杖等，应根据年龄、生活习惯等加以选择。

5. 关节灌洗疗法　通过关节镜持续向关节腔内注入生理盐水，并不断地吸出冲洗液，借以排出关节内的渗液、代谢废物、碎屑、结晶体和直径在2mm以下的游离体，以减少有害物质对关节的刺激，从而减轻和消除关节的疼痛，显著改善滑膜的炎症。还可在关节镜内应用刨刀系统刨去坏死的软骨面，使软骨再生。也可镜内切除，在镜检中确认其位置，然后切开关节切除之。

（三）手术治疗

若病人有持续性疼痛或进行性畸形，可考虑手术治疗。手术方法的选择需根据病人的年龄、性别、职业、生活习惯等因素而定。髋关节骨性关节炎可作闭孔神经切断术，减弱股内收肌肌力，改变髋关节负重力线，对酸胀痛放射于大腿前、内侧的病例有疗效。对程度较重的病例还可选择股骨转子间截骨术。对踝关节骨性关节炎可作关节内游离体摘除术、骨赘切除术或关节融合术等。对关节功能障碍者，可考虑行人工关节置换术。

【预防与调护】

1. 关节软骨组织随着年龄的增长而老化，这是自然规律。但若注意预防，可以延缓其进程和减轻其退行性变的程度。
2. 体胖超重的中、老年人，宜控制饮食，适当进行体育活动，实行减肥，以防止下肢各承重关节长时间超负荷。
3. 对儿童的各种畸形均应及时进行矫正。对关节内骨折或关节邻近骨折应准确复位，可以避免发生继发性骨性关节炎。
4. 对患病的关节应妥善保护，防止再度损伤。病情严重时，应注意休息，外用支具固定，以防止发生畸形。

【临证要点】

1. 本病是与年龄有密切关系的疾病，目前尚无根治办法。早期病人症状较轻，且对功能大多无明显影响，不需特殊治疗。但应注意保护关节，以避免或延缓病变的发展。
2. 最重要的治疗方法是有效减少关节的负重和过度的运动，对患病关节要“爱惜”，以延缓病变的进程。
3. 消炎镇痛药物可减轻或控制症状，但不能阻止病变进展，只是在急性疼痛发作期间起缓解作用。
4. 对晚期病例，关节功能严重障碍者，在全身情况能耐受手术的条件下，可行人工关节置换术，以求改善关节功能。

第六节　类风湿性关节炎

类风湿性关节炎是一种以关节和关节周围组织的非特异性炎症为主的全身性

自身免疫性疾病。

类风湿性关节炎这一病名是由英国医生加罗德于1858年首先提出的，主要表现为关节滑膜炎，其次为浆膜、心、肺、皮肤、眼、血管等结缔组织广泛性炎症。本病多侵犯手、足、腕等小关节，常为多发性、对称性，呈慢性过程，其特点是关节痛和肿胀反复发作，逐渐导致关节破坏、强直和畸形，甚至关节功能丧失，致残率高。

本病属中医学"痹证"范畴。《素问·痹论》对其病因、病机、分类作了经典论述，认为"风寒湿三气杂至，合而为痹也"。公元1606年，明代医家王肯堂在《证治准绳》中对其证候表现作了较为贴切的描述。历代医家所论"骨痹"、"历节风"等与之较为相符。因其病程长，顽固难愈，病邪深入骨骱，疼痛剧烈，病势缠绵，易致关节畸形、废用，故不少学者认为应称为"顽痹"、"尪痹"，以区别于一般的痹证。

【病因病机】

（一）病因

中医学认为，本病是由于人体气血不足，肝肾亏虚，复受风寒湿热之邪侵袭，壅塞经络，留于关节，闭阻气血而发病。正虚卫外不固，脏腑经络功能低下是本病发生的内因；寒冷、潮湿、疲劳、创伤及精神刺激、营养不良均可成为本病发生的诱因。

1. 正气不足　先天禀赋不足或病后、产后，营卫不足，脏腑亏虚，经络气血运行无力，易受外邪侵袭。如素体阳气偏虚，卫阳不固，风寒湿邪入侵，阻滞经络，凝滞关节，则形成风寒湿痹；若素体阴血不足，内有郁热，外感风湿热邪，湿热相搏结，耗损肝肾之阴，筋骨失于濡养，或风寒湿邪郁久化热，消灼津液，聚而为痰浊，壅滞经络关节，则形成风湿热痹。

2. 劳逸失度　劳力过度致营卫气血受损，阳气不足，腠理空虚，卫外不固，邪气入里，留注经络、关节、肌肉，可致本病。房劳过度则肾气内消，或情志不遂，肝血消耗，或过度安逸，筋骨脆弱，以致肝肾虚损，气血不足，外邪易于乘虚而入，邪与血搏，则阳气痹阻，经络不畅，瘀痰内生，流注关节而为病。

本病的性质是本虚标实，肝肾脾虚为本，湿滞、瘀阻为标。主要病机是正虚邪侵，经络痹阻。久痹不已，可内舍于脏腑，而致肝、脾、肾三脏受损，气血阴阳失调，血停为瘀，湿聚为痰，痰瘀互结，深入筋骨，渐致筋挛骨松，关节变形，甚至卷肉缩筋，尻以代踵，脊以代头。

西医认为本病病因不明，可能与自身免疫反应、遗传因素、内分泌失调、感染、过敏等因素有关。

（二）病理

类风湿性关节炎的基本病理改变为关节滑膜炎、类风湿结节和类风湿血管炎。

1. 关节病变

（1）滑膜炎　滑膜炎是关节的原发病变，主要病理有充血、水肿、渗出、炎细胞浸润、肉芽形成和滑膜细胞增殖等改变。①渗出、充血、水肿：靠近软骨面边缘最为明显。滑膜下层毛细血管扩张和通透性增加而使渗出液增多，可使关节腔积液增多，关节内压力上升，使滑膜细胞特别是表层细胞缺血、坏死并脱落。滑膜细胞脱落处被纤维素覆盖。②炎细胞浸润：主要是小淋巴细胞和少量中性多核白细胞。小淋巴细胞多分布在滑膜下层，呈弥散状或小结状排列。炎症的早期，小结的中心缺乏一般淋巴小结的网状结构。晚期可看到具有生发中心的淋巴小结。此时大部分浸润细胞为浆细胞。偶见两种巨细胞：一种为位于滑膜层的多形性巨细胞；另一种为位于骨质或软骨碎屑周围的多核巨细胞。③肉芽形成：在滑膜与软骨面交界处，毛细血管和成纤维细胞增生，形成肉芽组织，其破坏性极大，可腐蚀构成关节的各种组织。④滑膜增殖：滑膜内皮细胞增生，肥厚变形，并增至数层，形成绒毛状皱褶，突入关节内，增厚可达1cm以上。

（2）关节软骨面的改变　关节软骨的表面常被滑膜边缘长出的肉芽组织所覆盖，这种肉芽组织水肿，较透明，毛细血管网清晰，与充血的眼结膜相似，又称为血管翳。血管翳由软骨边缘向中心蔓延，软骨下骨髓面也有血管翳从内部伸向关节软骨。肉芽组织中的吞噬细胞和淋巴细胞吞噬丙种球蛋白和补体与类风湿因子形成复合体后，溶酶体破坏，释出蛋白酶，使关节软骨逐渐被破坏、吸收，甚至消失，仅有纤维组织覆盖，形成纤维性关节强直。

（3）软骨下骨质的破坏　滑膜与软骨面交界处的肉芽组织，可通过骨端血管孔进入软骨下骨质，使骨小梁吸收，形成囊性空洞，骨质疏松。软骨面消失后，骨端之间有新骨生成，可形成关节骨性强直。骨质破坏多，可使骨端吸收，形成关节挛缩、畸形。

（4）关节脱位和畸形　由于滑膜肥厚，关节积液，软骨面吸收变薄以及软骨下骨质的吸收，使关节囊和韧带松弛、变薄，肌腱腱鞘粘连、断裂，加之骨骼破坏，生长发育异常，疼痛引起的保护性痉挛等因素，日久可发生畸形、脱位、关节融合，以致关节功能丧失。

2. 关节外病变

（1）皮下结节　皮下结节为类风湿性关节炎的典型表现之一，其中央部为纤维素样坏死组织和含有 IgG 免疫复合物的无结构物质，周围为呈栅状排列的成纤维细胞及少数多核巨细胞，最外层为慢性炎症细胞浸润区，主要有单核细胞、淋巴细胞及浆细胞。类风湿结节多见于经常受压或摩擦部位的皮下、肌腱或骨膜上，类似病变也可见于眼、肺、心脏、胸膜或硬脑膜等内脏深层。

(2) 血管炎　本病相当常见，可表现为多种形式，如皮肤血管炎、小静脉炎、白细胞碎裂性血管炎、末端小动脉内膜增生和纤维化，可形成指端动脉缺血或出现广泛而严重的坏死性动脉炎，引起皮肤溃疡、神经病变、肠穿孔。

【诊断与鉴别诊断】

（一）诊断要点

1. 全身症状　患者多见于中年女性，男女比例为 1∶3，发病年龄高峰在 35～45岁。约70%的患者隐匿起病，常有倦怠、乏力等前驱症状，数周或数月后出现关节炎症状。约10%～20%的患者急性发病，迅速出现多关节的红肿热痛和功能障碍，全身症状较重。又有15%～20%的患者发病缓急及发作程度介于上述两者之间，全身症状较隐匿型明显。患者一般表现为倦怠、乏力，易出汗、发热或低热，食欲减退，后期可见消瘦、苍白、贫血、肌肉酸痛、四肢末端发凉、紫绀或出汗等。

2. 关节炎表现　本病可累及全身的滑膜关节。多从四肢小关节开始，常发生于近侧指间关节和掌指关节及趾间关节，以后逐渐向腕、膝、肘、踝、肩、髋、颈椎等较大关节发展，多呈双侧性、对称性。常表现为关节隐痛、压痛、梭形肿胀、僵硬，晨起时特别明显。活动期疼痛剧烈，持续，压痛明显，缓解期多为钝痛、酸困痛。主动活动和被动活动均受限。病变持续发展，肌肉呈保护性痉挛，继发挛缩，最后关节僵直和畸形。关节畸形是类风湿性关节炎的晚期表现，典型的手部畸形有鹅颈畸形、扣眼畸形、鳍形手。以后因掌指关节半脱位而逐渐出现尺偏畸形。随着病变关节的运动减少，渐渐出现肌萎缩，肌力减退。

3. 关节外表现　20%患者出现类风湿结节，直径1～3cm不等。其他关节外表现还有心包粘连、血管炎，眼部病变如慢性结膜炎、巩膜炎、虹膜炎、脉络膜炎、角膜结膜炎，肺部病变如胸膜炎、肺间质纤维化，以及神经末梢损害等。

儿童患类风湿性关节炎者称为 Still 病，可有高热、贫血、脾大及血细胞增高等。

（二）实验室及其他检查

1. 实验室检查

（1）血沉（ESR） 活动期多增快。

（2）C－反应蛋白（CRP） 在炎症早期浓度增高，活动期阳性率可达70%～80%。

（3）类风湿因子（RF） 阳性率高达80%，RF_{FIX}（滴定度计数）常以1∶80以上有意义，对判断本病价值更高。

（4）血红蛋白 活动期可有轻度或中度贫血。血清铁、铁结合力可正常或偏低。

（5）体液免疫和细胞免疫 本病常有免疫调节功能紊乱，急性活动期可见体液免疫亢进，尤其以IgG增高为最明显；IgM、IgA变化较微，补体C3升高，总补体降低，循环免疫复合物（CIC）一般在稳定期时含量降低。部分病例细胞免疫功能低下，尤其是抑制性T细胞明显减少。

（6）关节液检查 草黄色，白细胞（2～7.5）$\times 10^9$/L，半数以上为中性粒细胞，细菌培养阴性，粘蛋白凝固试验凝块松散，补体水平降低。

2. X线检查 早期仅有关节周围软组织肿胀，关节附近轻度骨质疏松，稍后出现关节间隙变窄，关节边缘有骨质破坏或囊性透明区，骨质疏松明显；晚期可见两骨端关节面融合而关节腔消失，甚至半脱位、脱位或骨性强直。

（三）诊断标准

1987年美国风湿病协会（ARA）修订的类风湿性关节炎的诊断标准：①晨僵至少1小时以上（≥6周）；②3个或3个以上关节肿胀（≥6周）；③腕关节、掌指关节（MCP）或近端指间关节（PIP）肿胀（≥6周）；④对称性关节肿胀；⑤手指关节X线改变；⑥皮下类风湿结节；⑦类风湿因子阳性（RF_{FiX} 1∶80以上）。如具备四项或四项以上指标即可确诊。

（四）鉴别诊断

类风湿性关节炎的表现形式多种多样，需与之鉴别的疾病甚多。应与下列疾病鉴别：强直性脊柱炎、风湿热、更年期关节炎、牛皮癣关节炎、瑞特综合征、肠病性关节炎、细菌性关节炎、关节结核、病毒性关节炎、痛风性关节炎、增殖性关节炎、创伤性关节炎、色素绒毛结节性滑膜炎、神经性关节炎、增殖性肺性骨关节病、系统性红斑狼疮、皮肌炎、系统性硬化症等。

【治疗】

（一）治疗原则

对于类风湿性关节炎，目前国内外治疗的药物和方法种类繁多，但尚无特效药物。无论哪一种治疗方法，不见得对每个患者都同样有效，也不见得对同一患者的不同时期都有效。但是，只要能充分发挥患者的主观能动性，树立与疾病作斗争的决心和信心，加之设计合理、运用得当的中西医结合的多种治疗方法，对大多数患者还是可以起到减轻疼痛、延缓关节破坏、预防和矫正关节畸形、改进或重建关节功能的作用。只有极少数患者各种治疗方法均无效，终致病废。

类风湿性关节炎治疗的目的是：①让患者了解疾病的性质和病程，增强患者与疾病作斗争的信心，克服困难，与医生密切配合，主动作好功能锻炼。②缓解疼痛。③抑制炎性反应，消散关节肿胀。④保持关节功能，防止畸形发生。⑤纠正关节畸形，改善肢体功能。

（二）非手术治疗

1. 一般治疗　注意营养，饮食宜富含蛋白质及维生素。针对贫血及骨质疏松，可补充铁剂、维生素D和钙剂。多晒太阳，适当休息，改善潮湿、阴冷的工作和生活环境，避免过劳。短暂和间断地使用支架或夹板固定受累关节，既可消肿止痛，又不致引起关节畸形和强直。

2. 中医辨证论治

（1）风寒湿痹　治宜祛风散寒除湿、活血通络，方用通痹汤加减。风胜加羌活、防风、威灵仙，或用防风汤。寒胜，加制川乌、制草乌、桂枝，或用乌头汤加减。湿胜加萆薢、薏苡仁、木瓜，或用薏苡仁汤加减。

（2）风湿热痹　治宜清热祛风除湿、活血通络，方用白虎加桂枝汤，可酌加忍冬藤、黄柏、连翘。发热口渴、咽痛，加杏仁、牛蒡子、桔梗、芦根、黄芩等；下肢肿胀，加防己、土茯苓；结节红斑者，加生地黄、牡丹皮、赤芍；寒热错杂者，用桂枝芍药知母汤加减。

（3）气血亏虚　治宜益气养血、蠲痹通络，方用黄芪桂枝五物汤，可酌加青风藤、海风藤、鸡血藤、穿山龙、当归。肝肾亏虚者，可用独活寄生汤加减。

（4）脾肾阳虚　治宜温阳健脾、益肾通脉，方用真武汤加味。脾气虚加黄芪、党参；肾阳虚加桂枝、干姜。

（5）肝肾阴虚　治宜滋肾养肝，方用六味地黄汤加当归、白芍、寄生、牛膝、首乌。伴气虚加黄芪；骨节畸形、疼痛加穿山甲、地龙、蜈蚣；潮热盗汗加龟板、白薇、煅龙骨、煅牡蛎。

(6) *瘀血留滞* 治宜活血化瘀、通络止痛，方用化瘀通痹汤加减。兼气血虚者，加黄芪、白芍、何首乌；寒凝者，加制川乌、制草乌、细辛等；痰浊者，加半夏、白芥子。

3. 中成药 可选用寒痹停片、尪痹冲剂、益肾蠲痹丸、祖师麻片、昆明山海棠片、雷公藤片、正清风痛宁等。

4. 西药

(1) *一线药物* 非甾体类抗炎药：包括水杨酸制剂，如乙酰水杨酸、水杨酸钠；消炎止痛药，如吲哚美辛、苏林达等；灭酸类，如甲灭酸、氯灭酸、氟芬那酸、甲氯灭酸、吡罗昔康等；丙酸类，如布洛芬等；吡唑酮类，如羟布宗、保泰松、瑞培林等；双氯芬酸类：如奥贝、扶他林；昔布类：如西乐葆等。

(2) *二线药物* 包括金制剂，如硫代苹果酸金钠、硫代葡萄糖金钠、硫代硫酸金纳、金诺芬等；抗疟药，如氯喹、羟氯喹、青蒿素；以及D－青霉胺、柳氮磺胺吡啶。

(3) *三线药物* 属免疫抑制剂，如硫唑嘌呤、环磷酰胺、甲氨蝶呤。

(4) *肾上腺皮质激素* 如可的松、氢化可的松、泼尼松、泼尼松龙、地塞米松等。

用于治疗本病的西药，品种繁多，但以非甾体类消炎镇痛药临床应用最广，作为本病的首选药物，故称为一线药物。作用缓和的药物又称为慢作用药，仅限于临床使用一线药物不能控制病情发展的患者，故又称为二线药物。临床上有些学者主张早期即应用慢作用药物。一般在一、二线药不能控制病情发展时，可考虑应用免疫抑制药，故又称为三线药。肾上腺皮质激素药的消炎镇痛作用突出，但不能真正控制病情发展，且停药后症状常迅速复发并加剧，长期大量应用，不良反应颇多，且停药困难，使该药的临床使用受到了一定的限制。上述各类药物的药理、适应性、不良反应、用法、用量，可参考有关资料酌情使用。

5. 外治法

(1) *理筋手法* 局部肿痛者，可选用点穴镇痛和舒筋手法；关节活动不利、功能障碍者，可选用活节展筋手法，

(2) *康复疗法* 可配合理疗、体疗、自我按摩、生活动作训练、辅助装置的应用、支架及轮椅的应用等。

6. 中药热敷、熏洗疗法 可用熨风散或其他中药醋炒后热敷大关节，熏洗手足小关节。

（三）手术治疗

四肢关节病变，应用上述方法综合治疗 18 个月以上、关节肿痛仍无明显改进者，可行关节滑膜切除术。术中应尽可能多地切除肿胀、肥厚的滑膜，以截断关节病变的恶性循环；同时尽可能不破坏关节的稳定性，以及术后早期开始功能锻炼。

晚期关节畸形、功能障碍者，可手术矫正畸形。膝关节屈曲挛缩畸形可行关节囊剥离和肌腱延长术。对少数破坏严重的负重关节，如膝、距小腿、髋等关节，可行关节融合术。足趾严重畸形，影响穿鞋或行走者可行跖趾关节切除术。关节强直或破坏，功能较差但肌力尚可者，可行关节成形术或人工关节置换术。

【预防与调护】

1. 要注意防寒、防潮，避免感冒，注意生活起居调摄。
2. 积极预防和控制体内感染病灶，对类风湿性关节炎有一定预防作用。
3. 急性期需要休息，缓解期需要加强功能锻炼。
4. 对顽固难愈和关节畸形的患者，应做好心理治疗工作，使其树立起战胜疾病的信心。

【临证要点】

1. 早期诊治非常关键，尽管本病的致残率很高，但是如果能做到早期诊治，尤其在滑膜炎期采取有效措施，仍可控制病情发展，甚至治愈。
2. 用西药治疗类风湿性关节炎，应按顺序选择一、二、三线药物。如果使用某种非甾体类消炎镇痛药 2 周无效时，应及时更换另一种药物。
3. 肾上腺皮质激素的副作用较多，临床上应严格掌握适应证。
4. 治疗类风湿性关节炎的中西药物，都有不同程度的消化道反应，并且多数需要长期服药，因此，应注意保护胃肠功能。
5. 现代外科观点，对本病应早期外科干预，防止关节进一步病损，有效提高生活质量。

第十章 骨肿瘤

第一节 概论

骨肿瘤是指发生于骨骼基本组织和骨附属组织的肿瘤。骨基本组织包括软骨、骨、骨膜、髓腔纤维组织等；骨附属组织包括骨内的神经、血管、脂肪、骨髓等。中医学称为“骨疽”、“石痈”、“石疽”、“骨瘤”等。骨肿瘤发病率占所有肿瘤的2% ~3%。

中医学对骨肿瘤的认识，可追溯到远古时期。早在殷商时代的甲骨文中已有“瘤”的病名。在2000多年前的《黄帝内经》中，对于骨疽的描述与骨肿瘤相似，如《灵枢·刺节真邪》曰：“有所结，气归之，津液留之，邪气中之，凝结日以易甚，连以聚居，为昔瘤，以手按之坚。有所结，深中骨，气因于骨，骨与气并，日以益大，则为骨疽。”隋·巢元方在《诸病源候论》中称骨肿瘤为“石痈”、“石疽”，并有病因的阐发。唐代孙思邈在《千金要方》中首次将肿瘤进行了分类，共分为八大类，即瘿瘤、骨瘤、脂瘤、石瘤、肉瘤、脓瘤、血瘤、息肉，其中就有骨肿瘤。宋·东轩居士在《卫济宝书·痈疽五发》中首次用“癌”来命名肿瘤，对恶性肿瘤的诊治方法有精辟的见解。明·薛己在《外科枢要》中论述了“骨瘤”，根据“肾实则骨有生气”的理论，主张用补肾法治疗骨瘤。清·吴谦在《医宗金鉴·外科心法要诀》中论述了“骨瘤”的成因，在治疗方面提出“尤宜补肾散坚，行瘀利窍，调元肾气丸主之”；并提醒人们对于恶性肿瘤“不可轻用刀针决破，以致出血不止，立见危殆”。以上论述说明，中医学对骨肿瘤的认识有许多宝贵经验，为后人的研究提供了一定的线索。

【病因病理】

（一）病因

中医学把骨肿瘤的病因归纳为两大类，即内因和外因。

1. 外因 中医学把风、寒、暑、湿、燥、火等四时不正之气称为六淫，并认为六淫之邪气可引发肿瘤。《灵枢·刺节真邪》说："虚邪之入于身也深，寒与热相搏，火留而内著……邪气居其间而不反，发为筋瘤。"《医学入门》中说："肉瘤"是由于"郁积伤脾，肌肉消薄，与外邪相搏而成"。说明一些肿瘤的发生和六淫之邪关系密切。临床观察到，约50%癌肿的发病和环境因素有关。

2. 内因 骨肿瘤与精神因素、体质强弱、遗传、年龄等有密切关系。《素问·阴阳应象大论》曰"怒伤肝"，"喜伤心"，"思伤脾"，"忧伤肺"，"恐伤肾"，说明情绪的异常变化，可影响脏腑气机升降，使气血功能紊乱。如情绪波动激烈，持续时间长，必然会引起阴阳失调，脏腑功能紊乱，气血不调，经络受阻，从而导致"骨与气并，日以增大，则为石疽"。最近有人发现，脏腑的阴阳失调与细胞的主要调节物质环磷酸腺苷、环磷酸鸟苷的含量变化及比例失调有关。如阴虚时，血浆中环磷酸腺苷明显增加；阳虚时，则环磷酸鸟苷明显增加。经过辨证治疗，阴阳趋于平衡，两者失调的比值也渐渐恢复正常。同时还发现两者的变化，可直接影响细胞（包括肿瘤细胞）的分裂增殖周期而促进肿瘤的形成和发展。可见脏腑阴阳的失调，也是肿瘤发生的因素之一。从肿瘤流行病学的调查分析表明，即使在同一肿瘤高发区的人群中，最终发生肿瘤者仍是人群中的少数，这提示机体内在因素对肿瘤的发生确实有着重要的作用。正如《灵枢·百病始生》曰："风雨寒热，不得虚，邪不能独伤人。"这也是"正气存内，邪不可干"的印证。

现代医学认为骨肿瘤的形成是骨或其附属组织的细胞，在发病因素的长期作用下，呈现出的异常增生和分化。确切的发病因素甚为复杂，至今尚未明确。大多数学者认为骨肿瘤的发生与下列因素有关：

（1）物理因素 辐射和损伤属于物理因素。如长期大量接触X射线和镭照射，可发生骨肉瘤，其他如氡、钍、放射性同位素等，经体内或体外照射，均可导致肿瘤。损伤可引发骨巨细胞瘤。

（2）化学因素 现在发现有致癌作用的化学物质种类有1000多种，其中30多种与人类肿瘤有肯定关系。包括多环芳香烃、芳香胺、氨基偶氮染料、N－亚硝基化合物、有机卤化物、烷化剂、重金属、黄曲霉素等。

（3）生物因素 病毒、寄生虫、感染等都与骨肿瘤的发生有关。如尤文肉瘤的发生与骨的感染有关。

（4）遗传因素　目前应用遗传工程对细胞遗传因子结构与特性的研究表明，某些骨肿瘤的发生与遗传因素有关，如多发性骨软骨瘤、家族性软骨发育不良等。

（5）其他因素　如激素、营养、机体免疫等因素。

（二）病理

肿瘤的病理，是指机体在致病因素作用下，引起的一系列病理变化，这些变化常与患者的体质强弱以及致病因素有关。

中医认为骨肿瘤的病理变化主要是正气不足，邪气入侵，留滞体内，造成阴阳失调，气血痰湿郁结积聚。以气血郁结为主，痰湿积聚为次，或气血痰湿互相胶结，相兼为病。

1. 气机不利　气是构成人体的物质基础，有温养全身肌肤、推动脏腑机能、维持生命活动的作用。《素问·六节脏象论》说："气之盛衰，虚实之所起"。《灵枢·平人绝谷》说："气得上下，五脏安定，血脉和利，精神乃居，故神者，水谷之精气也。"说明气对人的生命活动是极其重要的。但在某些因素的影响下，上述正常功能发生障碍，出现运行阻滞，气血逆乱，升降失调，经络受阻，则可导致气滞血瘀、痰湿凝聚等，成为肿瘤发生发展的诱因。临证时采用理气解郁的药物治疗有关肿瘤，往往获得良好的效果。

2. 瘀血阻滞　气为血帅，血为气母，气行则血行，气滞则血瘀。气滞血瘀，蕴结日久，凝结成块，则发为肿瘤。《素问·调经论》指出："血气不和，百病乃变化而生。"《医林改错》说："肚腹结块者……必有形之血也。"临床所见的骨巨细胞瘤，常因受伤后，局部疼痛，肿块不消，久治不愈所致，用活血化瘀之法可取得一定疗效。

3. 痰凝气滞　脾肺功能失调，水湿不化，津液不布，邪热熬灼；或七情郁结，气机阻滞，痰浊凝结。痰随气行，无处不到，阻于经络筋骨，则四肢麻木肿痛，阻于脏腑则成痞块。故《丹溪心法》说："凡人身上、中、下有块者，多是痰。"这也是肿瘤发生的机理之一。临床上配合软坚化痰之药物治疗肿瘤，常能收到良好的效果。

4. 正气虚弱　正气是指机体的正常生理功能及机体的内在抗病能力。《素问·评热病论》说："邪之所凑，其气必虚。"说明正气虚弱是肿瘤发生的关键。气血亏损，"外邪"即可乘虚而入。正邪之间的这种关系，不但决定着肿瘤的发生发展，而且决定着肿瘤的转归。因此肿瘤的演变过程，实际上就是正气和邪气斗争的过程，临床上则表现为病情虚实变化。正如《医宗必读》所说："积之成也，正气不足而后邪气踞之……正气与邪气，势不两立，若低昂然，一胜则一负。”

【诊断与鉴别诊断】

（一）诊断要点

骨肿瘤的诊断，尤其是恶性骨肿瘤的早期诊断和良性骨肿瘤与恶性骨肿瘤的鉴别诊断是非常重要的，往往也是比较困难的。不过，通过详细询问病史，认真进行体格检查，再结合影像学、实验室化验以及病理切片等检查手段，得到有价值的诊断依据，进而做出明确诊断仍然是可能的。

1. 问诊　详细询问病史，对于诊断骨肿瘤非常重要。

（1）过去史　有否外伤、手术及肿瘤的既往史，对于诊断骨肿瘤的性质常有很大帮助。若患肢有外伤史，则应考虑是骨巨细胞瘤的可能。若有肿瘤、手术史，则应想到是骨肿瘤恶变或肿瘤复发。

（2）现病史　询问肿瘤生长部位、速度、大小及变化情况，以了解肿瘤的良、恶性。

（3）年龄　骨肿瘤的发病常与年龄有关，如成软骨细胞瘤常常发生在化骨核已充分发育但尚未与骨干融合之时；尤文肉瘤多发生在8~12岁少年；骨肉瘤以15~25岁青年人为多；45~50岁以上老年人则以骨转移癌和骨髓瘤为常见。

（4）疼痛　疼痛常是恶性骨肿瘤早期的自觉症状。由于恶性肿瘤的急骤生长，阻塞骨髓腔，动、静脉血运障碍，导致骨内压力升高，出现静息性疼痛。疼痛的程度、性质、持续时间，对诊断骨肿瘤有着重要意义。若开始轻，呈间歇性，继而持续性剧痛，夜间加重，止痛剂不奏效者，多系恶性骨肿瘤。但也有例外，如多发性骨髓瘤，在床上休息时或夜晚，疼痛反而减轻或根本不痛。

良性骨肿瘤，疼痛不是主要症状，大多数没有疼痛。但是当良性骨肿瘤压迫重要器官或神经时会出现疼痛。开始恶变时，亦会突然疼痛。也有例外情况，如骨样骨瘤其特点是疼痛，呈持续性疼痛，有时相当严重，夜间尤甚，但水杨酸钠类药物对其有特殊的镇痛效果。此外，骨巨细胞瘤多呈隐痛，因其病变邻近关节常被误诊为风湿性关节炎。脊椎或骨盆内的肿瘤，由于压迫附近脊髓或神经根可能引起放射性疼痛，易误诊为坐骨神经痛。因此，临证时要详细审查。

（5）肿块　恶性骨肿瘤肿块，常出现在疼痛之后，生长迅速，边缘不清。位于骨膜下或浅表部位的肿块易发现。生长于骨髓内或深层部位的肿块，常在晚期才发现。良性肿瘤则常以局部出现肿块而就诊。

（6）功能障碍　骨肿瘤所致功能障碍，多是疼痛和肿块影响所致，但是差异很大。生长迅速的恶性肿瘤，功能障碍明显。良性骨肿瘤，一般无功能障碍。良性肿瘤恶变或病理骨折时，功能障碍显著。接近关节部位的骨肿瘤，常因关节功能障碍来就诊。

2. 望诊

（1）望全身　良性肿瘤及恶性骨肿瘤早期，全身症状常不明显。恶性骨肿瘤晚期，常出现食欲不振、精神萎靡、消瘦、贫血等恶病质征象。

（2）望局部　观察肿瘤的大小、形状、皮肤颜色，以及浅表静脉是否怒张，局部是否肿胀等。骨肿瘤早期，肿瘤常不很大，形状规则，皮色如常。晚期，则出现皮薄、紫暗、浅表静脉怒张等。

（3）望舌　舌乃心之苗，舌的变化常可反映机体的气血盛衰和病情的轻重程度。如恶性骨肿瘤患者常出现舌红，苔白腻（兼有湿热）；舌淡，苔薄（气血两虚）；舌紫，苔黄（瘀滞）；舌红绛，无苔（阴虚）。

3. 切诊

（1）切脉　脉象亦可反映机体盛衰和脏腑功能变化。骨肿瘤常有弦、滑、数、细等脉象。恶性骨肿瘤晚期可见弦、数、滑、结、代等脉。

（2）摸肿块大小　应仔细触摸、分辨肿瘤的界限，测量肿块的大小。

（3）摸肿块形态　良性肿瘤，多呈膨胀性生长，一般不侵犯软组织，边界常较分明；恶性骨肿瘤，呈浸润性生长，形态异常，多数引起皮肤粘连，边界常不清楚。

（4）摸淋巴结　主要触摸颈部，锁骨上、下，腋下，腹股沟处的淋巴结，了解肿瘤侵犯程度以及有无沿淋巴转移。

（5）其他　还应进行听诊、叩诊，以及神经系统、胸、腹部等处的全面检查。

（二）实验室及其他检查

1. 实验室检查　实验室检查有助于骨肿瘤的诊断和鉴别诊断。通过化验检查血清钙、无机磷、总蛋白、酸性及碱性磷酸酶、尿钙及苯－琼（Bence Jones）蛋白等可充实诊断依据。如多发性骨髓瘤有时以贫血为首要症状；尤文肉瘤可出现白细胞增高；多发性骨髓瘤尿中出现蛋白及管型，尿中的苯－琼蛋白阴性，对确诊有重要意义；骨肉瘤、骨转移瘤碱性磷酸酶升高。但是儿童时期或骨折后碱性磷酸酶升高则应排除。甲状旁腺功能亢进病人可出现高血钙，低血磷和碱性磷酸酶增高。多发性骨髓瘤和转移骨癌产生骨广泛破坏时，可有暂时性钙、磷升高。酸性磷酸酶增高仅见于前列腺癌发生骨转移时。此外，实验室检查在骨肿瘤的预后判断上具有重要的意义。例如溶骨型骨肉瘤的肿瘤组织破坏过速，影像学上显示新生骨很少，但血中碱性磷酸酶增高，其预后较差。成骨型骨肉瘤生长缓慢，血中碱性磷酸酶仅有轻度增高，其预后一般较好。若骨肉瘤患者治疗前血清碱性磷酸酶很高，经根治手术或放疗后，碱性磷酸酶常在2周内降至正常范围；如治疗后碱性磷酸酶不能相应地减低，或降至正常又重新升高，表示肿瘤治疗不彻底或复发，甚至转移灶蔓延。

2. 影像学检查　影像学检查是诊断骨肿瘤必不可少的常规检查，能够较清楚地反映骨肿瘤的部位、大小、形态、结构以及与周围软组织的毗邻关系，对于区分骨肿瘤的良、恶性，或肿瘤样疾病等，可提供极其重要的依据。

（1）*发病部位*　骨肿瘤可发生于骨干、干骺端或骨骺处。每一种骨肿瘤，都有一定好发部位。如骨肉瘤好发于长骨骨端；骨巨细胞瘤多见于长骨干骺端；尤文肉瘤、骨样骨瘤以长骨骨干多见；软骨瘤常见于手、足等处短管状骨；脊索瘤以骶骨最多见；转移癌则以躯干骨最常见。

（2）*单发与多发*　一般原发性骨肿瘤多系单发，转移性骨肿瘤以多发为主。但亦有例外，如原发性骨髓瘤、软骨瘤、骨软骨瘤等以多发为主。

（3）*骨质破坏*　可发生在松质骨或密质骨，也可能由外部累及骨骼。一般来说，良性骨肿瘤骨破坏常呈膨胀性，较规则，边界清楚；恶性骨肿瘤对骨质破坏常是侵蚀性的，边界不清，界线模糊。然而，如果肿瘤累及了扁平骨的非薄部分（如髂骨翼），则任何病变的骨破坏都可能贯穿该骨，故其破坏区的边缘也相当清楚。

（4）*骨皮质改变*　皮质是否完整对判断骨肿瘤的预后有重要的意义，但这需要与以前的照片作比较才有价值。例如在良性巨细胞瘤的内部破骨活动大于外部成骨活动时，可出现骨包壳中断、吸收，但这并不表示恶变，仍属良性。所以在判断良性肿瘤是否恶变时，应着重观察有无软组织肿块以及有无肿瘤迅速增大的现象。恶性肿瘤侵蚀骨皮质，在X线片上常有以下三种表现。

①虫蚀样变：是肿瘤细胞沿骨皮质的内板、外板及哈佛管破坏吸收的图像。

②筛孔样或细条状透亮像：早期见于骨肿瘤中心，晚期则见于骨肿瘤两端，主要是伏克曼管和哈佛管同时被肿瘤细胞浸润使之扩张，以及周围骨质被溶解所形成的图像。

③骨皮质缺损：骨皮质凹凸、残缺、中断，是肿瘤细胞对骨皮质侵蚀性破坏的结果，临床上易产生病理性骨折。

（5）*肿瘤骨骨化*　在X线片上，恶性骨肿瘤产生的瘤骨，特点是密度高、结构紊乱，称为肿瘤骨骨化，由一些排列紊乱、生长无定向、组织分化较差的骨组织形成。常见有三种表现。

①均匀性毛玻璃样变：是肿瘤细胞向周围扩张，浸润形成硬化骨，早期仅见

于肿瘤中心，晚期可波及大片骨内。

②斑片状硬化骨：它是骨小梁被肿瘤细胞侵蚀或取代的表现，可见于肿瘤中心或软组织内。排列致密，分化好者成斑片状，肿瘤恶性度较低；排列紊乱，分化不良者成棉絮状，说明肿瘤恶性度极高。

③针状瘤骨：为肿瘤骨化的一种，它常由皮质向外生长，个别部位也可见于软组织肿块的边缘，与皮质不连，是肿瘤细胞沿着骨皮质垂直生长所形成的图像，常呈日光状、毛发样。

（6）骨膜反应　常常被认为是恶性骨肿瘤的特征性表现，但这并非恶性骨肿瘤所独有。如骨折、骨膜炎、骨髓炎等疾患亦有骨膜反应，既可见于原发性骨肿瘤，又可见于骨转移瘤。临证时，应结合多方面资料综合分析。骨膜反应在X线片上图像是多种多样的，是肿瘤细胞侵犯骨膜的表现。常见有葱皮样、日光样、放射状、毛发样、花边样、波浪状以及柯得曼三角（袖口征）等改变。

（7）软组织阴影　软组织中出现肿瘤样阴影，说明肿瘤已突破骨质、骨皮质侵入软组织。常见的图像有棉花样、棉絮团样、斑点状、斑片状、象牙样等。提示骨肿瘤恶性度高或有恶性变的倾向。良性骨肿瘤一般不伴有软组织肿块，但具扩张性改变的良性骨肿瘤造成皮质完全中断、消失时，亦可出现类似软组织肿瘤的征象，但其边缘清晰，骨破坏界限分明，可与恶性病变相区别。

（8）放射敏感性　骨肿瘤接受大量照射可引起新的坏死，这种坏死可在照射6～18个月后出现。由于尤文肉瘤对放射线敏感，故用作诊断性治疗。

（9）肺部情况　对疑有恶性骨肿瘤的患者，应尽早做肺部检查，以便对原发病灶的排查及诊断。

3. 病理检查　病理检查，在诊断和鉴别诊断骨肿瘤上，起着重要的必不可少的作用。尤其是进行根治性手术如截肢、关节离断或进行放射治疗前绝不可省略这一步骤。但是亦必须与临床表现、影像学检查等相结合，才能做出可靠、确切的诊断。临床上要特别注意避免由于病理组织取材不当，或制片不佳等而造成误诊。

（三）分类及外科分期

1. 分类　骨肿瘤的分类，至今尚无统一的方法。因为骨骼系统由骨组织和骨的附属组织构成，骨组织包括软骨、骨质、骨膜，骨附属组织有血管、神经、脂肪、骨髓等，这些不同组织的细胞，在一定因素的影响下，都能转变成不同种类的肿瘤，而且这些细胞又可在不同的分化阶段演变成不同类型的肿瘤。各家学者的分类基础不同，故分类极为复杂。

到目前为止，骨肿瘤的分类仍以组织形态为基础。不过对某些细胞的来源尚存在分歧。如骨巨细胞瘤的来源，有人认为属破骨细胞，有人认为属成纤维细胞，还有人认为属纤维组织细胞。另外，良、恶性肿瘤的界线并非严格，有的良性肿瘤发展较快，治疗后易复发，而有的恶性肿瘤发展缓慢，治疗后复发率低，转移也较晚。因此在分类学上倾向于三分法：即良性、中间性和恶性三种。

现将常用的两种分类法，即中华医学会骨科学会骨肿瘤组拟定的分类法（表 10-1）和世界卫生组织制定的组织学分类法介绍如下（表 10-2）。

表 10-1　　中华医学会骨科学会骨肿瘤分类法

组织来源	良性	中间性（相对恶性、低度恶性）	恶性
骨	骨瘤 骨样骨瘤 良性成骨细胞瘤		骨肉瘤 皮质旁骨肉瘤 恶性成骨细胞瘤
软骨	骨软骨瘤 软骨瘤 良性成骨细胞瘤 软骨黏液样纤维瘤	透明细胞软骨瘤	软骨肉瘤（原发性、继发性） 间充质软骨肉瘤 未分化软骨肉瘤 恶性成软骨肉瘤 恶性软骨黏液样纤维瘤
纤维	成纤维性纤维瘤 骨化性纤维瘤		纤维肉瘤
组织细胞	良性纤维组织细胞瘤 骨巨细胞瘤Ⅰ级	骨巨细胞瘤Ⅱ级	恶性纤维组织细胞瘤 骨巨细胞瘤Ⅲ级
脉管	血管瘤(单、多发) 淋巴管瘤 血管球瘤	血管内皮细胞瘤 侵袭性血管外皮细胞瘤	血管肉瘤 恶性血管外皮细胞瘤
脂肪	脂肪瘤		脂肪肉瘤
脊索			脊索瘤
间充质	良性间充质瘤		恶性间充质瘤
骨髓			骨髓瘤（多发、单发） 尤文肉瘤 恶性淋巴肉瘤 何杰金病 非何杰金病性淋巴瘤

组织来源	良性	中间性（相对恶性、低度恶性）	恶性
神经	神经鞘瘤 神经纤维瘤		恶性神经鞘瘤
"上皮包涵性"			长骨"釉质器瘤" 长骨"滑膜肉瘤" 长骨"基底细胞瘤"
其他			骨的横纹肌肉瘤 骨的平滑肌肉瘤 骨的腺泡状肉瘤

表 10－2　　世界卫生组织的组织学分类法

原发性骨肿瘤	骨组织肿瘤	良性：骨瘤、骨软骨瘤、软骨瘤、骨样骨瘤
		恶性：骨肉瘤、软骨肉瘤、纤维肉瘤
	骨附属组织肿瘤	良性：骨血管瘤、脊索瘤、造釉质细胞瘤
		恶性：尤文肉瘤、骨网织细胞瘤、骨髓瘤
继发性骨肿瘤		癌、淋巴上皮癌、成神经细胞瘤、各种肉瘤等

2. 外科分期　用外科分期来指导骨肿瘤治疗，已被公认为是一个合理而有效的措施。治疗方案目前已常规地按照外科分期制订。外科分期是将外科分级（grade，G）、外科区域（territory，T）和区域性或远处转移（metastasis，M）结合起来进行分期。

G 分良性（G_0）、低度恶性（G_1）和高度恶性（G_2）。

G_0（良性）：组织学为良性细胞学表现，分化良好，细胞与基质之比为低度到中度；X 线表现为肿瘤边界清楚或穿破囊壁或向软组织侵蚀；临床表现为包囊完整，无卫星病灶，无跳跃转移，极少远隔转移。

G_1（低度恶性）：组织学显示细胞分化中等；X 线表现为肿瘤穿越瘤囊，骨密质破坏；临床表现为生长较慢，活动性区域可向囊外生长，无跳跃转移，偶有远隔转移。

G_2（高度恶性）：组织学显示核分裂多见，分化极差，细胞与基质之比高；X 线表现为边缘模糊，肿瘤扩散，波及软组织；临床表现生长快，症状明显，有跳跃转移现象，常发生局部及远隔转移。

T 是指肿瘤侵袭范围，以肿瘤囊和间室为分界。T_0：囊内；T_1：间室内；T_2：间室外。

M 是指转移。M_0：无转移；M_1：转移。

按 G、T、M 所组成的外科分期系统，可以分出良、恶性骨肿瘤的不同程度，指导治疗。

【治疗】

(一) 治疗原则

对于骨肿瘤的治疗，应做到早期发现，早期诊断，早期治疗。就目前而言，良性骨肿瘤及瘤样病变，仍以手术治疗为主，选择好适应证，在保存功能前提下，要求彻底切除，防止复发。恶性骨肿瘤的治疗效果不是很满意，存在复发及转移等问题，有些病例早期难以发现或者为多发性及转移瘤，单纯依靠手术，似乎不能解决恶性骨肿瘤的全部治疗问题。所以，在手术的同时，尚需配合中医中药、化疗、放疗、免疫疗法等，以提高和巩固疗效。

(二) 非手术治疗

1. 中医辨证治疗 中医治疗肿瘤，不但重视局部，更重视整体，主要是调动机体内在因素与肿瘤作斗争。在辨证施治原则指导下，应正确处理好“攻与补”及“治标与治本”的辩证关系。从人体和肿瘤来说，正气是“本”，肿瘤是“标”。从病因与症状而言，病因是“本”，症状是“标”。临证时应根据具体情况采用先攻后补，先补后攻，或攻补兼施。如肿瘤早期，正气充实，应综合各种抗癌疗法，以攻为主，攻中兼补，同时抓紧手术，彻底切除，提高治愈率。肿瘤中期，正盛邪实，或肿瘤截除者，则应攻补兼施，或以补为主，目的是调动机体内在因素，增强病人的抗病能力，控制肿瘤细胞生长或消除术后残留的癌细胞，以达到治疗目的。肿瘤晚期，多属正虚邪实，故应先补后攻，增强病人体质，提高抗病能力，延长病人的生命。

此外，在接受放疗、化疗的过程中，必有大量分解产物在机体内堆积，这些产物必然损害机体。因此必须配合解毒、通泄药物以及输液等，以期将毒物尽快排出体外。但在解毒通泄的同时，亦不能忽视扶正，因为此时肿瘤系本，化疗、放疗的代谢产物以及出血、感染、贫血等并发症系标，即应按“急则治其标，缓则治其本”的原则，标本兼顾，随证辨治。

临床实践证明，中药黄芪、灵芝、人参、党参、女贞子、山慈菇、半枝莲、白花蛇舌草、水蛭、蜈蚣等，对各类骨肿瘤有一定疗效。中医学认为肿瘤主要由气、血、痰、湿郁结积聚而成，其中气血郁结为主要原因，其次为痰湿积聚，四者之间相互作用，相兼为病。在辨证施治时，可参照以下方法：

(1) 瘀阻实证 肢体肿痛，胸胁刺痛，脘腹胀痛，痛有定处，肿块坚硬，大便干，小便涩，舌紫有瘀斑，脉沉弦。

治则：活血化瘀，攻下软坚。

方药：蟾酥丸、抵当丸、大黄䗪虫丸。

（2）毒热炽盛　发热身痛，口干舌燥，头痛，大便干结，小便黄赤，局部红肿，灼热压痛，舌苔黄，脉弦数。

治则：清热解毒。

方药：黄连解毒汤或清营汤加减。

（3）肝肾亏虚　头晕目眩，耳鸣，腰膝酸软，肢体无力，步履艰难，遗精阳痿或月经不调，舌红少苔，脉细数。

治则：补益肝肾。

方药：调元肾气丸，或六味地黄丸加补中益气汤。

（4）气血不足　久病体虚，精气耗伤，心慌气短，腰酸腿软，面色苍白，头晕目眩，舌淡少苔，脉沉细。

治则：补益气血。

方药：当归鸡血藤汤、补益消癌汤加减。

（5）癥瘕积聚　肿块坚硬难化，疼痛不适，纳差腹胀，舌暗苔腻，脉滑。

治则：消癥祛瘕，软坚散结。

方药：消癌片、抗癌止痉散加减。脊椎肿瘤并发下肢瘫痪者，可用神农丸。

2. 化学治疗　是利用化学药物抑制或杀伤肿瘤细胞，以达到治疗目的。这种疗法近年逐渐上升到重要地位，其有效作用在于杀伤实体瘤，同时也能控制亚临床病灶。抗癌药物种类很多，现仅介绍常用于骨肿瘤的几种药物。

（1）烷化剂　是具有两个或两个以上活性基团的化合物，可以和瘤细胞内蛋白质的氨基、巯基、羟基及核酸中的磷酸键结合，从而影响细胞的糖酵解和呼吸，导致癌细胞死亡。属细胞周期非特异性药物，对 G_0 期细胞敏感。常用的药物有盐酸氮芥（HN_2）、环磷酰胺（CTX）、塞替派（TSPA）、洛莫司汀（CCNU）、甲环亚硝脲（Me－CCNU）等。

（2）抗代谢药　抗代谢类药物在化学结构上很像肿瘤代谢物质，会阻碍肿瘤细胞的正常代谢，抑制肿瘤生长，促使消失。此类药物的缺点是需要达到中毒剂量，所以正常细胞也要同样受害。其中以抗叶酸代谢的甲氨蝶呤（MTX）为主，且以大剂量为好。在超高剂量冲击后，必须补给甲酰四氢叶酸解毒，使遭到危害的正常细胞生存能力得以恢复。给药前一日和当日需输液，碱化尿液，维持尿量在每日 300ml 左右。

（3）抗肿瘤的抗生素　其主要作用是嵌入 DNA 的双螺旋内，并与 DNA 结合，可使 DNA 模板发生变化，抑制 DNA 复制及转录有关聚合酶和 DNA 依存性的 RNA 聚合酶，阻碍 DNA 和 RNA 的合成，导致细胞死亡。不同的抗生素在细胞的不同周期发生作用，故应在相应的细胞周期内使用。常用的有阿霉素、丝裂霉素 C、争光霉素、放线霉素等。

（4）生物碱　常用的长春新碱是周期特异性药物，能抑制细胞分裂时的纺锤体形成，中止有丝分裂，从而消灭瘤细胞。

（5）杂类　包括顺铂（CDDP）、干扰素、丙亚胺等。

化疗方案多为联合用药，有协同作用的药物合用后效果更好。化疗中毒症状有骨髓抑制。必须定期检查血常规，凡白细胞低于 3×10^9/L、血小板低于 5×10^9/L 时应停药；胃肠功能紊乱、肝肾功能损害者，一方面定期检查，一方面配合中药治疗，常可收到良好效果。

3. 免疫治疗　免疫学是近 20 年才发展起来的一门新的学科，它的涉及面极为广泛，内容丰富。免疫疗法就是应用免疫学的方法，使机体产生免疫反应，用以制止癌瘤的生长。动物实验证明，免疫反应可以消除瘤细胞的小病灶，因此手术后残留的少量瘤细胞，可以通过免疫疗法来杀灭，而延长病人生命。

中医的扶正固本，主要是调动机体内部积极因素，提高人体自卫能力。从免疫角度看，与提高机体的免疫能力有相同的意义。有些能治疗肿瘤的中药，其药理作用与提高机体免疫力有关。如人参、灵芝能提高淋巴细胞和白细胞数量；仙灵脾能增加胸腺依赖细胞（T 细胞）的数量；白花蛇舌草、夏枯草、山豆根、杨梅根、鱼腥草、金银花、黄芩、黄连、大黄、牡丹皮有刺激网状内皮系统增生，增强吞噬的作用；人参、蝮蛇能促进抗体生成；仙灵脾、黄芪、洋金花、夏枯草、山豆根、麻黄、牡丹皮、秦艽、防己、枳壳、枳实、牛膝等有抗过敏反应、抗过敏介质、抗组胺和抗乙酰胆碱的作用；洋金花可使溶瘤细胞酶增加。当肿瘤病人感染某种病毒时，可产生干扰素，干扰致癌病毒或癌变细胞的生长。从而看出中药治疗肿瘤，还有广阔的发展前景。

4. 放射治疗　利用放射线或放射性同位素对肿瘤的直接杀伤作用以达到治疗目的。这是目前治疗恶性肿瘤的一个重要方法，而且已成为一种专门技术和专门学科，此不赘述，仅就放疗适用于骨肿瘤的一些问题简介如下。

（1）适应证　良性肿瘤中的血管瘤、动脉瘤样骨囊肿，恶性肿瘤中的尤文肉瘤、恶性淋巴瘤、骨髓瘤等。因放疗后几年或十余年后局部有恶变可能，故除多发或手术困难部位的肿瘤外，一般不采用放疗。

（2）辅助性放疗　有些肿瘤手术不够彻底，如脊椎、骨盆部位的肿瘤，术前、术后皆可放疗，以减少复发。有些恶性肿瘤，放疗与化疗并用，常可收到良好效果，如骨髓瘤、恶性淋巴瘤等。

（3）姑息性放疗　对于某些发展快、症状严重的肿瘤，放疗可暂时缓解症状。

（4）禁忌证　如良性骨来源的肿瘤和软骨来源的肿瘤，因放疗可促进恶变。

（三）手术治疗

1. 刮除术 主要适用于一些良性骨肿瘤及瘤样病变，术中遗留的空腔可予以植骨。此种手术简单，破坏正常组织少，术后功能好。但因手术是在肿瘤中进行，不彻底，易复发。

2. 切除术 适用于良性和生长缓慢、低度恶性的骨肿瘤。要求骨膜外暴露，在肿瘤周围或正常骨质内切除，遗留残缺可植骨。

3. 截除术 适用于低度恶性及早期诊断的恶性骨肿瘤。要求截除连同肿瘤的一段骨骼，应在正常组织内进行手术。截除缺损区有的不必处理。需要恢复骨连续性者，可用异体、假体或采用灭活再植术等法。

4. 截肢及关节离断术 对高度恶性肿瘤、复发的恶性骨肿瘤，不能施行截除术保留肢体者，应考虑牺牲肢体，以防止肿瘤扩散、转移，挽救病人生命。此类手术给病人造成的损害严重，所以决定手术之前，必须经过周密研究，充分讨论。

近年来，采用手术加中医中药，或手术加化疗、放疗、免疫治疗等综合治疗恶性骨肉瘤，可以延长病人生命，有的甚至可以治愈。

采用手术治疗应按外科分期来选择手术界限和方法（表 10－3、4），尽量达到既切除肿瘤，又保全肢体。

表 10－3　良性骨肿瘤的治疗依据

分期	分级	部位	转移	治疗要求
1	G_0	T_0	M_0	囊内手术
2	G_0	T_1	M_0	边缘或囊内手术加有效辅助治疗
3	G_0	T_2	M_0	广泛或边缘手术加有效辅助治疗

表 10－4　恶性骨肿瘤的治疗依据

分期	分级	部位	转移	治疗要求
I_A	G_1	T_1	M_0	广泛手术：广泛局部切除
I_B	G_1	T_2	M_0	广泛手术：截肢
II_A	G_2	T_1	M_0	根治性整块切除加其他治疗
II_B	G_2	T_2	M_0	根治性截肢加其他治疗
III_A	$G_{1\sim2}$	T_1	M_1	肺转移灶切除，根治性切除或姑息手术加其他治疗
III_B	$G_{1\sim2}$	T_2	M_1	肺转移灶切除，根治性解脱或姑息手术加其他治疗

确定手术类型后，可制定手术方法（表 10－5）。

表 10－5　　不同类型手术的手术范围

类型	切除范围	镜下所见达到要求	治疗要求	
			保肢	截肢
囊内手术	在病损内	肿瘤限于边缘	囊内切除	囊内切除
边缘手术	在反应区内－囊外	反应组织 ± 微卫星肿瘤	边缘整块切除	边缘截肢
广泛手术	超越反应区，经正常组织	正常组织 ±“跳跃病损”	广泛整块切除	广泛经骨截肢
根治手术	正常组织－间室外	正常组织	根治整块切除	根治解脱

【预防与调护】

1. 由于肿瘤的真正发病原因不明，所以预防是很困难的。

2. 有些肿瘤与外伤未及时处理或处理不当有关，所以应避免外伤，遇外伤后要及时正确处理。

3. 无论良性或恶性骨肿瘤，均宜早期诊断，早期治疗。有些良性骨肿瘤，有发生恶变的可能，早期诊治就更加重要。

4. 对并发病理性骨折的患者要及时用石膏外固定，既可避免加重外伤，又可减轻疼痛，争取修复。

5. 恶性骨肿瘤晚期出现恶病质者，全身情况很差，应注意饮食调养，清洁卫生。对久病卧床不起者，应防止发生褥疮。

6. 对使用吗啡类、哌替啶等止痛剂的患者，应避免药物成瘾，可与其他止痛药交替使用。

【临证要点】

1. 在骨肿瘤诊断方面，要坚持临床表现、影像学和病理检查三结合原则，必须做出良性肿瘤与恶性肿瘤的鉴别诊断。

2. 对于良性骨肿瘤，主要是采取手术治疗，不能幻想哪一种药物能治愈。

3. 对容易恶变的良性骨肿瘤，应严密观察，早期治疗。对于病程较长，且症状突然加重，生长突然加快者，应高度警惕，早期截除，防止恶变，以免造成严重后果。

4. 对恶性骨肿瘤，应根据具体肿瘤采取手术、新辅助化疗、放疗、中医药治疗、免疫治疗等综合治疗方法，以提高 5 年生存率。手术方法可按外科分期进行选择。

5. 放射治疗不但可以使正常骨发生肉瘤，而且可以使良性骨肿瘤和瘤样病变发生恶变，因此使用放疗时必须慎重，在治疗过程中要尽量避免或减少其副作用。

第二节 各 论

骨 瘤

骨瘤是一种成骨性良性肿瘤。多因骨膜性成骨异常，致密骨小梁结构过度增殖所形成，并随人的发育而逐渐生长，当人体生长成熟后，大部分肿瘤亦停止生长。多发生在25岁以前，性别无明显差异。多数肿瘤好发于颅骨和下颌骨，有的可长入鼻窦、鼻旁窦内。生长于长骨的骨瘤应与骨软骨瘤、外伤性血肿鉴别。

【诊断与鉴别诊断】

（一）诊断要点

1. 症状 常见颅骨表面有体积小的块物，多数无症状。体积大者，可使头面部不对称。若向颅内生长，可构成占位性病变，产生头痛，甚至引起病灶性癫痫。生于眼眶，可见眼球突出、视力改变、失明。生于鼻窦内，引起鼻塞、鼻窦炎。个别病例可因窦壁蚀损而与颅底硬膜外腔相通。

2. 体征 可扪及硬如坚石的小丘样突起。无压痛，与头皮无粘连。发生于眼眶或鼻窦内者，则出现相应体征。

（二）实验室及其他检查

1. X 线检查 骨皮质外或骨窦内突起致密骨阴影，边缘整齐。发生在长骨者，多位于干骺端，从一侧皮质向外呈丘状突起的均匀致密骨阴影，边缘整齐，无骨膜反应。

2. 病理检查 大体为致密骨块，为正常骨小梁结构，排列不均。镜下见新生骨组织构成的瘤体以成骨纤维组织为主，有少量血管、脂肪等。

（三）鉴别诊断

1. 血管瘤 颅面部骨血管瘤多发生于青少年，表现为生长缓慢的骨性肿块，在 X 线片上除骨质破坏外，可见垂直状骨针。

2. 骨肉瘤 症状明显，生长很快，短期内产生巨大肿块，X 线片可见广泛骨质破坏和不规则骨化或钙化阴影。

3. 骨质增生 颅骨因外伤或其他原因产生骨膜下血肿，血肿吸收后钙化骨化，形成局限性骨质增生，要注意与骨瘤鉴别。

【治疗】

无症状而又不继续生长的骨瘤可不作处理。如肿瘤生长快，且较大或引起压迫症状，可行手术切除。术后少有复发。

骨样骨瘤

骨样骨瘤是一种生长缓慢的孤立性、小圆形或卵圆形，以痛为主的良性肿瘤。青少年男性多见，好发年龄为15～25岁。可发生于任何部位的骨骼，常发生于下肢长骨，股骨与胫骨的发病率较高，少见于脊柱及附件。

【诊断与鉴别诊断】

（一）诊断要点

疼痛是主要症状，呈进行性加重，可影响睡眠，多数病人服阿司匹林可缓解，并以此作为诊断依据，个别病例无效。疼痛可呈放射性。若肿瘤位于软组织少的表浅部，局部可出现肿块、水肿，甚至温度增高，局部压痛明显、有肥厚感。发生于下肢者可引起肌萎缩、跛行。在关节附近者，可发生滑膜炎，影响关节运动。在脊柱者除局部疼痛、压痛外，可合并肢体不同程度的感觉及运动功能障碍，或产生神经根痛，合并脊柱侧弯。

（二）实验室及其他检查

1. X线检查 皮质骨内的骨样骨瘤，肿瘤为一圆形或卵圆形的病变，边界清楚，中央透明，被硬化骨质包围，直径1～2cm，称为“瘤巢”，中央可见小死骨，周围可出现葱皮样骨膜反应。位于松质骨者，也有小透明区，呈边界清楚的卵圆形或圆形，界限清楚，中央骨质疏松，唯周围有少许致密阴影。

2. 病理检查 “瘤巢”呈红灰色，质软，周围为硬化骨，由骨样组织成熟的骨小梁组成。骨小梁边缘有成骨组织包绕，中央区骨小梁钙化。在骨小梁之间为血管丰富的结缔组织，可见多核巨细胞。

（三）鉴别诊断

在临床上需同坐骨神经痛区别。X线表现需同骨髓炎区别。体征上类似成骨细胞瘤。

【治疗】

从瘤巢周围反应骨开始彻底切除，切除“瘤巢”即愈。多发性“瘤巢”而未能切除者必复发，常需再手术。偶有自愈者。位于脊柱等部位、手术困难者，可于刮除术后辅以放射治疗。

骨软骨瘤

骨软骨瘤又称外生骨疣，是一种常见的良性骨肿瘤。发病率较高，约占骨肿瘤的50%。其结构由骨组织和软骨帽构成。骨组织由表面生长软骨帽骨化而成，有单发和多发两种，多发者较多见。多发者常对称性地发作于膝关节和踝关节附近并有遗传性，故又称遗传性多发性外生骨疣。骨软骨瘤随人体发育而生长，当骨骺线闭合时，肿瘤生长就停止。

多发生于20岁以下青少年，10岁左右居多，男性多于女性。多见于长骨的干骺端，如股骨下端、胫骨上端和肱骨上端。

【诊断与鉴别诊断】

（一）诊断要点

分单发和多发两型，多发者可有家族史。肿瘤可遍及全身，但仍以膝关节附近最多。症状以生长缓慢的局部肿块为主，突出于皮肤表面，骨性硬度，不移动，常无自觉症状，或有轻微酸痛。当肿瘤大，压迫神经、血管时才出现疼痛。位于脊椎者可以压迫神经根引起放射性痛，甚而压迫脊髓而致截瘫。位于骨盆者，可压迫直肠、膀胱而出现相应症状。肿瘤发展缓慢。多发型者常合并骨骼发育障碍而出现肢体畸形。

（二）实验室及其他检查

1. X线检查 位于长骨者，在干骺端一侧皮质向软组织内伸出骨性突起，形如菜花，基部呈蒂状与骨干皮质相连，边缘区呈波纹有钙化影。当软骨帽钙化增多，基底部骨质破坏或停止生长后又增大者，提示恶变。

2. 病理检查 大体呈菜花样骨块，外周为软骨层，儿童较厚，成人较薄。软骨层外还有一层软骨膜遮盖，剖面中心为骨质。镜下见成熟骨小梁和软骨组织。软骨细胞排列似骨骺，幼稚细胞在表层，成熟细胞在深层，最后成骨。

（三）鉴别诊断

复发者应与干骺连续症区别。单发则应与皮质旁骨瘤、骨旁骨肉瘤等相鉴别。

【治疗】

对无症状、体积小者，可不治疗。若肿瘤增大，影响活动，或压迫神经、血管，肿瘤发生骨折时，应手术切除。手术应从正常骨组织的范围开始彻底切除。若在肋骨、腓骨、肩胛下缘等处，可作节段切除。发生于椎体及附件并有增大倾向者，应尽量早期切除，以防止压迫脊髓。恶变者应尽早切除。在手术时将骨软骨瘤的纤维包膜与肿瘤一并切除，基底部应凿平，与骨表面一致。

骨肉瘤

骨肉瘤是原发于骨组织的最常见的恶性肿瘤，具有发展快、转移早、预后差的特点。恶性肿瘤细胞能直接产生肿瘤性骨样组织和骨组织，故最初尤文(Ewing)把它称为成骨肉瘤，也有人称之为“生骨肉瘤”。好发于10～25岁的青少年，男性多于女性。好发部位是股骨下端和胫骨上端，约占70%以上。其次是肱骨上端，其他部位如脊柱、肋骨、髂骨、骶骨等也可发生。

【诊断与鉴别诊断】

（一）诊断要点

1. 局部症状　主要症状是局部疼痛、肿胀、功能障碍。以疼痛最常见，多为持续性，日渐加剧，夜间尤重，压痛明显，一般止痛药物很难奏效。若肿瘤靠近关节，常引起关节疼痛，功能障碍，肌肉萎缩。若肿瘤发生在髂骨，可引起坐骨神经痛。

肿块、肿胀发展迅速，质硬，与深部组织粘连固定。肿瘤表面皮温高，皮色暗红，静脉怒张，偶可摸到颤动，并听到血管杂音。溶骨性骨肉瘤因侵蚀皮质骨而发生病理骨折。

2. 全身症状　早期病人无全身症状，晚期常见低热、贫血、乏力、消瘦。最后可出现恶病质。

3. 转移灶症状　骨肉瘤容易发生转移，以肺转移最常见，且转移早，作出诊断时，80%以上已发生肺转移，淋巴转移较少。肺转移者，可出现咳嗽、咯血、胸痛等症。淋巴转移者，腹股沟和腋窝淋巴结肿大。

（二）实验室及其他检查

1. 实验室检查 常见血红蛋白低，血沉增快，血清碱性磷酸酶增高。截肢后碱性磷酸酶恢复正常，复发、转移者又增高。

2. X线检查 肿瘤的类型不同，X线表现亦不同。

（1）溶骨型 病变多偏于干骺端一侧髓腔内，以骨质破坏为主，很少有新骨形成，在髓腔内可见不规则斑片状破坏，边缘不清晰。骨皮质在早期就有虫蚀样破坏，或明显广泛破坏甚至完全消失。骨膜反应较少。在干骺端附近的骨肿瘤突出于骨外，肿瘤部位与正常骨干间常可见到三角形骨膜反应阴影，即所谓Codman三角。

（2）硬化型 在干骺端髓腔内呈斑片状骨质广泛硬化，为新骨形成所致，明显者呈大片密度增高如象牙骨样，骨皮质破坏不明显，而骨膜反应明显，呈放射状或骨针样影，软组织内肿块有程度不等的新骨形成。

（3）混合型 在干骺端髓腔内有不同程度破坏或硬化，但以硬化为主。破坏区可见散在性边缘不清晰斑片状透明阴影，其周围有硬化现象，故皮质破坏多偏向一侧，附近有明显骨膜反应，软组织肿块内亦有新骨形成。

3. 核素骨显像 可显示肿瘤范围和浓聚区形状、大小，供手术参考。此外尚可发现"跳跃"病灶。

4. 病理检查 大体观：肿瘤多侵蚀皮质骨而进入软组织内。局部充血，肿瘤质硬或有沙砾感。截面呈鱼肉状，成骨型者为黄白色，质硬；成软骨型者为灰蓝色，发亮，质韧硬；成纤维型者为暗红或灰黄色，质软，当中掺杂出血区、坏死区。镜检：可见不规则多角或梭形瘤细胞，核大，深染，有分裂象和巨核性等。细胞间有骨样组织形成。成骨型者以瘤骨为主；成软骨型者有较多瘤软骨成分；成纤维型者以瘤细胞为主，骨样组织较少，常有多核巨细胞积聚。

（三）鉴别诊断

早期需要与骨膜炎、骨髓炎、疲劳骨折区别。溶骨型，特别是一侧骨皮质变薄有膨胀时，需要与动脉瘤样骨囊肿区别；成软骨型，需要与软骨肉瘤鉴别；成纤维型，需要与纤维肉瘤或恶性骨巨细胞瘤鉴别，此时碱性磷酸酶染色有诊断意义，骨肉瘤呈阳性，后两种呈阴性。

【治疗】

（一）治疗原则

采取早期综合治疗。

（二）非手术治疗

1. 术前术后使用中医辨证治疗，术后用药半年。

2. 术前术后大量化疗。根据病理检查结果，若90%以上瘤细胞坏死，可继续进行。若60%以下瘤细胞坏死，则改用其他药物。若坏死在60%～90%之间，则以多种药物合用为妥。术后化疗时间为6～9个月或更长。

3. 放疗对骨肉瘤不敏感，有的学者反对应用放疗。近年有人使用快速中子照射，取得较好疗效，剂量可达1300～1500rad（拉德），经照射后，有希望保存肢体。

4. 免疫疗法近年来有较大的发展，但其功效尚待进一步研究。

（三）手术治疗

手术截肢或关节离断是治疗骨肉瘤的首选方法，一旦确诊后，应立即采取果断措施，争取早期手术，以便取得较好疗效。由于骨肉瘤很少在截肢端复发，目前多不强调高位截肢，如胫骨远端肿瘤自小腿，胫骨近端肿瘤自大腿下端，股骨近端肿瘤自髂关节离断或行半骨盆切除，股骨远端肿瘤自大腿根部截肢。手术前、后可配合大剂量化疗或放疗，以提高疗效。

（四）化学药物治疗

化疗对骨肉瘤有一定的疗效。对原发肿瘤需进行截肢术，对手术时肺内已存在而临床上尚未发现的微小转移灶宜做化疗。目前常用化疗药物有三嗪唑胺、阿霉素、环磷酰胺、长春新碱、左旋溶肉瘤素及甲氨蝶呤等。具体见详细化疗方案。

软骨肉瘤

软骨肉瘤是发生于软骨细胞的恶性肿瘤。分为原发性和继发性两类，原发性软骨肉瘤是在骨内一开始发生时就已是恶性，而继发性软骨肉瘤是由久已存在的良性软骨性瘤灶转变而来。按肿瘤发生部位分为中央型和周围型，前者起自髓腔，破坏穿破骨皮质向软组织扩散；后者起自骨膜，侵袭骨皮质和软组织。

本病发病率约占原发性恶性骨肿瘤的10%左右，中央型多于周围型，性别无明显差异。好发年龄为30岁以上成年人，20岁以下者极少见。全身任何软骨内化骨的骨骼均可发病，好发于长骨近端，其次为髂骨。

【诊断与鉴别诊断】

（一）诊断要点

症状因病变部位而异，原发者病程短而症状重，继发者病程长而症状轻，预后较好。

1. 中央型 局部疼痛是主要症状，发病缓慢，开始为隐痛，以后逐渐加重。若病灶靠近关节，可伴有不同程度的功能障碍。当患骨有扩张或穿破后，局部可摸到肿块，肿块坚硬，表面皮肤无改变，皮温不高。

2. 周围型 以肿块为主要表现，疼痛轻，在软组织内形成肿块，与骨紧密相连。

3. 位于骨盆的软骨肉瘤 可导致脏器受压而出现相应临床症状。

（二）实验室及其他检查

1. X线检查 根据不同病理变化有很大差异。①原发性中央型的软骨肉瘤，可见髓腔扩大，骨皮质破坏，骨膜反应及新生骨形成，出现Codman三角。病程短、发病迅速者，可见骨质明显破坏，并有软组织阴影，可有钙化。②干骺端的肿瘤，可破坏松质骨，发生囊性变，囊性破坏区内可见散在的钙化斑点或絮状斑片。③周围型者，以软组织阴影为主，骨质外层呈凹陷缺损，边缘不齐，可侵犯髓腔，也可见钙化影。④继发性软骨肉瘤，多有良性肿瘤的典型X线表现，在良性病变的基础上，可见溶骨性破坏，不规则的骨膜反应，明显的软组织阴影或广泛而不规则的钙化。

2. 病理检查

（1）大体观 中央型者骨肥厚，皮质膨胀，髓腔内可见鱼肉样变组织，其间夹杂透明软骨、黏液变和钙化区，肿瘤组织向附近软组织生长时，可见软组织肿块，表面凹凸不平。周围型者除有骨缺损外，肿瘤本身与上述相同。

（2）镜下观 镜下显示的组织学图像差异很大，分化良好的肿瘤细胞，细胞核较小，形态较规则，细胞排列疏松，与良性软骨瘤相似；分化不良者，软骨细胞大小、形态极不一致，肿瘤细胞密集，细胞间质较少，细胞核肥大而奇特，核分裂明显。在同一肿瘤内可出现分化程度不同的组织图像。若只看到其中一种图像，极易误诊，故应多处取样，多做切片，并参考X线和临床表现，方能明确诊断。

（三）鉴别诊断

1. 软骨瘤 是以透明软骨为主要病变的良性肿瘤。生长缓慢，好发于短管状骨，成人多见，一般无明显症状，摄X线片偶尔发现。病理性骨折是本病最早体征。

2. 骨软骨瘤 是最常见的良性肿瘤之一。多发生于幼儿和少年。生长缓慢，肿瘤的生长与发育有关，当骨骺融合时，肿瘤停止生长。好发于四肢长管状骨干骺端，尤以股骨下端和胫骨上端最为多见。除局部骨性隆起外，一般无症状。

3. 骨肉瘤 是原发于骨组织的最常见的恶性肿瘤，具有发展快、转移早、预后差的特点。多发生于10～25岁的青少年，好发于长管状骨干骺端、股骨下端和胫骨上端；以局部肿胀、肿块、剧烈疼痛、压痛、肢体活动受限、静脉充盈、皮温升高、血碱性磷酸酶升高为主要表现。

【治疗】

1. 原发性软骨肉瘤宜早期截肢或行截除重建术，根据肿瘤发生部位和生物行为选择截肢术、关节离断术、半骨盆切除术、肩胛胸壁间离断术等。

2. 继发性软骨肉瘤的恶性程度较低，转移较少，可根据情况选用保留肢体的瘤段切除或局部作广泛切除加植骨手术。

3. 对不能施行手术部位的软骨肉瘤可试行放射治疗，以减轻疼痛，控制肿瘤生长。同位素锶可能有抑制肿瘤生长的作用。

4. 转移性肿瘤病灶以姑息疗法为主。

骨纤维肉瘤

骨纤维肉瘤是发生于髓腔或骨膜的纤维组织的恶性骨肿瘤。始于髓腔者多，称为中央型；始于骨膜者少，称为周围型。发生于正常骨者称原发性，临床上多见。有30%的病人继发于骨病，如畸形性骨炎、骨纤维异样增殖症、动脉瘤样骨囊肿、慢性骨髓炎、复发的骨巨细胞瘤等。

【诊断与鉴别诊断】

（一）诊断要点

除手、足骨外，任何骨都可能发生纤维肉瘤，其中以股骨和胫骨较多。干骺端为好发部位，但也可发生于骨干。20～50岁成人多见，女性多于男性。病程较长，发展慢，疼痛轻，通常诊治较晚，甚至以病理性骨折或肺转移为就诊体征。全身可出现贫血、消瘦。预后较骨肉瘤好，但不如软骨肉瘤。

（二）实验室及其他检查

1. X线检查 中央型者易累及长骨干骺部，尤其是膝部诸骨。呈单个囊状破坏区，边缘不整齐，外围骨质硬化、致密，多数无骨膜反应。肿瘤在髓腔内弥漫性生长者，可出现类似尤文肉瘤的斑纹状透亮区。

周围型者易累及长骨但不限于干骺部，也可在其他部位发病。可见较大的软组织肿块阴影，骨皮质破坏常局限于一侧，若已侵入髓腔，可出现虫蚀样或不规则的囊性骨缺损。

2. 病理检查 肉眼观察，肿瘤有一假纤维包囊。骨纤维肉瘤以不产生任何瘤软骨或肿瘤骨为其特征。大体呈灰白色致密鱼肉样组织块，当中有出血或坏死区。

镜下见核大而不整齐的梭形细胞，数目可多达2~4个，胞浆少，胞膜不清。有核分裂，染色深，排列呈栅栏状，其间有胶原纤维。

（三）鉴别诊断

1. 溶骨型骨肉瘤 以溶骨破坏为主，肿瘤内无钙化点，且多伴有巨大的软组织包块。

2. 滑膜肉瘤 骨膜反应较轻微或缺如，软组织肿块与关节密切毗邻可资鉴别。

3. 骨巨细胞瘤 多于骨端呈膨胀性溶骨性破坏，可穿破骨皮质，骨壳消失，但其破坏程度与病理分级有时不成正比，故可通过病理予以区别。

【治疗】

多采用手术疗法。对肿瘤比较局限、侵犯软组织较少、分化较好的纤维肉瘤可采用彻底切除术和植骨术，疗效较好。对分化不良或广泛浸润者，采用截肢术或关节离断术。术后配合中药、化疗等。

附录　骨伤科常用方剂

二　画

二妙散(丸)(《丹溪心法》)

[组成]苍术(米泔水浸)180g　黄柏(酒炒)180g

[功效与适应证]清热化湿。用于湿疮、臁疮等,肌肤鲜红,作痒出水,属于湿热内盛者。

[制用法]研为细末,水煮面糊为丸,如梧桐子大。每日9g,淡盐汤送下。

十全大补汤(《医学发明》)

[组成]党参10g　白术12g　茯苓12g　炙甘草5g　当归10g　川芎6g　熟地黄12g　白芍12g　黄芪10g　肉桂(焗冲服)0.6g

[功效与适应证]补气补血。治损伤后期气血衰弱,溃疡脓清稀,自汗、盗汗,萎黄消瘦,不思饮食,倦怠气短等症。

[制用法]水煎服,日1剂。

七三丹(《医宗金鉴》)

[组成]熟石膏7份　升丹3份

[功效与适应证]提脓拔毒去腐。用于创伤感染伤口,流脓未尽,腐肉未清。

[制用法]共研细末,掺于创面,或制成药条,插入疮中。

七厘散(伤科七厘散)(《良方集腋》)

[组成]血竭80g　麝香0.36g　冰片0.86g　乳香4.5g　没药4.5g　红花4.5g　朱砂3.6g　儿茶7.2g

[功效与适应证]活血散瘀,定痛止血。治跌打损伤,瘀滞作痛,筋伤骨折,创伤出血。

[制用法]共研极细末,每服0.2g,日服1～2次,米酒调服或酒调敷患处。

人参养荣汤(《太平惠民和剂局方》)

[组成]党参10g　白术10g　炙黄芪10g　炙甘草10g　陈皮10g　肉桂心

1g　当归 10g　熟地黄 7g　五味子 7g　茯苓 7g　远志 5g　白芍 10g　大枣 10g　生姜 10g

［功效与适应证］补益气血，养心宁神。治气血虚弱，阴疽溃后，久不收敛，症见面色萎黄、心悸、健忘、失眠或虚损劳热者。

［制用法］作汤剂，则水煎服，其中肉桂心焗冲服，日 1 剂。亦可以作丸剂，按以上药量比例，共研细末，其中姜枣煎浓汁，为丸如绿豆大，每服 10g，日 2 次。

八二丹（《医宗金鉴》）

［组成］熟石膏 8 份　升丹 2 份

［功效与适应证］提脓祛腐。治各种溃疡流脓未尽者。

［制用法］共研细末，掺于创面，或制药条，插入疮中，外再盖上软膏，每 1 ~ 2 日换一次。用凡士林制成软膏外敷亦可。

八仙逍遥汤（《医宗金鉴》）

［组成］防风 8g　荆芥 3g　川芎 8g　甘草 8g　当归 6g　苍术 10g　牡丹皮 10g　川椒 10g　苦参 15g　黄柏 6g

［功效与适应证］祛风散瘀，活血通络。治软组织损伤之后瘀肿疼痛，或风寒湿邪侵注，筋骨疼痛。

［制用法］煎水熏洗患处。

八宝丹（《疡医大全》）

［组成］珍珠 3g　牛黄 1.5g　象皮 4.5g　琥珀 4.5g　龙骨 4.5g　轻粉 4.5g　冰片 0.9g　炒甘石 9g

［功效与适应证］生肌收口。用于溃疡脓水将尽者，阴证、阳证都可用。

［制用法］研极细末，掺于患处。

八珍汤（《正体类要》）

［组成］党参 10g　白术 10g　茯苓 10g　炙甘草 5g　川芎 6g　当归 10g　熟地黄 10g　白芍 10g　生姜 8 片　大枣 2 枚

［功效与适应证］补益气血。治损伤中、后期气血俱虚，创面脓汁清稀，久不收敛者。

［制用法］清水煎服，日 1 剂。

九一丹（《医宗金鉴》）

［组成］熟石膏 9 份　升丹 1 份

［功效与适应证］提脓祛腐。治各种溃疡流脓未尽者。

［制用法］共研细末，掺于创面，或制药条，插入疮中，外再盖上软膏，每 1 ~ 2 日换一次。用凡士林制成软膏外敷亦可。

三　画

三棱和伤汤(《中医伤科学讲义》经验方)

［组成］三棱　莪术　青皮　陈皮　白术　枳壳　当归　白芍　党参　乳香　没药　甘草

［功效与适应证］活血祛瘀,行气止痛。治胸胁陈伤隐隐作痛。

［制用法］根据病情需要决定各药量,水煎服,日1剂。

三痹汤(《妇人良方》)

［组成］独活6g　秦艽12g　防风6g　细辛8g　川芎6g　当归12g　生地黄15g　芍药10g　茯苓12g　肉桂(焗冲服)1g　杜仲12g　牛膝6g　党参12g　甘草3g　黄芪12g　续断12g

［功效与适应证］补肝肾,祛风湿。治气血凝滞,手足拘挛,筋骨萎软,风湿痹痛等。

［制用法］水煎服,日1剂。

下肢损伤洗方(《中医伤科学讲义》经验方)

［组成］伸筋草15g　透骨草15g　五加皮12g　三棱12g　莪术12g　秦艽12g　海桐皮12g　牛膝10g　木瓜10g　红花10g　苏木10g

［功效与适应证］活血舒筋。治下肢损伤挛痛者。

［制用法］水煎熏洗患肢。

大成汤(《仙授理伤续断秘方》)

［组成］大黄20g　芒硝(冲服)10g　当归10g　木通10g　枳壳20g　厚朴10g　苏木10g　川红花10g　陈皮10g　甘草10g

［功效与适应证］攻下逐瘀。治跌仆损伤后,骨折筋断,瘀血内留,昏睡,大便秘结者,或腰椎损伤后伴发肠麻痹,腹胀。

［制用法］水煎服,药后得下即停。

大防风汤(《外科正宗》)

［组成］党参10g　防风6g　白术6g　附子5g　当归6g　白芍10g　川芎5g　杜仲6g　黄芪6g　羌活6g　牛膝6g　甘草5g　熟地黄12g　生姜3片

［功效与适应证］温经通络,祛风化湿,补益气血。治附骨疽、流痰,病变局部皮色不变,漫肿酸痛者,或腰椎损伤后期。

［制用法］水煎服,日1剂,日服3次。

大补阴丸(《丹溪心法》)

［组成］黄柏120g　知母120g　熟地黄180g　龟甲180g

［功效与适应证］养阴清热。适用于流痰所致肝肾阴虚者。

[制用法] 研细末,猪脊髓蒸熟,炼蜜为丸,每服 9g,日服 2 次。

大活络丹(丸)(《兰台轨范》引《圣济总录》)

[组成] 白花蛇 100g　乌梢蛇 100g　威灵仙 100g　两头尖 100g　草乌 100g　天麻 100g　全蝎 100g　何首乌 100g　龟板 100g　麻黄 100g　贯仲 100g　炙甘草 100g　羌活 100g　肉桂 100g　藿香 100g　乌药 100g　黄连 100g　熟地黄 100g　大黄 100g　木香 100g　沉香 100g　细辛 50g　赤芍 50g　没药 50g　丁香 50g　乳香 50g　僵蚕 60g　天南星 50g　青皮 50g　骨碎补 50g　白豆蔻 50g　安息香 50g　黑附子 50g　黄芩 50g　茯苓 50g　香附 50g　玄参 50g　白术 50g　防风 125g　葛根 75g　虎胫骨 75g　当归 75g　血竭 25g　地龙 25g　水牛角 25g　麝香 25g　松脂 26g　牛黄 7.5g　龙脑 7.5g　人参 150g　蜜糖适量

[功效与适应证] 行气活血,通利经络。治中风瘫痪,痿痹痰厥,拘挛疼痛,跌打损伤后期筋肉挛痛。

[制用法] 研细末,炼蜜为丸。每服 3g,日服 2 次,陈酒送下。

万应宝珍膏(亦称万应膏,成药)

[组成] 荆芥　山柰　麻黄　刘寄奴　羌活　藁本　柴胡　地黄　生草乌　防风　苍术　川芎　独活　续断　威灵仙　何首乌　生川乌　赤芍　附子

[功效与适应证] 舒筋活血,解毒。用于跌打损伤,风湿痹痛,痈疽肿痛等。

[制用法] 黑膏药,加温软化,贴于患处。阳痈肿痛慎用。

万灵膏(《医宗金鉴》)

[组成] 伸筋草　透骨草　紫丁香根　当归　自然铜　没药　血竭各 80g　川芎 25g　半两钱(醋淬)1 枚　红花 30g　川牛膝　五加皮　石菖蒲　苍术各 15g　木香　秦艽　蛇床子　肉桂　附子　半夏　石斛　萆薢　鹿茸各 10g　虎胫骨 1 对　麝香 6g　麻油 5000g　黄丹 2500g

[功效与适应证] 消瘀散毒,舒筋活血,止痛接骨。治跌打损伤,骨折后期或寒湿为患,局部麻木疼痛者。

[制用法] 血竭、没药、麝香分别研细末另包,余药先用麻油微火煨浸 3 日,然后熬黑为度,去渣,加入黄丹,再熬至滴水成珠,离火,俟少时药温,将血竭、没药、麝香末放入,搅匀,制成膏药。用时烘热外贴患处。

上肢损伤洗方(《中医伤科学讲义》经验方)

[组成] 伸筋草 15g　透骨草 15g　荆芥 9g　防风 9g　红花 9g　千年健 12g　刘寄奴 9g　桂枝 12g　苏木 9g　川芎 9g　威灵仙 9g

[功效与适应证] 活血舒筋。用于上肢骨折、脱位、扭挫伤后筋络挛缩疼痛。

[制用法] 煎水熏洗患肢。

小活络丹(《太平惠民和剂局方》)

[组成] 制南星3份　制川乌3份　制草乌8份　地龙3份　乳香1份　没药1份　蜜糖适量

[功效与适应证] 温寒散结,活血通络。治跌打损伤,瘀阻经络,风寒湿侵袭经络作痛,肢体不能伸屈及麻木,日久不愈等症。

[制用法] 共为细末,炼蜜为丸,每丸重3g,每次服1丸,每日服1~2次。

四　画

云南白药(成药)

[组成](略)

[功效与适应证] 活血止血,祛瘀定痛。治损伤瘀滞肿痛,创伤出血,骨疾病疼痛等。

[制用法] 内服每次0.5g,隔4小时一次。外伤创面出血,可直接掺撒在出血处然后包扎;亦可调敷。

太乙膏(《外科正宗》)

[组成] 玄参100g　白芷100g　当归身100g　肉桂100g　赤芍100g　大黄100g　生地黄100g　土木鳖100g　阿魏15g　轻粉20g　柳枝100g　血余炭50g　东丹2000g　乳香25g　没药15g　槐枝100g　麻油2500g

[功效与适应证] 清热消肿,解毒生肌。治各种疮疡及创伤。

[制用法] 除东丹外,将余药入油煎,熬至药枯,滤去渣滓,再入东丹(一般每500g油加东丹20g)再熬,搅匀成膏。隔火炖烊,摊于纸或布料上敷贴。

五五丹(《医宗金鉴》)

[组成] 熟石膏8份　升丹2份

[功效与适应证] 提脓祛腐。治各种溃疡流脓未尽者。

[制用法] 共研细末,掺于创面,或制药条,插入疮中,外再盖上软膏,每1~2日换一次。用凡士林制成软膏外敷亦可。

五加皮汤(《医宗金鉴》)

[组成] 当归(酒洗)10g　没药10g　五加皮10g　皮硝10g　青皮10g　川椒10g　香附子10g　丁香3g　地骨皮3g　牡丹皮6g　老葱3根　麝香0.3g

[功效与适应证] 和血定痛舒筋。用于伤患后期。

[制用法] 煎水外洗(可去麝香)。

五味消毒饮(《医宗金鉴》)

[组成] 金银花15g　野菊花15g　蒲公英15g　紫花地丁15g　紫背天葵10g

［功效与适应证］清热解毒。治附骨痈初起、开放性损伤创面感染初期。

［制用法］水煎服，每日1～3剂。

乌头汤（《金匮要略》）

［组成］麻黄9g　芍药9g　黄芪9g　制川乌9g　炙甘草9g

［功效与适应证］温经通络，祛寒逐湿。用于损伤后风寒湿邪乘虚入络者。

［制用法］水煎服，每日1～3剂。

六味地黄（丸）汤（《小儿药证直诀》）

［组成］熟地黄25g　淮山药12g　茯苓10g　泽泻10g　山茱萸12g　牡丹皮10g

［功效与适应证］滋水降火。治肾水不足，腰膝酸痛，头晕目眩，咽干耳鸣，潮热盗汗，骨折后期迟缓愈合等。

［制用法］水煎服，日1剂。作丸，将药研末，制成蜜丸，每日服10g，日3次。

双柏散（膏）（《中医伤科学讲义》经验方）

［组成］侧柏叶2份　黄柏1份　大黄2份　薄荷1份　泽兰1份

［功效与适应证］活血解毒，消肿止痛。治跌打损伤早期，疮疡初起，局部红肿热痛，或局部包块形成而无溃疡者。

［制用法］共研细末，作散剂备用，用时以水、蜜糖煮热，调成厚糊状外敷患处。亦可加入少量米酒调敷，或用凡士林调煮成膏外敷。

五　画

正骨紫金丹（《医宗金鉴》）

［组成］丁香1份　木香1份　血竭1份　儿茶1份　熟大黄1份　红花1份　牡丹皮0.5份　甘草0.5份

［功效与适应证］活血祛瘀，行气止痛。治跌仆堕坠、闪挫伤之疼痛、瘀血凝聚等症。

［制用法］共研细末，炼蜜为丸。每服10g，黄酒送服。

左归丸（《景岳全书》）

［组成］熟地黄4份　淮山药2份　山茱萸2份　枸杞子2份　菟丝子2份　鹿角胶2份　龟板2份　川牛膝1.5份　蜜糖适量

［功效与适应证］补益肾阴。治损伤日久或骨疾病后，肾水不足，精髓内亏，腰膝腿软，头昏眼花，虚热，自汗盗汗等症。

［制用法］共为细末，炼蜜为丸如豆大。每服10g，每日1～2次，饭前服。

右归丸（《景岳全书》）

［组成］熟地黄4份　淮山药2份　山茱萸2份　枸杞子2份　菟丝子2份

杜仲 2 份　鹿角胶 2 份　当归 1.5 份　附子 1 份　肉桂 1 份　蜜糖适量

［功效与适应证］补益肾阳。治骨及软组织伤患后期，肝肾不足、精血虚损而致神疲气怯，或心跳不宁，或肢冷痿软无力。

［制用法］共为细末，炼蜜为小丸。每服 10g，每日 1～2 次。

四君子汤（《太平惠民和剂局方》）

［组成］党参 10g　炙甘草 6g　茯苓 12g　白术 12g

［功效与适应证］补益中气，调养脾胃。治损伤后期中气不足，脾胃虚弱，肌肉消瘦，溃疡日久未愈。

［制服法］水煎服，日 1 剂。

四物汤（《仙授理伤续断秘方》）

［组成］川芎 6g　当归 10g　白芍 12g　熟地黄 12g

［功效与适应证］养血补血。治伤患后期血虚之证。

［制用法］水煎服，日 1 剂。

归脾汤（《济生方》）

［组成］白术 10g　当归 3g　党参 3g　黄芪 10g　酸枣仁 10g　广木香 1.5g　远志 3g　炙甘草 4.5g　龙眼肉 4.5g　茯苓 10g

［功效与适应证］养心健脾，补益气血。治骨折后期气血不足，神经衰弱，慢性溃疡等。

［制用法］水煎服，日 1 剂。亦可制成丸剂服用。

生血补髓汤（《伤科补要》）

［组成］生地黄 12g　芍药 9g　川芎 6g　黄芪 9g　杜仲 9g　五加皮 9g　牛膝 9g　红花 5g　当归 9g　续断 9g

［功效与适应证］调理气血，舒筋活络。治扭挫伤及脱位骨折的中、后期，患处未愈合并有疼痛者。

［制用法］水煎服，日 1 剂。

生肌玉红膏（《伤科正宗》）

［组成］当归 5 份　白芷 1.5 份　白蜡 5 份　轻粉 1 份　甘草 3 份　紫草 0.5 份　血竭 1 份　麻油 40 份

［功效与适应证］活血祛腐，解毒镇痛，润肤生肌。治溃疡脓腐不脱，新肌难生者。

［制用法］先将当归、白芷、紫草、甘草四味入油内浸 3 日，慢火熬至微枯，滤清，再煎滚，入血竭化尽，次入白蜡，微火化开。将膏倾入预放水中的盅内，候片刻，把研细的轻粉末放入，搅拌成膏。将膏匀涂纱布上敷贴患处。并可根据溃疡局部情况的需要，掺撒提脓、祛腐药在膏的表面上外敷，效果更佳。

生肌散(膏)(《外伤科学》经验方)

[组成] 制炉甘石50份 滴乳石30份 滑石100份 琥珀30份 朱砂10份 冰片1份

[功效与适应证] 生肌收口。治溃疡脓性分泌已经较少,期待肉芽生长者。

[制用法] 研极细末,掺创面上,外再盖膏药或油膏。亦可用凡士林适量,调煮成油膏外敷,其中冰片亦可待用时才掺撒在膏的表面外敷。

仙方活命饮(《外科发挥》)

[组成] 炮穿山甲8g 天花粉3g 甘草8g 乳香3g 白芷3g 赤芍8g 贝母3g 防风3g 没药3g 皂角刺(炒)8g 当归尾3g 陈皮10g 金银花10g

[功效与适应证] 清热解毒,消肿溃坚,活血止痛。治疗骨痈初期。

[制用法] 水煎服。

白虎加桂枝汤(《金匮要略》)

[组成] 生石膏 知母 甘草 桂枝 粳米

[功效与适应证] 清热生津,调和营卫。治阳明经证,骨节烦痛、时呕等症。

[制用法] 水煎服。

六 画

芍药甘草汤(《伤寒论》)

[组成] 芍药 甘草

[功效与适应证] 舒筋解挛。治筋脉失养,腹中挛急作痛,或手足拘急。

[制用法] 水煎服。

壮筋养血汤(《伤科补要》)

[组成] 当归9g 川芎6g 白芍9g 续断12g 红花5g 生地黄12g 牛膝9g 牡丹皮9g 杜仲6g

[功效与适应证] 活血壮筋。用于软组织损伤。

[制用法] 水煎服。

壮腰健肾汤(经验方)

[组成] 熟地黄 杜仲 山药 枸杞子 补骨脂 红花 羌活 独活 肉苁蓉 菟丝子 当归

[功效与适应证] 调肝肾,壮筋骨。治骨折及软组织损伤。

[制用法] 水煎服。

当归鸡血藤汤(经验方)

[组成] 当归15g 熟地黄15g 龙眼肉6g 白芍9g 丹参9g 鸡血藤

15g

［功效与适应证］补气补血。用于骨伤患者后期气血虚弱患者，肿瘤放疗或化疗期间有白细胞及血小板减少者。

［制用法］水煎服，日1剂。

先天大造丸（《外科正宗》）

［组成］人参　白术（土炒）　当归身　白茯苓　菟丝子　枸杞子　黄精　牛膝各60g　补骨脂（炒）　骨碎补（去毛，微炒）　巴戟肉　远志（去心）各30g　广木香　青盐各15g　丁香9g　熟地黄（酒煮，捣膏）120g　仙茅（浸去赤汁，蒸熟，去皮，捣膏）　何首乌（去皮，黑豆同煮，去豆，捣膏）　胶枣肉（捣膏）各60g　肉苁蓉（去鳞、内膜，酒浸捣膏）　紫河车（白酒煮烂捣膏）1具　以上六膏共入前药末内

［功效与适应证］大补气血。专治痈疽溃后，脓水清稀，久而不愈之虚证。

［制用法］上为细末，捣膏，炼蜜为丸，如梧桐子大，每服70丸，空心温酒送下。

血府逐瘀汤（《医林改错》）

［组成］当归10g　生地黄10g　桃仁12g　红花10g　枳壳6g　赤芍6g　柴胡8g　甘草3g　桔梗4.5g　川芎5g　牛膝10g

［功效与适应证］活血逐瘀，通络止痛。治瘀血内阻，血行不畅，经脉闭塞疼痛。

［制用法］水煎服，日1剂。

尪痹冲剂

［组成］续断　补骨脂　附片（制）　熟地黄　淫羊藿　骨碎补　独活　桂枝　赤芍　白芍　牛膝　苍术　威灵仙　知母　防风　伸筋草　麻黄　松节　穿山甲（制）　豹骨（制）

［功能与适应证］补肝肾，强筋骨，祛风湿，通筋络。用于类风湿（肝肾两虚证候）、骨性关节炎、肥大性关节炎、骨质增生。

［用法与用量］冲剂，口服。一次10～20g，一日3次。

安宫牛黄丸（《温病条辨》）

［组成］牛黄4份　郁金4份　黄连1份　黄芩4份　栀子4份　水牛角4份　雄黄4份　朱砂4份　麝香1份　冰片1份　珍珠2份　蜜糖适量

［功效与适应证］清心解毒，开窍安神。治神昏谵语，身热，狂躁，惊厥以及头部内伤晕厥。

［制用法］研极细末，炼蜜为丸，每丸8g，每服1丸，每日1～3次。

红油膏（《中医伤科学讲义》经验方）

［组成］九一丹10份　东丹1份　凡士林100份

［功效与适应证］化腐生肌。治溃疡不敛。

［制用法］先将凡士林加热至全部成液状，然后把两丹药粉调入和匀为膏，摊在敷料上敷贴患处。

七　画

羌活胜湿汤（《内外伤辨惑论》）

［组成］羌活 15g　独活 15g　藁本 15g　防风 15g　甘草 6g　川芎 10g　蔓荆子 10g

［功效与适应证］祛风除湿。治伤后风湿邪客者。

［制用法］水煎服。药渣可煎水热洗患处。

补中益气汤（《东垣十书》）

［组成］黄芪 15g　党参 12g　白术 12g　陈皮 3g　炙甘草 5g　当归 10g　升麻 5g　柴胡 5g

［功效与适应证］补中益气。治疮疡日久、元气亏损、伤后气血耗损、中气不足诸证。

［制用法］水煎服。

补阳还五汤（《医林改错》）

［组成］黄芪 30g　当归尾 6g　赤芍 4.5g　地龙 3g　川芎 3g　桃仁 3g　红花 3g

［功效与适应证］活血补气，疏通经络。治气虚而血不行的半身不遂、口眼㖞斜，以及外伤性截瘫。

［制用法］水煎服。

补肾壮阳汤（经验方）

［组成］熟地黄 15g　生麻黄 3g　白芥子 3g　炮姜 6g　杜仲 12g　狗脊 12g　肉桂 6g　菟丝子 12g　牛膝 9g　川断 9g　丝瓜络 6g

［功效与适应证］温通经络，补益肝肾。用于腰部损伤的中、后期。

［制用法］水煎服。

补肾壮筋汤（丸）（《伤科补要》）

［组成］熟地黄 12g　当归 12g　牛膝 10g　山茱萸 12g　茯苓 12g　续断 12g　杜仲 10g　白芍 10g　青皮 5g　五加皮 10g

［功效与适应证］补益肝肾，强壮筋骨。治肾气虚损、习惯性关节脱位等。

［制用法］水煎服，日 1 剂。或制成丸剂服。

补肾活血汤（《伤科大成》）

［组成］熟地黄 10g　杜仲 3g　枸杞子 3g　菟丝子 10g　当归尾 3g　没药

3g　山茱萸 3g　独活 3g　淡苁蓉 3g　破故纸 10g　红花 2g

[功效与适应证] 补肾壮筋,活血止痛。治伤患后期各种筋骨酸痛无力等症,尤以腰部伤患更宜。

[制用法] 水煎服。

补筋丸(《医宗金鉴》)

[组成] 沉香 30g　丁香 30g　川牛膝 80g　五加皮 80g　蛇床子 30g　茯苓 30g　白莲子芯 30g　肉苁蓉 30g　当归 30g　熟地黄 30g　牡丹皮 30g　木瓜 30g　人参 9g　广木香 9g

[功效与适应证] 补肾壮筋,益气养血,活络止痛。治跌仆、伤筋、青紫肿痛。

[制用法] 共为细末,炼蜜为丸,如弹子大,每丸重 9g,每次服 1 丸,用无灰酒送下。

八　画

拔毒生肌散(《武汉中药成方集》)

[组成] 冰片 30g　红升丹 72g　轻粉 72g　龙骨 72g　甘石 72g　黄丹 72g　煅石膏 600g　白蜡 15g

[功效与适应证] 拔毒生肌。用于各种分泌物较多的创面。

[用法] 各药分别为末,用茧丝筛筛过,混合后直接掺撒于创面上。

金黄散(膏)(《医宗金鉴》)

[组成] 大黄 5 份　黄柏 5 份　姜黄 5 份　白芷 5 份　制南星 1 份　陈皮 1 份　苍术 1 份　厚朴 1 份　甘草 1 份　天花粉 10 份

[功效与适应证] 清热解毒,散瘀消肿。治感染阳证,跌打肿痛。

[制用法] 共研细末,可用酒、油、花露、丝瓜叶或生葱等捣汁调敷。或用凡士林 8 份、药散 2 份调制成膏外敷。

狗皮膏(成药)

[组成] (略)

[功效与适应证] 散寒止痛,舒筋活络。治疗跌打损伤及风寒湿痹痛。

[制用法] 烘热外敷患处。

肢伤一方(《外伤科学》经验方)

[组成] 当归 12g　赤芍 12g　桃仁 10g　红花 6g　黄柏 10g　防风 10g　木通 10g　甘草 6g　生地黄 12g　乳香 5g

[功效与适应证] 行气活血,祛瘀止痛。治疗跌打损伤,瘀肿疼痛。用于四肢骨折或软组织损伤初期。

[制用法] 水煎服。

肢伤二方(《外伤科学》经验方)

[组成] 当归12g 赤芍12g 续断12g 威灵仙12g 生薏苡仁30g 桑寄生30g 骨碎补12g 五加皮12g

[功效与适应证] 祛瘀生新,舒筋活络。治跌打损伤,筋络挛痛。用于四肢损伤的中、后期。

[制用法] 水煎服。

肢伤三方(《外伤科学》经验方)

[组成] 当归12g 白芍12g 续断12g 骨碎补12g 威灵仙12g 川木瓜12g 天花粉12g 黄芪15g 熟地黄15g 自然铜10g 土鳖虫10g

[功效与适应证] 补益气血,促进骨合。治骨折后期。

[制用法] 水煎服。

定痛膏(《疡医准绳》)

[组成] 芙蓉叶4份 紫荆皮1份 独活1份 生南星1份 白芷1份

[功效与适应证] 祛风消肿止痛。治跌打损伤肿痛、疮疡初期肿痛。

[制用法] 共研细末。用姜汁、水、酒调煮热敷;或用凡士林调煮成软膏外敷。

九 画

茴香酒(《中医伤科学讲义》经验方)

[组成] 茴香15g 丁香10g 樟脑15g 红花10g 白干酒300g

[功效与适应证] 活血行气止痛。治扭挫伤肿痛。

[制用法] 把药浸泡在酒中,1周以后去渣取酒即可。外涂擦患处;亦可在施行理筋手法时配合使用。

骨科外洗一方(《外伤科学》经验方)

[组成] 宽筋藤80g 钩藤30g 金银花藤30g 王不留行30g 刘寄奴15g 防风15g 大黄15g 荆芥10g

[功效与适应证] 活血通络,舒筋止痛。治损伤后筋肉拘挛,关节功能欠佳,酸痛麻木或外感风湿作痛等。用于骨折及软组织损伤中、后期或骨科手术后已能解除外固定、作功能锻炼者。

[制用法] 煎水熏洗。

骨科外洗二方(《外伤科学》经验方)

[组成] 桂枝15g 威灵仙15g 防风15g 五加皮15g 细辛10g 荆芥10g 没药10g

[功效与适应证] 活血通络,祛风止痛。治损伤后期肢体冷痛,关节不利及风寒湿邪侵注,局部遇冷则痛增,得温稍适的痹证。

[制用法] 煎水熏洗,肢体可直接浸泡,躯干可用毛巾湿热敷擦。但注意防止水温过高引起烫伤。

复元活血汤(《医学发明》)

[组成] 柴胡 15g 天花粉 10g 当归尾 10g 红花 6g 穿山甲 10g 大黄(酒浸)30g 桃仁(酒浸)12g

[功效与适应证] 活血祛瘀,消肿止痛。治跌打损伤,血停积于胁下,肿痛不可忍者。

[制用法] 水煎,分 2 次服,如服完第一次后,泻下大便,得利痛减,则停服,如 6 小时之后仍无泻下者,则服第二次,以利为度。

独活寄生汤(《千金方》)

[组成] 独活 6g 防风 6g 川芎 6g 牛膝 6g 桑寄生 18g 秦艽 12g 杜仲 12g 当归 12g 茯苓 12g 党参 12g 熟地黄 15g 白芍 10g 细辛 3g 甘草 3g 肉桂(焗冲)2g

[功效与适应证] 益肝肾,补气血,祛风湿,止痹痛。治腰脊损伤后期,肝肾两亏,风湿痛及腿足屈伸不利者。

[制用法] 水煎服。可复煎外洗患处。

活血丸(经验方)

[组成] 土鳖虫 5 份 血竭 3 份 西红花 1 份 乳香 8 份 没药 3 份 牛膝 2 份 白芷 2 份 儿茶 2 份 骨碎补 2 份 杜仲 3 份 续断 3 份 苏木 3 份 当归 5 份 生地黄 8 份 川芎 2 份 煅自然铜 2 份 桃仁 2 份 大黄 2 份 马钱子 2 份 朱砂 1 份 冰片 2 份 蜜糖适量

[功效与适应证] 活血祛瘀,消肿止痛。治跌打损伤瘀肿、疼痛。用于骨折及其他损伤的初、中期。

[制用法] 共为细末,炼蜜为丸,每丸 5g,每服 1 丸,每日 2 ~ 3 次。

活血止痛汤(《伤科大成》)

[组成] 当归 12g 川芎 6g 乳香 6g 苏木 5g 红花 5g 没药 6g 土鳖虫 3g 三七 3g 赤芍 9g 陈皮 5g 落得打 6g 紫荆藤 9g

[功效与适应证] 活血止痛。治跌打损伤肿痛。

[制用法] 水煎服。目前临床上常去紫荆藤。

活血汤(经验方,本方从复元活血汤变化而成)

[组成] 柴胡 6g 当归尾 9g 赤芍 9g 桃仁 9g 鸡血藤 15g 枳壳 9g 红花 5g 血竭 3g

[功效与适应证] 活血祛瘀,消肿止痛。用于骨折早期。

[制用法] 水煎服。

活血祛瘀汤(经验方)

[组成] 当归 15g　红花 6g　土鳖虫 9g　煅自然铜 9g　狗脊 9g　骨碎补 15g　没药 6g　乳香 6g　三七 8g　路路通 6g　桃仁 9g

[加减] 便秘,去骨碎补、没药、乳香,加郁李仁 15g,火麻仁 15g。疼痛剧者加延胡索 9g。食欲不振加砂仁 9g。心神不宁加龙齿 15g,磁石 16g,酸枣仁 9g,远志 9g。尿路感染加知母 9g,黄柏 15g,车前子 15g,泽泻 15g。

[功效与适应证] 活血化瘀,通络消肿,续筋接骨。用于骨折及软组织损伤的初期。

[制用法] 水煎服,日 1 剂。

活血酒(《中医正骨经验概述》)

[组成] 活血散 15g　白酒 500g

[功效与适应证] 通经活血。用于陈旧性扭挫伤、寒湿偏胜之腰腿痛。

[制用法] 将活血散泡于白酒中,7~10 天即成。

活血散(《中医正骨经验概述》)

[组成] 乳香 15g　没药 15g　血竭 15g　贝母 9g　羌活 15g　木香 6g　厚朴 9g　制川乌 3g　制草乌 3g　白芷 24g　麝香 1.5g　紫荆皮 24g　生香附 15g　炒小茴 9g　甲珠 16g　煅自然铜 15g　独活 15g　续断 15g　虎骨 15g　川芎 15g　木瓜 15g　肉桂 9g　当归 24g

[功效与适应证] 活血舒筋,理气止痛。治跌打损伤,瘀肿疼痛,或久伤不愈。

[制用法] 共研细末,开水调成糊状外敷患处。

十　画

真武汤(《伤寒论》)

[组成] 茯苓　芍药　生姜　白术　附子

[功效与适应证] 温补脾肾。用于脾肾阳虚的红斑性狼疮。

[制用法] 水煎服。

桂枝汤

[组成 1] (《伤寒论》) 桂枝 9g　芍药 9g　甘草 6g　生姜 9g　大枣 4 枚

[组成 2] (《伤科补要》) 桂枝　赤芍　枳壳　香附　陈皮　红花　生地黄　当归尾　延胡索　防风　独活

[功效与适应证] 祛风胜湿,和营止痛。用于失枕、上肢损伤、风寒湿侵袭经络作痛等症。

[制用法] 一方:水煎服。二方:各等份,童便、陈酒煎服。

桃红四物汤(元戎四物汤)(《医宗金鉴》)

[组成] 当归 川芎 白芍 生地黄 桃仁 红花

[功效与适应证] 活血祛瘀。用于损伤血瘀。

[制用法] 水煎服。

桃核承气汤(《伤寒论》)

[组成] 桃仁10g 大黄(后下)12g 桂枝6g 甘草6g 芒硝(冲服)6g

[功效与适应证] 攻下逐瘀。治跌打损伤,瘀血停积,或下腹蓄瘀,疼痛拒按,瘀热发狂等症。

[制用法] 水煎服。

柴胡疏肝散(《景岳全书》)

[组成] 柴胡 芍药 枳壳 甘草 川芎 香附

[功效与适应证] 疏肝理气止痛。治胸肋损伤。

[制用法] 按病情拟定药量,并酌情加减,煎服。

健步虎潜丸(《伤科补要》)

[组成] 龟板胶2份 鹿角胶2份 虎胫骨2份 何首乌2份 川牛膝2份 杜仲2份 锁阳2份 当归2份 熟地黄2份 威灵仙2份 黄柏1份 人参1份 羌活1份 白芍1份 白术1份 大川附子1.5份 蜜糖适量

[功效与适应证] 补气血,壮筋骨。治跌打损伤,血虚气弱,筋骨痿软无力,步履艰难。

[制用法] 共为细末,炼蜜为丸如绿豆大。每服10g,空腹淡盐水送下,每日2~3次。

益肾痹丸

[组成] 熟地黄 仙灵脾 鹿衔草 肉苁蓉 全当归 蜂房 蕲蛇 土鳖虫 僵蚕 蜣螂 炮穿山甲 全蝎 蜈蚣 广地龙 甘草

[功效与适应证] 温补肾阳,宣痹通络。用于顽痹(类风湿性关节炎),症见关节疼痛、红肿、屈伸不利、晨僵、瘦削或僵硬畸形。

[制用法] 水丸。口服,一次8g,疼痛剧烈可加至12g,一日3次,饭后服用。妇女月经量多应停用,孕妇禁用。温热偏盛者慎用。

海桐皮汤

[组成] 海桐皮6g 透骨草6g 乳香6g 没药6g 当归5g 川椒10g 川芎3g 红花3g 威灵仙3g 甘草3g 防风3g 白芷2g

[功效与适应证] 活络止痛。治跌打损伤疼痛。

[制用法] 共为细末,布袋装,煎水熏洗患处。亦可内服。

消肿止痛膏(《外伤科学》经验方)

[组成] 姜黄 羌活 干姜 栀子 乳香 没药

[功效与适应证] 祛瘀、消肿、止痛。治损伤初期瘀肿、疼痛者。

[制用法] 共研细末，用凡士林调成60%软膏外敷患处。

消肿散(经验方)

[组成] 制乳香1份　制没药1份　玉带草1份　四块瓦1份　洞青叶1份　虎杖1份　五香血藤1份　天花粉2份　生甘草2份　叶下花2份　叶上花2份　虫蒌粉2份　大黄粉2份　黄芩2份　五爪龙2份　白及粉2份　红花1份　苏木粉2份　龙胆草1份　土黄连1份　飞龙掌血2份　绿葡萄根1份　大红袍1份　凡士林适量

[功效与适应证] 消瘀、退肿、止痛。治各种闭合性损伤肿痛。

[制用法] 研末混合，用适量凡士林调煮成膏，外敷患处。

消瘀止痛药膏(《中医伤科学讲义》经验方)

[组成] 木瓜60g　栀子30g　大黄150g　蒲公英60g　土鳖虫30g　乳香80g　没药80g

[功效与适应证] 活血祛瘀，消肿止痛。用于骨折伤筋、初期肿胀疼痛剧烈者。

[制用法] 共为细末，饴糖或凡士林调敷。

消瘀膏(经验方)

[组成] 大黄1份　栀子2份　木瓜4份　蒲公英4份　姜黄4份　黄柏6份　蜜糖适量

[功效与适应证] 祛瘀、消肿、止痛。用于损伤瘀肿疼痛。

[制用法] 共为细末，水蜜各半调敷。

调元肾气丸(《医宗金鉴》)

[组成] 生地黄(酒煎捣膏)120g　山茱萸60g　山药(炒)60g　牡丹皮60g　白茯苓60g　泽泻30g　麦冬(去心捣膏)30g　人参30g　当归身30g　龙骨(煅)30g　地骨皮30g　知母15g　黄柏(盐水炒)15g　砂仁(炒)9g　木香9g　鹿角胶120g　蜂蜜120g

[功效与适应证] 补益肾气，散肿破坚。用于骨瘤。

[制用法] 除鹿角胶、蜂蜜外，其余各药共研细末，另用鹿角胶、老酒化调，加蜂蜜，同煎至滴水成珠，和药末为丸，如梧桐子大。每次80丸，空腹温酒送下。忌萝卜、酒、房事。

十一画

黄芪桂枝五物汤(《金匮要略》)

[组成] 黄芪　桂枝　芍药　生姜　大枣

[功效与适应证] 益气温经，和营通痹。用于血痹证引起的肌肤麻木不仁。

［制用法］水煎服。

黄连解毒汤(《外台秘要》引崔氏方)

［组成］黄连 黄芩 黄柏 山栀

［功效与适应证］泻火解毒。治创伤感染、附骨痈疽等。

［制用法］按病情拟定药量,水煎,一日分2~3次服。

接骨续筋药膏(《中医伤科学讲义》经验方)

［组成］煅自然铜3份 荆芥3份 防风3份 五加皮3份 皂角8份 茜草根3份 续断3份 羌活3份 乳香2份 没药2份 骨碎补2份 接骨木2份 红花2份 赤芍2份 土鳖虫2份 白及4份 血竭4份 硼砂4份 螃蟹末4份 饴糖或蜂蜜适量

［功效与适应证］接骨续筋。治骨折、筋伤。

［制用法］共为细末,饴糖或蜂蜜调煮外敷。

接骨紫金丹(《杂病源流犀烛》)

［组成］土鳖虫 乳香 没药 煅自然铜 骨碎补 大黄 血竭 硼砂 当归各等量

［功效与适应证］祛瘀续骨、止痛。治损伤骨折,瘀血内停者。

［制用法］共研细末。每服3~6g,开水或少量酒送服。

接骨膏(《外伤科学》经验方)

［组成］五加皮2份 地龙2份 乳香1份 没药1份 土鳖虫1份 骨碎补1份 白及1份 蜂蜜适量

［功效与适应证］接骨、活血、止血。治骨折损伤瘀肿、疼痛。

［制用法］共为细末,蜂蜜或白酒调成厚糊状敷,亦可用凡士林调煮成膏外敷。

麻桂温经汤(《伤科补要》)

［组成］麻黄 桂枝 红花 白芷 细辛 桃仁 赤芍 甘草

［功效与适应证］通经活络去瘀。治损伤之后风寒客注而致痹痛。

［制用法］按病情决定剂量,水煎服。

清营汤(《温病条辨》)

［组成］生地黄25g 玄参9g 淡竹叶12g 金银花15g 连翘16g 黄连6g 丹参12g 麦冬9g 犀角1g(锉细末冲)

［功效与适应证］清营泄热,养阴解毒。治创伤或骨关节感染后,温热之邪入营内陷,症见高热烦渴,谵语发癫,舌绛而干者。

［制用法］水煎服。

十二画

葛根汤(《伤寒论》)

[组成] 葛根16g　麻黄8g　桂枝15g　白芍15g　甘草5g　生姜3片　大枣8枚

[功效与适应证] 解肌散寒。治颈部扭伤兼有风寒乘袭者。

[制用法] 水煎服。煎渣湿热敷颈部。

紫雪丹(《太平惠民和剂局方》)

[组成] 石膏　寒水石　滑石　磁石　玄参　升麻　甘草　芒硝　硝石　丁香　朱砂　木香　麝香　水牛角　羚羊角　黄金　沉香

[功效与适应证] 清热解毒,宣窍镇痉。治高热烦躁,神昏谵语,发热卒黄,疮疡内陷及药物性皮炎等症。或颅脑损伤后高热昏迷。

[制用法] 每服1~2g,重症可每次服3g,每日1~3次。

跌打万花油(亦称万花油,成药)

[组成] (略)

[功效与适应证] 消肿止痛,解毒消炎。治跌打损伤肿痛、烫伤等。

[制用法]

敷贴:将万花油装在消毒的容器内,再把消毒纱块放到容器内的药油中浸泡片刻,即成为万花油纱,可直接敷贴在患处。如敷在伤口处,每天换药;如无伤口者,1~3天换一次;若是不稳定型骨折,用小夹板固定者,换药时可不松解夹板,由夹板之间的间隙滴入药油,让原有的布料吸上即可。

涂擦:把药油直接涂擦在患处。亦可在施行按摩手法时配合使用。

跌打丸(《全国中医成药处方集》济南地区经验方)

[组成] 当归1份　土鳖虫1份　川芎1份　血竭1份　没药1份　麻黄2份　煅自然铜2份　乳香2份

[功效与适应证] 活血祛瘀,接骨续筋。治跌打损伤,筋断骨折,瘀血攻心等症。

[制用法] 共为细末,制成蜜丸,每丸5g,每服1~2丸,每日1~2次。

跌打膏(《中医伤科学讲义》经验方)

[组成] 乳香150g　没药150g　血竭90g　香油10000g　三七17500g　冰片90g　樟脑90g　东丹5000g

[功效与适应证] 活血祛瘀,消肿止痛。用于跌打损伤,骨折伤筋,肿胀疼痛。

[制用法] 先将乳香、没药、血竭、三七等药用香油浸,继用慢火煎2小时,改用急火煎药至枯去渣,用纱布过滤,取滤液再煎,达浓稠似蜜糖起白烟时,放入东丹,

继煎至滴水成珠为宜。离火后加入冰片、樟脑调匀,摊于膏药纸上即成。外贴患处。

舒筋汤(《外伤科学》经验方)

[组成] 当归10g 白芍10g 姜黄6g 宽筋藤15g 松节6g 海桐皮12g 羌活10g 防风10g 续断10g 甘草6g

[功效与适应证] 祛风舒筋活络。治骨折及关节脱位后期,或软组织病变所致的筋络挛痛。

[制用法] 水煎服。

舒筋活血汤(《伤科补要》)

[组成] 羌活6g 防风9g 荆芥6g 独活9g 当归12g 续断12g 青皮5g 牛膝9g 五加皮9g 杜仲9g 红花6g 枳壳6g

[功效与适应证] 舒筋活络。治软组织损伤及骨折脱位后期筋肉挛痛者。

[制用法] 水煎服。

舒筋活络药膏(《中医伤科学讲义》经验方)

[组成] 赤芍1份 红花1份 南星1份 生蒲黄1.5份 旋覆花1.5份 苏木1.5份 生草乌2份 生川乌2份 羌活2份 独活2份 生半夏2份 生栀子2份 生大黄2份 生木瓜2份 路路通2份 饴糖或蜂蜜适量

[功效与适应证] 活血止痛。治跌打损伤肿痛。

[制用法] 共为细末,饴糖或蜂蜜调,凡士林调煮亦可。

温胆汤(《三因极一病证方论》)

[组成] 半夏 竹茹 枳实各6g 橘皮9g 炙甘草3g 白茯苓4.5g

[功效与适应证] 理气化痰,清胆和胃。治胆胃不和、痰热内扰证。

[制用法] 水煎服。

十三画

新伤续断汤(《中医伤科学讲义》经验方)

[组成] 当归尾12g 土鳖虫6g 乳香3g 没药3g 丹参6g 煅自然铜12g 骨碎补12g 泽兰叶6g 延胡索6g 苏木10g 续断10g 桑枝12g 桃仁6g

[功效与适应证] 活血祛瘀,止痛接骨。用于骨损伤初、中期。

[制用法] 水煎服。

十四画

膈下逐瘀汤(《医林改错》)

[组成] 当归 9g　川芎 6g　赤芍 9g　桃仁 9g　红花 6g　枳壳 5g　牡丹皮 9g　香附 9g　延胡索 12g　乌药 9g　五灵脂 9g　甘草 5g

[功效与适应证] 活血祛瘀。治腹部损伤,蓄瘀疼痛。

[制用法] 水煎服。

十五画

熨风散(《疡科选粹》)

[组成] 羌活　白芷　当归　细辛　芫花　白芍　吴茱萸　肉桂各等量　连须赤皮葱适量

[功效与适应证] 温经散寒,祛风止痛。治流痰、附骨疽及风寒湿痹证所致的筋骨疼痛。

[制用法] 共研细末,每次取适量的末与适量的连须赤皮葱捣烂混合,醋炒热,布包,热熨患处。

十五画以上

蟾酥丸(膏)(《外科正宗》)

[组成] 蟾酥(酒化)6g　轻粉 1.5g　麝香　枯矾　寒水石(煅)　制乳香　制没药　铜绿　胆矾各 3g　雄黄 6g　蜗牛 21 个　朱砂 9g

[功效与适应证] 有祛毒,发汗之功。外敷有化腐、消坚之能。内服治疗疮初起。

[制用法] 上药各为末,先将蜗牛研烂,加蟾酥,方入其他药末捣匀,丸如绿豆大。每次 3 丸,用葱白嚼烂,包药在内,取热酒 1 杯送下,被盖卧,出汗为效。重证可再进一服。孕妇忌用。外用可制作成药条,插入疮口中;亦可作饼盖贴疮口上。

麝香壮骨膏(成药)

[组成] 略

[功效与适应证] 祛寒通络,舒筋止痛。主要用于关节扭挫伤、风寒湿痹等症。

[制用法] 皮肤清洁后外贴患处。

蠲痹汤(《百一选方》)

[组成] 羌活 6g　姜黄 6g　当归 12g　赤芍 9g　黄芪 12g　防风 6g　炙甘草 3g　生姜 5 片

[功效与适应证] 活血通络,祛风除湿。治损伤后风寒乘虚入络者。

[制用法] 水煎服。